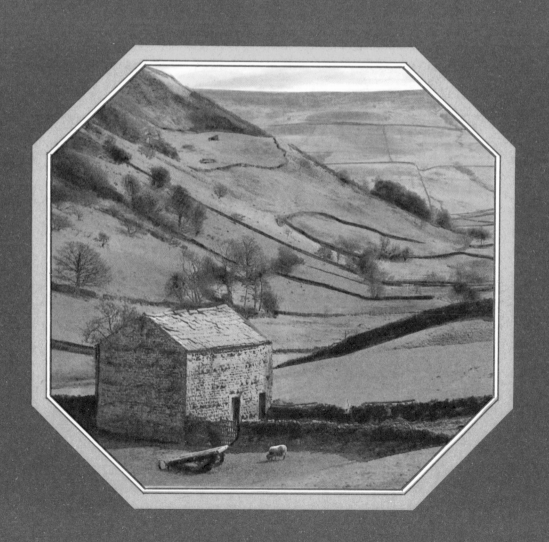

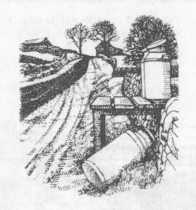

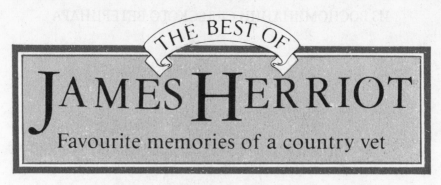

THE BEST OF

JAMES HERRIOT

Favourite memories of a country vet

JAMES HERRIOT'S OWN SELECTION FROM HIS ORIGINAL BOOKS,
WITH ADDITIONAL MATERIAL BY READER'S DIGEST EDITORS

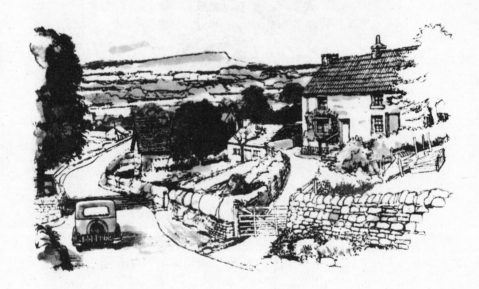

PUBLISHED BY THE READER'S DIGEST ASSOCIATION LIMITED,
IN ASSOCIATION WITH MICHAEL JOSEHP LIMITED

ДЖЕЙМС ХЭРРИОТ

ИЗ ВОСПОМИНАНИЙ СЕЛЬСКОГО ВЕТЕРИНАРА

В двух томах

Перевод с английского
И. ГУРОВОЙ
под редакцией
д-ра биол. наук, проф.
Д.Ф. ОСИДЗЕ

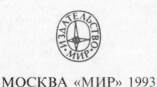

МОСКВА «МИР» 1993

ББК 48
 Х99
УДК 619:636

Хэрриот Дж.

Х99   Из воспоминаний сельского ветеринара. В 2-х томах. Т. 1—2: Пер. с англ./Предисл. Д. А. Гранина.— М.: Мир, 1993.—440 с., ил.

ISBN 5-03-002261-9

Собрание лучших новелл английского писателя, включающее и новые, и уже знакомые читателям по прежним книгам эпизоды из ветеринарной практики автора. Интересный иллюстративный материал наглядно представляет природу и быт тех мест, о которых рассказывает Дж. Хэрриот, рецепты дешевых йоркширских блюд.

Для любителей литературы о животных.

Х $\frac{1907000000-097}{041(01)-93}$ **Подписное издание**   ББК 48

*Редакция научно-популярной
и научно-фантастической литературы*

ISBN 5-03-002261-9 (русск.)
ISBN 0-7181-2174-0 (англ.)

Прекрасный мир любви

Джеймс Хэрриот не профессиональный писатель, он ветеринар. Писателю такую книгу не написать. Потому что это не сочинение, это рассказ о своей работе. О том, что накопилось за многие годы работы ветеринарного врача. О сотнях встреч, случаев, о фермерах, их коровах, овцах, свиньях, собаках, кошках. Тем не менее Джеймс Хэрриот — писатель, потому что книги его на родине и в других странах стали бестселлерами, их читают так, что этому может позавидовать любой романист. Он писатель, потому что это не биография, не рассказ бывалого человека, не мемуары. Это очень своеобразная книга, талантливая, какой, пожалуй, еще не было.

Животные, которых Хэрриот лечил, несмотря на свою бессловесность, обладают характером, у каждого свой нрав, их поведение бывает поинтереснее, чем у их хозяев. Казалось бы, работа ветеринарного врача в сельской глуши Йоркшира однообразна, утомительна и уж совсем малопривлекательна — скотные дворы, навоз, отёл, окот; чего стоят болезни этой скотины, а грубые фермеры, их невежество и требовательность. Вызовы и ночью, и в праздники. Тяжелая физическая работа, и все одно и то же из года в год. В чем тут можно найти утешение? Даже при наблюдательности, юморе. И откуда взять терпение в стычках со скупостью фермеров, с их подозрительностью, чванством. Сколько тут приходится нахлебаться и унижений, и стыда за свое профессиональное бессилие, потому что все это происходило в те времена, когда не было пенициллина, не было многих современных препаратов и оборудования.

Ощущение однообразия или тягостности своего дела никогда не позволило бы сохранить в памяти мозаику всевозможных эпизодов, все подробности прошедших лет вплоть до масти, физиономий рогатых пациентов — какой-нибудь козы Тины или пса Рипа. Что же это за чудесное свойство — память автора? Откуда все эти детали, подробности, эти голоса, мычание, брыкание давно ушедших из жизни тварей, о которых помнит он один? Откуда это неистощимое терпение и к людям, и к животным? Конечно, прежде всего от любви.

Автор любит и сострадает всем больным как врач. Пусть скотский, но врач, и, конечно, этика врача соблюдается им в полной мере и пронизывает всю его практику. Так-то оно так, но тут явно заключено нечто большее. И любовь его, она ведь тоже должна чем-то питаться, она имеет свои истоки. Какие? Что же они такое, в чем главный секрет и деятельности, и жизни Дж. Хэрриота? В том, наверное, что все живое, с которым он имеет дело — будь то пес Бренди и его хозяйка миссис Уэстби, телка Джека Скотта и сам Джек,— все они для него одинаково создания божьи и в этом смысле как бы равноправны. Недаром один из его четырех больших сборников называется в оригинале «Все они божьи создания» (в русском издании «И все они — создания природы»). Созданные Творцом, имеющие искру божью, они все — чудо, они — венец творения, достойные благоговения. Это, может быть, высшая форма любви, когда Природа обожествляется, когда нет места самомнению человека как высшего создания. Для Хэрриота у человека нет никаких преимуществ, и человек у него отнюдь не превосходит своих скотов. Существование кота Фреда облагораживает существование его хозяина, угрюмого Уолта Барнетта. Кошка — единственное существо, которое сумело в этой черствой душе пробудить чувство привязанности и любви. Каковы права человека в этом мире? За что его считать царем природы, ее властелином? Только право сильного. Никакого другого права нет у человека над другими животными, над всей гармонией Природы. Но разве это право?.. События семейные, личные, судьбы фермеров, их детей, отношения мужей и жен, их болезни — все это густо перемешано с злоключениями их животных, с их бедами и радостями. Это единый мир, совместное бытие — равно великое, равно зависимое и равно чувствующее.

Для Дж. Хэрриота «все они» именно создания божьи. Истинно религиозное, возвышенное отношение ко всему живому питает его любовь. Отсюда бьет неиссякаемый источник его доброты и терпения, сочувствия к страданиям любой бездомной собаки.

Все его книги преисполнены этой любовью, как и его душа. Здесь нет никакого зазора между написанным и пережитым. Поэтому, читая страницу за страницей, как будто соприкасаешься с любящей душой этого человека, и нет между нами и автором литературных красот и находок, нет языка, нет стилистики. Хотя все это наверняка присутствует, но в том-то и счастье наше читательское, и талант автора, что это никак не осознается.

Любовь, забота, сочувствие каждой страдающей твари, которой он отдавал всю душу, силы свои, и порождали личностное отношение, вернее, взаимоотношения; поэтому-то они так запечатлевались в памяти — спасенные им и те, кого он не мог спасти.

Хэрриот лечит животных, но через них помогает людям, его рогатые, хвостатые, мычащие, летающие пациенты помогают раскрыть человеческие характеры ярко и глубоко с неожиданной стороны.

Почти ни разу Дж. Хэрриот не осуждает, не бранит фермеров, хозяев — тех из них, кто унижал его, был жесток, зол. Он не позволяет себе высмеять их невежество или хамство, отплатить в этой книге своим обидчикам. Настойчивость, с которой он ищет в человеке доброту, а находя, восхищается ею, может, самое удивительное. Ему ведь приходится иметь дело с людьми не по выбору, он обязан являться к самым разным людям, все выслушивать — капризы и самодурство, глупость и хамство. Но и люди для него — нравственные пациенты, и их он лечит своим терпением и любовью.

Я все время говорю «книга», хотя речь идет о книгах, которые писались одна за другой уже не молодым автором; он выбрал из своей обширной практики истории самому ему наиболее близкие, в которых отражены его жизненный путь и нравственная философия. На родине автора, в Англии, его книги пользуются успехом почти удивительным, если учесть, что нет в них ни острого сюжета, ни секса, никаких литературных новаций. Эта книга старомодная и тем не менее актуальная, я бы даже сказал — опережающая время. Успех ее не только в Англии, но и во всем мире, если вдуматься, обусловлен острой нехваткой добра и душевности в нашем мире. Людям не хватает примеров нравственной красоты, жизни во имя высоких идеалов. Альберт Швейцер, мать Тереза, Андрей Сахаров — таких людей слишком мало. Слишком ожесточенно, бесчувственно к страданиям человеческим нынешнее время.

Жизнь Дж. Хэрриота не претендует на подвиг, в его книге нет призывов, нет философских обоснований, нет дидактики. Он не моралист, он ни в чем не пытается убедить нас. Его поражает, что «по всему миру людям оказалась интересна моя личная жизнь». В этом-то прелесть и сила его книги. Она вдруг почти нечаянно приоткрывает без всяких на то намерений сокровенную и вечную проблему смысла человеческой жизни. Захолустье, тяжкий, неблагодарный, незамечаемый труд ветеринара. Читаешь и видишь, сколько красоты в этих йоркширских холмах, как непредсказуемо ведут себя животные, как своеобычны фермеры, как сурова их крестьянская жизнь. И как романтична профессия ветеринара, какое глубокое удовлетворение может она доставлять. Он не только возвысил свою профессию, он показал, как находить счастье в самом, казалось бы, невидном труде. А кроме того, еще существует возможность видеть всегда веселое и смешное. Эта книга освещена улыбкой, а то и смехом. Прекрасное чувство юмора, такое же доброе и любовное, как и многое другое в этом человеке. Как хорошо быть веселым, незлобивым, уметь прощать людей. Но если это щедро вознаграждается, то почему же так мало таких ветеринарных врачей, так мало хэрриотов? Преимущество скромного, почти бедного быта, устремленного вглубь, а не вширь, становится в этой книге завидным. Путешествия — редкость, роскошь малодоступна, праздников мало, одежда, еда — все самое простое, автомобиль старенький, дешевый, но, оказывается, есть другие повседневные радости, и их множество, почти каждый визит полон неожиданностей и загадок... В своем предисловии Хэрриот пишет о том, как создавались его книги. В его замысле не было никакой сверхзадачи, он всегда лишь отбирал любимые эпизоды из своей практики, «те, над которыми моя семья и я смеялись много лет». Наверное, так оно и было. Надо, оказывается, всего лишь любить все эти создания, прекрасные и удивительные, — это и есть самое главное и нужное всем.

Даниил Гранин

Книги, которые еще немного — и остались бы ненаписанными

Я писал свои книги, подчиняясь потребности как-то запечатлеть интереснейшее время в ветеринарии. Мне хотелось рассказать людям, каково было лечить животных до появления пенициллина и о всем том, что смешило меня во время визитов на фермы, когда мы работали в условиях, которые сейчас кажутся первобытными.

Потребности этой, однако, потребовалось много времени, чтобы воплотиться в чем-нибудь конкретном. До некоторой степени я удовлетворял ее, рассказывая жене о событиях дня, а под конец неизменно добавлял: «Это я обязательно включу в мою книгу».

Несомненно, так продолжалось бы и по сей день, если бы жена как-то не сказала в ответ:

— Джим, никакой книги ты не напишешь.

Сказала она это без всякой задней мысли, но я ужаснулся.

— С чего ты взяла?! — воскликнул я.

— Видишь ли, про свою книгу ты говоришь вот уж двадцать пять лет. На прошлой неделе мы отпраздновали серебряную свадьбу. Или ты забыл?

Я начал доказывать, что просто не люблю действовать на горячую голову, а предпочитаю прежде немножко подумать и взвесить. Но женщин логикой не проймешь.

Она ласково мне улыбнулась.

— Не принимай это так близко к сердцу, Джим. Ты не одинок, тысячи людей тешат себя мыслью, что рано или поздно напишут книгу, только вот руки у них никак до нее не доходят.

— Но я напишу! Напишу! — негодующе вскричал я.

Она снова улыбнулась, но чуть грустно.

— Пойми же, у тебя ничего не выйдет. Пятидесятилетним ветеринарам поздновато становиться писателями.

Ну уж этого я не стерпел: тут же ушел из дому, купил побольше бумаги и сел писать.

Собственно, намеревался я написать юмористическую книгу и только — ведь в те дни жизнь ветеринара изобиловала всякими забавными случаями. Но по мере того как она продвигалась, мне стало ясно, что есть очень много другого, о чем я хотел бы упомянуть. Меня тянуло рассказывать и о печальных вещах, потому что они тоже неотъемлемы от жизни ветеринара, и о людях редкостной души среди былых фермеров, и о чудесной природе сельского Йоркшира, которая всегда служила фоном моей работы.

Я был городским мальчишкой, вырос в Глазго и оказался в Йоркшире совершенно случайно — потому лишь, что получил диплом в тяжелые времена, когда выбирать не приходилось. Я был совершенно не подготовлен к встрече с суровой красотой йоркширских холмов, но их дикость и величавый покой сразу меня покорили. Меня околдовали чары, которые не рассеялись и по сей день.

Сев писать, я обнаружил, что подсознательно запечатлеваю на бумаге свои воспоминания в хронологическом порядке: едва завершалась одна книга, как она находила продолжение в следующей — развитие ветеринарной науки и события моей собственной жизни излагались в их естественном течении.

И вот теперь самые драгоценные нити тех лет собраны воедино в одном великолепном издании. Замысел этой книги позволил мне отобрать самые мои любимые эпизоды — те, над которыми моя семья и я смеялись много лет, и те, которые, по словам моих читателей, особенно им понравились.

Здесь изложена вся ранняя история моей профессиональной жизни, и теперь, перелистывая страницы, рассматривая фотографии тех мест, где мне довелось работать и развлекаться, я радуюсь, что нашел время сохранить в книгах немало такого, что ушло безвозвратно. Особую ностальгическую власть имеют надо мной рисунки на полях, вновь и вновь приятно возвращая мою память в царство прошлого.

Своеобычные натуры тогдашних фермеров, послужившие столь благодатной почвой для моих книг, исчезли навсегда, уступив место новому, агрономически образованному поколению. Эти современные фермеры, возможно, самые передовые в мире. Они очень симпатичны, и мне не доводилось встречать людей, которые работали бы упорнее их, но с ними не так увлекательно иметь дело, как с их отцами.

Да, кстати, об увлекательности — наша профессия во многом утратила ее с появлением множества новых медикаментов и способов лечения. В ветеринарной практике всегда отыщется что-нибудь забавное, потому что животные непредсказуемы и нередко ставят своих врачей в дурацкое положение, но все же не так, как в былые дни черной магии, редкостных и в основном бесполезных снадобий, от которых попахивало знахарством. Они канули в вечность, и хотя я радуюсь их исчезновению как ветеринар, как писатель я его оплакиваю.

Меня не переставало удивлять, что по всему миру людям оказалась интересна моя личная жизнь. Вначале она служила своего рода стержнем, на который я нанизывал всевозможные эпизоды из своей ветеринарной практики, но с годами обрела в моих книгах самостоятельную значимость. И вот теперь в этих двух томах она вся: как я ухаживал за моей будущей женой, как мы поженились, как я ушел в ВВС с началом войны, как родились мои дети и все радости, которые они мне дарили.

Жить в прошлом не рекомендуется, да у меня и нет в этом нужды: я ведь все еще занимаюсь лечением животных, все еще радуюсь жизни. Но для меня мое прошлое — милый и безопасный приют, куда с помощью этой книги я буду порой ненадолго возвращаться.

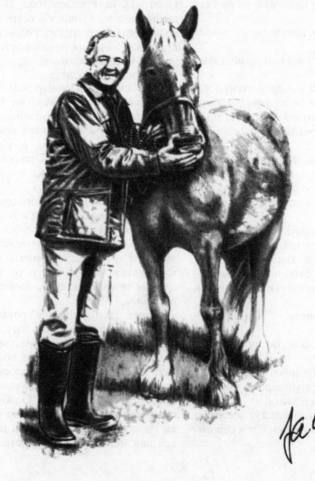

ДЖЕЙМС ХЭРРИОТ

ИЗ ВОСПОМИНАНИЙ СЕЛЬСКОГО ВЕТЕРИНАРА

Том первый

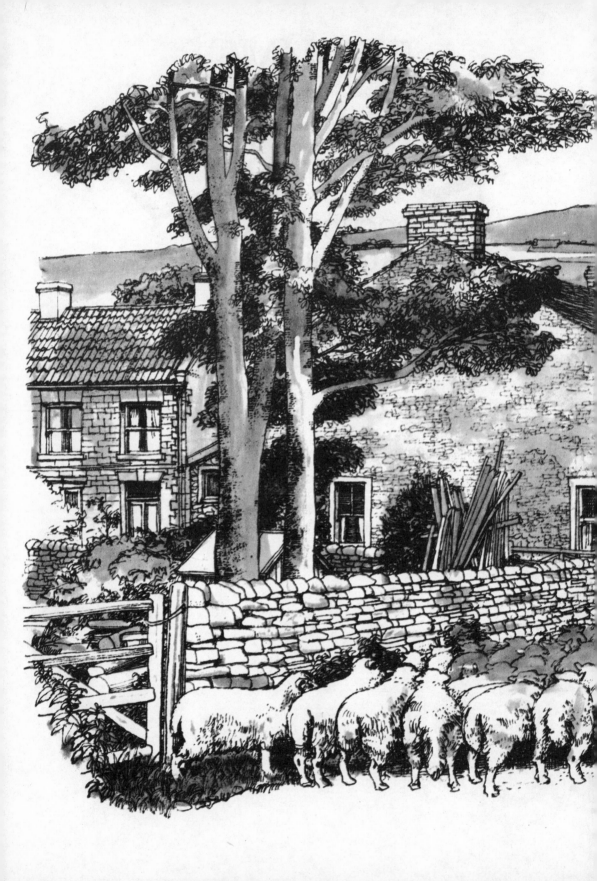

ЧАСТЬ ПЕРВАЯ

Ранние дни в Дарроуби

Автобус, прогромыхав по узкой улочке, въехал на площадь
и остановился. Я прочел надпись над витриной
скромной бакалейной лавки:
«Дарроубийское кооперативное общество».
Конец пути.

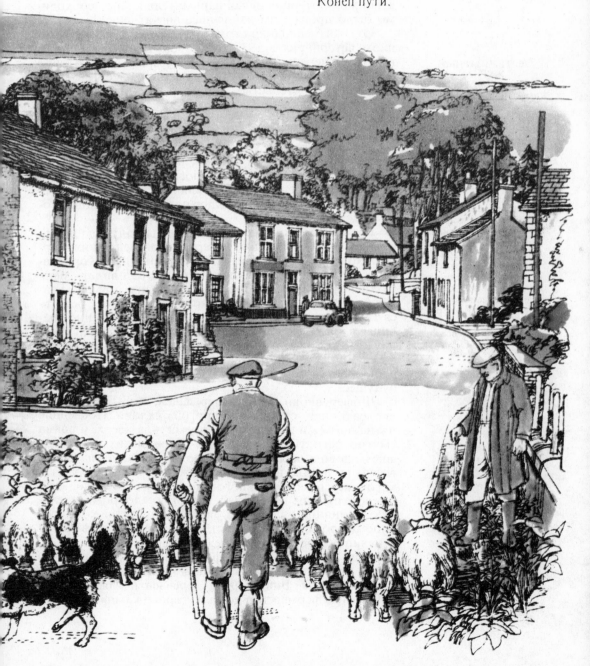

1

Прибытие в Дарроуби

В ветхом тряском автобусе было невыносимо жарко, а я к тому же сидел у окна, сквозь которое били лучи июльского солнца. Мой лучший костюм душил меня, и я то и дело оттягивал пальцем тесный белый воротничок. Конечно, в такой зной следовало бы надеть что-нибудь полегче, но в нескольких милях дальше меня ждал мой потенциальный наниматель и мне необходимо было произвести наилучшее впечатление.

От этого свидания столько зависело! Получить диплом ветеринара в 1937 году было почти то же, что встать в очередь за пособием по безработице. В сельском хозяйстве царил застой, поскольку десять с лишним лет правительство его попросту игнорировало, а рабочая лошадь, надежная опора ветеринарной профессии, стремительно сходила со сцены. Нелегко сохранять оптимизм, когда молодые люди после пяти лет усердных занятий в колледже попадали в мир, совершенно равнодушный к их свеженакопленным знаниям и нетерпеливому стремлению поскорее взяться за дело. В «Рикорде» еженедельно появлялись два-три объявления «Требуется...», и на каждое находилось человек восемьдесят желающих.

И я глазам своим не поверил, когда получил письмо из Дарроуби — городка, затерянного среди йоркширских холмов. Мистер Зигфрид Фарнон, член Королевского ветеринарного общества, будет рад видеть меня у себя в пятницу, во второй половине дня, — выпьем чашечку чая, и, если подойдем друг другу, я могу остаться там в качестве его помощника. Я ошеломленно вцепился в этот нежданный подарок судьбы: столько моих друзей-однокашников не могли найти места, или стояли за прилавками магазинов, или нанимались чернорабочими на верфи, что я уже махнул рукой на свое будущее.

Шофер вновь лязгнул передачей, и автобус начал вползать на очередной крутой склон. Последние пятнадцать миль дорога все время шла вверх, и вдали смутно заголубели очертания Пеннинских гор. Мне еще не доводилось бывать в Йоркшире, но это название всегда вызывало в моем воображении картину края такого же положительного и неромантичного, как мясной пудинг. Я ожидал встретить доброжелательную солидность, скуку и полное отсутствие какого-либо очарования. Но под стоны старенького автобуса я начинал проникаться убеждением, что ошибся. То, что еще недавно было бесформенной грядой на горизонте, превратилось в высокие безлесные холмы и широкие долины. Внизу среди деревьев петляли речки, добротные фермерские дома из серого камня вставали

ВЕТЕРИНАРНЫЙ
ЖУРНАЛ
Уильям Хантинг, дважды выбиравшийся председателем Национальной ассоциации ветеринарных врачей Великобритании и Ирландии, организовал издание *The Veterinary Record* в 1888 году. Много лет на первой странице печатался его портрет. Члены ассоциации, число которых в 1937 году составляло 2050 человек, платили за годовую подписку 2 гинеи. Журнал держал подписчиков в курсе последних достижений ветеринарной науки, а новоиспеченные ветеринары в поисках места с тревожной жадностью изучали объявления. Он все еще выходит.

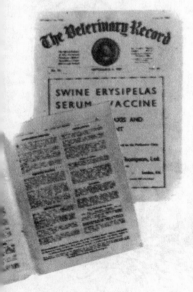

среди лугов, зелеными языками уходивших к вершинам холмов, откуда на них накатывались темные волны вереска.

Мало-помалу заборы и живые изгороди сменились стенками, сложенными из камня,— они обрамляли дороги, замыкали в себе поля и луга, убегали вверх по бесконечным склонам. Эти стенки виднелись повсюду, мили и мили их расчерчивали зеленые плато.

Но по мере того как близился конец моего путешествия, в памяти начали всплывать одна за другой страшные истории — те ужасы, о которых повествовали в колледже ветераны, закаленные и ожесточенные несколькими месяцами практики. Наниматели, все до единого бессердечные и злобные личности, считали помощников жалкими ничтожествами, морили их голодом и замучивали работой. «Ни одного свободного дня или хотя бы вечера! — говорил Дейв Стивенс, дрожащей рукой поднося спичку к сигарете.— Заставлял меня мыть машину, вскапывать грядки, подстригать газон, ходить за покупками. Но когда он потребовал, чтобы я прочищал дымоход, я уехал». Ему вторил Уилли Джонстоун: «Мне сразу же поручили ввести лошади зонд в желудок. А я вместо пищевода угодил в трахею. Начал откачивать, а лошадь грохнулась на пол и не дышит. Откинула копыта. Вот откуда у меня эти седые волосы». А жуткий случай с Фредом Принглом? О нем рассказывали всем и каждому. Фред сделал прокол корове, которую раздуло, и, ошеломленный свистом выходящих наружу газов, не нашел ничего лучше, как поднести к гильзе пробойника зажигалку. Пламя полыхнуло так, что запалило солому, и коровник сгорел дотла. А Фред тут же уехал куда-то далеко — на Подветренные острова, кажется.

А, черт! Уж это чистое вранье. Я выругал свое воспаленное воображение и попытался заглушить в ушах рев огня и мычание обезумевших от страха коров, которых выводили из огнедышащего жерла коровника. Нет, такого все-таки случиться не могло! Я вытер вспотевшие ладони о колени и попробовал представить себе человека, к которому ехал.

Зигфрид Фарнон. Странное имя для йоркширского сельского ветеринара. Наверное, немец — учился у нас в Англии и решил обосноваться здесь навсегда. И конечно, по-настоящему он не Фарнон, а, скажем, Фарренен. Сократил для удобства. Ну да, Зигфрид Фарренен. Мне казалось, что я его уже вижу: эдакий переваливающийся на ходу толстячок с веселыми глазками и булькающим смехом. Но одновременно мне пришлось отгонять навязчиво возникавший облик грузного холодноглазого тевтона с ежиком жестких волос на голове — он как-то больше отвечал ходовому представлению о ветеринаре, берущем помощника.

Автобус, прогромыхав по узкой улочке, въехал на площадь и остановился. Я прочел надпись над витри-

СТИЛЕТ И ГИЛЬЗА
Если корова съедает слишком много корма, в котором легко возникает брожение, рубец — первый отдел желудка жвачных — иногда вздувается от газов. Если животному не будет оказана скорая ветеринарная помощь, это может привести к смертельному исходу. Один из способов лечения — проколоть рубец с помощью пробойника и гильзы. Двадцатипятисантиметровый стилет пробойника вставляется в канал гильзы и вгоняется в стенку рубца. Затем стилет извлекается и газ выходит через гильзу, которая остается в проколе сколько требуется.

ной скромной бакалейной лавки: «Дарроубийское кооперативное общество». Конец пути.

Я вышел из автобуса, поставил свой потрепанный чемодан на землю и огляделся. Что-то было совсем непривычным, но сначала я не мог уловить, что именно. А потом вдруг понял. Тишина! Остальные пассажиры уже разошлись, шофер выключил мотор, и нигде вокруг — ни движения, ни звука. Единственным видимым признаком жизни была компания стариков, сидевших под башенкой с часами посреди площади, но и они застыли в неподвижности, словно изваянные из камня.

В путеводителях Дарроуби занимает две-три строчки, и то не всегда. А уж если его и описывают, то как серенький городок на реке Дарроу с рыночной площадью, вымощенной булыжником, и без каких-либо достопримечательностей, если не считать двух старинных мостов. Но выглядел он очень живописно: над бегущей по камешкам речкой теснились домики, уступами располагаясь по нижнему склону Херн-Фелла. В Дарроуби отовсюду — и с улиц, и из домов — была

Единственным видимым признаком жизни была компания стариков, сидевших под башенкой с часами посреди площади.

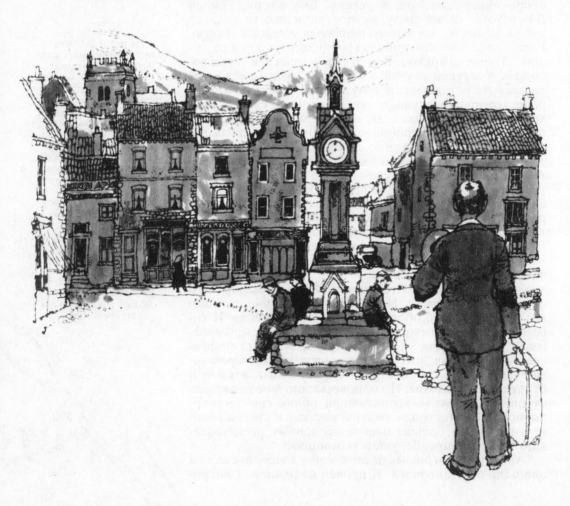

видна величавая зеленая громада этого холма, поднимающегося на две тысячи футов над скоплениями крыш.

Воздух был прозрачным, и меня охватило ощущение простора и легкости, словно я сбросил с себя какую-то тяжесть на равнине в двадцати милях отсюда. Теснота большого города, копоть, дым — все это осталось там, а я был здесь.

Улица Тренгейт, тихая и спокойная, начиналась прямо от площади; я свернул в нее и в первый раз увидел Скелдейл-Хаус. Я сразу понял, что иду правильно, — еще до того, как успел прочесть «З. Фарнон Ч. К. В. О.» на старомодной медной дощечке, довольно криво висевшей на чугунной ограде. Дом я узнал по плющу, который карабкался по старым кирпичным стенам до чердачных окон. Так было сказано в письме — единственный дом, увитый плющом. Значит, вот тут я, возможно, начну свою ветеринарную карьеру.

Но поднявшись на крыльцо, я вдруг задохнулся, точно от долгого бега. Если место останется за мной, значит, именно тут я по-настоящему узнаю себя. Ведь проверить, чего я стою, можно только на деле!

Старинный дом георгианского стиля мне понравился. Дверь была выкрашена белой краской. Белыми были и рамы окон — широких, красивых на первом и втором этажах, маленьких и квадратных высоко вверх, под черепичным скатом крыши. Краска облупилась, известка между кирпичами во многих местах выкрошилась, но дом оставался непреходяще красивым. Палисадника не было, и только чугунная решетка отделяла его от улицы.

Я позвонил, и тотчас предвечернюю тишину нарушил ошалелый лай, точно свора гончих неслась по следу. Верхняя половина двери была стеклянной. Поглядев внутрь, я увидел, как из-за угла длинного коридора хлынул поток собак и, захлебываясь лаем, обрушился на дверь. Я давно свыкся со всякими животными, но у меня возникло желание поскорее убраться восвояси. Однако я только отступил на шаг и принялся разглядывать собак, которые, иногда по двое, возникали за стеклом, сверкая глазами и лязгая зубами. Через минуту мне более или менее удалось их рассортировать, и я понял, что, насчитав сгоряча в этой кутерьме четырнадцать псов, немного ошибся. Их оказалось всего пять: большой светло-рыжий грейхаунд, который мелькал за стеклом особенно часто, потому что ему не нужно было прыгать так высоко, как остальным, кокер-спаниель, скотч-терьер, уиппет и миниатюрный коротконогий ягдтерьер. Последний возникал за стеклом очень редко, так как для него оно было высоковато, но уж если прыжок ему удавался, он, прежде чем исчезнуть, успевал тявкнуть особенно залихватски.

Я уже снова поднял руку к звонку, но тут увидел в коридоре дородную женщину. Она резко произнесла

15

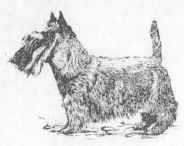

СКОТЧ-ТЕРЬЕР
Собаки этой породы (прежде их называли абердинскими терьерами) похожи на мудрых старцев. Длинная узкая морда окаймлена бородой, умные глаза смотрят на мир из-под косматых бровей. Уши всегда навострены. Жесткая шерсть, обычно черная, покрывает широкое туловище на коротких ногах, очень крепкое и подвижное. Охотничий инстинкт, побуждающий терьеров преследовать мелкую добычу до норы, а то и в норе, все еще очень силен: стоит скотч-терьеру увидеть мышь — и он устремляется в погоню.

какое-то слово, и лай смолк точно по волшебству. Когда она открыла дверь, свирепая свора умильно ластилась у ее ног, показывая белки глаз и виляя поджатыми хвостами. В жизни мне не приходилось видеть таких подхалимов.

— Добрый день,—сказал я, улыбаясь самой обаятельной улыбкой.— Моя фамилия Хэрриот.

В дверном проеме женщина выглядела даже еще дороднее. Ей было лет шестьдесят, но зачесанные назад черные как смоль волосы лишь кое-где тронула седина. Она кивнула и посмотрела на меня с суровой доброжелательностью, как будто ждала дальнейших пояснений. Моя фамилия ей явно ничего не сказала.

— Мистер Фарнон меня ожидает. Он написал мне, приглашая приехать сегодня.

— Мистер Хэрриот?—повторила она задумчиво.—Прием с шести до семи. Если вы хотите показать свою собаку, вам будет удобнее привезти ее тогда.

— Нет-нет,—сказал я, упорно улыбаясь.—Я писал насчет места помощника, и мистер Фарнон пригласил меня приехать к чаю.

— Место помощника? Это хорошо.—Суровые складки на ее лице слегка разгладились.—А я — миссис Холл. Веду хозяйство мистера Фарнона. Он ведь холостяк. Про вас он мне ничего не говорил, ну да неважно. Заходите, выпейте чашечку чая. Он, наверное, скоро вернется.

Я пошел за ней через выбеленный коридор. Мои каблуки звонко застучали по плиткам пола. В конце коридора мы свернули еще в один, и я уже решил, что дом невероятно длинен, но тут миссис Холл открыла дверь залитой солнцем комнаты. Она была благородных пропорций, с высоким потолком и массивным камином между двумя нишами. Стеклянная дверь в глубине вела в обнесенный стеной сад. Я увидел запущенный газон, альпийскую горку и множество фруктовых деревьев. В солнечных лучах пылали кусты пионов, а дальше на вязах перекликались грачи. Над стеной виднелись зеленые холмы, исчерченные каменными оградами.

Мебель была самая обычная, а ковер заметно потерт. Везде висели охотничьи гравюры, и всюду были книги. Часть их чинно стояла на полках в нишах, но остальные громоздились грудами по углам. На одном конце каминной полки красовалась пинтовая оловянная кружка — очень любопытная кружка, доверху набитая чеками и банкнотами. Некоторые даже вывалились на решетку внизу. Я с удивлением рассматривал эту странную копилку, но тут в комнату вошла миссис Холл с чайным подносом.

— Вероятно, мистер Фарнон уехал по вызову,—заметил я.

— Нет, он уехал в Бротон навестить свою мать, так что я не знаю, когда он вернется.

Она поставила поднос и ушла. Собаки мирно расположились по всей комнате, и, если не считать небольшой стычки между скотч-терьером и кокер-спаниелем за право занять мягкое кресло, от недавней бурности их поведения не осталось и следа. Они лежали, поглядывая на меня со скучающей дружелюбностью, и тщетно боролись с неодолимой дремотой. Вскоре последняя покачивающаяся голова упала на лапы, и комнату наполнило разнообразное посапывание и похрапывание.

Но я не разделял их безмятежности. Меня одолевало сосущее чувство разочарования: я с таким напряжением готовился к разговору с мистером Фарноном и вдруг словно повис в пустоте! Все выглядело как-то странно. Зачем приглашать помощника, назначать время встречи — и уезжать в гости к матери? И еще: если бы он взял меня, мне предстояло сразу же остаться тут, в этом доме, но экономка не получила никаких инструкций о том, чтобы приготовить для меня комнату. Собственно говоря, ей обо мне вообще ни слова не сказали.

Мои размышления были прерваны звоном дверного колокольчика. Собаки, словно от удара током, с воплями взвились в воздух и клубком выкатились в дверь. Я пожалел, что они относятся к своим обязанностям столь серьезно и добросовестно. Миссис Холл нигде не было видно, и я прошел к входной двери, перед которой собаки усердно проделывали свой коронный номер.

— Заткнитесь! — рявкнул я во всю мочь, и лай мгновенно смолк. Пять собак смиренно закружили возле моих лодыжек — впечатление было такое, что они чуть ли не ползают на коленях. Но всех превзошел красавец грейхаунд, оттянувший губы в виноватой ухмылке.

Я открыл дверь и увидел перед собой круглое оживленное лицо. Оно принадлежало толстяку в резиновых сапогах, который развязно прислонился к решетке.

— Здрасьте, здрасьте. А мистер Фарнон дома?

— Нет, он еще не вернулся. Не мог бы я вам помочь?

— Ага. Передайте ему от меня, когда он вернется, что у Берта Шарпа в Барроу-Хиллз надо бы корову просверлить.

— Просверлить?

— Угу, она на трех цилиндрах работает.

— На трех цилиндрах?

— Ага! И если ничего не сделать, так как бы у нее мошна не повредилась.

— Да-да, конечно.

— Не доводить же до того, чтобы у нее опухло, верно?

— Разумеется, нет.

— Вот и ладно. Значит, скажете ему. Счастливо оставаться!

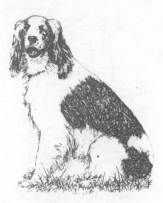

КОКЕР-СПАНИЕЛЬ
Теперь это чаще друг дома, ласковый и склонный к полноте, однако порода была выведена как охотничья около 500 лет назад в Испании. Кокер-спаниель отлично ведет поиск вблизи охотника. Острое чутье помогает ему обнаруживать птиц, которых он вспугивает под выстрел.

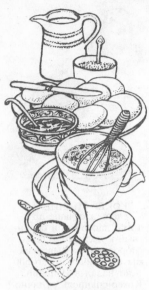

ОЛАДУШКИ

Свежие масляные оладушки казались особенно вкусными за чаем в холодную осеннюю погоду. Если несколько штук оставались несъеденными (случай не частый!), они были столь же вкусны подогретые и намазанные маслом с джемом. На 12 оладушек смешать 15 г свежих дрожжей и чайную ложку соли с 250 г пшеничной муки. Залить 0,5 л подогретого молока пополам с водой и хорошо размешать. Дать тесту подойти в течение 30 минут. Когда тесто начнет оседать, вбить в него $^1/_4$ чайной ложки питьевой соды, разведенной 4 столовыми ложками холодной воды. Добавьте взбитый белок 1 яйца. Лейте тесто столовой ложкой на хорошо смазанный противень или чугунную сковороду. Жарьте сразу по 2—3 штуки. Когда поджарятся, переверните, чтобы подрумянить другую сторону.

Я медленно вернулся в гостиную. Как ни грустно, но я выслушал первую в моей практике историю болезни и не понял ни единого слова.

Не успел я сесть, как колокольчик вновь зазвонил. На этот раз я испустил грозный вопль, остановивший собак, когда они еще только взлетели в воздух. Сразу разобравшись, что к чему, они обескураженно вернулись на облюбованные места.

Теперь за дверью стоял серьезный джентльмен в кепке, строго надвинутой на уши, в шарфе, аккуратно укутывавшем кадык, и с глиняной трубкой точно под носом. Он взял ее в руку и сказал с сильнейшим ирландским акцентом:

— Моя фамилия Муллиген, и я хотел бы, чтобы мистер Фарнон изготовил микстуру для моей собачки.

— А что с вашей собачкой, мистер Муллиген?

Он вопросительно поднял бровь и поднес ладонь к уху. Я загремел во весь голос:

— А что с ней?

Он несколько секунд смотрел на меня с большим сомнением.

— Ее выворачивает, сэр. Очень сильно.

Я почувствовал под ногами твердую почву и уже прикидывал, как точнее поставить диагноз.

— Через сколько времени после еды ее тошнит?

— Что-что? — Ладонь снова поднялась к уху.

Я нагнулся поближе к нему, набрал воздуха в легкие и взревел:

— Когда ее выворачивает... то есть тошнит?

Лицо мистера Муллигена прояснилось. Он мягко улыбнулся.

— Вот-вот. Ее выворачивает. Очень сильно, сэр.

У меня не осталось сил на новую попытку, а потому я сказал ему, что позабочусь о микстуре, и попросил его зайти позднее. Вероятно, он умел читать по губам, потому что медленно побрел прочь с довольным видом.

Вернувшись в гостиную, я рухнул на стул и налил себе чаю. Едва я сделал первый глоток, как колокольчик снова зазвонил. На этот раз оказалось достаточно одного свирепого взгляда, чтобы собаки покорно вернулись на свои места. От их сообразительности у меня стало легче на душе.

За дверью стояла рыжеволосая красавица. Она улыбнулась, показав множество очень белых зубов.

— Добрый день,— произнесла она светским тоном.—Я Диана Бромптон. Мистер Фарнон ждет меня к чаю.

Я сглотнул и уцепился за дверную ручку.

— Он пригласил ВАС на чай?

Улыбка застыла у нее на губах.

— Совершенно верно,—сказала она, чеканя слова.—Он пригласил меня на чай.

18

— Боюсь, мистера Фарнона нет дома. И я не знаю, когда он вернется.

Улыбка исчезла.

— А! — сказала она, вложив в это междометие чрезвычайно много. — Но в любом случае не могу ли я войти?

— Ну конечно. Разумеется. Извините, — забормотал я, поймав себя на том, что гляжу на нее с разинутым ртом.

Я распахнул дверь, и она прошла мимо меня без единого слова. Дом, по-видимому, был ей знаком: когда я добрался до поворота, она уже исчезла в гостиной. Я на цыпочках прошел дальше и припустил по извилистому коридору галопом и ярдов через тридцать влетел в большую кухню с каменным полом, где обнаружил миссис Холл. Я бросился к ней.

— Там пришла гостья. Какая-то мисс Бромптон. Она тоже приглашена к чаю! — Я чуть было не потянул миссис Холл за рукав.

Ее лицо хранило непроницаемое выражение. А я-то думал, что она хотя бы горестно всплеснет руками! Но ей как будто даже в голову не пришло удивиться.

— Пойдите займите ее разговором, — сказала она. — А я принесу еще пирожков.

— Но о чем же я буду с ней разговаривать? А мистер Фарнон, он скоро вернется?

— Да поболтайте с ней, о чем вздумается. Он особенно не задержится, — ответила миссис Холл невозмутимо.

Я медленно побрел в гостиную. Когда я открыл дверь, девушка быстро обернулась и ее губы начали было раздвигаться в новой ослепительной улыбке. Увидев, что это всего лишь я, она даже не попробовала скрыть досаду.

— Миссис Холл думает, что он должен скоро вернуться. Может быть, вы пока выпьете со мной чаю?

Она испепелила меня взглядом от моих всклокоченных волос до кончиков старых потрескавшихся ботинок. И я вдруг почувствовал, как запылился и пропотел за долгую тряску в автобусе. Затем она слегка пожала плечами и отвернулась. Собаки смотрели на нее с вялым равнодушием. Комнату окутала тягостная тишина.

Я налил чашку чаю и предложил ей. Она словно не заметила этого и закурила сигарету. Тяжелое положение! Но отступать мне было некуда, я слегка откашлялся и сказал небрежно:

— Я только что приехал. И, возможно, буду новым помощником мистера Фарнона.

На этот раз она не потрудилась даже посмотреть на меня и только сказала «а!», но вновь это междометие прозвучало как пощечина.

— Места тут очень красивые, — не отступал я.

— Да.

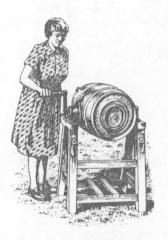

МАСЛОБОЙКА
Сливки, отстоявшиеся в мисках в молочной, сливались в маслобойку, обычно вращавшуюся вручную так, что она «кувыркалась». Ее изобрели в Йоркшире около 1880 года. Поскольку переворачивалась вся маслобойка, ее содержимое взбивалось равномерно в отличие от более старой, в которой ручка вращала находившиеся внутри деревянные лопасти и сливки в стороне от них перемешивались плохо.

— Я впервые в Йоркшире, но то, что я успел увидеть, мне очень нравится.

— А!

— Вы давно знакомы с мистером Фарноном?

— Да.

— Если не ошибаюсь, он совсем молод. Лет около
тридцати?

— Да.

— Чудесная погода.

— Да.

С упрямым мужеством я продержался еще пять минут, тщетно придумывая, что бы такое сказать поори-
гинальнее и поостроумнее, но затем мисс Бромптон
вынула сигарету изо рта, молча повернулась ко мне
и вперила в меня ничего не выражающий взгляд. Я понял, что это конец, и растерянно умолк.

Она опять отвернулась к стеклянной двери и сидела,
глубоко затягиваясь и щурясь на струйки дыма, выры-
вавшиеся из ее губ. Я для нее не существовал.

Теперь я мог, не торопясь, рассмотреть ее — она того стоила. Мне еще ни разу не доводилось видеть вживе
картинку из журнала мод. Легкое полотняное платье,
изящный жакет, красивые ноги в элегантных туфлях
и великолепные ниспадающие на плечи рыжие кудри.

Я был заинтригован: вот она сидит тут и ждет не до-
ждется жирного немчика-ветеринара. Наверное, в этом
Фарноне что-то есть!

В конце концов мисс Бромптон вскочила, яростно
швырнула сигарету в камин и возмущенно вышла из
комнаты.

Я устало поднялся со стула и побрел в сад за стеклянной дверью. У меня побаливала голова, и я опустился в высокую, по колено, траву возле акации. Куда
запропастился Фарнон? Действительно ли письмо было от него или кто-то сыграл со мной бессердечную
шутку? При этой мысли меня пробрал холод. На дорогу сюда ушли мои последние деньги, и, если произошла
ошибка, я окажусь в более чем скверном положении.

Потом я посмотрел по сторонам, и мне стало легче.
Старинная кирпичная ограда дышала солнечным теплом, над созвездиями ярких душистых цветков гудели
пчелы. Легкий ветерок теребил увядшие венчики чудесной глицинии, заплетшей всю заднюю стену дома. Тут
царили мир и покой.

Я прислонил голову к шершавой коре акации и закрыл глаза. Надо мной наклонился герр Фарренен, совершенно такой, каким я его себе представлял. Его физиономия дышала негодованием.

— Что ви сделайт? — вскричал он, брызгая слюной,
и его жирные щеки затряслись от ярости.— Ви входийт
в мой дом обманом. Ви оскорбляйт фрейлен Бромптон, ви тринкен мой тщай, ви съедайт майне пирожки.
Что ви еще делайт? Ви украдайт серебряный ложка? Ви

говорийт — мой помощник, но я не нуждайт ни в какой помощник. Сей минут я визывайт полиция.

Пухлая рука герра Фарренена сжала телефонную трубку. Даже во сне я удивился тому, как нелепо он коверкает язык. Низкий голос повторял: «Э-эй, э-эй!».

И я открыл глаза. Кто-то говорил «эй-эй», но это был не герр Фарренен. К ограде, сунув руки в карманы, прислонился высокий худой человек. Он чему-то посмеивался. Когда я с трудом встал на ноги, он оторвался от ограды и протянул мне руку.

— Извините, что заставил вас ждать. Я Зигфрид Фарнон.

Такого воплощения чисто английского типа я в жизни не видел. Длинное, полное юмора лицо с сильным подбородком. Подстриженные усики, растрепанная рыжеватая шевелюра. На нем был старый твидовый пиджак и летние, утратившие всякую форму брюки. Воротничок клетчатой рубашки обтрепался, галстук был завязан кое-как. Этот человек явно не имел обыкновения вертеться перед зеркалом.

Я глядел на него, и у меня на душе становилось все легче, несмотря на ноющую боль в затекшей шее. Я помотал головой, чтобы окончательно разлепить глаза, и из моих волос посыпались сухие травинки.

— Приходила мисс Бромптон, — вдруг объявил я. — К чаю. Я сказал, что вас срочно вызвали.

Лицо Фарнона стало задумчивым. Но отнюдь не расстроенным. Он потер подбородок.

— Хм, да... Ну неважно. Но приношу извинения, что я вас не встретил. У меня на редкость скверная память, и я попросту забыл.

И голос был сугубо английский.

Фарнон поглядел на меня долгим изучающим взглядом и весело улыбнулся.

— Идемте в дом. Я покажу вам, что и как.

2

Мистер Фарнон меня испытывает

В дни былой славы длинная пристройка позади дома предназначалась для слуг. В отличие от комнат по фасаду там все было темным, узким и тесным.

Фарнон подвел меня к первой из нескольких дверей, открывавшихся в коридор, где висел запах эфира и карболки.

— Это, — сказал он, и глаза его таинственно заблестели, словно он указывал мне вход в пещеру Аладдина, — наша аптека.

В дни, когда еще не было пенициллина и сульфаниламидов, аптеке принадлежала весьма важная роль. От пола до потолка по стенам тянулись ряды сверкающих банок и бутылей. Я с удовольствием читал знакомые названия: эфир, настойка камфары, хлородин, формалин, нашатырь, гексамин, свинцовый сахар, линиментум альбум, сулема, вытяжной пластырь. Хоровод этикеток действовал успокаивающе.

Я был среди старых друзей. Сколько лет им отдано, сколько трудов положено, чтобы постичь их тайны! Я знал их состав, действие, применение и все капризы их дозировки. У меня в ушах зазвучал голос экзаменатора: «Доза для лошади? Для коровы? Для овцы? Для свиньи? Для собаки? Для кошки?».

Эти полки содержали весь арсенал ветеринара в его войне с болезнями. На рабочем столе у окна красовались орудия для приготовления из них нужных лекарств — мензурки, колбы, ступки, пестики. А под ними за открытыми дверцами шкафчика — пузырьки, груды пробок всех размеров, коробочки под пилюли, бумага для заворачивания порошков.

Мы медленно обходили комнату, и Фарнон с каждой минутой оживлялся все больше. Глаза его сверкали, он так и сыпал словами. То и дело он протягивал руку и поглаживал бутыль на полке, взвешивал на ладони лошадиный болюс, доставал из коробки баночку с пастой на меду, ласково похлопывал ее и бережно ставил на место.

— Поглядите-ка, Хэрриот! — неожиданно закричал он так, что я вздрогнул.— Адреван! Прекрасное средство от аскарид у лошадей. Но дороговато! Десять шиллингов коробочка. А это пессарии * с генциановым фиолетовым. Если засунуть такой пессарий в матку коровы после чистки, выделения обретают прелестный цвет. Так и кажется, что от него есть польза. А этот фокус вы видели?

Он бросил несколько кристаллов йода в стеклянную чашечку и капнул на них скипидаром. Секунду все оставалось как было, а потом к потолку поднялось клубящееся облако фиолетового дыма. При виде моего ошарашенного лица он расхохотался.

— Прямо-таки черная магия, верно? Так я лечу раны на ногах у лошадей. Химическая реакция загоняет йод глубоко в ткани.

— Неужели?

— Точно не скажу, но такая теория существует, а к тому же, согласитесь, выглядит это впечатляюще. Самый твердолобый клиент не устоит.

Некоторые бутылки на полках не вполне отвечали этическим нормам, которые я усвоил в колледже. Например, та, которая была украшена этикеткой «Баль-

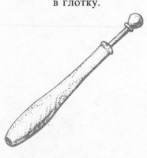

БОЛЮСОВЫЙ ПИСТОЛЕТ
Лошадям и другим животным теперь лекарство чаще вводят с помощью инъекций. Но в 30-х годах рогатому скоту давали микстуры, а лошадям — болюсы, огромные пилюли из мягкой пасты. Ветеринар обычно засовывал болюс в глотку рукой, но фермеры предпочитали пользоваться «пистолетом», который вводили лошади в рот, и нажимом на шток заложенный внутри болюс выбрасывался в глотку.

* Антисептические противовоспалительные свечи для профилактики эндометрита (воспаления слизистой оболочки матки).— *Здесь и далее примечания редактора.*

зам от колик» и внушительным рисунком бьющейся в агонии лошади. Морда животного была повернута вверх и выражала чисто человеческую муку. Кудрявая надпись на другой бутыли гласила: «Универсальная панацея для рогатого скота — безотказное средство от кашлей, простуд, дизентерии, воспаления легких, послеродовых параличей, затвердения вымени и всех расстройств пищеварения». По низу этикетки жирные заглавные буквы обещали: «НЕ ЗАМЕДЛИТ ПРИНЕСТИ ОБЛЕГЧЕНИЕ».

Фарнон находил, что сказать почти обо всех лекарственных средствах. У каждого было свое место в его опыте, накопленном за пять лет практики; у каждого было свое обаяние, свой таинственный ореол. Многие бутыли были красивой формы, с тяжелыми гранеными пробками и латинскими названиями, выдавленными по стеклу,— названиями, которые известны врачам уже много веков и успели войти в фольклор.

Мы стояли, глядя на сверкающие ряды, и нам даже в голову не приходило, что почти все это практически бесполезно и что дни старых лекарств уже сочтены. В ближайшем будущем стремительный поток новых открытий сметет их в пропасть забвения, и больше им не вернуться.

— А вот тут мы храним инструменты.

Фарнон провел меня в соседнюю комнатушку. На полках, обтянутых зеленой бязью, были аккуратно разложены блистающие чистотой инструменты для мелких животных. Шприцы, акушерские инструменты, рашпили для зубов, всевозможные зонды и — на почетном месте — офтальмоскоп.

Фарнон любовно извлек его из черного футляра.

— Мое последнее приобретение,— пророкотал он, поглаживая гладкую трубку.— Удивительная штучка. Ну-ка, проверьте мою сетчатку!

Я включил лампочку и с любопытством уставился на переливающийся цветной занавес в глубине его глаза.

— Прелестно. Могу выписать вам справку, что у вас там все в порядке.

Он усмехнулся и хлопнул меня по плечу.

— Отлично, я рад. А то мне все казалось, что в этом глазу у меня намечается катаракта.

Настала очередь инструментов для крупных животных. По стенам висели ножницы и прижигатели, щипцы и эмаскуляторы, арканы и путы, веревки для извлечения телят и крючки. На почетном месте красовался новый серебристый эмбриотом, но многие орудия, как и снадобья в аптеке, были музейными редкостями. Особенно флеботом * и ударник для «отворения крови» — наследие средневековья, хотя порой и нам приходится

БОЛЮСОВЫЙ ЗЕВНИК
Чтобы открыть лошади рот достаточно широко и засунуть ей в глотку болюс, ветеринар или фермер просто ухватывал ее за язык. Часто пользовались и зевником — приспособлением длиной вместе с ручкой около полуметра. Его вводили лошади в рот горизонтально и ручку резко опускали. Рот раскрывался, закругленные концы зевника выскакивали наружу по сторонам верхней челюсти, после чего болюс засовывался в глотку — рукой или с помощью болюсового пистолета, просунутых сквозь кольцо зевника.

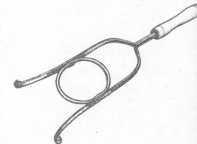

---

* Прибор для рассечения вены и кровопускания с целью лечения интоксикаций, ламинита, отека легких и других заболеваний животных.

пускать их в ход, и густая струя крови стекает в подставленное ведро.

— По-прежнему непревзойденное средство при ламините *,— торжественно провозгласил Фарнон.

Осмотр мы закончили в операционной с голыми белыми стенами, высоким столом, кислородным баллоном, оборудованием для эфирной анестезии и небольшим автоклавом.

— В здешних местах с мелкими животными работать приходится нечасто.— Фарнон провел рукой по столу.— Но я стараюсь изменить положение. Это ведь куда приятнее, чем ползать на животе в коровнике. Главное—правильный подход к делу. Прежняя доктрина касторки и синильной кислоты совершенно устарела. Наверное, вы знаете, что многие старые зубры не желают пачкать рук о собак и кошек, но пора обновить принципы нашей профессии.

Он подошел к шкафчику в углу и открыл дверцу. Я увидел стеклянные полки, а на них скальпели, корнцанги, хирургические иглы и банки с кетгутом в спирту. Он вытащил носовой платок, обмахнул ауроскоп ** и тщательно закрыл дверцы.

— Ну, что скажете?—спросил он, выходя в коридор.

— Великолепно!—ответил я.—У вас тут есть практически все, что может понадобиться. Я даже не ожидал.

Он прямо-таки засветился от гордости. Худые щеки порозовели, и он начал что-то мурлыкать себе под нос, а потом вдруг громко запел срывающимся баритоном в такт нашим шагам.

Когда мы вернулись в гостиную, я передал ему просьбу Берта Шарпа:

— Что-то о том, что надо бы просверлить корову, которая работает на трех цилиндрах. Он говорил о ее мошне и об опухании... я не совсем разобрался.

— Пожалуй, я сумею перевести,— засмеялся Фарнон.—У его коровы закупорка соска. Мошна — это вымя, а опуханием в здешних местах называют мастит.

— Спасибо за объяснение. Приходил еще глухой мистер Муллиген...

— Погодите!—Фарнон поднял ладонь.—Я попробую догадаться... Собачку выворачивает?

— Очень сильно выворачивает, сэр.

— Ага. Ну так я приготовлю ему еще пинту углекислого висмута. Я предпочитаю лечить этого пса на расстоянии. С виду он смахивает на эрделя, но ростом не уступит ослу, и характер у него мрачный. Он уже не-

---

* Ревматическое воспаление копыт; чаще наблюдается у лошадей при чрезмерном скармливании им богатых белками кормов.
** Прибор для исследования наружного слухового прохода у животных.

24

сколько раз валил Джо Муллигена на пол — опрокинет и треплет от нечего делать. Но Джо его обожает.

— А эта рвота?

— Ерунда. Естественная реакция на то, что он жрет любую дрянь, какую только находит. Но к Шарпу надо бы поехать. И еще кое-куда. Хотите со мной — посмотреть здешние места?

На улице он кивнул на старенький «хиллмен», и, обходя машину, чтобы влезть в нее, я ошеломленно разглядывал лысые покрышки, ржавый кузов и почти матовое ветровое стекло в густой сетке мелких трещин. Зато я не заметил, что сиденье рядом с шофером не закреплено, а просто поставлено на салазки. Я плюхнулся на него и опрокинулся, упершись затылком в заднее сиденье, а ногами — в потолок. Фарнон помог мне сесть как следует, очень мило извинился, и мы поехали.

За рыночной площадью дорога круто пошла вниз, и перед нами развернулась широкая панорама холмов, озаренных лучами предвечернего солнца, которые смягчали резкость очертаний. Ленты живого серебра на дне долины показывали, где по ней вьется Дарроу.

Фарнон вел машину самым непредсказуемым образом. Вниз по склону он, словно зачарованный пейзажем, ехал медленно, упершись локтями в рулевое колесо и сжав подбородок ладонями. У подножия холма он очнулся и ринулся вперед со скоростью семьдесят миль в час. Дряхлый «хиллмен» трясся на узком шоссе, и, как я ни упирался ногами в пол, мое подвижное сиденье моталось из стороны в сторону.

На шоссе перед собой он вообще не смотрел, и все его внимание было обращено на происходящее по сторонам и позади.

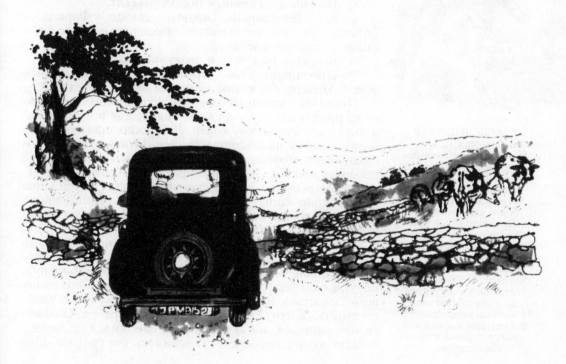

Потом Фарнон резко затормозил, чтобы показать мне элитных шортгорнов на соседнем лугу, и сразу же прибавил газу. На шоссе перед собой он вообще не смотрел, и все его внимание было обращено на происходящее по сторонам и позади. Именно это последнее обстоятельство внушало мне тревогу: слишком уж часто он гнал машину на большой скорости, глядя в заднее стекло.

Наконец мы свернули с шоссе на проселок, тут и там перегороженный воротами. Студенческая практика научила меня лихо выскакивать из машины, чтобы отворять и затворять ворота — ведь студенты считались как бы автоматами для открывания ворот. Однако Фарнон каждый раз благодарил меня без тени иронии, и, когда я оправился от изумления, мне это понравилось.

Мы въехали во двор фермы.

— Тут лошадь охромела,— объяснил Фарнон.

Фермер вывел к нам рослого клайдсдейлского мерина и несколько раз провел взад и вперед, а мы внимательно смотрели.

— По-вашему, какая нога?— спросил Фарнон.— Передняя левая? Мне тоже так кажется. Хотите провести осмотр?

Я пощупал левое путо, почувствовал, что оно заметно горячее правого, и попросил дать мне молоток. Когда я постучал по стенке копыта, лошадь вздрогнула, приподняла ногу и несколько секунд продержала на весу, а потом очень осторожно опустила на землю.

— По-моему, гнойный пододерматит.

— Вы безусловно правы,— сказал Фарнон.— Только тут это называется «камешком». Что, по-вашему, следует сделать?

— Вскрыть подошву и эвакуировать гной.

— Правильно.— Он протянул мне копытный нож.— Интересно, каким методом вы пользуетесь?

Понимая, что подвергаюсь испытанию — чувство не из приятных! — я взял нож, приподнял ногу лошади и зажал копыто между колен. Я хорошо знал, что надо делать: найти на подошве темное пятно — место проникновения инфекции — и выскабливать его, пока не доберусь до гноя. Я соскреб присохшую грязь — и вместо одного обнаружил несколько темных пятен. Еще постукав по копыту, чтобы определить болезненную зону, я выбрал наиболее подходящее с виду пятно и принялся скоблить.

Рог оказался твердым как мрамор, и поворот ножа снимал только тоненькую стружку. Мерину же явно понравилось, что ему можно не опираться на больную ногу, и он с благодарностью навалился на мою спину всей тяжестью. Впервые за целый день ему было удобно стоять. Я охнул и ткнул его локтем в ребра. Он слегка отодвинулся, но тут же снова навалился на меня.

Пятно тем временем становилось все светлее. Еще

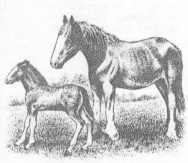

КЛАЙДСДЕЙЛСКАЯ ЛОШАДЬ

На севере Британии рабочие лошади чаще всего принадлежат к клайдсдейлской породе. Они похожи на шайров, но более длинные ноги и менее массивное туловище обеспечивают им бо́льшую маневренность и быстроту. На ногах и брюхе у них больше светлого. Кобылы жеребятся обычно раз в два года в апреле-мае после 11 месяцев беременности. В Британии все еще сохраняются более 6 тысяч клайдсдейлов.

один поворот ножа — и оно исчезло. Выругавшись про себя, я принялся за другое пятно. Спина у меня разламывалась, пот заливал глаза. Если и это пятно окажется ложным, мне придется опустить копыто и передохнуть. Но какой может быть отдых под взглядом Фарнона?

Я отчаянно кромсал копыто, воронка углублялась, но мои колени начинали неудержимо дрожать. Мерин блаженствовал, переложив значительную часть своего веса (а весил он никак не меньше тонны!) на такого услужливого двуногого. Я уже представлял себе, какой у меня будет вид, когда я наконец ткнусь носом в землю, но тут из воронки брызнул гной и потек ровной струйкой.

— Прорвало! — буркнул фермер. — Теперь ему полегчает.

Я расширил дренажное отверстие и опустил копыто. Выпрямился я далеко не сразу, а когда выпрямился и отступил на шаг, рубашка на спине пластырем прилипла к коже.

— Отлично, Хэрриот! — Фарнон забрал у меня нож и сунул его в карман. — Это не шутка, когда рог такой твердый!

Он ввел лошади противостолбнячную сыворотку и повернулся к фермеру.

— Будьте добры, приподнимите ему ногу, пока я продезинфицирую рану.

Плотный низенький фермер зажал копыто между коленями и с интересом наблюдал, как Фарнон заполнил воронку йодными кристаллами, а потом капнул на них скипидаром. И тут его скрыла завеса фиолетового дыма.

Я завороженно следил, как поднимаются вверх и ширятся густые клубы, в глубине которых кашляет и фыркает фермер.

Дым понемногу рассеивался, и из его пелены возникли два широко раскрытых изумленных глаза.

— Ну, мистер Фарнон, я сперва никак в толк не мог взять, что такое случилось, — проговорил фермер сквозь кашель. Он поглядел на почерневшую дыру в копыте и добавил благоговейно. — Это же надо, до чего нынче наука дошла!

Затем мы заехали посмотреть теленка, порезавшего ногу. Я обработал рану, зашил ее и наложил повязку, и мы отправились лечить корову с закупоркой соска.

Мистер Шарп ожидал нас, и его круглое лицо сияло все тем же оживлением. Мы вошли вслед за ним в коровник, и Фарнон кивнул на корову.

— Поглядите, что тут можно сделать.

Я присел на корточки, начал ощупывать сосок и примерно на середине обнаружил уплотнение. Этот комок необходимо было разрушить, и я принялся ввинчивать в канал тонкую металлическую спираль. Секунду спустя я обнаружил, что сижу в стоке для навозной

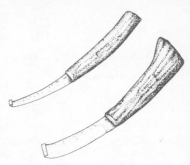

КОПЫТНЫЕ НОЖИ
Ветеринару часто приходится лечить охромевших лошадей. Прежде всего следует проверить копыто. Иногда оно разрастается и мешает ходить. Для удаления лишнего рога используют нож с роговой ручкой и острым загнутым вбок лезвием длиной около 10 см (внизу). Иногда лошадь хромает из-за раны в подошве. Ножом с узким лезвием (вверху), тоже острым и загнутым, ветеринар исследует все трещины в копыте, пока не обнаруживает ту, которая ведет к ране. Тогда он расширяет отверстие, чтобы дать сток гною.

жижи и пытаюсь отдышаться, а на моей рубашке как раз над солнечным сплетением красуется отпечаток раздвоенного копыта.

Глупое положение! Но сделать я ничего не мог и продолжал сидеть, открывая и закрывая рот, как рыба, вытащенная из воды.

Мистер Шарп прижал ладонь ко рту — его природная деликатность вступила в конфликт с естественным желанием рассмеяться при виде севшего в лужу ветеринара.

— Вы уж извините, молодой человек! Мне бы вас предупредить, что корова эта страсть какая вежливая. Ей бы только кому руку пожать! — Сраженный собственным остроумием, он прижался лбом к боку коровы и затрясся в припадке беззвучного хохота.

Я отдышался и встал на ноги, старательно сохраняя достоинство. Мистер Шарп держал корову за морду, а Фарнон задирал ей хвост, и мне удалось ввести инструмент в фиброзный комок. Я несколько раз дернул и прочистил канал. Однако, хотя принятые меры предосторожности несколько ограничили возможности коровы, ей все-таки удалось насажать мне синяков на руки и на ноги.

Когда операция была завершена, фермер потянул сосок и на пол брызнула белая пенящаяся струя.

— Вот это дело! Теперь она работает на четырех цилиндрах!

3

В дружеской обстановке

— Вернемся другой дорогой,— Фарнон наклонился над рулевым колесом и протер рукавом сетку трещин на ветровом стекле.— Через Бренкстоунский перевал и вниз по Силдейскому склону. Крюк невелик, а мне хочется, чтобы вы все это увидели.

Мы свернули на крутое узкое шоссе и забирались все выше над обрывом, уходившим в темноту ущелья, по которому клубился ручей, устремляясь к широкой долине. На вершине мы вышли из машины. Окутанные летними сумерками нагромождения куполов и пиков убегали на запад, теряясь в золоте и багрянце закатного неба. На востоке над нами нависала темная громада горы, безлесная, суровая. Большие кубические камни усеивали ее нижние склоны.

Я посмотрел кругом и тихо присвистнул. Все это совершенно не походило на дружелюбные пологие холмы, среди которых я въезжал в Дарроуби. Фарнон обернулся ко мне:

— Да, это один из самых диких пейзажей в Англии,

а зимой тут бывает и совсем жутко. Перевал иногда неделями остается под снегом.

Я глубоко вдохнул чистый воздух. В величавых просторах нигде не было заметно ни малейшего движения, но откуда-то донесся крик кроншнепа, и внизу глухо ревел поток.

Уже совсем стемнело. Мы сели в машину и начали длинный спуск в Силдейскую долину. Она тонула в смутной тьме, но на склонах, там, где ютились одинокие фермы, мерцали огоньки.

Мы въехали в тихую деревушку, и Фарнон внезапно нажал на тормоз. Мое подвижное сиденье скользнуло вперед как по маслу, и я с треском ударился лбом о ветровое стекло, но Фарнон словно ничего не заметил.

— Тут есть чудесный трактирчик. Зайдемте выпить пива.

Ничего похожего мне еще видеть не доводилось. Это была просто большая квадратная кухня с каменным полом. Один угол занимали огромный очаг и старая закопченная печь с духовкой. В очаге стоял чайник, шипело и постреливало единственное большое полено, наполняя помещение приятным смолистым запахом.

На скамьях с высокими спинками у стен расположились посетители — человек десять-двенадцать. Перед ними на дубовых столах, потрескавшихся и покоробившихся от возраста, рядами выстроились пинтовые кружки.

Когда мы вошли, наступила тишина, потом кто-то сказал: «А, мистер Фарнон!» — без особой радости, но вежливо, и остальные дружески кивнули или что-то приветственно буркнули. Почти все это были фермеры и работники с красными обветренными лицами, собравшиеся тут приятно отдохнуть без шума и бурного веселья. Молодые парни сидели, расстегнув рубашки на могучей груди. Из угла доносились негромкие голоса и пощелкивание — там шла мирная игра в домино.

Фарнон подвел меня к скамье, заказал две кружки пива и поглядел на меня.

— Ну, место ваше, если оно вас устраивает. Четыре фунта в неделю, стол и квартира. Договорились?

От неожиданности я онемел. Меня берут! И четыре фунта в неделю! Мне вспомнились трагические объявления в «Рикорде»: «Опытный ветеринарный врач согласен работать только за содержание». Ассоциация ветеринаров вынуждена была пустить в ход все свое влияние, чтобы газета прекратила печатать эти вопли отчаяния. Нельзя было допустить, чтобы представители нашей профессии публично предлагали свои услуги даром. Четыре фунта — это же целое богатство!

— Спасибо,— сказал я, изо всех сил стараясь скрыть свое ликование.— Я согласен.

— Отлично.— Фарнон отхлебнул пива.— А теперь я расскажу вам, что и как. Практику я купил год назад

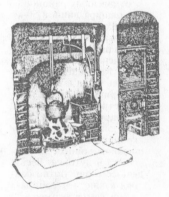

ОЧАГ И ДУХОВКА
До того как в 60-х годах прошлого века в Йоркшире появились комбинированные печи, духовка подтапливалась отдельно от открытого очага и только в дни, когда пекли хлеб. Железные и чугунные части постоянно чистились графитовой пастой, благодаря чему они были черными и блестящими. К кронштейну над очагом прикреплялся крюк, на который подвешивался чайник или котел. Горячую воду черпали из бака. На его крышку ставились кастрюли, чтобы они не остывали.

29

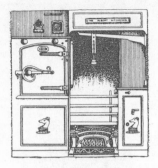

**ЙОРКШИРСКАЯ
КОМБИНИРОВАННАЯ
ПЕЧЬ**
Подобные печи изготов-
лялись йоркской фирмой
«Уокерс» с 60-х годов
прошлого века. Они (и схо-
жие модели, называв-
шиеся «йоркширскими
печами») вышли из упо-
требления только с появ-
лением электричества
и газа, которые достигли
отдаленных районов
Йоркшира лишь в 50-х
годах этого столетия.
Полный конец им поло-
жили законы против за-
дымления уже в 60-х го-
дах. Комбинированная
печь была в высоту
и ширину около полуто-
ра метров. Она состояла
из открытого очага, кот-
ла для нагрева воды,
кронштейна для подве-
шивания чайника или ко-
телка и духовки. Весь
день ее огонь уютно оза-
рял кухню, где собира-
лась семья фермера.

у восьмидесятилетнего старца. Он еще работал, учтите.
На редкость крепкий старик. Но ездить по вызовам
в глухую ночь ему становилось не по силам. И конечно,
в других отношениях он тоже недотягивал — цеплялся
за старину. Эти древние орудия в операционной принадлежали ему. Ну как бы то ни было, от практики
оставались только рожки да ножки, и теперь я пытаюсь
ее восстановить. Пока она почти не приносит дохода,
но я убежден, что нам надо только продержаться год-
другой — и все будет прекрасно. Фермеры рады врачу
помоложе, и им нравятся новые способы лечения. К сожалению, старик брал с них за консультацию всего три
шиллинга шесть пенсов, и отучить их от этого непросто. Люди тут чудесные, и вам они понравятся, но раскошеливаться они не любят, пока вы им не докажете,
что за свои деньги они получают сполна.

Он увлеченно повествовал о своих планах, трактир-
щик не успевал наливать пиво, и атмосфера в зале все
больше теплела. Его заполнили завсегдатаи, шум и духота нарастали, и перед закрытием я оказался среди
очень симпатичных людей, с которыми словно был
знаком давным-давно, а мой коллега куда-то поде-
вался.

Зато в поле моего зрения вновь и вновь возникала
странная личность — старичок в грязной белой панаме,
лихо торчавшей над лишенным всякой растительности
коричневым лицом, которому годы придали сходство
со старым порыжелым сапогом. Он крутился возле нашей компании, делал мне знаки, подмигивал. Полагая,
что его что-то тревожит, я покорно последовал за ним
к скамье в углу. Старичок сел напротив, сжал пальцы
на ручке своей палки, уперся в них подбородком и уставился на меня из-под полуопущенных век.

— Вот что, молодой человек, мне с вами потолковать надо. Всю жизнь я возле скотины провел, вот и надо нам потолковать.

У меня по коже побежали мурашки. Сколько раз
я уже так попадался! Чуть ли не на первом курсе я обнаружил, что у всех до единого деревенских стариков существует твердое убеждение в неоценимости тех сведений, какими они могут с вами поделиться. А занимает
это обычно уйму времени. Я испуганно поглядел по
сторонам. И убедился, что угодил в ловушку. Старичок
придвинул свой стул поближе и заговорил заговорщиц-
ким шепотом. Струи пивного перегара били мне в лицо
с расстояния в шесть дюймов.

Ничего нового я не услышал — обычный список чудесных исцелений, им совершенных, и вернейших пана-
цей, известных ему одному, а также множество отступлений на тему о бессовестных людях, которые тщетно
пытались выведать у него заветные тайны. Он умолкал,
только чтобы отхлебнуть из пинтовой кружки: его тще-
душное тело, видимо, было способно вместить немыслимое количество пива.

Но он был счастлив, и я не перебивал его, а, наоборот, подбадривал, зримо поражаясь и восхищаясь.

Видимо, такой слушатель попался старичку впервые. Он был владельцем маленькой фермы, но теперь жил на покое и уже много лет никто не оказывал ему уважения, которого он заслуживал.

Лицо его расплывалось в кривоватой ухмылке, слезящиеся глаза излучали дружелюбие. Внезапно он обрел серьезность и выпрямился на скамье.

— Так вот, паренек, скажу я тебе то, чего никто, окромя меня, не знает. Я бы мог деньги лопатой грести. Уж так меня допекали, расскажи да расскажи, только я—ни-ни.

Он понизил уровень пива в кружке на несколько дюймов и сощурил глаза в щелочки.

— Снадобье от лошадиного мокреца!

Я подскочил так, словно рядом рухнул потолок.

— Да не может быть! — охнул я.— От лошадиного мокреца?!

Старичок прямо замурлыкал.

— Может, может! Вотрешь мою мазь—и все как рукой снимет. Смотришь, а лошадь-то уже здоровехонька! — его голос поднялся до жиденького вопля, и он так взмахнул рукой, что локтем сбросил на пол уже почти пустую кружку.

Я негромко присвистнул и заказал еще пинту.

— И вы правда скажете мне, что это за мазь? — прошептал я благоговейно.

— Скажу, скажу, паренек, но одно условие поставлю. Чтобы ты ни одной живой душе ни словечка! Чтоб знали только ты да я! — Он без всякого усилия вылил в глотку половину новой пинты.— Только ты да я, паренек.

— Хорошо, обещаю. Я ни одной живой душе не скажу. Так какая это мазь?

Старичок подозрительно оглядел шумный зал. Потом набрал в грудь воздуху, положил ладонь мне на плечо и приблизил губы к моему уху. Торжественно икнув, он произнес сиплым шепотом:

— Тыквенная притирка!

Я молча схватил его руку и сердечно ее потряс. Старик, растроганный до глубины души, расплескал значительную часть оставшегося пива по подбородку.

Но Фарнон уже махал мне с порога. Пора было и честь знать. Вместе с новыми нашими друзьями мы высыпали на улицу, образовав в ее тьме и тишине островок шума и света. Белобрысый парень без пиджака с прирожденной вежливостью распахнул передо мной дверцу машины и помахал на прощание рукой. Я рухнул на сиденье. На этот раз оно проявило особую расторопность и тотчас отшвырнуло меня назад. Голова моя упокоилась на груде резиновых сапог, а колени уткнулись в подбородок.

Сквозь заднее стекло на меня взирали изумленные

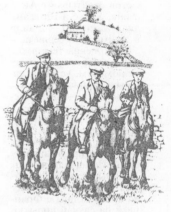

ЛОШАДИ ЙОРКШИРСКИХ ХОЛМОВ
Эта старинная порода крепких низкорослых лошадей с восточного склона Пеннин использовалась для работ не только на фермах. В XIX веке они возили руду из рудников в плавильни и уголь к печам для обжига извести. На холмах их запрягали в плуг и в двуколку, чтобы съездить на рынок, нагружали на них вьюки с шерстью, развозили молоко и корм овцам зимой. Теперь их используют для конного туризма. Масть у них вороная или темно-гнедая, высота — около 1,4 м в холке.

лица, но вскоре дружеские руки уже помогли мне подняться и водворили коварное сиденье на место. Сколько времени оно так болтается? И почему мой наниматель никак его не закрепит?

Взревев мотором, мы унеслись в темноту. Я оглянулся. Компания махала нам вслед. Старичок стоял у распахнутой двери. В льющемся из нее свете его панама сияла белизной, точно новая. Он многозначительно прижимал палец к губам.

4

Тристана вышвыривают вон

КАРТЫ
ДЛЯ АВТОМОБИЛИСТОВ
Выпуск этой серии топографических карт начался в 1933 году и нашел особый спрос у автомобилистов. Девятнадцать накладывающихся друг на друга листов охватывают Англию, Уэльс и Шотландию. Масштаб — 4 мили в дюйме. Эта серия особенно ценна тем, что каждая дорога обозначена номером, установленным Министерством транспорта — нововведение, начало которому было положено в 1928 году. Первые такие карты для автомобилистов никак не предназначались. Их начали делать военные топографы на юге Англии в 1791 году во время войны с Францией на случай попытки противника высадиться на побережье.

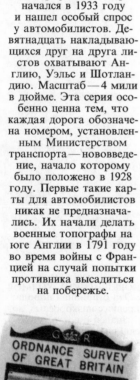

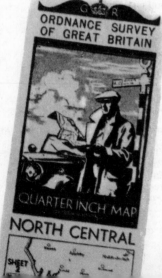

Я подошел к бюро и достал ежедневник.

— Какие из утренних визитов вы думаете поручить мне?

Фарнон просмотрел вызовы, составил короткий список и протянул мне листок.

— Вот для вас несколько приятных простых случаев, чтобы вы освоились.

Я уже пошел к двери, но он меня окликнул:

— Мне хотелось бы попросить вас об одной услуге. Мой младший брат должен сегодня приехать из Эдинбурга. Он учится там в ветеринарном колледже, а семестр кончился вчера. Добираться он будет, голосуя на шоссе, и когда окажется уже близко, вероятно, позвонит. Так вы не могли бы подъехать забрать его?

— Конечно. С большим удовольствием.

— Кстати, зовут его Тристан.

— Тристан?

— Да. А, я ведь вам не объяснил! Вас, вероятно, и мое несуразное имя ставило в тупик. Это все наш отец. Отъявленный поклонник Вагнера. Главная страсть его жизни. Все время музыка, музыка — и в основном вагнеровская.

— Признаюсь, и я ее люблю.

— Да, но вам в отличие от нас не приходилось слушать ее с утра до ночи. А вдобавок получить такое имечко, как Зигфрид. Правда, могло быть и хуже. Вотан, например.

— Или Погнер.

— И то верно. — Зигфрид даже вздрогнул. — Я и забыл про старину Погнера. Пожалуй, мне еще следует радоваться.

Уже вечерело, когда наконец раздался долгожданный звонок. В трубке послышался удивительно знакомый голос:

— Это Тристан Фарнон.

— Знаете, я было принял вас за вашего брата. У вас совершенно одинаковые голоса.

— Это все говорят...— Он засмеялся.— Да-да, я буду вам очень благодарен, если вы меня подвезете. Я нахожусь у кафе «Остролист» на Северном шоссе.

По голосу я ожидал увидеть копию Зигфрида, только помоложе, но сидевший на рюкзаке худенький мальчик был совершенно не похож на старшего брата. Он вскочил, отбросил со лба темную прядь и протянул руку, озарив меня обаятельной улыбкой.

— Много пришлось идти пешком?— спросил я.

— Да немало, но мне полезно поразмяться. Вчера мы немножко чересчур отпраздновали окончание семестра.— Он открыл дверцу и швырнул рюкзак на заднее сиденье. Я включил мотор, а он расположился рядом со мной, словно в роскошном кресле, вытащил пачку сигарет, старательно закурил и блаженно затянулся. Из кармана он достал «Дейли миррор», развернул ее и испустил вздох полного удовлетворения. Только тогда из его ноздрей и рта потянулись струйки дыма.

Я свернул с магистрального шоссе, и шум машин скоро замер в отдалении. Я поглядел на Тристана.

— Вы ведь сдавали экзамены?— спросил я.

— Да. Патологию и паразитологию.

В нарушение своего твердого правила я чуть было не спросил, сдал ли он, но вовремя спохватился. Слишком щекотливая тема. Впрочем, для разговора нашлось немало других. Тристан сообщал свое мнение о каждой газетной статье, а иногда читал вслух отрывки из нее и спрашивал мое мнение. Я все больше ощущал, что далеко уступаю ему в живости ума. Обратный путь показался мне удивительно коротким.

Зигфрида не было дома, и вернулся он под вечер. Он вошел из сада, дружески со мной поздоровался, бросился в кресло и принялся рассказывать об одном из своих четвероногих пациентов, но тут в комнату заглянул Тристан.

Атмосфера сразу изменилась, словно кто-то повернул выключатель. Улыбка Зигфрида стала сардонической, и он смерил брата с головы до ног презрительным взглядом. Буркнув: «Ну, здравствуй»,— он протянул руку и начал водить пальцем по корешкам книг в нише. Это занятие словно полностью его поглотило, но я чувствовал, как с каждой секундой нарастает напряжение. Лицо Тристана претерпело поразительную метаморфозу: оно стало непроницаемым, но в глазах затаилась тревога.

Наконец Зигфрид нашел нужную ему книгу, взял ее с полки и принялся неторопливо перелистывать. Затем, не поднимая головы, он спросил негромко:

— Ну, и как экзамены?

Тристан сглотнул и сделал глубокий вдох.

— С паразитологией все в порядке,— ответил он ничего не выражающим голосом.

Зигфрид словно не услышал. Внезапно книга его чрезвычайно заинтересовала. Он сел поудобнее и по-

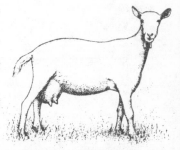

КОЗА АНГЛИЙСКОЙ СААНЕНСКОЙ ПОРОДЫ
Родина сааненской козы, давшей начало английской породе,— район Берна в Швейцарии. Шерсть у этой козы короткая, чисто белая, ноги не длинные, сложение изящное. Вес взрослой козы около 60 кг. Ценят их за удойность — рекордный надой за год составил около 2 тысяч литров. Породе свойственна природная безрогость. Все козы очень неприхотливы, едят что угодно, а их молоко некоторые люди предпочитают коровьему. Сааненские козы отличаются кротким характером — большая редкость среди их сородичей.

33

грузился в чтение. Потом захлопнул книгу, поставил ее на место и опять принялся водить пальцем по корешкам. Все так же спиной к брату он спросил тем же мягким голосом:

— Ну, а патология как?

Тристан сполз на краешек стула, словно готовясь кинуться вон из комнаты. Он быстро перевел взгляд с брата на книжные полки и обратно.

— Не сдал,— сказал он глухо.

Зигфрид словно не услышал и продолжал терпеливо разыскивать нужную книгу, вытаскивая то одну, то другую, бросая взгляд на титул и водворяя ее обратно. Потом он оставил поиски, откинулся на спинку кресла, опустив руки почти до пола, посмотрел на Тристана и сказал, словно поддерживая светскую беседу:

— Значит, ты провалил патологию.

Я вдруг заметил, что бормочу почти истерически:

— Ну это же совсем неплохо. Будущий год у него последний, он сдаст патологию перед рождественскими каникулами и совсем не потеряет времени. А предмет этот очень сложен...

Зигфрид обратил на меня ледяной взгляд.

— А, так вы считаете, что это совсем неплохо? — Наступила долгая томительная пауза, и вдруг он буквально с воплем набросился на брата: — Ну а я этого не считаю! По-моему, хуже некуда! Черт знает что! Чем ты занимался весь семестр? Пил, гонялся за юбками, швырял мои деньги направо и налево, но только не работал! И вот теперь у тебя хватает нахальства являться сюда и сообщать, что ты провалил патологию. Ты лентяй и бездельник, и в этом все дело. В том, что ты палец о палец ударить не желаешь!

Его просто нельзя было узнать: лицо налилось кровью, глаза горели. Он снова принялся кричать:

— Но с меня хватит! Видеть тебя не могу! Я не собираюсь надрываться, чтобы ты мог валять дурака. Хватит! Ты уволен, слышишь? Раз и навсегда. А потому убирайся вон! Чтоб я тебя здесь больше не видел. Убирайся!

Тристан, который все это время сохранял вид оскорбленного достоинства, гордо вышел из комнаты.

Изнемогая от смущения, я покосился на Зигфрида. Лицо у него пошло пятнами, и он, что-то бормоча себе под нос, барабанил пальцами по подлокотнику своего кресла.

Разрыв между братьями привел меня в ужас, и я почувствовал огромное облегчение, когда Зигфрид послал меня по вызову и у меня появился повод уйти.

Я вернулся уже совсем в темноте и свернул в проулок, чтобы поставить машину в гараж во дворе за садом. Скрип дверей всполошил грачей на вязах. С темных верхушек донеслось хлопанье крыльев и карканье. Потом все стихло. Я продолжал стоять и прислушиваться, как вдруг заметил у калитки сада темную фигуру. Фигура повернулась ко мне, и я узнал Тристана.

Меня вновь охватило невыразимое смущение. Бедня́гу одолевают горькие мысли, а я непрошено вторгаюсь в его одиночество.

— Мне очень жаль, что все так получилось,— пробормотал я неловко.

Кончик сигареты ярко зарделся — по-видимому, Тристан сделал глубокую затяжку.

— А, все в порядке. Могло быть куда хуже.

— Хуже? Но ведь и так все достаточно скверно. Что вы думаете делать?

— Делать? О чем вы?

— Ну... Ведь он вас выгнал. Где вы будете ночевать?

— Да вы же ничего не поняли,— сказал Тристан, вынимая сигарету изо рта, и я увидел, как блеснули в улыбке белые зубы.— Не принимайте все так близко к сердцу. Ночевать я буду здесь, а утром спущусь к завтраку.

— Но ваш брат?

— Зигфрид? Он к тому времени все позабудет.

— Вы уверены?

— Абсолютно. Он меня то и дело выгоняет и тут же забывает об этом. И ведь все сошло отлично. Собственно, трудность была только с паразитологией.

Я уставился на темный силуэт передо мной. Снова вверху захлопали крылья грачей, и снова все стихло.

— С паразитологией?

— Если помните, я же сказал только, что с ней все в порядке. Но не уточнял.

— Так, значит...

Тристан тихонько засмеялся и похлопал меня по плечу.

— Вот именно. Паразитологию я тоже не сдал. Провалил оба экзамена. Но будьте спокойны, к рождеству я сдам и то и другое.

5

Мистер Дин теряет единственного друга

Я снова заглянул в листок, на котором записал вызовы. «Дин, Томпсоновский двор, 3. Больная старая собака».

В Дарроуби было немало «дворов» — маленьких улочек, словно сошедших с иллюстраций в романах Диккенса. Одни отходили от рыночной площади, другие прятались за магистралями в старой части города. Они начинались с низкой арки, и я всякий раз удивлялся, когда, пройдя по тесному проходу, вдруг видел

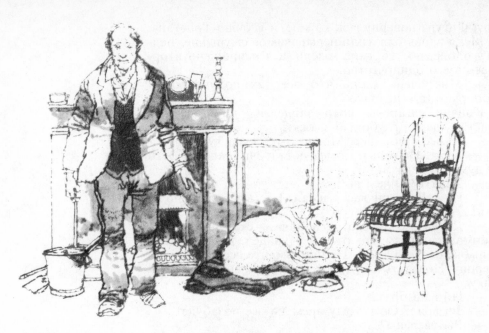

перед собой два неровных ряда поразительно разнообразных домиков, заглядывавших в окна друг другу через узкую полоску булыжной мостовой.

Перед некоторыми в палисадничках среди камней вились настурции и торчали ноготки, но дальше ютились обветшалые лачуги, и у двух-трех окна были забиты досками.

Номер третий находился как раз в дальнем конце, и казалось, что он долго не простоит. Хлопья облезающей краски на прогнивших филенках затрепетали, когда я постучал в дверь, а кирпичная стена над ней опасно вспучивалась по сторонам длинной трещины.

Мне открыл щуплый старичок. Волосы у него совсем побелели, но глаза на худом морщинистом лице смотрели живо и бодро. Одет он был в шерстяную штопаную-перештопанную фуфайку, заплатанные брюки и домашние туфли.

— Я пришел посмотреть вашу собаку,— сказал я, и старичок облегченно улыбнулся.

— Очень вам рад, сэр. Что-то у меня на сердце из-за него неспокойно. Входите, входите, пожалуйста.

Он провел меня в крохотную комнатушку.

— Я теперь один живу, сэр. Хозяйка моя вот уже больше года, как скончалась. А до чего она нашего пса любила!

Все вокруг свидетельствовало о безысходной нищете—потертый линолеум, холодный очаг, душный запах сырости. Волглые обои висели лохмотьями, а на столе стоял скудный обед старика: ломтик грудинки, немного жареной картошки и чашка чаю. Жизнь на пенсию по старости.

В углу на одеяле лежал мой пациент, лабрадорретривер, хотя и не чистопородный. В расцвете сил он, несомненно, был крупным, могучим псом, но седая шерсть на морде и белесая муть в глубине глаз говорили о беспощадном наступлении дряхлости. Он лежал тихо и поглядел на меня без всякой враждебности.

— Возраст у него почтенный, а, мистер Дин?

— Вот-вот. Без малого четырнадцать лет, но еще месяц назад бегал и резвился, что твой щенок. Старый Боб, он для своего возраста замечательная собака и в жизни ни на кого не набросился. А уж дети что хотят с ним делают. Теперь он у меня только один и остался. Ну да вы его подлечите, и он опять будет молодцом.

— Он перестал есть, мистер Дин?

— Совсем перестал, а ведь всегда любил поесть, право слово. За обедом там или за ужином сядет возле меня, а голову положит мне на колени. Только вот последние дни перестал.

Я смотрел на пса с нарастающей тревогой. Живот у него сильно вздулся, и легко было заметить роковые симптомы неутихающей боли: перебои в дыхании, втянутые уголки губ, испуганный неподвижный взгляд.

Когда его хозяин заговорил, он два раза шлепнул хвостом по одеялу и на мгновение в белесых старых глазах появилось выражение интереса, но тут же угасло, вновь сменившись пустым, обращенным внутрь взглядом.

Я осторожно провел рукой по его животу. Ярко выраженный асцит, и жидкости скопилось столько, что давление, несомненно, было мучительным.

— Ну-ка, ну-ка, старина,— сказал я,— попробуем тебя перевернуть.

Пес без сопротивления позволил мне перевернуть его на другой бок, но в последнюю минуту жалобно взвизгнул и поглядел на меня. Установить причину его состояния, к несчастью, было совсем нетрудно. Я бережно ощупал его бок. Под тонким слоем мышц мои пальцы ощутили бороздчатое затвердение. Несомненная карцинома селезенки или печени, огромная и абсолютно неоперабельная. Я поглаживал старого пса по голове, пытаясь собраться с мыслями. Мне предстояли нелегкие минуты.

— Он долго будет болеть?— спросил старик, и при звуке любимого голоса хвост снова дважды шлепнул по одеялу.—Знаете, когда я хлопочу по дому, как-то тоскливо, что Боб больше не ходит за мной по пятам.

— К сожалению, мистер Дин, его состояние очень серьезно. Видите вздутие? Это опухоль.

— Вы думаете... рак?—тихо спросил старичок.

— Боюсь, что да, и уже поздно что-нибудь делать. Я был бы рад помочь ему, но это неизлечимо.

Старичок растерянно посмотрел на меня, и его губы задрожали.

— Значит... он умрет?

У меня сжалось горло.

ПОВОЗКА ДЛЯ ШЕРСТИ
Сороковые годы были последним десятилетием, когда овцеводы сами отвозили настриженную шерсть на рынок или ближайшую прядильную фабрику. С начала 50-х годов сбором и продажей шерсти занялось Управление по продаже шерсти. Низкорослая лошадка запряжена в двуколку на колесах с резиновыми шинами, которые заметно смягчали тряску по сравнению с прежними колесами, стянутыми железным обручем. Старинная конструкция тележки была приспособлена к этим новым небольшим колесам—кузов расположен много ниже, так что оглобли подняты почти до верхнего его края.

37

— Но ведь мы не можем оставить его умирать, правда? Он и сейчас страдает, а вскоре ему станет гораздо хуже. Наверное, вы согласитесь, что будет лучше, если мы его усыпим. Все-таки он прожил долгую хорошую жизнь...— В таких случаях я всегда старался говорить деловито, но сейчас избитые фразы звучали неуместно.

Старичок ничего не ответил, потом сказал: «Погодите немножко»,— и медленно, с трудом опустился на колени рядом с собакой. Он молчал и только гладил старую седую морду, а хвост шлепал и шлепал по одеялу.

Я еще долго стоял в этой безрадостной комнате, глядя на выцветшие фотографии по стенам, на ветхие грязные занавески, на кресло с продавленным сиденьем.

Наконец старичок поднялся на ноги и несколько раз сглотнул. Не глядя на меня, он сказал хрипло:

— Ну хорошо. Вы сейчас это сделаете?

Я наполнил шприц и сказал то, что говорил всегда:

— Не тревожьтесь, это совершенно безболезненно. Большая доза снотворного, только и всего. Он ничего не почувствует.

Пес не пошевелился, пока я вводил иглу, а когда нембутал вошел в вену, испуг исчез из его глаз и все тело расслабилось. К тому времени, когда я закончил инъекцию, он перестал дышать.

— Уже? — прошептал старичок.

— Да,— сказал я.— Он больше не страдает.

Старичок стоял неподвижно, только его пальцы сжимались и разжимались. Когда он повернулся ко мне, его глаза блестели.

— Да, верно, нельзя было, чтобы он мучился, и я благодарен вам за то, что вы сделали. А теперь — сколько я должен вам за ваш визит, сэр?

— Ну что вы, мистер Дин,— торопливо сказал я.— Вы мне ничего не должны. Я просто проезжал мимо... и даже лишнего времени не потратил...

— Но вы же не можете трудиться бесплатно,— удивленно возразил старичок.

— Пожалуйста, больше не говорите об этом, мистер Дин. Я ведь объяснил вам, что просто проезжал мимо вашего дома...

Я попрощался, вышел и по узкому проходу зашагал к улице. Там сияло солнце, сновали люди, но я видел только нищую комнатушку, старика и его мертвую собаку.

Я уже открывал дверцу машины, когда меня окликнули. Ко мне, шаркая домашними туфлями, подходил старичок. По щекам у него тянулись влажные полоски, но он улыбался. В руке он держал что-то маленькое и коричневое.

— Вы были очень добры, сэр. И я кое-что вам принес.

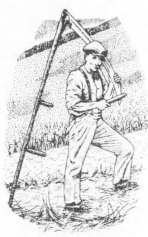

КОСЬБА ВРУЧНУЮ
По крутым склонам и ложбинам сено выкашивалось косами еще долго после того, как в начале века появились конные косилки. Каждый косарь подбирал косу по росту, так чтобы угол насадки лезвия на рукоятку был наиболее удобен для него. Он выкашивал ряд в три и более метра, продвигаясь вперед с каждым взмахом на шаг-полтора. За день он проходил так чуть меньше полгектара, часто отбивая лезвие дубовым бруском со множеством высверленных дырок. Перед началом работы косарь смазывал брусок жиром и обсыпал песком, превращая его в подобие рашпиля.

Он протянул руку, и я увидел, что его пальцы сжимают замусоленную, но бережно хранившуюся реликвию какого-то давнего счастливого дня.

— Берите, это вам,— сказал старичок.— Выкурите сигару!

6

Шуточная война

Я уже вошел в размеренную колею жизни Скелдейл-Хауса. Вначале я не совсем понимал, как, собственно, в нее укладывается Тристан. Проходит практику, отдыхает, работает или как? Но вскоре выяснилось, что он — прислуга за все: выдавал и доставлял лекарства, мыл машины, отвечал на телефонные звонки и — при отсутствии иного выбора — отправлялся по вызову.

По крайней мере таким он виделся Зигфриду, который обладал обширным репертуаром хитрых способов воздействия на него — возвращался домой в неурочный час или внезапно влетал в комнату, рассчитывая захватить его врасплох в минуту сладкого безделья,— но словно бы не замечал очевидного факта: каникулы кончились, и Тристану давно уже следовало вернуться в колледж. Месяца два спустя я пришел к выводу, что у Тристана была какая-то особая договоренность с властями колледжа, так как он проводил дома весьма порядочную часть учебного времени. Он не вполне разделял взгляды брата на свою роль в Дарроуби, и в значительной мере могучая энергия его незаурядного интеллекта тратилась на то, чтобы избегать какой бы то ни было работы. По правде говоря, чуть ли не весь день Тристан упорно спал в кресле. Когда он оставался дома один, дабы составлять лекарства, он тотчас брал бутылку емкостью в шестнадцать унций, наполнял ее наполовину водой, добавлял немного хлородина, капельку ипекакуаны, затыкал бутылку пробкой, относил ее в гостиную и ставил возле своего любимого кресла. Оно удивительно отвечало его потребностям: старомодное, с высокой спинкой и подголовником.

Он брал свою любимую «Дейли миррор», закуривал сигарету и располагался со всеми удобствами, а затем погружался в сон. Если в гостиную вихрем врывался Зигфрид, Тристан молниеносно хватал бутылку и принимался бешено ее встряхивать, иногда останавливаясь, чтобы вперить внимательный взор в содержимое. Затем он шествовал в аптеку, наполнял пузырек и наклеивал ярлык.

Система была здравая, надежная, если бы не один минус: он не мог знать, кто именно открывает дверь, и частенько его вспугивал, входя в гостиную, всего

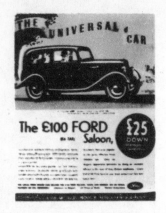

лишь ваш покорный слуга. Взметнувшись, он смотрел на меня мутными от сна глазами, а его руки уже трясли бутылку.

По вечерам он чаще всего восседал на высоком табурете у стойки в «Гуртовщиках», непринужденно болтая с девицей за стойкой, или же приглашал куда-нибудь одну из сестер местной больницы, явно считая, что главное назначение этого лечебного заведения— обеспечивать ему женское общество. Короче говоря, жизнь он вел достаточно полную.

Был субботний вечер, половина одиннадцатого, и я кончал записывать свои дневные труды. Внезапно зазвонил телефон, я выругался, подержался за дерево и снял трубку.

— Да? Хэрриот слушает.

— А! Значит, я на вас нарвался,—пробурчал ворчливый йоркширский голос.— Мне мистер Фарнон требуется.

— Мне очень жаль, но мистер Фарнон на вызове. Не могу ли я его заменить?

— Можете-то можете, да только с хозяином-то вашим куда сподручнее. Симз говорит, из Бил-Клоуза.

(О, Господи! Только не Бил-Клоуз в субботнюю ночь! Бог знает, сколько миль вверх-вниз, вверх-вниз ухабистым проселком с восемью воротами!)

— Здравствуйте, мистер Симз. Что случилось?

— Да уж случилось. Хуже не бывает. Конь у меня, значит. Жеребец с выставки. Семнадцать ладоней в холке. Так он заднюю ногу себе поранил. Аккурат над путом. Так зашить его надо. И чтоб немедленно.

(Святый Боже! Над путом! Прелестней места, чтобы подштопать жеребца, и не придумать. Разве уж он очень смирный, а то радостей не оберешься.)

— А рана большая, мистер Симз?

— Да уж куда больше. С добрый фут, а кровища так и хлещет. Коняга злобный, что твой угорь. У мухи глаз выбьет, он такой. Я к нему и сунуться боюсь. Как кого увидит, враз копытищами в стенку вдарит. Черт его знает! Тут вот я его подковать водил, так кузнец от него шарахнулся, право слово. Здоровенный жеребец, что есть, то есть.

(Чтоб вас черт побрал, мистер Симз, и Бил-Клоуз заодно, и вашего здоровенного жеребца туда же!)

— Хорошо, сейчас приеду. Если можно, найдите кого-нибудь помочь. Возможно, надо будет его повалить...

— Повалить? Его повалить? Повалишь его, как же! Да он прежде тебя в лепешку расшибет. Да и нету у меня никого. Мистер-то Фарнон без помощников обходится.

(Чудесно! Чудесно! То-то будет радости!)

— Очень хорошо, мистер Симз. Выезжаю.

— Э-эй! Чуть не позабыл. Вчера дорогу ко мне ливнем размыло. Так последние полторы мили надо вам будет на своих на двоих пройти. Так что пошевеливайтесь, не ждать же мне вас всю ночь!

(Нет уж, всему есть предел!)

— Послушайте, мистер Симз, мне не нравится ваш тон. Я же сказал, что выезжаю, а уж доберусь, когда доберусь.

— Тон ему мой не нравится, фу-ты ну-ты! А мне вот не нравится, чтоб коновалов подручный на моей скотине руку себе набивал, так что язык-то не больно распускайте. Ничего в своем деле не смыслит, а туда же!

(Ну, хватит!)

— Вот что, Симз. Если бы ваша лошадь не истекала кровью, я бы к вам вообще не поехал. Кем вы себя воображаете? Если вы еще раз позволите себе так со мной разговаривать...

— Ну-ка, Джим! Возьми себя в руки. Легче на поворотах, старина. Так и до кровоизлияния в мозг недалеко.

— Кто, черт побери...

— Джим, Джим, успокойся! Ну и характерец у тебя! Последи за собой.

— Тристан! Откуда ты говоришь, черт тебя дери!

— Из будки перед «Гуртовщиками». После пятой пинты меня одолело остроумие. И дико захотелось позвонить тебе.

— Ей-богу, я тебя прикончу, если ты не прекратишь эти штучки. Я скоро поседею. Ну, иногда почему бы и нет, но ведь это уже третий раз на этой неделе.

— Зато и самый лучший. Нет, Джим, ты был неподражаем. Когда ты начал выпрямляться во весь свой внушительный рост... Я чуть не окочурился. О Господи! Какая жалость, что ты сам себя не слышал! — И он захлебнулся неудержимым хохотом.

А мои жалкие потуги поквитаться: прокрадываюсь, дрожа, в уединенную телефонную будку...

— Молодой мистер Фарнон, что ли ча? — загробным хрипом. — Тилсон из Хай-Вудз, значится. Давайте езжайте! Жуткий случай...

— Извини, Джим, что перебиваю, но у тебя гланды не в порядке? Ах, нет? Отлично. Продолжай, старина. Я просто сгораю от нетерпения.

Лишь один-единственный раз в дураках остался не я. Был вторник, мой полувыходной день — и в 11.30 зазвенел телефон. Выпадение матки у коровы. Одно из самых тяжких испытаний для деревенского ветеринара, и я ощутил знакомый озноб.

Случается это, когда корова, отелившись, продолжает тужиться, пока матка не вываливается целиком наружу и не повисает чуть не до самых копыт. Орган этот очень велик, и вернуть его на законное место чрезвычайно трудно — главным образом потому, что корова, раз уж она от него избавилась, не желает получать

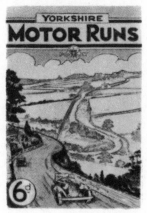

YORKSHIRE
MOTOR RUNS
6d

41

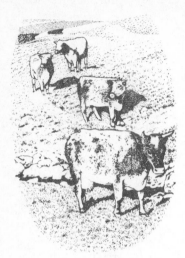

**КОРОВА
ШОРТГОРНСКОЙ
ПОРОДЫ**

Пегие или рыжие с белым шортгорны усеивали зеленые склоны холмов, не зная соперниц до самых 40-х годов. Разнообразные достоинства сделали их излюбленными коровами фермеров в этих краях да и почти по всей Англии. Они дают прекрасное молоко, а по мясу почти не уступают мясным породам. Быстро нагуливают вес на хороших пастбищах, молока же дают много и на скудном корме. Уэнслидейлский сыр, отличающийся приятным мягким вкусом, изготовлялся главным образом из молока шортгорнов, пасшихся среди йоркширских холмов.

его обратно. А в честной схватке между человеком и скотиной шансы коровы много предпочтительнее.

Зубры ветеринарии, пытаясь как-то уравнять положение, подвешивали корову за задние ноги, а наиболее изобретательные придумывали всяческие приспособления вроде «коровьего саквояжа», которые якобы сдавливали матку до более удобных размеров. Но все обычно сводилось к многочасовым усилиям, от которых ломило спину.

Появление эпидуральной анестезии заметно облегчило дело (матка утрачивала чувствительность и корова переставала тужиться), тем не менее слова в трубке «телячья постелька вывалилась» гарантированно стирали улыбку с лица самого закаленного ветеринара.

Я решил взять с собой Тристана — а вдруг мне понадобится лишняя пара рук, чтобы нажать хорошенько. Он поехал, но без особого восторга, который и вовсе угас, едва он увидел пациентку — весьма тучную представительницу шортгорнской породы, — беззаботно разлегшуюся в стойле. Позади нее в желобе покоилась бесформенная кровавая масса, состоявшая из матки, последа, навоза и соломы.

Корове не слишком хотелось подниматься на ноги, но мы так орали и толкали ее в плечо, что в конце концов она подчинилась с брюзгливым видом.

Отыскать среди жирных складок нужное место, чтобы сделать эпидуральную анестезию, было не так-то просто; я не знал, все ли содержимое шприца попало куда положено. Удалив послед, я очистил матку и положил ее на чистую простыню, которую ухватили фермер и его брат. Оба были очень щуплыми и лишь с трудом удерживали простыню в горизонтальном положении. На их помощь рассчитывать не приходилось.

Я кивнул Тристану. Мы сняли рубашки, обвязали вокруг талии чистые мешки и приняли матку в объятия.

Она заметно распухла, налилась кровью, и нам понадобился час, чтобы водворить ее на место. Вначале мы очень долго бились впустую, и самая мысль о том, чтобы впихнуть этот огромный мешок в небольшое отверстие, казалась нелепой — словно мы пытались вдеть сардельку в игольное ушко. Затем в течение нескольких дивных минут нам казалось, что все пошло на лад, но тут же выяснилось, что мы усердно пропускаем ее сквозь прореху в простыне. (Зигфрид однажды поведал мне, как он целое утро пытался ввести матку в задний проход — и самое страшное, добавил он, ему это чуть было не удалось.) А под конец, когда угасла последняя надежда, вдруг наступил блаженный миг: мешок внезапно скользнул внутрь и скрылся там целиком.

Где-то в середине мы одновременно устроили передышку, почти сталкиваясь лбами и устало пыхтя. Щеки Тристана покрывал узор изящных крапинок, оставшихся после того, как их обрызгала лопнувшая арте-

42

рия. Мне представилась возможность заглянуть ему в глаза глубоко-глубоко, и я прочел там крайнее отвращение ко всему происходящему.

Намыливая руки в ведре, чувствуя ноющую боль в плечах и спине, я взглянул на Тристана. Он натягивал через голову рубашку, словно из последних сил, а корова ублаготворенно жевала клок сена, явно сохранив за собой пальму первенства.

В машине Тристан простонал:

— Я убежден, что мне подобные операции очень вредны. У меня такое ощущение, будто по мне проехал паровой каток. О, черт, ну и жизнь!

После обеда я встал из-за стола.

— Ну, Трис, я отбываю в Бротон и хотел бы напомнить тебе, что, быть может, эта корова своего последнего слова еще не сказала. Рецидивы не так уж редки, и есть порядком шансов, что эта штучка опять вывалится. В таком случае, она вся твоя. Зигфрид вернется неведомо когда, а я от своего свободного вечера не откажусь ни за какие коврижки.

Против обыкновения чувство юмора изменило Тристану. Лицо его вдруг осунулось, и он словно постарел на три десятка лет.

— Господи! — простонал он. — Помолчал бы ты. Я совсем дошел. Вторая такая свистопляска меня уложит в гроб. И чтобы я один? Этого мне не пережить, слышишь?

— Ну что же, — садистски протянул я, — постарайся об этом не думать. Ведь все может еще обойтись благополучно.

И вот когда на десятой миле Бротонского шоссе я увидел телефонную будку, меня внезапно осенило, и, затормозив, я вылез из машины.

— А вдруг, — бормотал я, — а вдруг хоть раз и мне повезет.

Когда я закрыл за собой дверь будки, вдохновение уже бушевало во мне. Я закутал микрофон носовым платком, набрал номер Скелдейл-Хауса и, услышав голос Тристана, оглушительно гаркнул:

— Это вы, что ли, нынче утром засунули обратно нашей корове телячью постельку?

— Ну да, и я тоже. — Голос Тристана стал пронзительным. — А что-нибудь случилось?

— Случилось! — взревел я. — Она ее обратно выкинула.

— Обратно? Обратно? Целиком? — взвизгнул Тристан.

— Ага. Смотреть страх берет. Кровь льет, и раздуло ее вдвое больше против утрешнего. Придется вам с ней повозиться.

Наступило долгое молчание, и я подумал, уж не хлопнулся ли Тристан в обморок. Но тут послышался его голос — хриплый, но решительный:

— Хорошо. Сейчас еду.

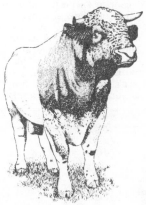

БЫК
ШОРТГОРНСКОЙ
ПОРОДЫ
Шортгорны преобладали на севере Йоркшира, пока в 50-х годах их не стал вытеснять фризский скот. Редкие фермеры держали там чистопородные стада, коров старались случать с быками-шортгорнами, чтобы усилить в потомстве лучшие качества шортгорнов. Купить быка дорого, а содержать — еще дороже, так что иметь своего производителя было по карману только богатым фермерам. Остальные либо платили за случку каждый сам по себе, либо устраивали складчину, чтобы на несколько недель взять быка к себе на фермы.

Наступила новая пауза, а потом он спросил почти шепотом:

— Она целиком вывалилась?

И я не выдержал. В этих словах прозвучала такая тоска, что меня разобрал смех. В них чудилась безумная надежда, что фермер все-таки преувеличил и наружу торчит лишь маленький кусочек. Я захохотал. Мне хотелось поиграть с моей жертвой чуть подольше, но это оказалось невозможным. Я захохотал еще громче и сдернул платок с трубки, чтобы Тристан услышал мой голос.

Несколько секунд я внимал взрыву бешеной ругани, а затем осторожно повесил трубку. Да, вряд ли это повторится, но до чего же было приятно!

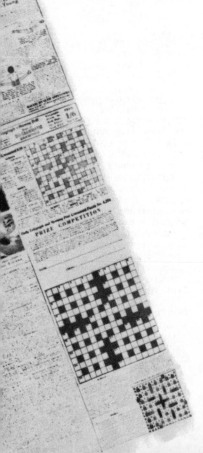

7

Тристан в роли бухгалтера

Очень, очень жаль, что Зигфриду пришло в голову возложить на брата ведение счетных книг, ибо Скелдейл-Хаус именно тогда купался в мирной безмятежности, которая мне очень нравилась.

Почти полмесяца в доме царила благостная тишина, не нарушавшаяся ни криками, ни гневными голосами, за одним неприятным исключением, когда Зигфрид, войдя однажды в дом, увидел, что Тристан катит по коридору на велосипеде. Тристан отказывался понять его возмущение и вопли: ему поручили накрывать на стол, а путь от кухни до столовой неблизкий, так почему бы и не воспользоваться великом?

Наступила осень, воздух заметно посвежел, и по вечерам в камине большой гостиной пылал огонь и тени плясали в изящных нишах, взбегая к высокому резному потолку. Так было приятно после дневных трудов расположиться втроем в глубоких потертых креслах и вытянуть ноги к огню.

Тристан решал кроссворд в «Дейли телеграф» — обычное его вечернее занятие. Зигфрид читал, а я подремывал. От кроссвордов я предпочитал держаться подальше: Зигфриду, как правило, стоило подумать, и он подсказывал нужное слово, однако, пока я только еще ломал голову над первым определением, Тристан успевал полностью решить проклятую штуку.

Ковер у наших ног был скрыт под собаками. Все пятеро валялись вповалку, наползали друг на друга, пыхтели, внося свою лепту в атмосферу дружеского уюта.

Но тут заговорил Зигфрид, и на меня словно повеяло ледяным ветром:

— Завтра рыночный день, а мы как раз разослали счета, и они повалят сюда платить. Я бы хотел, Тристан, чтобы ты весь день никуда не уходил и принимал деньги. Мы с Джеймсом будем на вызовах, так что ты тут остаешься один. От тебя требуется только выдавать им расписки и заносить их фамилии в квитанционную книжку. Ну как, справишься? Или устроишь черт знает что?

Я поежился — первая дисгармоничная нота за долгое, долгое время.

— По-моему, это мне более или менее по силам,— надменно ответил Тристан.

— Отлично. А теперь пора спать.

Однако следующий день явил Тристана в его стихии. Восседая за конторкой, он загребал деньги и не закрывал рта. И не просто болтал что попало, но каждому говорил именно то, что требовалось. С праведным методистом он беседовал о погоде, ценах на скот и деятельности благотворительного общества. Весельчак в кепке набекрень, окруженный пивными парами, вознаграждался новейшими анекдотами, которые Тристан записывал на старых конвертах. Но особенно блестящ он был с лицами женского пола. Их к нему сразу же располагала его открытая мальчишеская физиономия, а он пускал в ход все свое обаяние, и они безоговорочно сдавались.

Меня изумляло хихиканье, доносившееся из-за двери, но я был рад за Тристана — уж на этот раз дело обойдется без осложнений!

За обедом Тристан излучал самодовольство, а за чаем только что не кукарекал. Зигфрид также был доволен дневной выручкой, которую брат предъявил ему в виде стройной колонки цифр с аккуратно подведенным внизу итогом.

— Спасибо, Тристан. Отлично.

Полная идиллия!

Под вечер я вышел во двор, чтобы извлечь из багажника машины пустые бутылки. День выдался напряженный, и их там накопилось порядком.

Из сада, задыхаясь, вылетел Тристан.

— Джим! Я потерял квитанционную книжку!

— Да хватит тебе меня разыгрывать,— сказал я.— Дал бы ты передышку своему чувству юмора!— И, расхохотавшись, я швырнул к бутылкам банку из-под мази.

Тристан подергал меня за рукав.

— Да не шучу я, Джим, поверь мне. Я правда где-то посеял чертову книжку!

Обычное хладнокровие его покинуло, глаза на побледневшем лице были широко раскрыты.

— Но не могла же она взять и пропасть! — возразил я.— Найдется где-нибудь.

— Не найдется! — Тристан заломил руки и проделал на булыжнике несколько отчаянных па.— Я два би-

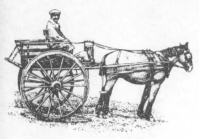

ДВУКОЛКА
В значительной мере сохранив конструкцию старинной повозки, своей предшественницы, двуколка была много легче.

Два ее колеса имели в ширину по ободу около 5 см и надевались на металлическую (не деревянную) ось. Кузов подвешивался на рессорах, так как предназначался и для перевозки пассажиров. На двуколке фермер с женой отправлялся на рынок, возчик доставлял заказанные грузы, бакалейщики, рыбники и другие торговцы развозили постоянным клиентам свой товар. Двуколки вышли из употребления только в 40-х годах.

тых часа ее искал. Весь дом перерыл. Исчезла без следа, говорят же тебе!

— Ну что тут такого ужасного? Ты ведь записал все фамилии в счетную книгу?

— То-то и оно, что нет. Хотел вечером переписать.

— То есть все фермеры, которые тебе уплатили, получат через месяц тот же счет?

— Ну да. Как ни стараюсь, больше трех фамилий вспомнить не могу.

Я тяжело опустился на каменную колоду.

— Пусть Бог смилуется над тобой и всеми нами! Ваши йоркширцы и один-то раз раскошеливаться не любят, ну а второй, да за то же самое... У-у!

Тут мне в голову пришла другая мысль, и я спросил не без злорадства:

— А как Зигфрид? Ты ему уже сказал?

По лицу Тристана пробежала судорога:

— Нет. Он только-только вернулся. Сейчас и скажу!

Не чувствуя в себе сил присутствовать при неминуемой сцене, я решил пока в дом не возвращаться, и через проулок выбрался на рыночную площадь, где в сумерках призывно светились окна «Гуртовщиков».

Я как раз поставил перед собой пинту пива, когда в зал вошел Тристан, бледный и осунувшийся, точно из него только что выпустили полгаллона крови.

— Ну как? — спросил я.

— Да как всегда. Может, чуть хуже обычного. Но одно я тебе, Джим, скажу: мысль о том, что будет в следующий рыночный день, меня особо не радует.

Квитанционная книжка так и пропала бесследно, а месяц спустя все счета были снова разосланы с тем, чтобы получены они были в рыночный день.

На этот день вызовов пришлось мало, и я вернулся на исходе утра, но в дом предпочел не входить, ибо в окно приемной увидел фермеров, сидящих рядами у стен. Лица всех выражали единое праведное негодование.

Я тихонько ретировался на рыночную площадь. Когда у меня выдавался свободный час, я любил побродить в лабиринте ларьков, выраставшем на древней площади. Купить там можно было все что душе угодно: фрукты, рыбу, старые книги, сыры, одежду — ну буквально все. Особенно манил меня посудный ларек, принадлежавший почтенному еврею из Лидса — толстому, самоуверенному, вечно потному и истинному гипнотизеру за прилавком. Мне никогда не приедалось наблюдать за ним. Он меня просто завораживал. А в этот день он был особенно в ударе. Фермерши, разинув рот, внимали его красноречию, а он ораторствовал на маленькой свободной площадке, окруженной пирамидами всяческой посуды.

— Я некрасив, — разглагольствовал он. — Я не умен,

46

но, бог свидетель, язык у меня подвешен хорошо, и я кого хотите сумею уговорить на что угодно. Вот смотрите! — Он взял дешевую чашку и поднял повыше, с нежностью зажав между толстыми большим и указательным пальцами, а мизинец изящно оттопырив. — Красота, э? Нет, правда, чудо? — Благоговейно поставив чашку на ладонь, он показал ее женщинам вокруг. — Так вот что, дамы, такой вот точно чайный сервиз вы можете купить у Коннерса в Брэдфорде за три фунта пятнадцать шиллингов, я не шучу и не смеюсь. Стоит там такой сервиз, и цена его такая. Но моя цена, дамы? — И тут он выудил откуда-то старую трость с расщепленным набалдашником. — Моя цена за этот чудесный чайный сервиз? — Он перехватил трость за нижний конец и с треском опустил ее на пустой чайный сундучок. — Не три фунта, а пятнадцать шиллингов. (Бац!) Не три фунта. (Бац!) Не два фунта. (Бац!) И даже не тридцать шиллингов. (Бац!) Ну-ка, ну-ка! Кто дает мне фунт?

Никто не шелохнулся.

— Ну, ладно, ладно! Как вижу, нашла нынче коса на камень! Семнадцать шиллингов шесть пенсов весь сервиз!

Последний оглушительный удар — и дамы начали подавать знаки, роясь в сумочках. Из глубины ларька возник низенький человек и принялся вручать сервизы один за другим. Ритуал был соблюден ко всеобщему удовольствию.

Я с приятным предвкушением ожидал начала новой виртуозной речи, как вдруг заметил, что с края толпы мне бешено машет дюжий верзила в клетчатой кепке. Другую руку он запустил за борт пиджака, и я прекрасно понял, что именно он там нащупывает, а потому без промедления укрылся за прилавком, на котором громоздились свиные корыта и рулоны проволочной сетки. Но не успел я сделать и десяти шагов, как передо мной возник другой фермер, зловеще помахивая конвертом.

Я оказался в ловушке, но тотчас обнаружил спасительную лазейку. Торопливо обогнув ларек с дешевыми украшениями, я нырнул в дверь «Гуртовщиков» и проскользнул мимо бара, набитого фермерами, в кабинет управляющего. Уф-ф! Тут меня всегда ждал приветливый прием.

Управляющий оторвался от каких-то бумаг, но не улыбнулся мне.

— Послушайте! — сказал он резко. — Я приводил к вам мою собаку довольно давно, потом получил счет (меня пробрала дрожь) и тут же его оплатил. А потому был крайне удивлен, обнаружив в утренней почте новый счет. У меня есть квитанция, подписанная...

Я не выдержал.

— Мне очень жаль, мистер Брук! Произошла ошибка. Я все улажу. Примите наши извинения.

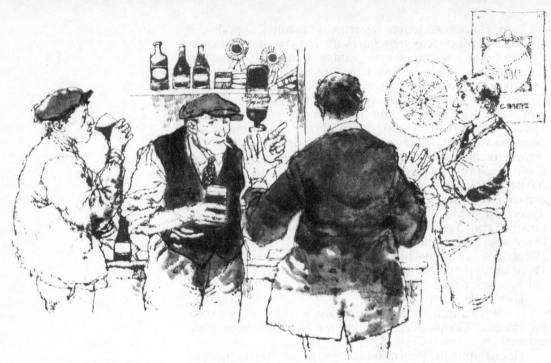

В последующие дни эти слова стали привычным рефреном, но хуже всех пришлось Зигфриду. В баре «Черного лебедя», самого любимого его заведения, к нему подошел Билли Брекенридж, веселый приветливый толстяк, один из дарроубийских старожилов.

— Э-эй! Помните, я уплатил вам за операцию три фунта шесть шиллингов? Мне опять счет прислали.

Зигфрид изысканно извинился — он успел отполировать достаточно подходящих фраз — и предложил ему пивка. Расстались они друзьями. Беда была в том, что Зигфрид, который обычно все забывал, забыл и это. Месяц спустя в том же «Лебеде» он опять столкнулся с Билли Брекенриджем. На этот раз Билли был не склонен шутить.

— Э-эй! Помните счет, который вы мне два раза присылали? Так я его в третий раз получил!

Как Зигфрид ни старался, толстячок не поддавался его обаянию. Он был обижен.

— Ладно! Вижу, вы не верите, что я вам уплатил. Ваш брат дал мне квитанцию, только я ее потерял.— Зигфрид попытался возражать, но Билли отмахнулся от его извинений.— Нет, уж! Есть только один способ покончить с этим. Бросим монету. Я говорю, что уплатил вам три фунта шесть шиллингов, вы говорите, что нет. Ладно. Бросим монету.

Зигфрид огорченно запротестовал, но Билли стоял на своем. Достав из кармана пенни, он с большим достоинством уравновесил его на ногте большого пальца.

— Ну вот. Называйте!

— Решка! — буркнул Зигфрид, и выпала решка.

Толстячок и бровью не повел, а с тем же достоинством отсчитал Зигфриду названную сумму.

— Может быть, мы согласимся, что вопрос исчерпан? — сказал он и вышел из бара.

Скверная память бывает всякая, но у Зигфрида она отличалась истой вдохновенностью. Каким-то образом он забыл записать получение и этой суммы, так что по истечении месяца Билли Брекенридж получил четвертую просьбу уплатить сумму, которую он уплатил уже дважды. Примерно тогда же Зигфрид изменил «Черному лебедю» и начал посещать «Скрещенные ключи».

8

Трики-Ву изъявляет благодарность

На смену осени шла зима, на высокие вершины полосами лег первый снег, и теперь неудобства практики в йоркширских холмах давали о себе знать все сильнее.

Часы за рулем, когда замерзшие ноги немели и переставали слушаться, сараи, куда надо было взбираться навстречу резкому ветру, гнувшему и рвавшему жесткую траву. Бесконечные раздевания в коровниках и хлевах, где гуляли сквозняки, ледяная вода в ведре, кусочек хозяйственного мыла, чтобы мыть руки и грудь, и частенько мешковина вместо полотенца.

Вот теперь я по-настоящему понял, что такое цыпки: когда работы было много, руки у меня все время оставались влажными и мелкие красные трещинки добирались почти до локтей.

В такое время вызов к какому-нибудь домашнему любимцу был равносилен блаженной передышке. Забыть хоть ненадолго все эти зимние досады, войти вместо хлева в теплую элегантную гостиную и приступить к осмотру четвероногого, заметно менее внушительного, чем жеребец или племенной бык! А из всех этих уютных гостиных самой уютной была, пожалуй, гостиная миссис Памфри.

Миссис Памфри, пожилая вдова, унаследовала солидное состояние своего покойного мужа, пивного барона, чьи пивоварни и пивные были разбросаны по всему Йоркширу, а также прекрасный особняк на окраине Дарроуби. Там она жила в окружении большого штата слуг, садовника, шофера и — Трики-Ву. Трики-Ву был пекинесом и зеницей ока своей хозяйки.

Стоя теперь у величественных дверей, я украдкой обтирал носки ботинок о манжеты брюк и дул на замерзшие пальцы, а перед моими глазами проплывали

49

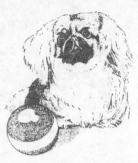

ПЕКИНЕС
История этого маленького аристократа насчитывает четыре тысячелетия, хотя до последних десятилетий XIX века за пределами Китая он был практически неизвестен. Балованный фаворит при дворе китайских императоров, он купался в роскоши. Эта собачка с львиной гривой, тупой мордочкой, большими блестящими глазами и хвостом, смахивающим на пышный плюмаж, в древние времена считалась там священной. Китайские мандарины постоянно носили своих любимцев с собой, пряча их в широких рукавах придворного платья.

картины глубокого кресла у пылающего камина, подноса с чайными сухариками, бутылки превосходного хереса. Из-за этого хереса я всегда старался наносить свои визиты ровно за полчаса до второго завтрака.

Мне открыла горничная, озарила меня улыбкой, как почетного гостя, и провела в комнату, заставленную дорогой мебелью. Повсюду, сверкая глянцевыми обложками, лежали иллюстрированные журналы и модные романы. Миссис Памфри в кресле с высокой спинкой у камина положила книгу и радостно позвала:

— Трики! Трики! Пришел твой дядя Хэрриот!

Я превратился в дядю в самом начале нашего знакомства и, почувствовав, какие перспективы сулит такое родство, не стал протестовать.

Трики, как всегда, соскочил со своей подушки, вспрыгнул на спинку дивана и положил лапки мне на плечо. Затем он принялся старательно вылизывать мое лицо, пока не утомился. А утомлялся он быстро, потому что получал, грубо говоря, вдвое больше еды, чем требуется собаке его размеров. Причем еды очень вредной.

— Ах, мистер Хэрриот, как я рада, что вы приехали,— сказала миссис Памфри, с тревогой поглядывая на своего любимца.— Трики опять плюх-попает.

Этот термин, которого нет ни в одном ветеринарном справочнике, она сочинила, описывая симптомы закупорки анальных желез. В подобных случаях Трики показывал, что ему не по себе, внезапно садясь на землю во время прогулки, и его хозяйка в великом волнении мчалась к телефону: «Мистер Хэрриот, приезжайте скорее, он плюх-попает!».

Я положил собачку на стол и, придавливая ваткой, очистил железы.

Я не мог понять, почему Трики всегда встречал меня с таким восторгом. Собака, способная питать теплые чувства к человеку, который при каждой встрече хватает ее и безжалостно давит ей под хвостом, должна обладать удивительной незлобивостью. Как бы то ни было, Трики никогда не сердился и вообще был на редкость приветливым песиком да к тому же большим умницей, так что я искренне к нему привязался и ничего не имел против того, чтобы считаться его личным врачом.

Закончив операцию, я снял своего пациента со стола. Он заметно потяжелел, и ребра его обросли новым слоем жирка.

— Миссис Памфри, вы опять его перекармливаете. Разве я не рекомендовал, чтобы вы давали ему побольше белковой пищи и перестали пичкать кексами и кремовыми пирожными?

— Да-да, мистер Хэрриот,— жалобно согласилась миссис Памфри.— Но что мне делать? Ему так надоели цыплята!

Я безнадежно пожал плечами и последовал за горничной в роскошную ванную, где всегда совершал ритуальное омовение рук после операции. Это была огромная комната с раковиной из зеленовато-голубого фаянса, полностью оснащенным туалетным столиком и рядами стеклянных полок, уставленных всевозможными флакончиками и баночками. Специальное гостевое полотенце уже ждало меня рядом с куском дорогого мыла.

Вернувшись в гостиную, я сел у камина с полной рюмкой хереса и приготовился слушать миссис Памфри. Беседой это назвать было нельзя, потому что говорила она одна, но я всегда узнавал что-нибудь интересное.

Миссис Памфри была приятной женщиной, не скупилась на благотворительные пожертвования и никогда не отказывала в помощи тем, кто в этой помощи нуждался. Она была неглупа, остроумна и обладала сдобным обаянием, но у всех людей есть свои слабости, и ее слабостью был Трики-Ву. Истории, которые она рассказывала о своем драгоценном песике, широко черпались в царстве фантазии, а потому я с удовольствием ожидал очередного выпуска.

— Ах, мистер Хэрриот, у меня для вас восхитительная новость! Трики завел друга по переписке! Да-да, он написал письмо редактору собачьего журнала с приложением чека и сообщил ему, что он, хотя и происходит от древнего рода китайских императоров, решил забыть о своей знатности и готов дружески общаться с простыми собаками. И он попросил редактора подобрать среди известных ему собак друга для переписки, чтобы они могли обмениваться письмами для взаимной пользы. Трики написал, что для этой цели он берет себе псевдоним «мистер Чепушист». И знаете, он получил от редактора очаровательный ответ (я без труда представил себе, как практичный человек уцепился за этот потенциальный клад!) и обещание познакомить его с Бонзо Фотерингемом, одиноким далматином, который счастлив будет переписываться с новым другом в Йоркшире.

Я прихлебывал херес. Трики похрапывал у меня на коленях. А миссис Памфри продолжала:

— Но у меня такое разочарование с новым летним павильоном! Вы ведь знаете, я строила его специально для Трики, чтобы мы могли вместе сидеть там в жаркие дни. Это прелестная сельская беседка, но он чрезвычайно ее невзлюбил. Просто питает к ней отвращение и наотрез отказывается войти в нее. Видели бы вы ужасное выражение его мордашки, когда он смотрит на нее. И знаете, как он вчера ее назвал? Мне просто неловко это вам повторить! — Миссис Памфри оглянулась по сторонам, потом наклонилась ко мне и прошептала: — Он назвал ее «навозной дырой»!

Горничная помешала в камине и наполнила мою рюмку. Ветер швырнул в окно вихрь ледяной крупы.

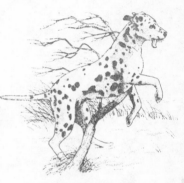

ДАЛМАТИН
Черные и бурые круглые пятна, которыми усыпана жесткая белая шерсть далматина, придают ему комичный вид, словно какой-то озорник в шутку обрызгал его. Но забавная внешность не мешает ему быть очень смышленым. Выведена порода была для охраны лучников, отражавших нападения турецких отрядов на Далмацию на восточном побережье Адриатического моря.
В XVIII и XIX веках в Англии далматины сопровождали экипажи, они бежали у колес сразу за лошадьми, готовые вступить в схватку с грабителями. А теперь они просто послушные ласковые собаки, сохраняющие, однако, неуемную любовь к физическим упражнениям, благодаря которой они и могли состязаться в быстроте с упряжными лошадьми.

4*

«Вот это настоящая жизнь»,— подумал я и приготовился слушать дальше.

— И я же не сказала вам, мистер Хэрриот! Трики вчера снова выиграл на скачках. Право же, он втихомолку изучает все сообщения о скаковых лошадях! Иначе как бы он мог так верно судить, в какой они форме? Ну, вот он посоветовал мне вчера поставить в Редкаре на Хитрого Парня в третьем заезде, и, как обычно, эта лошадь пришла первой. Он поставил шиллинг и получил девять!

Ставки эти всегда делались от имени Трики-Ву, и я с сочувствием представил себе, каково приходится местным букмекерам, задерганным, вечно меняющимся. В конце какого-нибудь проулка появлялся плакат, призывающий аборигенов довериться Джо Даунсу и не тревожиться за свои денежки. Несколько месяцев затем Джо балансировал на лезвии ножа, меряясь смекалкой с умудренными опытом горожанами. Однако конец всегда бывал один: несколько фаворитов приходили первыми один за другим, и Джо исчезал во тьме ночной, забрав с собой плакат. Как-то я заговорил с одним из старожилов об исчезновении очередного из этих злополучных кочевников. Он ответил с полным равнодушием:

— Так мы же его обчистили.

Безусловно, необходимость выплачивать звонкие шиллинги собаке была тяжким крестом для этих несчастных.

— Я так испугалась на прошлой неделе! — продолжала миссис Памфри.— И уже думала вызвать вас. Бедняжка Трики вдруг оприпадился.

Мысленно я добавил этот новый собачий недуг к плюх-попанью и попросил объяснения.

— Это было ужасно. Я так испугалась! Садовник бросал Трики колечки. Вы ведь знаете, он бросает их по получасу каждый день.

Я действительно несколько раз наблюдал эту сцену. Ходжкин, угрюмый сгорбленный старик-йоркширец, который, судя по его виду, ненавидел всех собак, а Трики особенно, должен был каждый день стоять на лужайке и бросать небольшие резиновые кольца. Трики кидался за ними, приносил назад и бешено лаял, пока кольцо снова не взлетало в воздух. Игра продолжалась, и суровые морщины на лице старика становились все глубже, а губы не переставая шевелились, хотя расслышать то, что он бормотал, было невозможно.

— А Трики бегал за кольцами,— говорила миссис Памфри,— ведь он обожает эту игру, как вдруг без всякой причины он оприпадился. Забыл про кольца, стал кружить, тявкать и лаять самым странным образом, а потом упал на бочок и вытянулся как мертвый. Вы знаете, мистер Хэрриот, я, право, подумала, что он умер — так неподвижно он лежал. Но меня особенно расстроило, что Ходжкин вдруг принялся смеяться! Он работает у меня уже двадцать четыре года, и я ни разу не видела, чтобы он хоть раз улыбнулся, и тем не менее едва он взглянул на это бедное неподвижное тельце, как разразился пронзительным хихиканьем. Это было ужасно! Я уже собралась бежать к телефону, но тут Трики вдруг встал и ушел. И выглядел совсем таким, как всегда.

Истерика, подумал я. Следствие перекармливания и перевозбуждения. Поставив рюмку, я строго посмотрел на миссис Памфри:

— Послушайте, ведь об этом я вас и предупреждал. Если вы по-прежнему будете пичкать Трики вреднейшими лакомствами, вы погубите его здоровье. Вы просто обязаны посадить его на разумную собачью диету и кормить раз, от силы два в день, ограничиваясь очень небольшими порциями мяса с черным хлебом. Или немножко сухариков. А в промежутках — решительно ничего.

Миссис Памфри виновато съежилась в кресле.

— Пожалуйста, пожалуйста, не браните меня. Я пытаюсь кормить его как полагается, но это так трудно! Когда он просит чего-нибудь вкусненького, у меня нет сил ему отказать! — Она прижала к глазам носовой платок, но я был неумолим.

— Что же, миссис Памфри, дело ваше, но предупреждаю вас: если вы и дальше будете продолжать в этом же духе, Трики будет оприпадываться все чаще и чаще.

Я с неохотой покинул уютную гостиную и на усыпанной песком подъездной аллее оглянулся. Миссис Памфри махала мне, а Трики по обыкновению стоял на подоконнике, и его широкий рот был растянут так, словно он от души смеялся.

По дороге домой я размышлял о том, как приятно быть дядей Трики. Отправляясь отдыхать на море, он присылал мне ящики копченых сельдей, а когда в его теплицах созревали помидоры, каждую неделю преподносил их мне фунт-другой. Жестянки табака прибывали регулярно, порой с фотографией, снабженной нежной подписью.

Когда же на Рождество мне доставили огромную корзину всяких деликатесов от «Фортнема и Мейсона», я решил, что просто обязан слегка удобрить почву, приносящую столь великолепные плоды. До тех пор я ограничивался тем, что звонил миссис Памфри и благодарил ее за подарки, а она довольно холодно отвечала, что она тут ни при чем: все это посылает мне Трики, его и нужно благодарить.

Заглянув в рождественскую корзину, я внезапно осознал, какую серьезную тактическую ошибку совершал, и тут же принялся сочинять письмо Трики. Старательно избегая сардонических взглядов, которые бросал на меня Зигфрид, я поблагодарил своего четвероногого племянника за рождественский подарок и за былую его щедрость. Выразил надежду, что праздник не вызвал несварения его нежного желудка и порекомендовал на всякий случай принять черный порошочек, который ему всегда прописывает дядюшка. Сладостное видение селедок, помидоров и рождественских корзин заглушило смутное чувство профессионального стыда. Я адресовал конверт «мастеру Трики Памфри, Барлби-Грейндж» и бросил его в почтовый ящик лишь с легким смущением.

Когда я в следующий раз вошел в гостиную миссис Памфри, она отвела меня в сторону.

— Мистер Хэрриот,— зашептала она.— Трики пришел в восторг от вашего прелестного письма, но одно его очень расстроило: вы адресовали письмо «мастеру Трики», а он настаивает, чтобы его называли «мистером», как взрослого. Сперва он страшно оскорбился, был просто вне себя, но, когда увидел, что письмо от вас, сразу успокоился. Право, не понимаю, откуда у него такие капризы. Может быть, потому что он— единственный. Я убеждена, что у единственных собачек легче возникают капризы, чем у тех, у кого есть братья и сестры.

Войдя в двери Скелдейл-Хауса, я словно вернулся в более холодный, более равнодушный мир. В коридоре со мной столкнулся Зигфрид.

— И кто же это приехал? Если не ошибаюсь, милейший дядюшка Хэрриот! И что же вы поделывали, дядюшка? Уж конечно, надрывались в Барлби-Грейндже. Бедняга, как же вы утомились! Неужто вы искренне верите, будто корзиночка с деликатесами к Рождеству стоит кровавых мозолей на ладонях?

9

Никогда не приедающееся чудо

«Нет, авторы учебников ничего об этом не писали»,— подумал я, когда очередной порыв ветра швырнул в зияющий дверной проем вихрь снежных хлопьев и они облепили мою голую спину. Я лежал ничком на булыжном полу в навозной жиже, моя рука по плечо уходила в недра тужащейся коровы, а ступни скользили по камням в поисках опоры. Я был обнажен по пояс, и талый снег мешался на моей коже с грязью и засохшей кровью. Фермер держал надо мной коптящую керосиновую лампу, и за пределами этого дрожащего кружка света я ничего не видел.

Нет, в учебниках ни слова не говорилось о том, как на ощупь отыскивать в темноте нужные веревки и инструменты, как обеспечивать асептику с помощью полуведра еле теплой воды. И о камнях, впивающихся в грудь,— о них тоже не упоминалось. И о том, как ма-

ДОСТАВКА ПОЧТЫ
НА ВЕЛОСИПЕДЕ
В 40-х и 50-х годах железные дороги и почтовые фургоны доставляли почту только в города; оттуда почтальоны пешком или на велосипедах везли ее в деревушки и на фермы, находящиеся в стороне даже от второстепенных шоссе. Ежедневно они покрывали по 15—20 миль. На рисунке—доставка письма в лавку в Уэст-Тэнфилде в Уэнслидейле. Теперь почту обычно развозит почтовый фургон.

54

ло-помалу немеют руки, как отказывает мышца за мышцей и перестают слушаться пальцы, сжатые в тесном пространстве.

И нигде ни слова о нарастающей усталости, о щемящем ощущении безнадежности, о зарождающейся панике.

Я вспомнил картинку в учебнике ветеринарного акушерства. Корова невозмутимо стоит на сияющем белизной полу, а элегантный ветеринар в незапятнанном специальном комбинезоне вводит руку разве что по запястье. Он безмятежно улыбается, фермер и его работники безмятежно улыбаются, даже корова безмятежно улыбается. Ни навоза, ни крови, ни пота — только чистота и улыбки.

Ветеринар на картинке со вкусом позавтракал и теперь заглянул в соседний дом к телящейся корове просто развлечения ради — так сказать, на десерт. Его не подняли с теплой постели в два часа ночи, он не трясся, борясь со сном, двенадцать миль по оледенелому проселку, пока наконец лучи фар не уперлись в ворота одинокой фермы. Он не карабкался по крутому снежному склону к заброшенному сараю, где лежала его пациентка.

Я попытался продвинуть руку еще на люйм. Голова теленка была запрокинута, и я кончиками пальцев с трудом проталкивал тонкую веревочную петлю к его нижней челюсти. Моя рука была зажата между боком теленка и тазовой костью коровы. При каждой схватке руку сдавливало так, что не было сил терпеть. Потом корова расслаблялась, и я проталкивал петлю еще на дюйм. Надолго ли меня хватит? Если в ближайшие минуты я не зацеплю челюсть, теленка мне не извлечь... Я застонал, стиснул зубы и выиграл еще полдюйма.

В дверь снова ударил ветер, и мне почудилось, что я слышу, как снежные хлопья шипят на моей раскаленной, залитой потом спине. Пот покрывал мой лоб и стекал в глаза при каждом новом усилии.

Во время тяжелого отела всегда наступает момент, когда перестаешь верить, что у тебя что-нибудь получится. И я уже дошел до этой точки.

У меня в мозгу начали складываться убедительные фразы: «Пожалуй, эту корову лучше забить. Тазовое отверстие у нее такое маленькое и узкое, что теленок все равно не пройдет». Или: «Она очень упитанна и, в сущности, мясной породы, так не лучше ли вам вызвать мясника?». А может быть, так: «Положение плода крайне неудачно. Будь тазовое отверстие пошире, повернуть голову теленка не составило бы труда, но в данном случае это совершенно невозможно».

Конечно, я мог бы прибегнуть к эмбриотомии: захватить шею теленка проволокой и отпилить голову. Сколько раз подобные отелы завершались тем, что пол усеивали ноги, голова, кучки внутренностей! Есть немало толстых справочников, посвященных способам

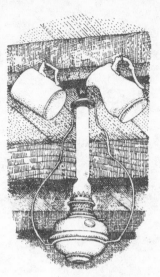

ПОДВЕСНАЯ КЕРОСИНОВАЯ ЛАМПА Обитатели фермы вставали с зарей, спать ложились вскоре после наступления сумерек, а часы бодрствования почти сплошь были заняты тяжелым физическим трудом. В дремотный час досуга после ужина освещение кухни часто ограничивалось огнем в очаге. Для чтения, шитья или стряпни зажигалась лампа, подвешенная на вбитый в балку крюк. Лампами этими пользовались также для освещения церкви, трактиров или шорницкой, где вечером собирались перекинуться в картишки работники с соседних ферм.

расчленения теленка на части в материнской утробе.

Но ни один из них тут не подходил — ведь теленок был жив! Один раз ценой большого напряжения мне удалось коснуться пальцем уголка его рта, и я даже вздрогнул от неожиданности: язык маленького существа затрепетал от моего прикосновения. Телята в таком положении обычно гибнут из-за слишком крутого изгиба шеи и мощного сжатия при потугах. Но в этом теленке еще теплилась искра жизни, и, значит, появиться на свет он должен был целым, а не по кусочкам.

Я направился к ведру с совсем уже остывшей окровавленной водой и молча намылил руки по плечо. Потом снова улегся на поразительно твердый булыжник, упер пальцы ног в ложбинки между камнями, смахнул пот с глаз и в сотый раз засунул внутрь коровы руку, которая казалась мне тонкой, как макаронина. Ладонь прошла по сухим ножкам теленка, шершавым, словно наждачная бумага, добралась до изгиба шеи, до уха, а затем ценой невероятных усилий протиснулась вдоль мордочки к нижней челюсти, которая теперь превратилась в главную цель моей жизни.

Просто не верилось, что вот уже почти два часа я напрягаю все свои уже убывающие силы, чтобы надеть на эту челюсть маленькую петлю. Я испробовал и прочие способы — заворачивал ногу, зацеплял край глазницы тупым крючком и легонько тянул,— но был вынужден вновь вернуться к петле.

С самого начала все складывалось из рук вон плохо. Фермер, мистер Динсдейл, долговязый, унылый, молчаливый человек, казалось, всегда ожидал от судьбы какой-нибудь пакости. Он следил за моими усилиями вместе с таким же долговязым, унылым, молчаливым сыном, и оба мрачнели все больше.

Но хуже всего был дядюшка. Войдя в этот сарай на холме, я с удивлением обнаружил там быстроглазого старичка в шапке пирожком, уютно примостившегося на связке соломы с явным намерением поразвлечься.

— Вот что, молодой человек,— заявил он, набивая трубку.— Я мистеру Динсдейлу брат, а ферма у меня в Листондейле.

Я положил свою сумку и кивнул.

— Здравствуйте. Моя фамилия Хэрриот.

Старичок хитро прищурился:

— У нас ветеринар мистер Брумфилд. Небось, слышали? Его всякий знает. Замечательный ветеринар. А уж при отеле лучше никого не найти. Я еще ни разу не видел, чтобы он спасовал.

Я кое-как улыбнулся. В любое другое время я был бы только рад выслушать похвалы по адресу коллеги — но не теперь, нет, не теперь. По правде говоря, его слова отозвались в моих ушах похоронным звоном.

— Боюсь, я ничего не слышал про мистера Брумфилда,— ответил я, снимая пиджак и с большой неохотой стаскивая рубашку.— Но я тут недавно.

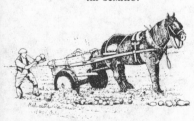

— Не слышали про мистера Брумфилда! — ужаснулся дядюшка. — Ну так это вам чести не делает. В Листондейле им не нахвалятся, можете мне поверить! — Он негодующе умолк, поднес спичку к трубке и оглядел мой торс, уже покрывавшийся гусиной кожей. — Мистер Брумфилд раздевается, что твой боксер. Уж и мускулы у него — загляденье!

На меня вдруг накатила волна томительной слабости, ноги словно налились свинцом, и я почувствовал, что никуда не гожусь. Когда я принялся раскладывать на чистом полотенце свои веревки и инструменты, старичок снова заговорил:

— А вы-то давно практикуете?

— Месяцев семь.

— Семь месяцев! — Дядюшка снисходительно улыбнулся, придавил пальцем табак и выпустил облако вонючего сизого дыма. — Ну, важнее всего опыт, это я всегда говорю. Мистер Брумфилд пользует мою скотину десять лет, и он в своем деле мастак. К чему она, книжная-то наука? Опыт, опыт, вот в чем суть.

Я подлил в ведро дезинфицирующей жидкости, тщательно намылил руки до плеч и опустился на колени позади коровы.

— Мистер Брумфилд допрежь всегда руки особым жиром мажет, — сообщил дядюшка, удовлетворенно посасывая трубку. — Он говорит, что обходиться только мылом с водой никак нельзя: наверняка занесешь заразу.

Я провел предварительное обследование. Это решающий момент для любого ветеринара, когда его призывают к телящейся корове. Еще несколько секунд — и я буду знать, надену я пиджак через пятнадцать минут или мне предстоят часы и часы изнурительного труда.

На этот раз все оказалось даже хуже, чем можно было ожидать: голова плода обращена назад, а моя рука сдавлена так, словно я обследую телку, а не корову, телящуюся во второй раз. И все сухо — во́ды, по-видимому, отошли уже несколько часов назад. Она паслась высоко в холмах, и схватки начались за неделю до срока. Вот почему ее и привели в этот разрушенный сарай. Но как бы то ни было, а в постель я вернусь не скоро.

— Ну и что же вы обнаружили, молодой человек? — раздался пронзительный голос дядюшки. — Голова назад повернута, а? Так, значит, особых хлопот вам не будет. Мистер Брумфилд с ними запросто расправляется: повернет теленка и вытаскивает его задними ногами вперед, я сам видел.

Я уже успел наслушаться подобной ерунды. Несколько месяцев практики научили меня, что все фермеры — большие специалисты, пока дело касается соседской скотины. Если заболеет их собственная корова, они тут же бросаются к телефону и вызывают ветери-

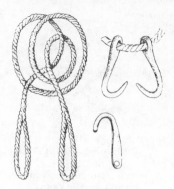

ВЕРЕВОЧНЫЕ ПЕТЛИ
И КРЮЧКИ

При неправильном, затрудняющем роды, положении теленка в матке ветеринар набрасывает петлю из хлопчатобумажной веревки ему на ноги, а иногда и на голову и тянет, чтобы придать плоду правильное положение. Но даже при правильном его положении потуги коровы могут оказаться настолько слабыми, что за веревки, чтобы помочь ей, тянут несколько человек. Набросить петлю на голову теленка удается не всегда. Тогда край глазницы зацепляют тупым крючком и с его помощью поворачивают голову. Теленку это никакого вреда не причиняет. Если плод оказывается мертвым, его необходимо извлечь как можно быстрее, и тогда применяют острые крючки.

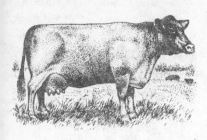

нара, но о чужой рассуждают как знатоки и сыплют всяческими полезными советами. И особенно меня поразило, что к таким советам прислушиваются с куда большим интересом, чем к указаниям ветеринара. Вот и теперь Динсдейлы внимали разглагольствованиям дядюшки с глубоким почтением — он явно был признанным оракулом.

— А еще, — продолжал мудрец, — можно собрать парней покрепче, с веревками, да разом и выдернуть его, как там у него голова ни повернута.

Продолжая свои маневры, я прохрипел:

— Боюсь, в таком тесном пространстве повернуть всего теленка невозможно. А если его выдернуть, не выправив положения головы, таз коровы будет обязательно поврежден.

Динсдейлы ухмыльнулись: они явно считали, что я увиливаю, подавленный превосходством дядюшки.

И вот теперь, два часа спустя, я готов был сдаться. Два часа я ерзал и ворочался на грязном булыжнике, а Динсдейлы следили за мной в угрюмом молчании под нескончаемый аккомпанемент дядюшкиных советов и замечаний. Красное лицо дядюшки сияло, маленькие глазки весело блестели — давно уже ему не доводилось так отлично проводить время. Конечно, взбираться на холм было куда как нелегко, но оно того стоило. Его оживление не угасало, он смаковал каждую минуту.

Я замер с зажмуренными глазами и открытым ртом, ощущая коросту грязи на лице. Дядюшка зажал трубку в руке и наклонился ко мне со своего соломенного трона.

— Выдохлись, молодой человек, — сказал он с глубоким удовлетворением. — Вот чтоб мистер Брумфилд спасовал, я еще не видывал. Ну да он человек опытный. К тому же силач силачом. Уж он-то никогда не устает.

Ярость разлилась по моим жилам, как глоток неразбавленного спирта. Самым правильным, конечно, было бы вскочить, опрокинуть ведро с бурой водой дядюшке на голову, сбежать с холма и уехать — уехать навсегда, подальше от Йоркшира, от дядюшки, от Динсдейлов, от их проклятой коровы.

Вместо этого я стиснул зубы, напряг ноги, нажал из последних сил и, сам себе не веря, почувствовал, как петля скользнула за маленькие острые резцы в рот теленка. Очень осторожно, затаив дыхание, я левой рукой потянул тонкую веревку, и петля под моими пальцами затянулась. Наконец-то мне удалось зацепить эту челюсть!

Теперь я мог что-то предпринять.

— Возьмите конец веревки, мистер Динсдейл, и тяните, только ровно и несильно. Я отожму теленка назад, и, если вы в это время будете тянуть, голова повернется.

— Ну а как веревка соскользнет? — с надеждой осведомился дядюшка.

Я не стал отвечать, а прижал ладонь к плечу теленка, надавил и почувствовал, как маленькое тельце отодвигается вглубь против волны очередной схватки.

— Тяните, мистер Динсдейл, только ровно, не дергая, — скомандовал я, а про себя добавил: «Господи, только бы не соскользнула, только бы не соскользнула!».

Голова поворачивалась! Вдоль моей руки распрямлялась шея, вот моего локтя коснулось ухо. Я отпустил плечо и ухватил мордочку. Оберегая стенку влагалища от зубов малыша, я вел голову, пока она не легла на передние ноги, как ей и полагалось.

Тут я торопливо ослабил петлю и передвинул ее за уши.

— А теперь, как только она натужится, тяните за голову!

— Да нет, за ноги надо тянуть! — крикнул дядюшка.

— Тяните за голову, черт вас дери! — рявкнул я во всю глотку и с радостью заметил, что дядюшка оскорбленно вернулся на свою солому.

Вот показалась голова, за ней без труда выскользнуло туловище. Теленок лежал на булыжнике неподвижно. Глаза у него остекленели, язык был синий и распухший.

— Сдох, конечно! — проворчал дядюшка, возобновляя атаку.

Я очистил рот теленка от слизи, изо всех сил подул ему в горло и принялся делать искусственное дыхание. После трех-четырех нажатий теленок судорожно вздохнул, и веки его задергались. Скоро он уже начал дышать нормально и пошевелил ногой.

Дядюшка снял шапку и недоверчиво поскреб в затылке.

— Жив, скажите на милость! А я уж думал, что он не выдержит: сколько же это вы времени возились!

Тем не менее пыл его поугас, зажатая в зубах трубка была пуста.

— Ну вот что теперь требуется малышу, — сказал я, ухватив теленка за передние ноги и подтащив к морде матери.

Корова лежала на боку, устало положив голову на булыжник, полузакрыв глаза, ничего не замечая вокруг, и тяжело дышала. Но стоило ей почувствовать возле морды тельце теленка, как она преобразилась: глаза ее широко раскрылись, и она принялась шумно его обнюхивать. С каждой секундой ее интерес возрастал: она перекатилась на грудь, тычась мордой в теленка и утробно урча, а затем начала тщательно его вылизывать. В таких случаях сама природа обеспечивает стимулирующий массаж, и под грубыми сосочками материнского языка, растиравшими его шкурку, ма-

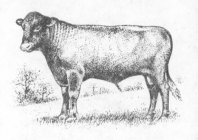

БЫК РЕДПОЛЛСКОЙ
ПОРОДЫ
Долгие века комолый суффолкский скот и рогатый норфолкский — темно-рыжий с красноватым отливом — были самостоятельными породами. В середине XIX века их скрестили, и появилась новая безрогая порода, получившая название редполлской. С тех пор она распространилась по всей Великобритании, а также проникла в Европу и Америку, но нигде, кроме родной Восточной Англии, в большом числе не разводилась. Гибриды от редполлских быков всегда получаются безрогие — качество весьма желательное, поскольку для них требуется меньше места в коровнике и на скотном дворе, к тому же они кроткого нрава и не доставляют лишних хлопот при перевозке.

59

лыш выгнул спину и минуту спустя встряхнул головой и попытался сесть.

Я улыбнулся до ушей. Мне никогда не надоедало вновь и вновь быть свидетелем этого маленького чуда, и, казалось, оно не может приесться, сколько бы раз его ни наблюдать. Я попытался соскрести с кожи присохшие кровь и грязь, но толку было мало. Туалет придется отложить до возвращения домой. Рубашку я натягивал с таким ощущением, словно меня долго били толстой дубиной. Все тело болело и ныло. Во рту пересохло, губы слиплись.

Возле меня замаячила высокая унылая фигура.

— Может, дать попить? — спросил мистер Динсдейл.

Корка грязи на моем лице пошла трещинами от благодарной улыбки. Перед глазами возникло видение большой чашки горячего чая, щедро сдобренного виски.

— Вы очень любезны, мистер Динсдейл, я с удовольствием выпью чего-нибудь горяченького. Это были нелегкие два часа.

— Да нет, — сказал мистер Динсдейл, не отводя от меня пристального взгляда, — может, дать корове попить?

— Ну да, конечно, разумеется, конечно, — забормотал я. — Обязательно дайте ей попить.

Я собрал свое имущество и, спотыкаясь, выбрался из сарая. Снаружи была темная ночь, и резкий ветер швырнул мне в глаза колючий снег. Спускаясь по темному склону, я в последний раз услышал голос дядюшки, визгливый и торжествующий:

— А мистер Брумфилд против того, чтобы поить после отела. Говорит, что эдак можно желудок застудить.

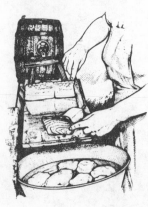

10

Немножко живности

Мебели в столовой было мало, но изящные пропорции и даже сама ее величина придавали благородство длинному серванту и скромному столу красного дерева, за который мы с Тристаном сели завтракать.

Единственное большое окно было в морозных узорах, а снаружи доносилось поскрипывание снега под ногами прохожих. Услышав шум тормозящей машины, я поднял глаза от яйца всмятку. По крыльцу протопали шаги, оглушительно захлопнулась входная дверь, и в комнату влетел Зигфрид. Он молча ринулся к пылающему огню и почти повис над ним, положив локти на серый мрамор каминной полки. Воротник зимнего пальто был поднят, подбородок и щеки окутывал шарф, но открытые взгляду участки кожи были синими с лиловым отливом.

Поглядев на нас слезящимися глазами, Зигфрид сказал:

— Послеродовой парез у старика Хезелтайна. В сарае у вершины. Черт, ну и холодище там! Дышать трудно было.

Стянув перчатки и расправляя онемевшие пальцы над пляшущим пламенем, он покосился на брата, сидевшего на ближайшем к камину стуле. Тристан наслаждался завтраком, как умел наслаждаться всем,— весело мазал поджаренный хлеб маслом и, посвистывая, наложил сверху слой мармелада. «Дейли миррор» он прислонил к кофейнику. От него исходили почти зримые волны тихой радости уютного бытия.

Зигфрид с неохотой оторвался от камина и рухнул на стул.

— Налейте мне кофе, Джеймс, будьте так добры. Хезелтайн был очень любезен и пригласил меня позавтракать. Угостил куском чудесного домашнего окорока. Чуть жирноват, пожалуй, но какой аромат! Я словно и сейчас его ощущаю.— Он со стуком поставил чашку на стол.— Право, не понимаю, почему мы покупаем грудинку и яйца, когда в дальнем конце сада у нас есть прекрасный курятник, а во дворе — свинарник с котлом, чтобы подогревать пойло. Все, что мы до сих пор выбрасывали в мусорное ведро, может пойти на откорм свиней. Это нам должно обойтись очень дешево.

Тут он обернулся к Тристану, который успел закурить сигарету и развертывал «Дейли миррор» с присущей только ему неизъяснимой радостью.

— И для тебя будет полезная работа. От того, что ты целые дни просиживаешь на заднице, толку мало. Поухаживаешь за живностью и встряхнешься.

Тристан положил газету, словно утратил вкус к чтению.

— За живностью? Но ведь я же задаю корм твоей кобыле! (Ему не слишком нравилось ухаживать за новой охотничьей лошадью Зигфрида, потому что всякий раз, когда он подводил ее к колоде во дворе, она, прежде чем напиться, игриво его брыкала.)

— Я знаю! — Зигфрид вскочил.— Но ведь это у тебя и часа не занимает? Так будешь кормить кур и свиней. Как-нибудь жив останешься.

— Свиней? — удивился Тристан.— По-моему, ты сказал, свинью.

— Ну да, свиней. Мне как раз пришло в голову — если купить поросят, одного оставить себе, а остальных продать, нам он даром обойдется.

— Используя бесплатный труд — безусловно!

— Труд? Труд? Да ты понятия не имеешь, что это

такое! Валяешься тут и пускаешь дым! Ты слишком много куришь!

— Как и ты.

— Причем тут я? Мы говорим о тебе! — рявкнул Зигфрид.

Я со вздохом встал из-за стола. Новый день начался.

Когда Зигфрида осеняла идея, он не откладывал и не тянул. Его девизом было: «Делай сразу!» Не прошло и двух суток, как в свинарник водворился десяток поросят, а за проволочной сеткой в курятнике уже поклевывали корм двенадцать суссекских курочек. Именно они особенно радовали Зигфрида.

— Вы только поглядите на них, Джеймс! Вот-вот начнут нестись. Порода отличная. Вначале, конечно, на многое рассчитывать не приходится, но дайте им раскачаться, и мы будем завалены яйцами. А что может быть вкуснее свежего яичка прямо из гнезда!

С первого же дня стало ясно, что Тристан не разделяет восторга брата перед курами. Я нередко натыкался на него возле курятника, где он со скучающим видом бросал за сетку хлебные корки. Но я что-то не замечал, чтобы он регулярно задавал им сбалансированный корм по рекомендации специалистов. Как подательницы яиц куры его не интересовали, но мало-помалу в нем пробудился к ним легкий интерес, как к личностям. Своеобразная манера кудахтать, своеобразие походки — любые индивидуальные особенности его забавляли.

Но яиц не было, шли недели, и Зигфрид все больше раздражался.

— Вот погодите, я поговорю с типом, который продал мне этих кур. Жулик проклятый! Таких несушек поискать!

Просто сердце надрывалось смотреть, как он каждое утро обследует пустые гнездовые ящики.

Как-то днем Тристан позвал меня в сад.

— Джим! Иди скорее. Такого ты еще никогда не видел, держу пари.

Он указал вверх, и я увидел, что на ветках вяза сидят крупные птицы необычной окраски. Еще несколько примостились на суку соседской яблони. Я уставился на них в изумлении.

— Ты прав! Таких я никогда не видел. Что это за птицы?

— Да ладно тебе! — Тристан ухмыльнулся до ушей. — Так-таки ты их никогда прежде не видел? Присмотрись хорошенько!

Я присмотрелся.

— Нет. Таких крупных птиц и с таким экзотическим оперением я никогда не видел. Как они тут очутились? Капризы миграции?

Тристан так и покатился со смеху.

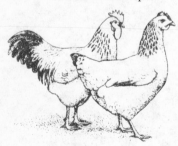

СВЕТЛЫЕ СУССЕКСКИЕ ПЕТУХ И КУРИЦА

На фоне белого оперения светлой суссекской породы кур гребень и «борода» кажутся особенно алыми. По перьям на спине и шее рассыпаны черные крапинки, хвост черный, у петуха — с зеленым отливом. Яйца не белые, а бледно-палевые. Эта старинная неприхотливая английская порода отличается большой яйценоскостью, но особенно ценится за вкусное мясо, которое куры нагуливают во дворах и под живыми изгородями, где они усердно скребут землю в поисках зерен.

— Да это же наши куры!

— Какого черта они там делают?

— Покинули родную кровлю. Смылись.

— Но их тут всего семь. А где остальные?

— Одному богу известно. Давай заглянем за ограду.

Осыпавшаяся известка оставила много удобных выступов, и, взобравшись на ограду, мы посмотрели в соседний огород. Все пять недостающих куриц с довольным видом расхаживали там среди капустных кочанов, то и дело нагибая головы.

Водворить их всех назад в курятник удалось нескоро. А затем эту утомительную операцию пришлось повторять трижды на дню. Ибо курам явно приелась жизнь под началом у Тристана, и, решив существовать дарами окружающей природы, они перешли на кочевой образ жизни и забирались все дальше от дома в поисках пищи.

Сначала соседи посмеивались. Звонили по телефону и сообщали, что их дети изловили наших кур, так не заберем ли мы их? Но время шло, и в их тоне появилась сухость. Затем Зигфриду пришлось выслушать несколько неприятных истин, сводившихся к одному: его куры стали язвой здешних мест.

На ветках вяза сидят крупные птицы необычной окраски.

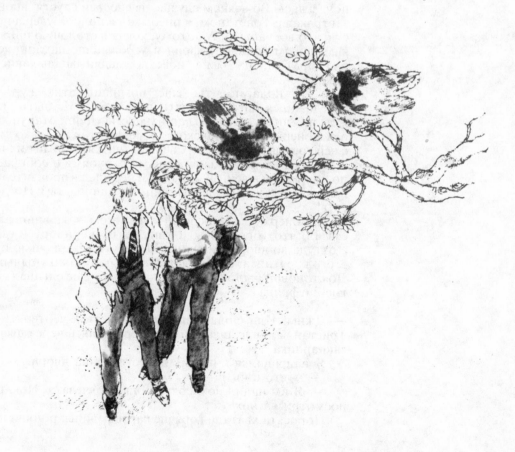

После одного из этих неприятных объяснений Зигфрид решил, что кур надо убрать. Удар был тяжкий, и, как обычно, он сорвал сердце на Тристане.

— Нет, я просто с ума сошел, если поверил, будто найдутся куры, способные нести яйца под твоим надзором. Но все-таки, неужто это было так трудно? Я дал тебе простенькое поручение, с которым даже ты, казалось бы, мог справиться. И что же? Прошли какие-то три недели, мы не получили ни единого яйца, а чертовы куры порхают по окрестным садам и огородам, точно голуби. Все соседи на нас злы. Ты уж постарался, не правда ли? — В голосе Зигфрида гремело все разочарование, на какое способен любитель свежих яиц.

Лицо Тристана выражало только оскорбленную добродетель, но черт его дернул оправдываться.

— Знаешь, я с самого начала замечал, что они немножко не в себе, — пробурчал он.

Зигфрид отбросил последние остатки сдержанности.

— Не в себе? — взревел он. — Это ты не в себе, а не бедные чертовы куры! Да и когда ты был в себе? Бога ради, убирайся, и чтобы мои глаза тебя не видели!

Тристан удалился с тихим достоинством.

Потребовался некоторый срок, чтобы куриная буря поулеглась. Во всяком случае, две недели спустя, вновь завтракая с Тристаном, я пребывал в полной уверенности, что все забыто. А потому, когда в столовую широким шагом вошел Зигфрид и угрожающе наклонился над братом, на меня повеяло ледяным дыханием Рока.

— Я полагаю, ты еще помнишь этих кур? — осведомился Зигфрид почти шепотом. — И, быть может, помнишь, что я отдал их миссис Дейл, старушке-пенсионерке в Брауновском дворе. Ну, так я только что с ней говорил. Она на них не нахвалится. Кормит их по вечерам и по утрам запаренными отрубями и собирает по десять яиц в день. — Голос его перешел в пронзительный фальцет: — По десять яиц, слышишь, ты? По десять!

Я поперхнулся последним глотком чая, виновато сказал, что тороплюсь, и кинулся по коридору в сад, а оттуда во двор, к машине. Мой путь лежал мимо пустого курятника. Он выглядел необыкновенно унылым. До столовой было далеко, однако я все еще слышал голос Зигфрида.

— Джим! Иди сюда и посмотри на этих чертенят! — Тристан заливисто захохотал, перегибаясь через дверь свинарника.

Я направился к нему с другого конца двора.

— А что с ними?

— Я им налил похлебку, а она горячевата. Нет, ты посмотри на них!

Поросята хватали горячие картофелины, роняли их,

подозрительно ходили вокруг. Затем подкрадывались, тыкали в картофелину пятачком и испуганно отпрыгивали. Вместо обычного делового хлюпанья и чавканья слышалось лишь удивленное похрюкивание.

Почти с самого начала Тристан обнаружил, что свиньи много интереснее кур, что было очень кстати, так как ему нужно было реабилитировать себя после фиаско с курами. Он проводил во дворе много времени — то задавал корм, то убирал навоз, но заметно чаще просто наблюдал за своими подопечными, удобно положив локти поверх двери.

Как и с курами, он больше интересовался их характерами, чем способностью превращаться в ветчину или бекон. Вылив похлебку в длинное корытце, он как завороженный следил за первым бешеным рывком к корытцу. Затем в исступленном чавканье возникала нарастающая нота тревоги. Крохотные обжоры начинали коситься по сторонам, пока потребность обнаружить, чем так наслаждаются их товарищи, не брала верх над всем прочим: в отчаянном стремлении занять чужое место они толкались, взбирались друг к другу на спину, сваливались в корытце.

Старик Бордман всегда был готов прийти на помощь, но главным образом в роли советчика. Как все обитатели сельских местностей, он считал себя великим знатоком любой живности и всех ее болезней, а уж в свиньях разбирался и вовсе досконально — в темной каморке среди карикатур Бэрнсфадера происходили долгие совещания, и старик с воодушевлением повествовал о том, каких дородных красавцев он выращивал в этом самом свинарнике.

Тристан слушал его с почтением, поскольку компетентность Бордмана подтверждалась тем, как ловко он управлялся со старым котлом. Тристан был способен развести под ним огонь, но стоило ему отвернуться, как огонь тотчас угасал. Однако Бордману котел подчинялся охотно. Я часто наблюдал, как Тристан изумленно прислушивался к ровному бурлению в чреве котла, пока старичок вел нескончаемый рассказ и обоих их обволакивал восхитительный запах варящейся картофельной похлебки для свиней.

Однако свинья претворяет пищу в собственную плоть с несравненной быстротой, и розовые малютки преобразились в могучих животных, не склонных к шуткам. От былого очарования не осталось и следа. Кормежки перестали быть развлечением и больше походили на битвы, из которых Тристану все труднее было выходить победителем.

Зато, как я заметил, жизнь старика Бордмана обрела особый смысл, и он бросал любое дело, едва Тристан начинал вычерпывать похлебку из котла. Ему, видимо, было очень интересно наблюдать ежедневную схватку, восседая на каменной колоде, как на троне. Тристан собирался с силами, внимая визгу свиней, за-

ОТКАРМЛИВАНИЕ
СВИНЕЙ
Фермеры в холмах обычно держали десяток-другой свиней, да и работники у себя дома тоже, как правило, откармливали свинью. Домашнего копчения грудинка и ветчина часто украшали скромный стол — мясо очень нежное, а в согласии с местными вкусами и очень жирное. В такую свинью вкладывалось много труда — особенно, чтобы обеспечить ее кормом. С этой целью специально сажали картофель и сеяли ячмень. Картофелины отмывали и варили, а обмолоченный ячмень перемалывали в муку.

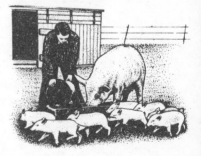

слышавших стук ведра, испускал два-три боевых вопля, чтобы подбодрить себя, отодвигал засов и погружался в гущу хрюкающих, толкающихся животных — широкие жадные рыла норовили погрузиться в ведро, острые зубы грызли носки его сапог, тяжелые туши наваливались на его колени.

Я невольно улыбался, вспоминая, какой веселой игрой выглядела эта процедура еще совсем недавно. Теперь Тристану было не до смеха. В конце концов он обзавелся дубинкой, которой начинал грозно размахивать, прежде чем войти в загон. Устоять там на ногах он мог, только молотя их дубинкой по спинам, и так расчищал себе необходимый клочок пространства.

Свиньи уже почти достигли нужного веса, когда под вечер рыночного дня я вошел в гостиную и увидел, что Тристан, как обычно, развалился в своем любимом кресле. Но все прочее было непривычным: ни бутылки с микстурой, ни сигарет, ни «Дейли миррор», а к тому же он не спал. Его руки бессильно свисали по сторонам кресла, глаза были только полузакрыты, на лбу блестел пот.

— Джим, — произнес он хриплым шепотом, — какой адский день!

Его вид меня перепугал.

— Что случилось?

— Свиньи... — прохрипел он. — Они нынче сбежали.

— Сбежали? Как они, черт побери, умудрились?

Тристан вцепился себе в волосы.

— Я как раз принес сено кобыле и подумал, а почему не дать корма свиньям? Ну ты знаешь, как они вели себя последнее время, а нынче совсем взбесились. Я только дверь приоткрыл, как они ринулись наружу всем скопом. Подбросили меня в воздух вместе с ведром и пробежались по мне... — Он содрогнулся и уставился на меня широко раскрытыми глазами. — Знаешь, Джим, когда я растянулся на булыжнике, залитый похлебкой, а эта компания принялась топтать меня, я уже решил — мне конец. Но они меня не тронули, а во весь карьер помчались в калитку.

— Значит, калитка была не заперта?

— То-то и оно. Именно в этот день мне приспичило оставить ее открытой.

Тристан привстал и заломил руки.

— Ну, сперва я подумал, что все обойдется. Видишь ли, в проулке они притормозили и на улицу высыпали легкой рысцой, и мы с Бордманом их почти нагнали. Они сбились в кучу, словно не знали, что делать дальше, и я думал, что мы без труда завернем их обратно. Но тут одна увидела свое отражение в витрине Робсона.

Он с большим искусством изобразил, как свинья вглядывается в свое отражение и с испуганным хрюканьем пятится.

— Тут-то они себя и показали. Чертова хрюшка

66

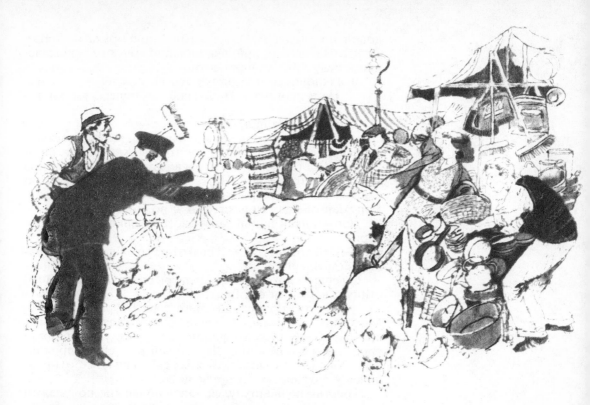

спаниковала и помчалась на рыночную площадь со скоростью пятьдесят миль в час, остальные за ней.

Я охнул. Десять крупных свиней среди ларьков, прилавков и густой толпы — даже вообразить такую картину было невозможно.

— О Господи, видел бы ты! — Тристан бессильно откинулся на спинку кресла. — Женщины и дети визжат. Продавцы, полицейские и прочие кроют меня на все корки. А затор на улице! Мили и мили машин гудят как окаянные, а регулировщик меня воспитывает... — Он вытер пот со лба. — Знаешь этого языкастого продавца посуды? Ну так сегодня я видел, как он лишился дара речи. Держал на ладони чашку и заливался соловьем, но тут одна хрюшка вскинула передние копыта на прилавок и уставилась ему прямо в физиономию. Он поперхнулся и онемел. В другое время мне стало бы смешно, да только я опасался, что проклятая мерзкая тварь разнесет ларек в щепки. Прилавок уже качнулся, но тут зверюга передумала и рванула дальше.

— Каково положение на данный момент? — спросил я. — Ты их загнал обратно?

— Девять загнал, — ответил Тристан, глубже уходя в кресло и смежая веки. — С помощью почти всего мужского населения здешних мест девять я водворил обратно. А десятую видели в последний раз, когда она удалялась в северном направлении на большой скорости. Где она теперь, известно одному Богу. Ах да, я же не сказал тебе! Одна забралась на почту и пробыла там довольно долго.— Он закрыл лицо руками.— Все, Джим. Из-за этих хрюшек не миновать мне привлечения к суду. Это стопроцентно.

Я наклонился и хлопнул его по колену.

— Не вешай носа. Не думаю, что ущерб так уж велик.

Тристан застонал.

— Так ведь это еще не все. Когда я, наконец, загнал свиней в хлев и заложил засов, то совсем изнемог. Прислонился к стене, хватаю ртом воздух и вдруг вижу, что кобылы в стойле нет. Нет — и все. Я ведь кинулся за свиньями, а ее стойло не запер. И не знаю, где она. Бордман обещал поискать. А я полностью выдохся.

Дрожащими пальцами Тристан взял сигарету и закурил.

— Это конец, Джим. На этот раз от Зигфрида пощады не дождешься.

Он еще не договорил, как дверь распахнулась и в гостиную ворвался его брат.

— Что тут происходит, черт дери?! — рявкнул он.— Мне только что звонил священник и сказал, что моя кобыла объедает желтофиоль у него в саду. Он в дикой ярости, и я его не виню. Да вставай же, лентяй проклятый! Хватит прохлаждаться здесь! Сейчас же отправляйся к священнику и приведи ее.

Тристан не шелохнулся. Он неподвижно полулежал в кресле и смотрел на брата из его глубины. Потом его губы шевельнулись.

— Нет,— произнес он слабым голосом.

— Что-о-о?! — вскрикнул Зигфрид, не веря своим ушам.— Немедленно вставай! Иди приведи кобылу!

— Нет,— ответил Тристан.

Я оледенел от ужаса. Бунт, не имевший прецедента! Зигфрид побагровел, и я ждал неминуемого извержения, но первым заговорил Тристан.

— Если тебе нужна твоя кобыла, приведи ее сам.— Он говорил тихо, без малейшего вызова. У него был вид человека, махнувшего рукой на будущее.

Даже Зигфрид осознал, что Тристан дошел до предела. Метнув в него несколько гневных взглядов, он повернулся и вышел. И сам привел кобылу.

Больше о происшествиях этого дня не было сказано ни слова, но свиньи безотлагательно отправились на колбасную фабрику, и преемников у них не было. Идея обзаведения живностью исчерпала себя.

11

Идеальная секретарша

Оглядываясь на прошлое, я не могу поверить, что мы действительно тратили столько времени на составление микстур, мазей и прочего. Но в те дни мы ведь не получали медикаменты готовыми в изящной упаковке и, прежде чем отправиться по вызовам, должны были набивать машину всяческими тщательно составленными и в большинстве своем бесполезными лекарствами.

Когда в то утро на пороге аптеки появился Зигфрид, я держал перед глазами пузырек, в который лил сироп коксиланы. Тристан угрюмо толок в ступке порошок от желудочных колик, и едва он почувствовал на себе взгляд брата, как удары пестика заметно участились. Его окружали пакетики с порошком, а дальше на скамье покоились аккуратные стопки пессариев, которые он изготавливал, насыпая борную кислоту в целлофановые цилиндры.

Вид у Тристана был отчаянно трудолюбивый: яростно работая локтями, он усердно толок карбонат аммония с рвотным орехом. Зигфрид осиял нас благостной улыбкой.

Я тоже улыбнулся—у меня всегда становилось скверно на душе, когда между братьями возникали недоразумения, но это утро явно обещало мир и гармонию. С Рождества, когда Тристан мимоходом съездил в колледж и сдал все экзамены, хотя словно бы палец о палец не ударил, атмосфера в доме заметно улучшилась. Но в моем патроне мне почудилось и что-то новенькое. Он прямо-таки лучился удовлетворением, как будто предвкушая нечто удивительно приятное. И, притворив за собой дверь, возвестил:

— У меня хорошие новости.

Я вогнал пробку в пузырек.

— Ну так не дразните нас! Выкладывайте.

Зигфрид посмотрел на меня, потом на Тристана. Он прямо-таки ухмылялся.

— Помните жуткую историю, когда Тристан выписывал квитанции по счетам?

Тристан отвел глаза и застучал пестиком еще яростнее, но Зигфрид ласково положил ладонь ему на плечо.

— Не волнуйся, больше я тебя об этом не попрошу. Да и незачем: теперь этим будет заниматься специалист.—Он помолчал и откашлялся.—У нас будет секретарша.

Мы оба уставились на него, потеряв дар речи, и он продолжал:

— Да, я сам ее выбрал и могу ручаться, что она — идеальная секретарша.

— Так какая же она?—спросил я.

Зигфрид пожевал губами.

— Так просто не скажешь. Но сами подумайте, что нам тут требуется? Уж во всяком случае не смазливенькая вертихвостка. Нам ни к чему миниатюрная блондинка, которая будет пудрить нос, сидя за машинкой, и строить глазки всем и каждому.

— Ни к чему?—переспросил Тристан с изумлением.

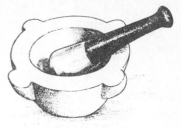

СТУПКА И ПЕСТИК
На исходе 30-х годов фармацевтические фирмы начали выпускать все больше готовых медикаментов, однако ступки и пестики по-прежнему широко использовались, например ветеринарами для толчения желудочных порошков, которые затем завертывались в пакетики, а также помощниками провизоров, вынужденными изготовлять огромное количество зубного порошка. Ступка обычно вырезалась из белого мрамора, но чаще употреблялись ступки из чрезвычайно крепкого фарфора, открытого Джосаей Уэджвудом в 1787 году.

— Да, ни к чему! — обрушился на него Зигфрид. — Будет раздумывать о поклонниках, а чуть мы ее обучим, как она нас бросит и выскочит замуж.

Но Тристана это словно бы не убедило, и Зигфрид начал закипать. Его лицо покраснело.

— И еще одно: хорошенькая девушка под одной крышей с таким, как ты? Ну нет! Ты же ей прохода давать не будешь!

Тристан оскорбился.

— А ты будешь?

— Я говорю о тебе, а не о себе! — загремел Зигфрид.

Я зажмурился. Да, мир и гармония продлились недолго! Надо бы вмешаться.

— Но расскажите же про новую секретаршу.

Зигфрид с усилием совладал с собой.

— Ну, ей за пятьдесят. Она тридцать лет прослужила секретаршей у Грина и Моултона в Брэдфорде, и фирма дала ей замечательные рекомендации. По их отзывам, она — образец компетентности, а нам тут именно этого и не хватает — компетентности. Мы слишком небрежны. Нам просто очень повезло, что она решила переселиться в Дарроуби. Да и вообще, вы сейчас сами с ней познакомитесь — она обещала прийти сегодня в десять часов утра.

Церковные куранты еще отбивали десять, когда в дверь позвонили. Зигфрид поспешил ее открыть и торжествующе ввел свою великую находку в комнату.

— Господа, познакомьтесь с мисс Харботтл.

Мы увидели крупную женщину с пышным бюстом, круглым румяным лицом и в очках с золотой оправой. Из-под ее шляпки выглядывали крутые кудряшки, очень темные и довольно нелепые — они казались крашеными и не вязались с ее строгим костюмом и прочными ботинками на низком каблуке.

Пожалуй, нам можно было не опасаться, что она вдруг выскочит замуж. Так, во всяком случае, показалось мне. Нет, она вовсе не была уродлива, но могучий подбородок и вальяжная властность манер обратили бы в паническое бегство любого мужчину.

Я взял руку, которую она мне протянула, и поразился силе ее пожатия. Несколько секунд мы смотрели друг на друга в дружеском состязании, кто кого, затем она как будто согласилась на ничью и отвернулась к Тристану. Он был совершенно не готов, и, едва его рука оказалась в тисках, по его лицу разлилась тревога. Свободу он обрел, только когда у него подогнулись колени.

Мисс Харботтл начала обход, а Зигфрид реял позади, довольно потирая руки, словно лавочник, удививший своего самого уважаемого покупателя. Она остановилась возле письменного стола, заваленного оплаченными и неотосланными счетами, анкетами мини-

70

стерства сельского хозяйства и брошюрами фармацевтических фирм, вперемешку с которыми лежали коробочки с пилюлями и баночки с мазью для вымени.

Брезгливо порывшись в указанном хаосе, она двумя пальцами извлекла старый потрепанный гросбух и осведомилась:

— Что это такое?

Зигфрид подлетел к ней.

— А-а! Наша счетная книга. Мы переписываем в нее вызовы из ежедневника, который тоже где-то здесь.— Он пошарил среди анкет.— Вот он. Сюда мы записываем вызовы — сразу же.

Мисс Харботтл несколько минут изучала обе книги с изумлением, которое затем сменилось мрачностью с оттенком иронии.

— Господа, если я буду вести ваши книги, вам надо будет научиться писать. Тут я вижу три почерка, а вот этот самый скверный. Просто ужасающий. Чей он?— Она указала на запись, которая являла собой длинную прерывистую линию, кое-где украшенную загогулинами.

— Моя, собственно говоря,— сказал Зигфрид, шаркая подошвами.— Вероятно, я в тот день очень спешил.

— Но, мистер Фарнон, они все такие! Вот поглядите здесь, и здесь, и здесь. Так не годится, знаете ли.

Зигфрид спрятал руки за спину и виновато понурился.

— Вероятно, здесь вы храните конверты и марки.— Она выдвинула ящик. Он был битком набит пакетиками с семенами, добрая половина которых разорвалась. Несколько горошин скатились на дно. Следующий ящик содержал мотки веревочных петель, которые кто-то забыл вымыть после отела. Пахли они не то чтобы приятно, и мисс Харботтл попятилась. Но в целеустремленности ей нельзя было отказать, и она с надеждой дернула третий ящик; он выдвинулся с музыкальным звоном, и ее взору предстал аккуратный ряд пустых пивных бутылок.

Она медленно выпрямилась и спросила с кротким терпением:

— А где, нельзя ли узнать, денежный ящик?

— Ну, мы, видите ли, просто суем их во-от сюда,— Зигфрид ткнул в пинтовую кружку на каминной полке.— Денежного ящика, так сказать, в полном смысле слова у нас нет, но она вполне его заменяет.

Мисс Харботтл посмотрела на кружку с ужасом.

— Вы просто суете...— Смятые чеки и банкноты словно подмигивали ей над краем кружки.— Вы, что же, уходите и оставляете деньги здесь — и так день за днем?

— Но это им вроде бы не вредит,— ответил Зигфрид.

— Ну, а мелкие деньги на канцелярские расходы?

Зигфрид смущенно хихикнул.

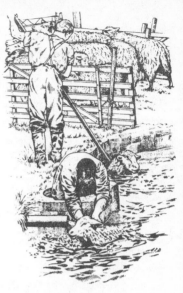

КУПАНИЕ ОВЕЦ
В 1905 году было введено правило, делавшее обязательным по меньшей мере одно ежегодное купание каждой овцы. Обычно купали их весной и осенью в широкой неглубокой яме, специально для этого выкопанной. В воду подмешивались инсектициды. Туловище животного оставалось в воде около минуты, а голову погружали в нее на несколько секунд. Таким способом овец избавляли от клещей, вшей и личинок падальных мух, однако главной целью была борьба с чесоткой — болезнью, подлежащей обязательной регистрации и портящей руно. В начале 50-х годов чесотка была полностью ликвидирована, и обязательное купание было отменили, но ввели опять в 1973 году, когда болезнь появилась вновь.

— Они все тут — и мелкие, и не мелкие.

Румянец на щеках мисс Харботтл заметно поблек.

— Право, мистер Фарнон, это никуда не годится. Не понимаю, как вы вообще могли столько времени... Да, не понимаю. Однако я не сомневаюсь, что сумею привести все в порядок достаточно быстро. Совершенно очевидно, что ваша практика никаких сложностей не представляет и достаточно будет простой картотеки. Прочее же, — она бросила завороженный взгляд на пивную кружку, — я приведу в порядок очень быстро.

— Чудесно, мисс Харботтл, чудесно! — Зигфрид потирал руки пуще прежнего. — Мы ждем вас в понедельник.

— Ровно в девять, мистер Фарнон.

Она ушла, и в комнате воцарилась гробовая тишина. Тристан получил от знакомства с ней большое удовольствие и мечтательно улыбался, но я пребывал в некоторой растерянности.

— Знаете, Зигфрид, — сказал я, наконец, — возможно, она — сама компетентность, но не кажется ли вам, что она слишком уж твердокаменная?

— Твердокаменная? Она? — Зигфрид испустил громкий, но несколько надтреснутый смешок. — Да ничуть. Предоставьте ее мне. Я знаю, как с ней обращаться.

Когда я спустился вниз, мисс Харботтл сидела, склонив голову над пустым денежным ящиком, на лице у нее лежала печать скорби, точно после тяжкой утраты. Ящик был новенький, глянцевитый, черный с белой надписью на крышке: «На мелкие расходы». Внутри лежала красная книга, в которой аккуратные колонки цифр заполняли графы поступлений и расходов. Но денег в ящике не было.

Крепкие плечи мисс Харботтл ссутулились — она вяло подцепила красную книгу двумя пальцами. Одинокий шестипенсовик выкатился из-под переплета и звякнул о дно ящика.

— Опять он к нему подобрался! — прошептала она.

В коридоре послышались крадущиеся шаги.

— Мистер Фарнон! — позвала мисс Харботтл и добавила в мою сторону: — Просто нелепо, как он всегда старается тишком проскользнуть мимо двери!

Шаркая подошвами, вошел Зигфрид. В правой руке он нес зонд для промывания желудка с насосом, карманы его топырились бутылками с раствором кальция, левая рука сжимала эмаскулятор.

Он бодро улыбнулся, но я почувствовал, что ему неловко — и не только из-за груза, который он тащил, но и из-за своей скверной тактической позиции. Мисс Харботтл поставила свой стол поперек угла напротив двери по диагонали, и, чтобы добраться до нее, ему пришлось прошагать по ковру порядочное расстояние. Стратегически ее командный пункт был идеален. Из этого угла ей были видны каждый дюйм большой комнаты и почти весь коридор, когда дверь была открыта, а также улица — через окно слева. Ничто не могло укрыться от ее взора, это была позиция силы.

Зигфрид поглядел на квадратную фигуру по ту сторону стола.

— Доброе утро, мисс Харботтл. Могу я быть вам чем-нибудь полезен?

В серых глазах за стеклами очков в золотой оправе появился стальной блеск.

— О да, мистер Фарнон. Вы можете объяснить, почему вы в очередной раз опустошили ящик с деньгами на текущие расходы?

— Мне очень жаль. Но вчера вечером я должен был спешно отправиться в Бротон, и оказалось, что наличных у меня маловато. И больше мне их взять было негде, честное слово.

— Но, мистер Фарнон, за два месяца, которые я здесь, мы вели этот разговор по меньшей мере десять раз. Какой смысл мне пытаться вести точный счет денежным поступлениям и расходам, если вы все время их крадете и транжирите?

— Ну-у... наверное, я впал в эту привычку, когда мы обходились пивной кружкой. В сущности система была не такая уж плохая.

— Причем здесь система? Сплошная анархия и ничего больше. Так дело вести нельзя. Я повторяю и повторяю вам это без конца, а вы все обещаете и обещаете изменить свои привычки. У меня просто опускаются руки.

— Мисс Харботтл, не обращайте внимания! Возьмите из банка, сколько нужно, и положите в ваш ящик. И все будет в порядке.— Зигфрид подобрал с пола концы длинного зонда и хотел было направиться к двери, но мисс Харботтл предостерегающе кашлянула.

— Еще кое-что. Может быть, вы попробуете сдержать еще одно свое обещание — каждый день заносить в книгу все вызовы, одновременно указывая сумму, которая причитается вам за каждый? Со времени последней вашей записи прошла почти неделя. Как же я разошлю счета первого числа следующего месяца? Это крайне важно, но каким образом, по-вашему, могу я их разослать, когда вы так мне препятствуете?

— Да, да, я очень сожалею, но у меня несколько срочных вызовов. Мне пора...

Но на полпути к двери, когда зонд уже вновь зазмеился по полу, Зигфрида остановило зловещее покашливание.

— И еще одно, мистер Фарнон. Я не в состоянии расшифровывать ваши записи. Медицинские термины ведь очень трудны и без того, так что, будьте добры, пишите поразборчивее.

— Хорошо, мисс Харботтл! — У дверей он ускорил

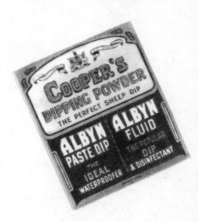
73

шаг и благополучно достиг коридора, который, казалось, сулил безопасность и душевный мир. Он уже радостно застучал подошвами по плиткам пола, как вдруг его настиг знакомый кашель. Мисс Харботтл умело повышала силу звука, так что он разносился на удивительно большое расстояние, и этому зову Зигфрид не мог не подчиниться. Я услышал, как он уныло кладет зонд и насос на пол, а потом и бутылки с раствором кальция — видимо, они давили ему на ребро.

Вновь он предстал перед письменным столом. Мисс Харботтл погрозила ему пальцем.

— Пока вы тут, я хотела бы упомянуть еще об одном, что меня тревожит. Посмотрите на ежедневник. Видите эти полоски, которые заложены между страницами? Каждая означает что-то непонятное, а их ведь десятки! И пока я не получу от вас объяснений, у меня нет возможности что-либо сделать. А когда я вас спрашиваю, у вас никогда не находится времени ответить. Не могли бы вы посмотреть эти места сейчас?

Зигфрид молниеносно попятился.

— Нет, нет, только не сейчас! Я ведь сказал: несколько срочнейших вызовов. Мне очень неприятно, но придется отложить до другого раза. Как только у меня выберется свободная минута, я тотчас же...

Он ощутил у себя за спиной дверной проем и, бросив прощальный взгляд на массивное воплощение укоризны за письменным столом, повернулся и мгновенно исчез из виду.

Сверяя список вызовов, я подумал, что нынче Зигфрид почти не смахивает на провинившегося школьника, хотя и находится в одной комнате с мисс Харботтл. Начать с того, что на этот раз он не направился прямо к столу, что всегда было губительным,— он терпел поражение, едва переступал порог. Нет, не дойдя до стола нескольких шагов, он резко свернул в сторону и остановился у окна, спиной к нему. В результате она была вынуждена чуть-чуть повернуть к нему голову, а он к тому же стоял спиной к свету.

Засунув руки в карманы, Зигфрид прислонился к оконной раме. Он принял свой долготерпеливый вид: глаза излучали доброту, а лицо озаряла улыбка неизъяснимой святости. Глаза мисс Харботтл сузились.

— Я хотел бы поговорить с вами, мисс Харботтл. Обсудить пару мелочей. Во-первых, ваш денежный ящик. Очень милый ящик, и я считаю, что, учредив его, вы поступили совершенно правильно, но, полагаю, что вы первая согласитесь, что главная функция денежного ящика заключается в том, чтобы в нем были деньги.— Он засмеялся.— Так вот, вчера я принял тут несколько собак и владельцы пожелали расплатиться наличными немедленно. У меня не было мелких денег, и я пошел взять их из вашего ящика — но он был абсолютно пуст. Мне оставалось только сказать, что я пришлю им счет,

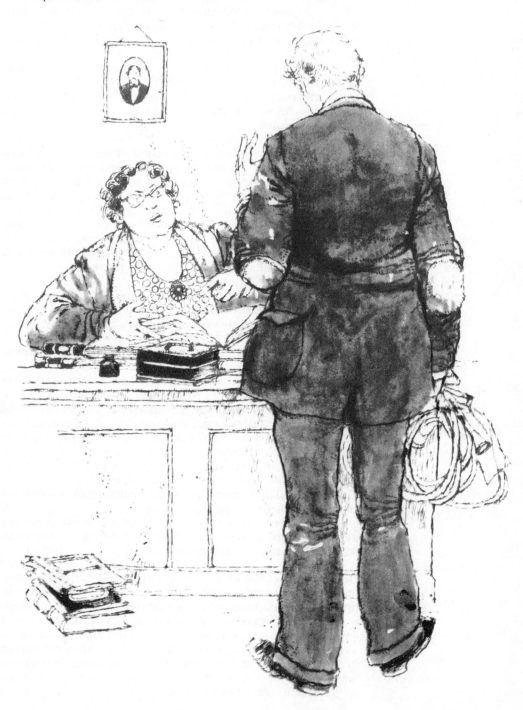

Мисс Харботл погрозила
ему пальцем.
— Пока вы тут, я хо-
тела бы упомянуть еще
об одном, что меня
тревожит...

а ведь так дела не делаются, не правда ли, мисс Харботтл? Это наводит на ложные выводы, а потому я вынужден просить вас держать какие-то деньги в вашем денежном ящике.

Глаза мисс Харботтл изумленно раскрылись.

— Но, мистер Фарнон, вы забрали все его содержимое, чтобы поехать на охотничий бал в...

Зигфрид поднял ладонь, и его улыбка стала уж вовсе не от мира сего.

— Прошу вас, дослушайте. Есть еще совершеннейший пустяк, на который я все-таки хотел бы обратить ваше внимание. Сегодня десятое, а счета еще не разосланы. Весьма нежелательная ситуация в нескольких отношениях...

— Но, мистер Фарнон!..

— Минуточку, мисс Харботтл. Сейчас я все вам объясню. Давно известно, что фермеры охотнее оплачивают счета, если получают их первого числа. И есть еще один, даже еще более важный фактор.— Светлая улыбка угасла и сменилась грустной серьезностью.— Вы никогда не пытались подсчитать, сколько процентов мы теряем потому, что эти деньги лежат не на нашем счету в банке, а остаются невостребованными, так как вы запаздываете с рассылкой счетов.

— Мистер Фарнон!..

— Я уже почти кончил, мисс Харботтл, и, поверьте, мне крайне грустно говорить все это. Но дело в том, что мне просто не по карману терять деньги подобным образом.— Он развел руками с чарующей искренностью.— Если вы только приложите немножко усилий, я уверен — все будет хорошо.

— Может быть, вы объясните мне, как я могу рассылать счета, когда вы отказываетесь написать...

— В заключение, мисс Харботтл, разрешите мне сказать следующее: я весьма удовлетворен тем, как вы показали себя с тех пор, как поступили к нам, и я убежден, что со временем вы справитесь и с пустяками, о которых я только что упомянул.— В его улыбке появилось милое лукавство, и он наклонил голову набок. Сильные пальцы мисс Харботтл крепко сомкнулись на тяжелой линейке черного дерева.

— Компетентность! — сказал он, и вокруг его глаз лучами разбежались веселые морщинки.— Вот что нам необходимо — компетентность!

Держа под мышкой внушительный пакет с дарами радушной фермерши, лестницу я взял одним прыжком, пронесся по коридору до поворота и остолбенел: вжавшись в стену, там, точно каменный истукан, стоял Зигфрид. С его плеча свисал длинный гибкий кожаный зонд для прочистки пищевода. Нас разделяла открытая створка двери, за которой позади письменного стола маячила мисс Харботтл.

Я весело взмахнул рукой.

— Э-эй! Чей-то бык подавился?

Лицо Зигфрида мучительно исказилось. Он предостерегающе поднял ладонь и, балансируя на цыпочках точно канатоходец, начал красться мимо двери. Он уже благополучно миновал ее, как вдруг медный наконечник зонда громко стукнул по стене и, словно в ответ, из оставшейся позади роковой двери донеслось знакомое покашливание. Зигфрид метнул в меня исполненный отчаяния взгляд и, ссутуля плечи, медленно повернулся и вошел в комнату.

Глядя ему вслед, я с некоторым изумлением осознал, какой оборот приняли события после водворения у нас секретарши. Теперь дело дошло до открытой войны, и возможность наблюдать за тактикой противников добавляла к жизни немного перчика.

Вначале казалось, что победа достанется Зигфриду без особых усилий. Как-никак, мисс Харботтл служила у него, он держал в руках бразды правления, и, казалось, ей нечего было противопоставить его обструкционистской стратегии. Но мисс Харботтл была испытанным бойцом, очень находчивым, и оставалось только восхищаться, с каким эффектом она использует любое имеющееся в ее распоряжении оружие.

Собственно говоря, последнее время успех начал склоняться на ее сторону. Она вываживала Зигфрида, как опытный удильщик — лосося, вновь и вновь подтягивая его к своему столу и требуя ответа на одни и те же, набившие оскомину вопросы. Ее откашливание трансформировалось в сердитый лай, проникавший в самые удаленные уголки дома. Кроме того, она обзавелась новым оружием — полосками бумаги, на которых запечатлевала все промашки зигфридовского пера. Описки, неверные итоги сложения, неправильные записи вызовов — все это точно копировалось.

Полоски эти мисс Харботтл использовала как бомбы. Она никогда не пускала их в ход, если срочных вызовов не было, и Зигфрид не покидал приемной. Нет, она приберегала их до минут лихорадочной спешки и вот тут-то предъявляла ему очередную полоску со словами: «А с этим как?».

Лицо ее в таких случаях ничего не выражало, и сколько удовольствия она извлекала, наблюдая, как он весь съеживается, точно побитая собака, сказать невозможно. Но конец был один: Зигфрид бормотал извинения и оправдания, а мисс Харботтл, сияя праведностью, вносила в запись необходимые исправления.

И теперь я продолжал следить за тем, что происходило за полуоткрытой дверью. Конечно, меня ждали утренние вызовы, но болезненное любопытство приковало меня к месту. Мисс Харботтл с деловым энергичным видом постукивала ручкой по какой-то записи в книге, а Зигфрид переминался с ноги на ногу и что-то мямлил. Несколько раз он тщетно порывался уйти и, как мне казалось, вот-вот должен был достигнуть критической точки. Зубы у него стиснулись, глаза мало-помалу вылезали на лоб.

Зазвенел телефон, секретарша сняла трубку, ее наниматель метнулся к двери, но тут она радостно воскликнула:

— Это вас. Полковник Брент.

Он пошел назад, как во сне. Полковник, владелец скаковой лошади, был уже давно для нас гвоздем в сапоге: постоянные жалобы, постоянные вопросы, постоянное желание подловить нас на чем-нибудь. От его звонка давление сразу подпрыгивало.

Я тотчас понял, что нынче полковник в особой форме. Минуты шли, лицо Зигфрида все больше наливалось кровью. Он отвечал придушенным голосом, который внезапно перешел в крик. В заключение он хлопнул трубку на рычаг и, тяжело дыша, оперся о стол.

И тут, пока я смотрел на него, не веря глазам, мисс Харботтл начала вытягивать ящик, в котором держала бумажные полоски. Она выудила одну, кашлянула и поднесла ее к носу Зигфрида.

— А с этим как?—спросила она.

Я воспротивился искушению зажмуриться от ужаса и, как зачарованный, уставился на них. На несколько секунд наступила напряженная пауза, Зигфрид словно окаменел. Затем лицо его исказилось, резким взмахом он вырвал полоску у секретарши и с яростной сосредоточенностью принялся рвать ее. Он молчал, но все больше наклонялся над столом, и его сверкающие глаза надвигались на мисс Харботтл, которая медленно отодвигала стул, пока тот не уперся в стенку.

Зрелище было жутковатое: мисс Харботтл вжимается в спинку стула, рот ее чуть полуоткрыт, крашеные кудряшки дрожат мелкой дрожью, а Зигфрид, придвинув искривленное лицо почти вплотную к ней, рвет и рвет злосчастную бумажку с сокрушающей яростью. Затем он вскинул руку и, вложив в это движение всю силу, точно метатель копья, швырнул смятые клочья в корзину для бумаг. Они посыпались легким дождем конфетти в корзину и вокруг нее, а Зигфрид, так и не проронив ни звука, обернул зонд вокруг талии и широким шагом вышел из комнаты.

На кухне миссис Холл развернула пакет и извлекла из него кусок поджаристого пирога, большой кусок печенки и гирлянду чудесных сосисок. Она посмотрела на меня с легкой усмешкой.

— Что-то у вас, мистер Хэрриот, довольный вид сегодня.

Я прислонился к дубовому буфету.

— Да, миссис Холл. Я как раз подумал, что быть ветеринаром с большой практикой — вещь, пожалуй, хорошая, но, знаете ли, простому помощнику живется совсем не так уж плохо.

12

Урок, преподанный лошадью угольщика

Теперь у меня за спиной было полгода нелегкого применения своих профессиональных знаний. Семь дней в неделю я лечил коров, лошадей, свиней, собак и кошек — утром, днем, вечером и в те часы, когда весь прочий мир крепко спал, я содействовал отелам и опоросам, пока руки не сводила судорога, а кожа на них не обдиралась чуть ли не по плечо. Меня сбивали с ног, топтали, щедро обдавали всякого рода пахучими благовониями. Я на деле ознакомился с целым спектром разнообразных болезней, угрожающих домашним животным, и тем не менее в глубине моего сознания какой-то злоехидный голосок все чаще уверял меня, что я не знаю ничего. Ну просто ничего.

Странно! Ведь эти полгода опирались на пять лет приобретения теоретических познаний — когда я медленно, мучительно переваривал тысячи фактов и старательно, точно белка орехи на зиму, собирал запасы всяких полезных сведений. Начав с изучения растений и простейших форм животной жизни, я добрался до препарирования в анатомической лаборатории, до физиологии и до обширной сухой территории фармакологии, а затем патология сорвала занавес невежества и впервые открыла мне глубокие тайны. После чего паразитология — совершенно особый густонаселенный мир червей, блох, клещей. И наконец, терапия и хирургия — кристаллизация всех моих познаний, чтобы применять их для спасения животных от любых болезней и травм.

Не говоря уж о всяческих других дисциплинах — физике, химии, санитарии и гигиене, — ну ничего не упустили. Так почему же мне кажется, что я ничего не знаю? Почему я все больше чувствую себя астрономом, глядящим в телескоп на неведомую галактику? Это ощущение, что я ощупью брожу у самого края безграничных пространств, наводило уныние. Тем более что каждый встречный оказывался большим докой по части лечения животных. Работник, который придерживал коровий хвост, сосед с ближней фермы, собеседники за кружкой пива, приходящие садовники — все они отлично разбирались в любых болезнях и не скупились на безапелляционные советы.

Я перебирал в памяти всю свою жизнь. Хоть когда-нибудь жила во мне твердая вера в абсолютность моих познаний? И внезапно прошлое ожило.

Я перенесся в Шотландию. Мне вновь было семнадцать лет, и я вышел из-под арки Ветеринарного коллед-

«ПОРОСЯЧЬЯ КОРМИЛИЦА»
Если свинья приносила много поросят, возникала опасность, что более слабые будут оставаться голодными. Таких разумнее было перевести на искусственное вскармливание. В 30-х годах для этого использовалась «кормилица» из обожженной глины — по соску с каждой стороны и у каждого конца.

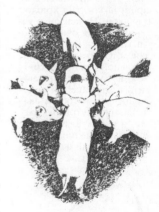

79

жа на Монтроуз-стрит. Я был студентом уже целых три дня, но только сегодня испытал восторг удовлетворения. Нет, я ничего не имел против ботаники и зоологии и с готовностью приобщался к ним, но сегодня я познал основу основ: я прослушал первую лекцию по животноводству.

Темой было строение лошади. Профессор Грант повесил изображение лошади в натуральную величину и прошелся по нему указкой от носа до хвоста, обогащая наш лексикон такими названиями, как «холка», «путо», «скакательный сустав», и прочими звучными лошадиными терминами. Профессор был прекрасный лектор — для оживления он не скупился на практические указания вроде «Вот тут мы обнаруживаем гнойный синовит» или «Здесь надо искать провисание медвежьей бабки». Он говорил о параартикулярной флегмоне, гнойном остеоартрите, ламините и гниении стрелки мякиша — о всем том, что нам предстояло изучать четыре года, но это придавало лекции зримость и весомость.

Пока я спускался по уходящей вниз улице, у меня в голове продолжали звучать все эти слова. Вот к чему я стремился! Я словно благополучно прошел церемонию посвящения и стал членом замкнутого общества, куда посторонние не допускаются. И к тому же на мне был новехонький макинтош со всевозможными ремешками и пряжками. Полы его заполоскались у моих колен, когда я свернул на оживленную Ньютон-роуд.

И не поверил своим глазам. Передо мной была лошадь! Какая удача! Стояла она у библиотеки за Куинз-Кросс, будто наследие былых веков, понурясь между оглоблями угольной повозки, черного островка в потоке автомобилей и автобусов. Прохожие равнодушно проходили мимо, словно не замечая ее, но я-то знал, что мне улыбнулось счастье.

Лошадь. Не какая-то картинка, а живая, настоящая лошадь. В голове у меня заклубились слова, почерпнутые на лекции: «маклок», «сезамовидная кость», «венчик». И все отметины — «звездочка», «проточина», «белокопытность». Я стоял на тротуаре и критически озирал коня.

Разумеется, любой прохожий мог сразу понять, что перед ним — истинный знаток. Не какой-нибудь невежественный зевака, но человек, который знает и понимает все. Меня одевала зримая аура лошадничества.

Засунув руки в карманы макинтоша, я прошелся взад и вперед, выискивая признаки заковки, провисания медвежьей бабки или отслоения роговой каймы.

Осмотр мой был настолько добросовестным, что я зашел с другой стороны коня в гибельной близости от мчащегося потока машин.

Я покосился на спешащих прохожих. Никто, казалось, не замечал меня — даже конь. Крупный — ладоней семнадцать в холке, не меньше, — он апатично

СКЛАДНОЙ КОПЫТНЫЙ КРЮЧОК

За день работы лошади в ее копыта попадают земля и мелкие камешки. Удаление их входит в вечернюю чистку лошади. В большинстве конюшен для этого применяется простой крепкий крючок с ручкой. Нужен он и ветеринару для очистки копыта перед исследованием. Особенно удобен стальной складной крючок, который можно носить в кармане: он поворачивается на оси и оказывается внутри рукоятки, а рабочую позицию занимает нижний его конец, имеющий форму отвертки.

поглядывал вдоль улицы, скучающе опираясь то на одну заднюю ногу, то на другую. Мне было ужасно жаль расставаться с ним, но осмотр я завершил, и пора было идти дальше. Однако мне непременно хотелось как-то дать знать коняге, что я понимаю его трудности, что мы с ним члены одного братства, и, быстро зайдя спереди, я похлопал его по шее.

Со стремительностью змеи конская морда метнулась вниз, и мое плечо сжали огромные сильные зубы. Коняга прижал уши, злобно закатил глаза и почти приподнял меня над землей. Я беспомощно свисал из его пасти как перекошенная марионетка. Я извивался, брыкался, но зубы продолжали крепко меня держать.

Вот теперь прохожие утратили равнодушие. Человек, нелепо болтающийся под лошадиной мордой, заслуживал внимания, и вскоре уже образовалась порядочная толпа, люди в задних рядах вставали на цы-

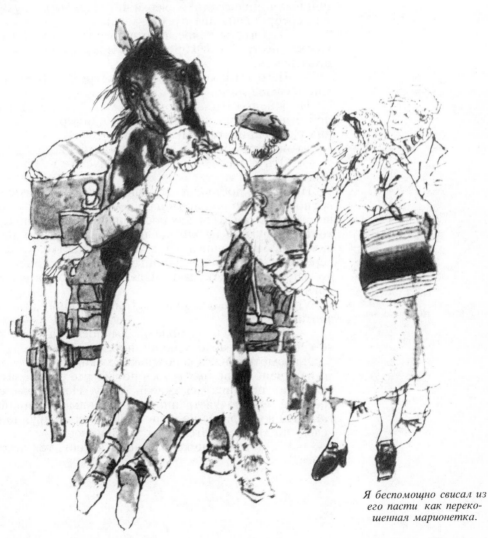

Я беспомощно свисал из его пасти как перекошенная марионетка.

почки, чтобы ничего не упустить.

Какая-то старушка в ужасе причитала:

— Бедный мальчик! Помогите же ему!

Нашлись храбрецы, которые попытались было извлечь меня из лошадиной пасти, но коняга зловеще фыркнул и плотнее сжал зубы. Со всех сторон неслись советы противоположного свойства.

Две хорошенькие девушки в первом ряду обессиленно хихикали, а меня снедал едкий стыд.

В ужасе от смехотворности моего положения я принялся отчаянно размахивать руками, и воротничок рубашки туго сжал мне горло, а по макинтошу потекли струйки лошадиной слюны, я чувствовал, что вот-вот буду удавлен собственным воротничком и уже оставил всякую надежду на спасение, как вдруг толпу растолкал какой-то человек.

Он был маленький и щуплый. На черном от угольной пыли лице сердито сверкали глаза. Через руку были переброшены два пустых мешка.

— Это что ж такое, прах побери? — завопил он, и в ответ нестройный хор голосов предложил несколько объяснений.

— Чего ты к коню полез, придурок? — рявкнул он мне в самое лицо.

Но я не ответил, потому что мои глаза вылезли на лоб, язык грозил последовать их примеру, и настроения разговаривать у меня не было.

Угольщик обрушил свой гнев на конягу.

— Отпусти его, чертов сын! Отпусти та-та-та, кому говорят!

Ничего не добившись, он злобно ткнул упрямое животное в брюхо большим пальцем. Коняга сразу понял намек и разжал зубы, как послушная собака, роняющая кость. Я рухнул на колени и несколько минут предавался размышлениям на сточной решетке, стараясь перевести дух. Крики щуплого угольщика доносились до меня словно откуда-то издалека. Потом я встал на ноги.

Угольщик все еще орал, а толпа одобрительно ему внимала.

— Чего ты к нему полез?.. Ты моего та-та-та коня не трожь!.. Вот позову полицию!..

Я посмотрел на свой новенький макинтош. Плечо было изжевано. Мне захотелось побыстрее ретироваться, и я начал пробираться сквозь толпу. Некоторые смотрели на меня сочувственно, но остальные ухмылялись. Наконец я выбрался на волю и прибавил шагу, но и за углом до меня долетел крик угольщика:

— Коли у тебя никакого понятия нет, так чего ты полез?

13

Муки Трики-Ву

На этот раз Трики по-настоящему меня встревожил. Углядев его на улице с хозяйкой, я остановил машину, и от его вида мне стало нехорошо. Он очень разжирел и был теперь похож на колбасу с четырьмя лапками по углам. Из покрасневших глаз катились слезы. Высунув язык, он тяжело дышал.

Миссис Памфри поторопилась объяснить:

— Он стал таким апатичным, мистер Хэрриот. Таким вялым! Я решила, что он страдает от недоедания, и стала его немножко подкармливать, чтобы он окреп. Кроме обычной еды я в промежутках даю ему немного студня из телячьих ножек, толокна, рыбьего жира, а на ночь мисочку молочной смеси, чтобы он лучше спал,— ну сущие пустяки.

— А сладкое вы ему перестали давать, как я рекомендовал?

— Перестала, но он так ослабел, что я не могла не разжалобиться. Ведь он обожает кремовые пирожные и шоколад. У меня не хватает духа ему отказывать.

Я вновь поглядел на песика. Да, в этом и заключалась вся беда. Трики, к сожалению, был обжора. Ни разу в жизни он не отвернулся от мисочки и готов был есть днем и ночью. И я подумал, сколько миссис Памфри еще не упомянула — паштет на гренках, помадки, бисквитные торты... Трики ведь обожал и их.

— Вы хотя бы заставляете его бегать и играть?

— Ну, как вы видите, он выходит погулять со мной. А вот с кольцами он сейчас не играет, потому что у Ходжкина прострел.

— Я должен вас серьезно предупредить,— сказал я, стараясь придать голосу строгость.— Если вы сейчас же не посадите его на диету и не добьетесь, чтобы он много бегал и играл, ему не миновать опасной болезни. Не будьте малодушны и помните, что его спасение — голодная диета.

Миссис Памфри заломила руки.

— Непременно, непременно, мистер Хэрриот! Конечно, вы правы, но это так трудно, так трудно!

Я глядел, как они удаляются, и моя тревога росла. Трики еле ковылял в своей твидовой курточке. У него был полный гардероб курточек: теплые твидовые или шерстяные для холодной погоды, непромокаемые — для сырой. Он кое-как брел, повисая на шлейке. Я уже не сомневался, что на днях миссис Памфри мне обязательно позвонит.

Так и произошло. Миссис Памфри была в полном отчаянии: Трики ничего не ест, отказывается даже от любимых лакомств, а кроме того, у него случаются

ЛЕПЕШКИ НА САЛЕ
Зимой в кладовых фермеров йоркширских холмов было вдоволь топленого сала, так как свиней там кололи в ноябре. Сало перетапливали и использовали для выпечки хлеба, пирогов и разных лепешек. Имелось несколько простых рецептов. Например, тесто раскатывалось в тонкий плоский диск, который либо испекался целиком, а потом нарезался, либо нарезался предварительно с помощью формы. Летом фермерши вместо топленого сала пользовались сливочным маслом и относили лепешки с пылу с жару в поле.
Чтобы приготовить лепешки, разотрите 200 г топленого сала или сливочного масла с 0,5 кг муки, добавив 2—3 щепотки соли. Замесите на воде в крутое тесто и раскатайте в тонкий пласт. Начертите на его поверхности квадраты или треугольники, затем выпекайте при 200 °С в течение 10—15 минут. Нарежьте, когда остынет.

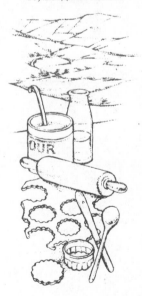

83

припадки рвоты. Он лежит на коврике и тяжело дышит. Не хочет идти гулять. Ничего не хочет.

Я заранее обдумал свой план. Выход был один: на время забрать Трики из-под опеки хозяйки. И я сказал, что его необходимо госпитализировать на полмесяца для наблюдения.

Бедная миссис Памфри чуть не лишилась чувств. Она еще ни разу не расставалась со своим милым песиком. Он же зачахнет от тоски и умрет, если не будет видеть ее каждый день!

Но я был неумолим. Трики тяжело болен, и другого способа спасти его нет. Я даже решил забрать его немедленно и под причитания миссис Памфри направился к машине, неся на руках завернутого в одеяло песика.

Все слуги были подняты на ноги, горничные метались взад и вперед, складывая на заднее сиденье его дневную постельку, его ночную постельку, любимые подушки, игрушки, резиновые кольца, утреннюю мисочку, обеденную мисочку, вечернюю мисочку. Опасаясь, что в машине не хватит места, я включил скорость, и миссис Памфри с трагическим воплем только-только успела бросить в окно охапку курточек. Перед тем как свернуть за угол, я взглянул в зеркало заднего вида. И хозяйка, и горничные обливались слезами.

Отъехав на безопасное расстояние, я поглядел на бедную собачку, которая пыхтела на сиденье рядом со мной. Я погладил Трики по голове, и он мужественно попытался вильнуть хвостом.

— Совсем ты выдохся, старина,— сказал я.— Но, по-моему, я знаю, как тебя вылечить.

В приемной на меня хлынули наши собаки. Трики поглядел вниз на шумную свору тусклыми глазами, а когда я опустил его на пол, неподвижно растянулся на ковре. Собаки его обнюхали, пришли к выводу, что в нем нет ничего интересного, и перестали обращать на него внимание.

Я устроил ему постель в теплом стойле рядом с другими собаками. Два дня я приглядывал за ним, не давал ему есть, но пить разрешал сколько угодно. На исходе второго дня он уже проявлял некоторый интерес к окружающему, а на третий, услышав собачью возню во дворе, начал повизгивать.

Когда я открыл дверь, Трики легкой рысцой выбежал наружу и на него тут же накинулись грейхаунд Джо и остальная свора. Перевернув его на спину и тщательно обнюхав, собаки побежали по саду. Трики затрусил следом, переваливаясь на ходу из-за избытка жира, но с явным любопытством.

Ближе к вечеру я наблюдал кормление собак. Тристан плеснул им ужин в миски. Свора ринулась к ним, и послышалось торопливое хлюпанье. Каждый пес знал, что стоит отстать от приятелей — и остаток его пищи окажется в опасности.

Когда они кончили, Трики обследовал сверкающие миски и полизал дно одной или двух. На следующее утро и для него была поставлена миска, и я с удовольствием смотрел, как он к ней пробивается.

С этого момента он стремительно пошел на поправку. Никакому лечению я его не подвергал: он просто весь день напролет бегал с собаками и восторженно присоединялся к их играм, обнаружив, насколько это увлекательно, когда каждые несколько минут тебя опрокидывают, валяют и возят по земле. Несмотря на свою шелковистую шерсть и изящество, он стал законным членом этой косматой банды, как тигр дрался за свою порцию во время кормежки, а по вечерам охотился на крыс в старом курятнике. В жизни он не проводил время так замечательно.

А миссис Памфри пребывала в состоянии неуемной тревоги и по десять раз на дню звонила, чтобы получить последний бюллетень. Я ловко уклонялся от вопросов о том, достаточно ли часто проветриваются его подушки и достаточно ли теплая надета на нем курточка. Однако я с чистой совестью мог сообщить ей, что опасность песику больше не грозит и он быстро выздоравливает.

Слово «выздоравливает», по-видимому, вызвало у миссис Памфри определенные ассоциации. Она начала ежедневно присылать Трики по дюжине свежайших яиц для восстановления сил. Несколько дней мы наслаждались двумя яйцами за завтраком на каждого, однако истинные возможности ситуации мы осознали, только когда к яйцам добавились бутылки хереса хорошо мне знакомой восхитительной марки. Херес должен был предохранить Трики от малокровия. Обеды обрели атмосферу парадности: две рюмки перед началом еды, а потом еще несколько. Зигфрид и Тристан по очереди провозглашали тосты за здоровье Трики и с каждым разом становились все красноречивее. На меня как на его представителя возглагалась обязанность произносить ответные тосты.

А когда прибыл коньяк, мы глазам своим не поверили. Две бутылки лучшего французского коньяка, долженствовавшего окончательно укрепить организм Трики. Зигфрид извлек откуда-то старинные пузатые рюмки, собственность его матери. Я видел их впервые, но теперь за несколько вечеров свел с ними близкое знакомство, прокатывая по их краю, обоняя и благоговейно прихлебывая чудеснейший напиток.

Мысль оставить Трики навсегда в положении выздоравливающего больного была очень соблазнительна, но я знал, как страдает миссис Памфри, и через две недели, повинуясь велению долга, позвонил ей и сообщил, что Трики здоров и его можно забрать.

Несколько минут спустя у тротуара остановился сверкающий черный лимузин необъятной длины. Шофер распахнул дверцу, и я с трудом различил миссис

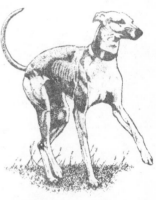

ГРЕЙХАУНД

Грейхаунд, охотясь, полагается больше на зрение, чем на чутье, и главное для этой породы быстрота, позволяющая нагнать зайца и других мелких зверьков. Грейхаунд способен развить скорость до 80 км в час, и смотреть, как эти поджарые грациозные собаки на бегу то распластываются в воздухе, то изящно выгибают спину,— большое удовольствие. Хотя они были охотниками несколько тысяч лет, грейхаунды — кроткие, чувствительные собаки, нуждающиеся в обществе человека. В наши дни их чаще используют для собачьих бегов, а дома не держат.

Памфри, совсем затерявшуюся в этих обширных просторах. Она судорожно сжимала руки на коленях, губы у нее дрожали.

— Ах, мистер Хэрриот! Умоляю, скажите мне правду. Ему действительно лучше?

— Он совершенно здоров. Не трудитесь выходить из машины, я сейчас за ним схожу.

Я прошел по коридору в сад. Куча собак носилась по лужайке, и среди них мелькала золотистая фигурка Трики. Уши у него стлались по воздуху, хвост отчаянно вилял. За две недели он превратился в ловкого песика с литыми мышцами. Он мчался длинными скачками, почти задевая грудью траву, и держался вровень с остальными.

Я взял его на руки и прошел с ним назад по коридо-

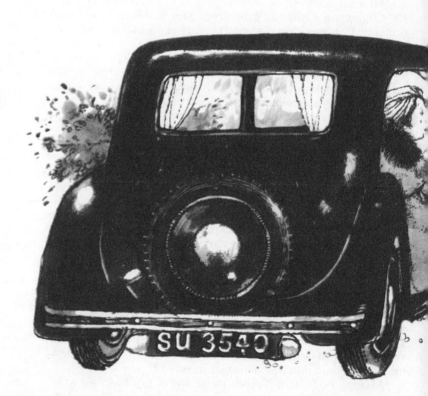

ру. Шофер все еще придерживал открытую дверцу, и, увидев свою хозяйку, Трики вырвался от меня и одним прыжком очутился у нее на коленях. Миссис Памфри ахнула от неожиданности, а затем была вынуждена отбиваться от него — с таким энтузиазмом он принялся лизать ей лицо и лаять.

Пока они обменивались приветствиями, я помог шоферу снести в машину постельки, игрушки, подушки, курточки и мисочки, так и пролежавшие в шкафу все это время. Когда машина тронулась, миссис Памфри со слезами на глазах высунулась в окно. Губы ее дрожали.

— Ах, мистер Хэрриот! — воскликнула она.— Как мне вас благодарить? Это истинное торжество хирургии!

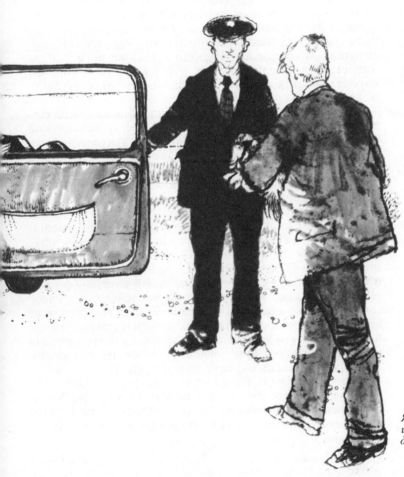

Я взял его на руки и прошел с ним назад по коридору. Шофер все еще придерживал открытую дверцу.

14

Корова-обманщица

Я видел, что мистер Хэндшо не верит ни единому моему слову. Он поглядел на корову и упрямо сжал губы.

— Перелом таза? По-вашему, она больше не встанет? Да вы поглядите, как она жвачку жует! Я вам вот что скажу, молодой человек: мой папаша, не скончайся он, живо бы поставил ее на ноги.

Я был ветеринаром уже год и успел кое-чему научиться. В частности, тому, что фермеров — а особенно йоркширских — переубедить непросто. А ссылка на папашу? Мистеру Хэндшо давно перевалило за пятьдесят, и такая вера в познания и искусство покойного отца была даже трогательна. Но я предпочел бы иметь дело с менее почтительным сыном.

У меня с этой коровой и без того хватало хлопот. Ведь ничто так не выматывает ветеринара, как корова, которая не желает вставать. Люди, далекие от этих проблем, могут счесть странным, что, казалось бы, вылеченное животное не способно встать на ноги, но так бывает. И всякому понятно, что у молочной коровы, которая ведет лежачий образ жизни, нет никакого будущего.

Все началось с того, что Зигфрид отправил меня сюда лечить послеродовой парез, результат кальциевой недостаточности, которая возникает у высокоудойных коров сразу после отела и вызывает коллапс и все более глубокую кому. Корова мистера Хэндшо, когда я увидел ее впервые, неподвижно лежала на боку, и мне даже не сразу удалось установить, что она еще жива.

Но я с беспечной уверенностью достал бутылки с хлористым кальцием, ибо получил диплом именно тогда, когда ветеринарная наука нашла надежное оружие против этого рокового заболевания. Первой победой над ним была методика вдувания воздуха в вымя, и я все еще возил с собой специальный катетер (фермеры пользовались в таких случаях велосипедным насосом), но с появлением кальциевой терапии мы получили верную возможность пожинать дешевые лавры, одной инъекцией почти мгновенно возвращая к жизни животное, находившееся при последнем издыхании. Умения почти не требовалось, зато какой эффект!

К тому времени, когда я ввел две дозы — одну в вену, другую подкожно * — и с помощью мистера Хэндшо перевернул корову на грудь, признаки стремительного улучшения были уже налицо: она оглядывалась по

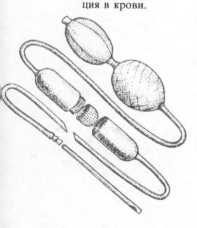

---

* Раствор хлористого кальция при послеродовом парезе вводится только внутривенно: подкожное введение вызывает воспалительную реакцию.

сторонам и встряхивала головой, словно удивляясь, что с ней такое произошло. Я не сомневался, что, будь у меня время, я вскоре увидел бы, как она встает, но надо было ехать по другим вызовам.

— Если она к обеду не встанет, позвоните мне,— сказал я, но только для порядка, нисколько не сомневаясь, что в ближайшее время больше ее не увижу.

Когда мистер Хэндшо позвонил днем и сказал, что она все еще лежит, я испытал лишь легкую досаду. В некоторых случаях требовалась дополнительная доза, а дальше все налаживалось. Поэтому я поехал на ферму и сделал еще инъекцию.

Не встревожился я по-настоящему и на следующий день, хотя она продолжала лежать, а мистер Хэндшо, который, сунув руки в карманы и сутулясь, стоял над своей коровой, был глубоко расстроен тем, что мое лечение не дало результатов.

— Пора бы старухе и встать. Чего ей так валяться? Вы бы сделали что-нибудь. Я вот нынче утром влил ей в ухо бутылку холодной воды, но ее и это не подняло.

— Что вы сделали?

— Влил ей в ухо бутылку холодной воды. Папаша всегда их так поднимал, а уж он-то скотину понимал — дай бог всякому.

— Не сомневаюсь,— сказал я сухо.— Но думаю, еще одна инъекция поможет ей больше.

Фермер хмуро смотрел, как я загнал под кожу корове бутылку кальция. Эта процедура его уже не завораживала.

Убирая инструменты, я попытался поддержать в нем бодрость.

— Не принимайте близко к сердцу. Они часто лежат вот так день-другой. Утром она наверняка встретит вас уже на ногах.

Телефон зазвонил перед самым завтраком, и у меня защемило под ложечкой — голос мистера Хэндшо был исполнен уныния.

— Все лежит. Ест за двоих, а встать даже и не пробует. Как вы теперь за нее приметесь?

Вот именно — как, думал я по дороге. Корова пролежала уже двое суток, и мне это очень не нравилось.

Фермер сразу же перешел в нападение.

— Мой папаша, когда они вот так валялись, всегда говорил, что причина тут — червяк в хвосте. Он говорил, хвост надо обрубить, и дело с концом.

Мне стало совсем скверно. Эта легенда уже доставила мне немало хлопот. Беда заключалась в том, что люди, все еще прибегавшие к этому варварскому средству, нередко получали основание считать его действенным: прикосновение раны на конце обрубленного хвоста к земле причиняло такую боль, что многие коровы с дурным норовом тотчас вскакивали на ноги.

— Червяков в хвосте вообще не бывает, мистер Хэндшо,— терпеливо сказал я.— И не кажется ли вам,

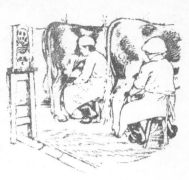

ДОЙКА ПОД МУЗЫКУ
В 30-х годах доить коров стали только в помещении, чтобы в молоко не попадала пыль, и доящие надевали прямо-таки стерильные халаты. Тогда же на йоркширские холмы проникло радио, и фермеры часто во время дойки ставили в коровнике радиоприемник в убеждении, что музыка успокаивает коров. Всем довольную корову доить значительно легче. Доящие не оттягивали соски, а быстро и равномерно сжимали их, имитируя сосущего теленка. На каждую корову уходило около девяти минут.

89

что рубить корове хвост — значит истязать ее? Я слышал, что на прошлой неделе Общество защиты животных от жестокого обращения привлекло к суду одного человека, который это сделал.

Фермер прищурился. Он явно считал, что я зашел в тупик и уклоняюсь от прямого ответа.

— Раз так, чего ж вы тогда думаете сделать? Поднять-то корову надо или как?

Я глубоко вздохнул.

— Ну, я не сомневаюсь, что от пареза она совершенно оправилась. Она хорошо ест и выглядит прекрасно. Вероятно, встать ей мешает легкий паралич задних конечностей. Кальций больше не требуется, а вот это стимулирующее средство несомненно поможет.

Шприц я наполнял с самыми мрачными предчувствиями. Толку от этого стимулирующего средства не могло быть никакого, но нельзя же просто стоять сложа руки. Утопающий хватается за соломинку. Я повернулся, чтобы уйти, но мистер Хэндшо меня остановил:

— Э-эй, мистер! Папаша, помнится, вот что еще делал: кричал им в ухо. Коровы у него так и вскакивали, так и вскакивали. Только вот голоса у меня нет. Может, вы попробуете?

Оберегать свое достоинство было поздновато. Я подошел к корове и ухватил ее за ухо, затем набрал полную грудь воздуха, нагнулся и что есть мочи завопил в его волосатые глубины. Корова перестала жевать жвачку, вопросительно поглядела на меня, потом опустила глаза и невозмутимо задвигала челюстями.

— Дадим ей еще день,— сказал я вяло.— Если она и завтра не встанет, попробуем ее поднять. Вы не могли бы позвать на помощь кого-нибудь из соседей?

Весь этот день, объезжая других пациентов, я боролся с ощущением мучительной беспомощности. Черт бы побрал эту корову! Ну почему она не встает? А что еще мог я сделать? Ведь шел 1938 год, и мои возможности были крайне ограниченны. И теперь, тридцать лет спустя, некоторые коровы с парезом не встают, но во всяком случае в распоряжении ветеринара помимо кальция есть еще много различных средств: прекрасный подъемник Багшо, который захватывает таз и поднимает животное в естественной позе, инъекции фосфора и даже электростимулятор, который можно прижать к крупу и включить, после чего любая предающаяся нирване корова вскочит с оскорбленным мычанием.

Как я и ожидал, следующий день не принес никаких перемен, и во дворе мистера Хэндшо меня окружили его соседи. Они были в веселом настроении, ухмылялись и сыпали полезными советами, как все фермеры, когда речь идет о чужой скотине.

Мы протащили мешки под тело коровы. Все это сопровождалось смехом, шуточками и жуткими предположениями, которые я старательно пропускал мимо ушей. Когда мы наконец дружно взялись за мешки и одним рывком подняли корову, она, как и можно было предвидеть, спокойно повисла на них, а ее владелец, прислонясь к стенке, со все большим унынием взирал на ее болтающиеся в воздухе ноги.

Кряхтя и отдуваясь, опустили неподвижное тело на землю, и все уставились на меня — а что теперь? Я отчаянно пытался хоть что-нибудь придумать, но тут раздался фальцет мистера Хэндшо:

— Мой папаша говорил, что чужая собака любую корову подымет.

Среди собравшихся фермеров послышался одобрительный гул, и все наперебой начали предлагать своих собак. Я пытался сказать, что одной хватит за глаза, но мой авторитет был сильно подорван, а каждому не терпелось продемонстрировать короводподъемный потенциал своего пса. Двор мгновенно опустел, и даже мистер Смедли, деревенский лавочник, бешено помчался на велосипеде за своим бордер-терьером. Казалось, не прошло и минуты, как вокруг уже кишмя кишели рычащие и тявкающие собаки, но корова проявила к ним полнейшее равнодушие и только слегка наклоняла рога навстречу тем, кто рисковал подойти к ней поближе.

Кульминация наступила, когда собственный пес мистера Хэндшо вернулся с луга, где помогал собирать

Казалось, не прошло и минуты, как вокруг уже кишмя кишели рычащие и тявкающие собаки.

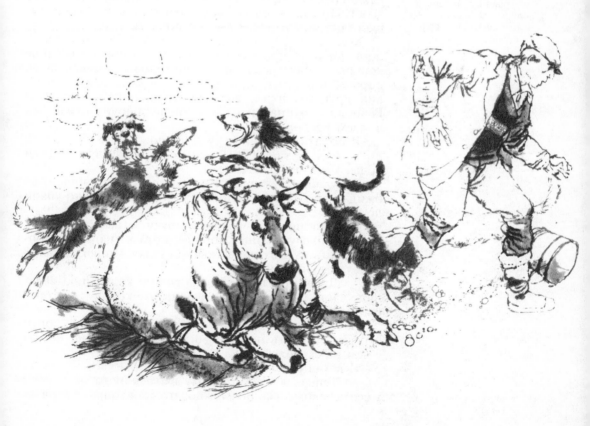

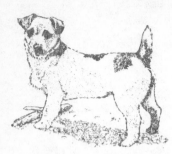

ДЖЕК-РАССЕЛЛ-ТЕРЬЕР
Вывел этого маленького
терьера девонширский
священник, преподобный
Джон Расселл (1795—
1883). Рост его около 30 см.
Шерсть белая, жест-
кая, гладкая либо курча-
вая с черными или ры-
жими подпалинами. Силь-
ные челюсти и мышцы
щек позволяли ему от-
лично справляться со
своими обязанностями.
Преподобный Расселл
был не только духовным
пастырем, но и главой экс-
мурских любителей лись-
ей травли. Его терьеру
полагалось бежать с гон-
чими и выгонять лисицу,
укрывшуюся в норе.

овец. Он был небольшим, тощим, крепким и отличался раздражительностью в сочетании с молниеносной реакцией. Вздыбив шерсть, он на напряженных ногах вошел в коровник, с изумлением поглядел на стаю вторгшихся в его владения чужаков и с безмолвной злобой ринулся в бой.

Несколько секунд спустя закипела такая собачья драка, каких мне еще не доводилось видеть. Я попятился, глядя на происходящее с крепнущим убеждением, что я тут лишний. Окрики фермеров тонули в рычании, визге и лае. Какой-то неустрашимый смельчак ринулся в свалку, а когда он вновь возник, в его резиновый сапог мертвой хваткой вцепился маленький джек-расселл-терьер. Мистер Рейнолдс из Клоувер-Хилла растирал хвост коровы между двумя короткими палками и восклицал: «Теля! Теля!». И пока я беспомощно смотрел на него, совершенно незнакомый человек дернул меня за рукав и зашептал:

— А вы давали ей каждые два часа по чайной ложке мыльного порошка в кислом пиве?

У меня было такое ощущение, точно все силы черной магии вырвались на волю и моих скудных научных ресурсов слишком мало, чтобы преградить им путь. Не представляю, как удалось мне в этом бедламе услышать поскрипывание,— возможно, я почти вплотную наклонился к мистеру Рейнолдсу, убеждая его не тереть хвост. Но корова слегка повернулась, и я четко расслышал поскрипывание. Где-то в области таза.

Мне не сразу удалось привлечь к себе внимание — по-видимому, про меня попросту забыли; но в конце концов собак разняли, с помощью бесчисленных обрывков шпагата привязали на безопасном расстоянии друг от друга, все перестали кричать, мистера Рейнолдса оторвали от хвоста, и трибуна оказалась в моем распоряжении.

Я обратился к мистеру Хэндшо:

— Будьте так добры, принесите мне ведро горячей воды, мыло и полотенце.

Он удалился, ворча себе под нос, словно ничего не ожидал от этой новой попытки. Мои акции явно упали до нуля.

Я снял пиджак, намылил руку и начал вводить кисть в прямую кишку коровы, пока не нащупал лонную кость. Ухватив ее сквозь стенку кишки, я оглянулся на зрителей:

— Двое возьмитесь, пожалуйста, каждый за верхнюю часть ноги и слегка покачивайте корову из стороны в сторону.

Вот, вот он! Опять и опять. Легкий скрип, почти скрежет, а кость под моими пальцами словно бы ни с чем не скреплена.

Я встал и вымыл руку.

— Теперь я знаю, почему ваша корова не встает: у нее перелом таза. Возможно, это произошло в первую ночь, когда у нее начинался парез и она плохо держалась на ногах. Вероятно, повреждены и нервы. Боюсь, положение безнадежно.

Я испытал большое облегчение, что могу наконец сказать что-то конкретное, пусть даже и самое плохое.

— Это как так безнадежно? — Мистер Хэндшо уставился на меня.

— Мне очень жаль, — ответил я, — но сделать ничего нельзя. Вам остается только отправить ее к мяснику. Задние ноги у нее отнялись. Она уже никогда не встанет.

Вот тут-то мистер Хэндшо окончательно вышел из себя и разразился длинной речью. Нет, он не осыпал меня ругательствами и даже не был груб, а только беспощадно указывал на мои недостатки, промахи и недосмотры, перемежая перечень сетованиями на то, что его папаши больше нет в живых — уж он-то быстро привел бы все в порядок. Фермеры, сомкнувшись кольцом вокруг нас, упивались каждым его словом.

В конце концов я уехал. Сделать я ничего не мог, а мистер Хэндшо вынужден будет согласиться со мной. Время покажет, что я прав!

Утром я вспомнил про эту корову, едва раскрыл глаза. Эпизод, бесспорно, был печальным, но меня успокаивало сознание, что всем сомнениям пришел конец. Я знаю, что произошло, я знаю, что случай безнадежный, а потому можно не терзаться.

Звонок мистера Хэндшо меня удивил: чтобы убедиться в своей неправоте, ему, я полагал, должно понадобиться два-три дня.

— Это мистер Хэрриот? Доброе утро, доброе утро! Я только хотел вам сказать, что корова-то моя преотлично встала.

Я вцепился в трубку обеими руками.

— Что? Что вы сказали?

— Я сказал, что корова встала. Прихожу нынче в коровник, а она там разгуливает себе как ни в чем не бывало. — Он перевел дух, а потом произнес сурово и назидательно, как учитель, выговаривающий нерадивому ученику: — А вы стояли рядом с ней и прямо мне в глаза сказали, что она больше не встанет!

— Но... но ведь...

— А, вы спрашиваете, как я ее поднял? Да просто вспомнил еще один папашин способ. Сходил к мяснику, взял свежую шкуру овцы и накрыл ей спину. Вот она мигом и встала. Обязательно заезжайте поглядеть. Папаша мой, он скотину понимал — прямо чудо!

Я, пошатываясь, побрел в столовую. Это необходимо было обсудить с Зигфридом. Его в три часа ночи вызвали к телящейся корове, и сейчас он выглядел куда старше своих тридцати с небольшим лет. Он молча слушал меня, доедая завтрак, потом отодвинул тарелку и налил себе последнюю чашку кофе.

93

— Что же, Джеймс, не повезло. Свежая овечья шкура, а? Странно, вы тут уже больше года, а ни разу с этой панацеей не сталкивались. По-видимому, она начинает выходить из моды. Хотя, знаете, и тут, как во многих народных средствах, есть свое рациональное зерно. Естественно, под свежей овечьей шкурой скоро становится очень тепло, то есть она действует как большая припарка и так допекает корову, что если она валялась просто по подлости характера, то скоро вскакивает почесать спину.

— Но как же сломанный таз, черт подери! Говорю вам, он скрипел и кость прямо-таки болталась!

— Ну, Джеймс, не вы первый, не вы последний. Иногда после отела тазовые связки несколько дней не уплотняются, вот и возникает такое впечатление.

— Господи! — простонал я, вперяя взгляд в скатерть. — И надо же было так опростоволоситься!

— Да вовсе нет! — Зигфрид закурил и откинулся на спинку стула. — Скорее всего эта подлая корова уже сама подумывала о том, чтобы встать и прогуляться, а тут старик Хэндшо и прилепил ей шкуру на спину. С тем же успехом она могла подняться после одной из ваших инъекций, и тогда вся честь досталась бы вам. Помните, что я вам сказал, когда вы только начинали? Самого лучшего ветеринара от круглого дурака отделяет только шаг. Такие вещи случаются с каждым из нас, Джеймс. Забудьте, и вся недолга.

Но забыть оказалось не так-то просто. Корова стала местной знаменитостью. Мистер Хэндшо с гордостью демонстрировал ее почтальону, полицейскому, скупщикам зерна, шоферам грузовиков, торговцам удобрениями, инспекторам министерства сельского хозяйства — и каждый с милой улыбкой рассказывал об этом мне. Судя по их словам, мистер Хэндшо всякий раз звонким торжествующим голосом произносил одну и ту же фразу: «Это та самая корова, про которую мистер Хэрриот сказал, что она больше никогда не встанет!».

Конечно, мистер Хэндшо поступал так без всякого злорадства. Просто он взял верх над молокососом ветеринаром с его книжками — как же тут было не погордиться немножко? А корове я в конечном счете оказал большую услугу, значительно продлив ей жизнь: мистер Хэндшо продолжал содержать ее долго после того, как она почти перестала давать молоко, просто в качестве достопримечательности, и еще многие годы она блаженно паслась на лугу у шоссе.

Ее легко было узнать по кривому рогу, и, проезжая мимо, я частенько притормаживал и с легким стыдом смотрел на корову, которая больше никогда не встанет.

ИСПРАВЛЕНИЕ РОГОВ
Фермеры, готовившие своих животных для сельскохозяйственных выставок, как местных, так и всего графства, обращали большое внимание на их внешний вид, включая рога, от которых в идеале требовалась абсолютная симметричность. Чтобы ее обеспечить, на рога теленку надевалось специальное приспособление: железное (вверху) и сделанное из кожи и свинца (внизу). Они имели колпаки, надевавшиеся на кончики рогов, а также болты или ремни, с помощью которых обеспечивалось необходимое давление. Деревянное (в центре) имело кожаные полуформы, которые накладывались на рога сзади и пригонялись с помощью винтов, обеспечивая давление только по горизонтали вперед.

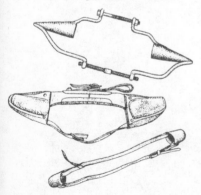

15

Хромой теленок знакомит меня с Хелен

Многие фермы не оповещают проезжих о своем названии, а потому было очень приятно увидеть на воротах надпись большими черными буквами: Хестон-Грейндж.

Я вылез из машины и поднял щеколду. Ворота тоже были в полном порядке — створки распахнулись сами и тем избавили меня от необходимости открывать их, подпирая плечом. У подножия склона я увидел солидный дом из серого камня и с парой эркеров, которые добавил какой-то преуспевающий владелец в викторианские времена.

Он стоял на ровном лугу в излучине реки, и сочная зелень травы, безмятежное плодородие окружающих полей резко контрастировали с суровыми холмами на заднем плане. Могучие дубы и вязы укрывали дом, а нижняя часть склона густо поросла соснами.

Я направился к службам, как обычно громким голосом возвещая о своем приезде. Подходить к двери дома, стучать и спрашивать хозяина не полагалось — некоторые усматривали в таком вопросе завуалированное оскробление. Хорошего фермера застать дома можно только за завтраком, обедом и ужином. Но на мои крики никто не отозвался, а потому я все-таки поднялся на крыльцо и постучал в дверь под потемневшей от времени каменной аркой.

— Войдите! — сказал чей-то голос. Я открыл дверь и очутился в огромной, выложенной широкими плитами кухне, где с потолка свисали окорока и большие куски копченой грудинки. Темноволосая девушка в клетчатой блузке и зеленых полотняных брюках месила тесто в квашне. Она посмотрела на меня и улыбнулась.

— Извините, что я не могла вам открыть. Но у меня неотложное дело. — И подняла руки, по локоть выбеленные мукой.

— Пустяки. Моя фамилия Хэрриот. Я приехал посмотреть теленка. Он, кажется, охромел?

— Да, мы думаем, что он сломал ногу. Наверное, на бегу неудачно ступил в ямку. Если вы минуту подождете, я вас провожу. Отец с работниками в поле. Да, кстати, я же не назвалась! Хелен Олдерсон.

Она вымыла руки, вытерла их и достала пару резиновых сапожек.

— Домеси тесто, Мег, хорошо? — сказала она старухе, которая вошла в кухню из внутренней двери. — Мне надо показать мистеру Хэрриоту теленка.

Во дворе она со смехом обернулась ко мне:

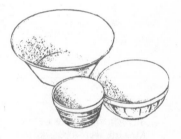

КУХОННЫЕ МИСКИ
Деревенская кухонная утварь включала разнообразные миски. Самыми старинными были широкие конические из обожженной глины, покрытые внутри кремовой глазурью (вверху). В самых больших замешивалось тесто и оставлялось подниматься. Типичные миски для лепешек и пудингов (справа) были керамическими, песочного цвета, покрытые внутри белой глазурью. Снаружи их украшал узор из розеток в овалах. Большой популярностью пользовались наборы мисок из белой глазурованной глины, украшенные снаружи голубыми полосами (внизу слева). Самые маленькие использовались, например, для взбивания яиц.

— Боюсь, нам придется порядочно прогуляться. Он в верхнем сарае, вон там, видите? — и указала на приземистое каменное строение почти у самой вершины холма.

Как хорошо мне были знакомы эти «верхние сараи», принадлежность любой фермы, расположенной в холмах! Взбираясь к ним, я успевал как следует размять ноги. Их использовали для хранения сена и разного инвентаря, а при необходимости в них укрывался скот с верхних пастбищ.

Я посмотрел на девушку.

— Ничего. Я не против такой прогулки. Совсем не против.

Мы пошли через луг к узенькому мосту через речку, и, переходя его следом за моей проводницей, я подумал, что новомодная манера женщин носить брюки во многих отношениях заслуживает полного одобрения, хотя и возмущает людей с консервативными взглядами. Тропинка вела вверх через сосновый лес, где между темными стволами дрожали узоры солнечного света. Шум реки замирал в отдалении; наши ноги неслышно ступали по ковру опавшей хвои, и прохладную тишину нарушали только птичьи трели. Мы шли быстро и через десять минут опять оказались под жаркими лучами солнца на открытом вересковом склоне. Тут тропа круто устремилась вверх, огибая каменные выступы. Я уже пыхтел, но девушка шагала по-прежнему легко и быстро. Наконец мы добрались до ровной вершины, и я с облегчением вновь увидел сарай.

Приоткрыв створку двери, я с трудом рассмотрел своего пациента в полумраке, душном от аромата сена, громоздившегося до самого потолка. Теленок выглядел очень маленьким, и, когда он попытался сделать несколько шагов на трех ногах, вид у него был самый жалобный: одна из передних ног беспомощно болталась, задевая солому, усыпавшую пол.

— Вы не подержите ему голову, пока я буду его осматривать? — попросил я.

Девушка умело ухватила теленка одной рукой под мордочку, другой — за ухо. Пока я ощупывал ногу, малыш весь дрожал, испуганный и несчастный.

— Что же, диагноз вы поставили верно. Простой перелом, правда и лучевой, и локтевой костей, но они почти не сместились, и с гипсовой повязкой все скоро будет в порядке. — Я открыл сумку, достал гипсовые бинты, набрал в ведро воды из бившего неподалеку ключа, намочил один бинт и наложил повязку, потом намочил второй, потом третий, пока нога от локтевого бугра до запястья не оказалась в белом, быстро твердеющем лубке.

— Подождем несколько минут, чтобы гипс схватило как следует, а потом малыша можно будет пустить на свободу.

Я то и дело постукивал по гипсу, пока не убедился,

ВОЛОКУША ДЛЯ СЕНА
Мелкий фермер, у которого не было ни работников, ни фургона, экономил силы и время с помощью волокуши, напоминавшей по форме детский манеж без передней стенки. Лошадь тянула волокушу по скошенному лугу, сгребая ряды сена и отвозя его на край луга. Там боковые стенки откидывались, и сено оставалось лежать, готовое для навивания в стога.

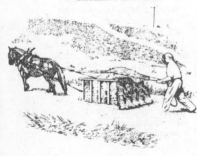

что он стал совершенно каменным, и тогда сказал:

— Ну вот и все. Его уже можно не держать.

Девушка опустила руки, и теленок засеменил прочь.

— Посмотрите! — воскликнула она. — Он уже наступает на эту ногу. И очень приободрился, верно?

Я удовлетворенно улыбнулся. Теперь, когда концы сломанных костей были плотно соединены, теленок больше не испытывал боли, и гнетущий страх, который у животных всегда сопутствует физическим страданиям, исчез как по волшебству.

— Да, — начал я, — он действительно очень оживился... — Тут мой голос утонул в густом мычании, и в голубом квадрате над нижней створкой двери появилась огромная голова. Два больших темных глаза с тревогой уставились на теленка; он тоненько замычал, и начался оглушительный дуэт.

— Это его мать! — объяснила девушка, стараясь перекричать их. — Она, бедняга, все утро тут бродила, не понимая, что мы сделали с ее теленком. Она просто не выносит, когда ее с ним разлучают.

— Ну, теперь ее можно впустить, — сказал я и отодвинул засов.

Могучая корова ринулась в сарай, чуть не сбив меня с ног, и принялась тщательно обнюхивать теленка, толкала его мордой и испускала низкие горловые звуки. Малыш с большим удовольствием подвергался этому осмотру, а потом, когда корова успокоилась, прихрамывая, добрался до вымени и начал жадно сосать.

— Ну, аппетит к нему быстро вернулся, — сказал я, и мы засмеялись. Я бросил пустые жестянки из-под бинтов в сумку и закрыл ее. — Ему придется носить повязку около месяца. Позвоните тогда, и я приеду снять ее. А пока приглядывайте, чтобы кожа у края гипса не воспалилась.

За дверью сарая нас обдала волна солнечного света и душистого теплого воздуха. Я обернулся и посмотрел через долины на окутанные полуденным маревом высокие вершины холмов, а травянистый склон у моих ног круто уходил вниз к деревьям, между которыми поблескивала река.

— До чего же здесь наверху хорошо! — сказал я. — Только взгляните на овраг вон там — ведь это почти ущелье, и этот огромный холм вы, наверное, называете горой. — И я указал на великана, гордо возносившего свои вересковые плечи над всеми остальными.

— Это Хескит. Его высота почти две с половиной тысячи футов. А тот за ним — Эдлтон. И еще Уэддер в той стороне, и Колвер, и Сеннор. — Она произносила эти звучные названия с нежностью в голосе, как будто говорила о старых друзьях.

Мы сели на теплую траву. Легкий ветерок колыхал венчики полевых цветов, где-то кричал кроншнеп. Дарроуби, Скелдейл-Хаус и ветеринария отодвинулись в неизмеримую даль.

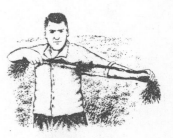

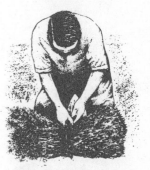

ЗАГОТОВКА ВЕРЕСКА
На исходе зимы фермеры и заготовители метел отправлялись на пустоши за длинными прямыми стеблями вереска. Иногда из них укладывали нижний слой соломенной кровли, но главным образом они шли на изготовление метел и веников. За рабочий день можно было собрать 30 больших связок, стянутых вересковым жгутом. Жгут этот делали из двух выдернутых с корнем вересковых кустиков. Корневые концы связывались тугим узлом, а веточки сплетались, стягивались и перекручивались, образуя крепкую веревку.

97

— Вам просто повезло, что вы живете здесь,— сказал я.— Но, думаю, вы это и без меня знаете.

— Да, я люблю здешние края. Нигде нет ничего на них похожего! — Она замолчала и неторопливо посмотрела по сторонам.— Я рада, что вам они тоже нравятся. Приезжие обычно находят их слишком дикими и голыми. Так и кажется, что они их пугаются.

Я засмеялся.

— Да, я замечал, но сам я могу только пожалеть тех ветеринаров, которые вынуждены работать вдали от йоркширских холмов.

Я заговорил о своей работе, потом как-то незаметно начал вспоминать студенческие дни, рассказывать ей об этих счастливых временах, о моих тогдашних друзьях, о наших надеждах и чаяниях.

Такая несвойственная мне словоохотливость изумила меня самого, и я смутился, подумав, что ей, наверное, скучно меня слушать. Но она тихо сидела, обхватив руками ноги в зеленых брюках, смотрела на мирную долину и слушала, словно ей было интересно. И смеялась там, где следовало смеяться.

Я с удивлением поймал себя на нелепой мысли, что с радостью забыл бы про остальные вызовы и остался сидеть здесь, на этом солнечном склоне. До чего же давно я не разговаривал с девушкой моего возраста! Я даже забыл, как это бывает.

По тропке мы спускались медленно и не ускорили шага в лесу, и все-таки мне показалось, что не прошло и минуты, как деревянный мост остался позади и мы очутились во дворе фермы. Я открыл дверцу машины.

— Так, значит, мы увидимся через месяц.

Какой это, оказывается, долгий срок!

Она улыбнулась:

— Спасибо за теленка.

Я включил мотор, она помахала мне и вошла в дом.

— Хелен Олдерсон? — сказал Зигфрид за обедом.— Конечно, я ее знаю. Очень милая девушка.

Тристан, сидевший напротив, промолчал, но положил нож и вилку, благоговейно возвел глаза к потолку и негромко присвистнул. Потом опять принялся за еду.

— Да, я ее хорошо знаю,— продолжал Зигфрид.— И очень уважаю. Ее мать умерла несколько лет назад, и весь дом держится на ней. Она и готовит, и заботится об отце. А кроме того, у нее на руках младшие брат и сестра.— Он положил себе еще картофельного пюре.— Поклонники? Ну, от поклонников у нее отбоя нет, но жениха она себе как будто пока не нашла. Разборчивая девушка, должен сказать.

16

Есть ли душа у собак?

Над изголовьем старушки свисал плакатик. Он гласил: «Господь близко», но не был похож на обычные назидательные изречения из Писания — ни рамочки, ни прихотливых завитушек. Нет, это была полоска картона дюймов восьми длиной с самыми простыми буквами, какими пишут «Не курить» или «Выход», небрежно подвешенная к старому газовому рожку так, чтобы мисс Стаббс могла посмотреть на нее с подушки и прочесть, что «Господь близко», о чем оповещали большие черные буквы.

Больше смотреть мисс Стаббс было, собственно, не на что. Разве что на изгородь из бирючины сквозь ветхие занавески да на стены загроможденной вещами каморки, составлявшей ее мир вот уже столько лет.

Комнатка находилась на первом этаже дома возле входной двери, и, направляясь к крыльцу через буйную чащу, которая когда-то была садом, я видел настороженные морды собак, вспрыгнувших на кровать старушки. А в ответ на мой стук отчаянный лай сотрясал домик. Так бывало всегда. В течение года я наезжал туда довольно регулярно, и ритуал оставался неизменным: яростный лай, а затем миссис Бродуит, которая ухаживала за мисс Стаббс, выгоняла всех четвероногих обитателей домика в чулан — кроме моего пациента — и открывала дверь. Я входил и видел в углу мисс Стаббс на кровати, над которой висел плакатик.

Она лежала так очень давно и знала, что ей уже никогда не встать, но я ни разу не слышал от нее жалоб на болезнь или боли — три собаки и две кошки были ее единственной заботой.

Нынче меня вызвали к старику Принцу, а он мне очень не нравился. Вернее, его сердце — такой митральной недостаточности, таких перебоев в его работе мне редко приходилось слышать. Принц меня уже ждал и радостно помахивал длинным пушистым хвостом.

Этот хвост внушал мне мысль, что в Принце крылась изрядная доля ирландского сеттера, но, ощупывая плотное черно-белое туловище, осматривая косматую голову и острые уши, торчащие, как у немецкой овчарки, я был готов изменить мнение. Мисс Стаббс частенько называла его «мистер Хейнц», и, хотя в нем, наверное, не было пятидесяти семи разных кровей, физическая крепость, свойственная полукровкам, пришлась ему очень кстати. Иначе с таким сердцем он отправился бы к праотцам давным-давно.

— Я подумала, что надо бы все-таки вам позвонить, мистер Хэрриот, — сказала миссис Бродуит, симпатичная пожилая вдова с почти квадратным румяным

КОСА ДЛЯ ПОЛЯ
И ПЕСОЧНЫЙ РОГ
Если косой собирались косить не траву, а рожь, к нижнему концу рукоятки прикреплялась петля из тонкого орехового прута, в которую попадали срезанные колосья. После каждого взмаха их набиралось в петле достаточно для снопика. Умелый косарь сбрасывал их точно на связку. Уравновешивалась коса дубовым бруском у верхнего конца рукоятки. За плечом косаря висел песочный (или смазочный) рог. Когда лезвие косы затуплялось, он доставал из широкого отверстия рога кусок свиного сала и натирал им брусок, а затем обсыпал его песком из кончика рога и натачивал на нем лезвие, словно о наждачную бумагу.

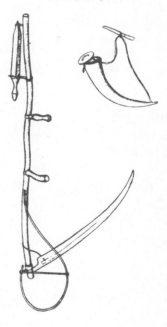

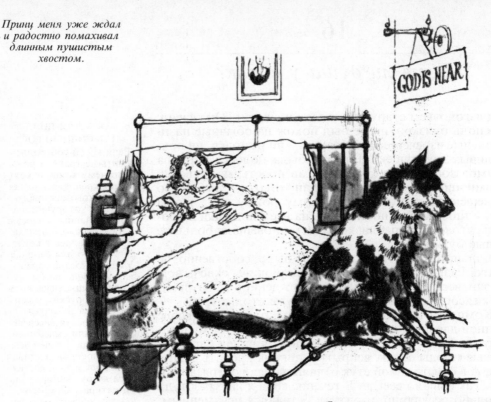

GOD IS NEAR

лицом, выглядевшим особенно здоровым по сравнению с сухонькими обострившимися чертами мисс Стаббс, обрамленными подушкой.— Он что-то на этой неделе раскашлялся, а утром немножко пошатывался, но ест все еще хорошо.

— Оно и видно! — Я провел рукой по ребрам, укрытым толстым слоем жирка.— Чтобы старина Принц да отвернулся от миски? Ну для этого уж не знаю, что потребуется!

С подушки донесся смех мисс Стаббс, а старый пес шире разинул ухмыляющуюся пасть, словно тоже радуясь шутке. И его глаза заблестели совсем уж весело. Я прижал стетоскоп к его сердцу, заранее зная, что услышу. Здоровое сердце, как нас учили, стучит «лаб-дап, лаб-дап», а сердце Принца стучало «свиш-свуш, свиш-свуш». Ощущение было такое, что при каждом сокращении почти столько же крови выплескивается назад в предсердие, сколько выбрасывается в аорту. И еще одно: по сравнению с прошлым разом это «свиш-свуш» заметно участилось. Он получал дигиталин, но особых результатов это, видимо, не дало.

Я угрюмо передвинул стетоскоп. Как у всех старых собак, хроническая сердечная недостаточность сопровождалась нескончаемым бронхитом, и теперь я без всякого восторга слушал симфонию хрипов, свиста, взвизгов и побулькивания, которую исполняли легкие Принца. Старый пес стоял, гордо выпрямившись, а хвост все так же медленно реял в воздухе. Когда я осматривал Принца, он относился к этому, как к великой чести, и теперь явно получал от всей процедуры большое удовольствие. К счастью, особых болей он не испытывал.

Выпрямившись, я потрепал его по голове, и он тут же попытался упереться лапами мне в грудь, но это ему не вполне удалось, тем не менее, хотя усилие было совсем невелико, ребра его начали судорожно вздыматься, а язык вывалился из пасти. Я ввел ему дигиталин внутримышечно, а потом гидрохлорид морфия — он подчинился с видимым удовольствием, словно это тоже входило в игру.

— Надеюсь, мисс Стаббс, уколы успокоят его сердце и дыхание. До конца дня он будет сонным, что тоже должно помочь. Продолжайте давать ему таблетки, и вот микстура от бронхита.— Я достал флакон ипекакуаны с ацетатом аммиака, мою старую палочку-выручалочку.

Теперь началась вторая часть визита: миссис Бродуит принесла мне чашку чая и выпустила остальных четвероногих из чулана. Бен, силихэм-терьер, и Салли, кокер-спаниель, вступили в состязание с Принцем, кто кого перелает. Кошки, Артур и Сюзи, грациозно последовали за ними и принялись тереться о мои ноги.

Все шло давно заведенным порядком — ведь я выпил уже множество чашек чая с мисс Стаббс под сенью плакатика, покачивавшегося у нее над головой.

— Как вы сегодня себя чувствуете? — спросил я.

— О, гораздо лучше,— ответила она и, как обычно, сразу же переменила тему.

Больше всего ей нравилось разговаривать о ее четвероногих друзьях — и нынешних, и всех тех, которые перебывали у нее со времен детства. И она много рассказывала о днях, когда были живы ее близкие. Особенно она любила описывать эскапады трех своих братьев и на этот раз показала мне фотографию, которую миссис Бродуит нашла на дне ящика комода.

Я взял снимок, и с пожелтевшей бумаги мне весело ухмыльнулись трое юношей в штанах по колено и круглых шапочках девяностых годов прошлого века. У всех в руках были трубки с длинными чубуками, а прошедшие годы ничуть не угасили веселого лукавства их улыбок.

— Честное слово, мисс Стаббс, молодцы как на подбор,— сказал я.

— Да, повесы они были отъявленные! — воскликнула она, откинула голову, засмеялась, и на миг ее лицо просияло от бальзама воспоминаний.

И я вспомнил то, что слышал о ней по соседству: преуспевающий отец семейства, поставленный на широкую ногу большой дом, а затем — неудачное размещение капитала за границей, разорение и полная перемена образа жизни.

СИЛИХЭМ-ТЕРЬЕР
Название свое порода получила по большому поместью в Хаверфордуэсте, где ее вывели всего лет 120 назад. Эта маленькая белая уэльская собака обладает типичными для терьеров энергией, выносливостью и пылкой любовью к охоте. Выведена она была для преследования лисиц и барсуков, так как свободно забиралась в их норы.

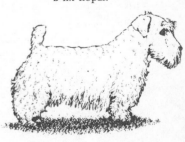

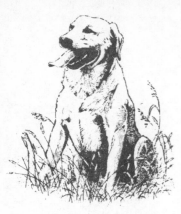

— Когда старик помер, от него всего-ничего осталось,— поведал мне дряхлый старожил.— Денег там
сейчас маловато.

Видимо, только-только, чтобы мисс Стаббс и ее пи-
томцы могли более или менее существовать и было чем
платить миссис Бродуит. Но о том, чтобы содержать
сад в порядке, отремонтировать дом или позволить себе кое-какое баловство, думать не приходилось.

Я пил чай, смотрел на собак, восседавших бок о бок
у кровати, на кошек, вольготно расположившихся на
ней, и меня вновь охватил страх перед лежавшей на мне
ответственностью. Единственным светлым лучом в жизни мужественной старушки была преданная любовь
этой мохнатой компании. Беда же заключалась в их тоже преклонном возрасте.

Собственно говоря, собак не так давно тут сидело
четыре, но одна умерла месяца за четыре до этого—
совсем уж дряхлый золотистый лабрадор. И теперь я
присматривал за остальными, а самым молодым среди них было по меньшей мере десять.

Бодрости им хватало, но все страдали теми или
иными старческими недугами. У Принца — сердце,
Салли начала много пить, наводя меня на мысль
о гнойном метрите, а Бен худел и худел от нефрита.
Заменить ему почки на здоровые я не мог, а на гексами-
новые таблетки, которые прописал ему, особой надежды возлагать не приходилось. И еще — когти у него
росли так быстро, что мне приходилось постоянно их
подстригать.

Кошки внушали меньше опасений, но Сюзи выглядела излишне тощей, и я каждый раз со страхом ощупывал ее пушистый живот, ища симптомы лимфосарко-
комы. Зато Артур был здоровяком, и мои услуги ему
требовались, только когда на его зубах нарастал камень. Видимо, мисс Стаббс вспомнила, что он довольно давно не подвергался этой операции, и, когда я поставил чашку, попросила меня поглядеть его. Я подтащил кота к себе по покрывалу и открыл ему рот.

— Да, наросло. Раз уж я тут, то сейчас этим и займусь.

Артур был огромным серым холощеным котом,
живым опровержением всех теорий, утверждающих,
будто кошки по натуре холодны, эгоистичны и так далее. Прекрасные глаза взирали на мир с широкой морды — шире мне видывать не доводилось — с удивительной благожелательностью и терпимостью. Каждое его
движение было исполнено неописуемого достоинства.

Едва я начал соскребать камень, как серая грудь за-
гудела от мурлыканья, точно в отдалении включили
мотор. Мне не нужны были помощники, чтобы держать его. Он сохранял благожелательную неподвижность и дернулся всего один раз, когда я, пытаясь щипцами снять камень с заднего зуба, нечаянно ущипнул

десну. Артур небрежно поднял массивную лапу, словно говоря: «Все-таки поосторожнее, приятель!». Однако когти так и остались втянутыми.

В следующий раз я приехал еще до истечения месяца. Вечером в шесть часов мне позвонила миссис Бродуит — Бен упал и не встает. Я прыгнул в машину и минут через восемь уже пробирался через бурьян в саду, а из окна за мной следили собаки и кошки. Войдя в комнату, я увидел, что старый пес лежит неподвижно на боку рядом с кроватью.

«СДП» — отмечали мы в ежедневнике — «смерть до приезда». Всего три слова, но охватывали они всяческие ситуации — конец коров с послеродовым парезом, бычков с тимпанией, телят в конвульсиях. Нынче же из них следовало, что больше мне уже никогда не подстригать когти Бена.

Больные нефритом не часто умирают столь внезапно, но последнее время белок у него в моче достиг грозных цифр.

— Во всяком случае, мисс Стаббс, произошло это быстро, и он совсем не мучился.— Мои слова казались неловкими и бесполезными.

Старушка полностью владела собой: ни единой слезинки. И смотрела она с кровати на друга, столько лет разделявшего ее жизнь, непроницаемым взглядом. Надо бы поскорее унести его! Я подсунул одеяло под труп Бена, взял его на руки и уже шагнул к двери, но мисс Стаббс остановила меня:

— Подождите немножко.

С трудом повернувшись на бок, она, продолжая смотреть на Бена тем же непроницаемым взглядом, протянула руку и легонько погладила его голову. Затем спокойно откинулась на подушки, а я торопливо вышел из комнаты.

На кухне миссис Бродуит сказала мне шепотом:

— Я сбегаю в деревню, попрошу Фреда Маннерса закопать его. Если у вас найдется время, посидите пока с ней. Поговорите о чем-нибудь, ей легче будет.

Я вернулся в комнату и сел возле кровати. Мисс Стаббс несколько секунд смотрела в окно, потом обратила глаза на меня.

— Ну вот, мистер Хэрриот. Теперь моя очередь.

— О чем вы?

— Сегодня умер Бен, а следующей буду я. Такое у меня предчувствие.

— Чепуха! Просто вам взгрустнулось. Со всеми нами так бывает.— Но мне стало не по себе. Никогда прежде она об этом не заговаривала.

— Я не боюсь,— продолжала она.— Я знаю, что меня ожидает радость. У меня никогда не бывало никаких сомнений.— Она замолчала и спокойно обратила взгляд на плакатик под газовым рожком. Я тоже молчал. Потом голова на подушке вновь повернулась ко мне.

— Боюсь я только одного...—Ее лицо изменилось так внезапно, словно с него упала маска. Это мужественное лицо стало почти неузнаваемым, глаза помутнели от ужаса, и она схватила меня за руку.—Мои собаки и кошки, мистер Хэрриот... Я боюсь, что после смерти уже не увижу их, и это меня мучит. Видите ли, я знаю, что воссоединюсь с моими родителями и братьями, но... но...

— Ну и с вашими любимцами, конечно.

— В том-то и дело...—Она покачала головой, не приподняв ее, и впервые я увидел у нее на щеках слезы.—Ведь говорят, что у животных души нет.

— Кто говорит?

— Ну, я читала... И многие верующие в этом убеждены.

— А я убежден в обратном.—И я ласково погладил руку, все еще цеплявшуюся за мою.—Если душа — это способность любить, хранить верность, чувствовать благодарность, то у животных больше шансов на спасение, чем у многих и многих людей. Тут вы можете быть совершенно спокойны.

— Как я надеюсь, что вы правы! Порой я заснуть не могу, все думаю об этом.

— Я знаю, что прав, мисс Стаббс, и, пожалуйста, не спорьте со мной. Нам, ветеринарам, читают целый курс о душе животных.

Ужас исчез из ее глаз, и она засмеялась с обычным мужеством.

— Извините, что я не удержалась. Больше я вам этим докучать не буду. Но пока вы еще здесь, скажите, только честно... Мне не надо утешений, я хочу знать правду. Вы еще очень молоды, но можно вас спросить, как верите вы сами? Будут ли мои собаки и кошки со мной?

Она посмотрела мне прямо в глаза. Я передвинул стул и сглотнул.

— Мисс Стаббс, боюсь, я не слишком разбираюсь во всем этом. Но в одном я уверен абсолютно. Где будете вы, там будут и они.

Она не отвела взгляда, но он стал совсем спокойным.

— Спасибо, мистер Хэрриот, я знаю, вы говорите со мной честно. Вы, правда, так верите?

— Да, верю,—ответил я.—Всем сердцем верю.

Примерно месяц спустя я совершенно случайно узнал, что это был мой последний разговор с мисс Стаббс. Когда умирает одинокая бедная старуха, люди не бросаются к вам на улице сообщить эту новость. Фермер, к которому я приехал по вызову, случайно упомянул, что большой дом возле деревни Корби назначен на продажу.

— Но как же мисс Стаббс?—спросил я.

— Скончалась скоропостижно недели три назад.

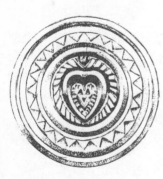

Дом, говорят, совсем обветшал. Столько лет его и не красили даже.

— Значит, миссис Бродуит там не останется?

— Да нет. Я вроде слышал, она переселилась в деревню.

— А с собаками и кошками как же? Вы не знаете?

— С какими собаками и кошками?

Я заторопился. Но поехал не домой, хотя время близилось к обеду, а погнал мой злосчастный кряхтящий автомобильчик в Корби, выжимая из него все. Там я спросил у первого встречного, где живет миссис Бродуит. Он указал на маленький, но хорошенький дом. Дверь мне открыла сама миссис Бродуит.

— Входите, входите, мистер Хэрриот. Вот спасибо, что заехали.

Я вошел, и мы сели, глядя друг на друга над выскобленной крышкой стола.

— Отмучилась она, а все равно грустно,— сказала миссис Бродуит.

— Да. Я только сегодня узнал.

— Правда, упокоилась она тихо. Заснула и не проснулась.

— Это хорошо.

Миссис Бродуит обвела взглядом комнату.

— С домом этим мне, можно сказать, повезло. Я всегда хотела такой.

У меня не хватило сил сдержаться.

— А что с собаками и кошками?—выпалил я.

— Так они в саду,— ответила она невозмутимо.— Позади дома. Там места много.

Она встала, открыла дверь, и я с невыразимым облегчением увидел, как в нее входят все мои старые друзья.

Артур мгновенно очутился у меня на коленях, радостно потирая выгнутой спиной мое плечо, а его подвесной мотор вплетал свою мягкую ноту в собачий лай. Принц, помахивая хвостом, то радостно ухмылялся мне, то приветливо тявкал, все так же хрипло.

— Они чудесно выглядят, миссис Бродуит. И надолго они тут?

— Так навсегда же. Они ведь для меня тоже свои, как для нее были, и я с ними ни за что не расстанусь. Пока они живы, их дом тут.

Я посмотрел на типичное лицо йоркширской сельской жительницы, на отвислые щеки, придающие ему угрюмость, и на добрейшие глаза.

— Чудесно!—сказал я.—Но... не будет ли вам... э... трудновато кормить их всех?

— Уж будьте спокойны. У меня на черный день кое-что отложено.

— Ну и отлично. Я буду иногда к вам заглядывать—мне ведь часто приходится проезжать тут.—Я встал и направился к двери.

Миссис Бродуит остановила меня, подняв ладонь.

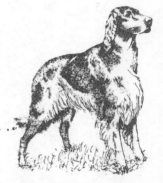

ИРЛАНДСКИЙ СЕТТЕР
Эта поразительно красивая собака с шелковистой каштановой шерстью и изящной головой, стройная и грациозная, обладает странно сочетающимися свойствами характера. В домашней обстановке она игрива и немного капризна, но на охоте великолепно работает как пойнтер. Она быстро обшаривает местность, легко обнаруживая дичь благодаря острому зрению и чутью. Однако не спешит приблизиться к затаившимся птицам, чтобы не вспугнуть их раньше времени, а застывает, всей позой указывая на них, пока не подойдет охотник.

— Можно вас об одной вещи попросить, пока они еще не начали готовить там все к продаже? Не заглянули бы вы сейчас туда взять лекарства, какие вы им прописывали,— они там, в комнате.

Я взял ключ и поехал в дальний конец деревни. Когда я распахнул ветхую калитку и пошел через бурьян, фасад дома показался мне странно безжизненным — в окне не виднелись собачьи морды. А когда дверь, заскрипев, отворилась, меня окутала тишина, словно тяжелый саван.

Мебель стояла на прежних местах — в углу кровать со скомканными одеялами. Я прошелся по комнате, собирая полупустые пузырьки, баночку с мазью, картонную коробочку с таблетками для Бена — много пользы они ему принесли!

Когда ничего больше не осталось, я медленно оглядел комнатушку. Ведь больше мне здесь не бывать. В дверях я остановился и в последний раз прочел надпись на плакатике, свисавшем с газового рожка над кроватью.

17

Злоключения ухажера

Этот вечер вторника я проводил, как все вечера по вторникам,— любуясь затылком Хелен Олдерсон на собрании Дарроубийского музыкального общества. Довольно медлительный способ узнать ее поближе, но ничего лучшего я придумать не сумел.

С того утра высоко на склоне холма, когда я загипсовал сломанную ногу теленка, я постоянно штудировал ежедневник в надежде обнаружить там еще один вызов на их ферму. Однако домашние животные Олдерсонов, видимо, отличались прискорбно крепким здоровьем. Приходилось утешаться мыслью, что в конце месяца я поеду туда снимать гипс. Но отец Хелен нанес мне сокрушающий удар. Взял да и позвонил: дескать, теленок выглядел совсем здоровым, так он сам снял гипс и рад добавить, что кость срослась отлично и малыш совсем не хромает.

Вообще-то предприимчивость и самостоятельность йоркширских фермеров вызывали у меня восхищение, но на сей раз я от души проклял эти их качества и вступил в Музыкальное общество. (Однажды, заметив, как Хелен вошла в школу, где оно собиралось, я последовал за ней с мужеством отчаяния.)

Произошло это много недель назад, а мне, размышлял я с грустью, не удалось продвинуться ни на шаг. У меня в голове мешались теноры, сопрано и мужские хоры, которые успели выступить перед нами за этот срок, не говоря уж о духовом оркестре, который целиком уместился в небольшом классе и заиграл во всю силу, так что у меня чуть не лопнули барабанные перепонки. Но я не продвинулся ни на шаг...

Нынче струнный квартет усердно пиликал на своих инструментах, только я их почти не слышал. Мои глаза, как всегда, были устремлены на Хелен, сидевшую в одном из передних рядов между двумя пожилыми дамами, которых в довершение беды всегда приводила с собой, лишая меня надежды перемолвиться с ней словом-другим хотя бы в получасовом антракте, посвященном чаепитию. Да и атмосфера там была против меня — почти все члены общества были уже в годах, а в помещении царил крепкий школьный аромат, слагавшийся из запаха чернил, тетрадей, мела и прочего. Короче говоря, в таком месте было просто невозможно ни с того ни с сего осведомиться: «Вы свободны в субботу вечером?».

Пиликанье оборвалось, и все захлопали. Священник, сидевший в первом ряду, встал и одарил слушателей сияющей улыбкой.

— А теперь, дамы и господа, мы, пожалуй, можем сделать перерыв на пятнадцать минут: как вижу, наши заботливые помощницы уже сервировали чай. Цена обычная — три пенса.

Послышался смех и скрип отодвигаемых стульев.

Я прошел со всеми в глубину вестибюля, положил на поднос три пенса и взял чашку чая и сухарик. После чего настал момент попытаться подобраться поближе к Хелен в слепой надежде на какой-нибудь счастливый случай. Это удавалось мне далеко не всегда, так как меня часто перехватывал директор школы или кто-нибудь из тех, кому ветеринар, любящий музыку, представлялся любопытной диковинкой. Но на этот раз я сумел, словно ненароком, оказаться среди тех, кто ее окружал.

Она подняла на меня глаза от чашки.

— Добрый вечер, мистер Хэрриот. Вам нравится?

О, Господи! Обязательно эта фраза! И «мистер Хэрриот»! Но что мне было делать? «Называйте меня Джимом»,— как чудесно это прозвучало бы! Я ответил, как обычно:

— Добрый вечер, мисс Олдерсон. Да, очень хорошо, не правда ли?

Ну просто восторг, дальше некуда.

Я грыз сухарик, пожилые дамы беседовали о Моцарте. И этот вторник будет таким же, как все предыдущие. Пора кончать. Я почувствовал, что надеяться мне больше не на что.

К нашей компании, все так же сияя улыбкой, подошел священник.

— Боюсь, я вынужден искать добровольцев для мытья посуды. Может быть, наши юные друзья возьмут на себя этот труд сегодня?

Мытье чайных чашек никогда меня особенно не привлекало, но теперь я словно узрел перед собой землю обетованную.

— Да, разумеется. Буду очень рад... то есть, если мисс Олдерсон согласна.

Хелен улыбнулась.

— Ну конечно. Мы все помогаем по очереди.

Я покатил тележку с чашками и блюдцами в посудомойную — узкую, тесную, где между раковиной и полками места оставалось только-только для нас двоих.

— Будете мыть или вытирать? — спросила Хелен.

— Мыть! — ответил я и пустил в раковину горячую воду, а сам прикидывал, что сумею без труда дать разговору нужное направление. Когда еще мне представится такой случай: мы с Хелен вдвоем в этой каморке?

Просто поразительно, как летело время. Прошло целых пять минут, а мы говорили только о музыке! С нарастающим ужасом я заметил, что груда чашек уже на исходе, а мне не удалось продвинуться ни на шаг. Когда же я выудил из мыльной воды последнюю чашку, ужас перешел в панику.

Теперь или никогда. Я протянул чашку Хелен, она взяла ее, но мои пальцы продолжали сжимать ручку в чаянии озарения. Она слегка потянула чашку к себе, но я вцепился в ручку мертвой хваткой. Ситуация начинала смахивать на перетягивание каната. И тут я услышал скрипучие звуки, в которых с трудом узнал собственный голос:

— Нельзя ли нам как-нибудь увидеться?

Наступило молчание, и я впился глазами в ее лицо: удивлена она, раздосадована или даже возмущена? Я увидел, как ее щеки порозовели, и услышал негромкое:

— Если хотите.

Из последних сил я проскрипел:

— Вечером в субботу?

Она кивнула, вытерла чашку и исчезла.

Я вернулся на свое место. Сердце у меня гремело, и Гайдн, которого увечил квартет, не достигал моего слуха. Все-таки я сумел! Но действительно ли она хочет пойти со мной куда-нибудь? Или мой вопрос застал ее врасплох и согласилась она от растерянности? Я даже поежился от смущения, но, так или иначе, шаг вперед сделан. Да, наконец-то мне удалось сдвинуться с мертвой точки.

— В «Ренистон»?! — Я поскучнел.— А не слишком шикарно?..

Тристан не столько сидел, сколько возлежал в своем кресле, щурясь на меня сквозь облака сигаретного дыма.

— Разумеется, шикарно. Это самый роскошный отель в стране вне Лондона, но для твоей цели подходит

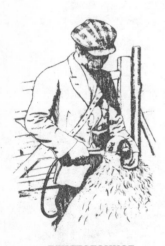

ГЛИСТОГОННОЕ ВЛИВАНИЕ
До 50-х годов лекарства вливались в глотку овцы из бутылки, но теперь фермеры пользуются для этой цели дозировочными пистолетами. Глистогонное средство находится в контейнере за плечом этого человека и поступает в пистолет по трубке. При каждом нажиме на ручку пистолет выбрасывает в рот животного требуемую дозу.

только он. Послушай, ведь нынешний вечер для тебя решающий, так или не так? Ты ведь хочешь произвести на нее впечатление. А потому позвони ей и скажи, что приглашаешь ее в «Ренистон». Кормят там изумительно, и каждую субботу вечером танцы. Сегодня же как раз суббота.— Внезапно он выпрямился и широко открыл глаза.— Неужели ты не видишь, Джим? Из тромбона Бенни Торнтона льется мелодия, ты, подкрепленный омаром а ля термидор, плавно кружишь по залу, а Хелен нежно к тебе прильнула. Заковыка лишь в том, что обойдется это тебе недешево. Но если ты готов потратить разом двухнедельный заработок, то проведешь чудесный вечер.

Последние его слова я пропустил мимо ушей, весь поглощенный ослепительным видением Хелен, нежно ко мне прильнувшей. О каких деньгах могла идти речь? Полуоткрыв рот, я внимал звукам тромбона. Слышал я их совершенно отчетливо... Но тут в мои грезы ворвался Тристан.

— Еще одно. Смокинг у тебя есть? Без него никак не обойтись.

— Ну, мой гардероб оставляет желать лучшего. Собственно, для званого вечера миссис Памфри я взял костюм напрокат в Бротоне, но сейчас у меня нет на это времени.— Я замолчал и задумался.— Правда, мой первый и единственный смокинг у меня сохранился, но я обзавелся им в семнадцать лет и, боюсь, не сумею в него влезть.

Тристан жестом отмел это возражение. Он затянулся до самых глубин своих легких, а затем заговорил, с неохотой выпуская дым маленькими струйками и колечками.

— Ерунда, Джим. Если на тебе вечерний костюм, не впустить тебя они не могут, а для такого красивого, представительного мужчины, как ты, не столь уж важно, если костюм этот сидит на тебе не совсем безупречно.

Мы поднялись в мою комнату и извлекли со дна чемодана пресловутое одеяние. На танцах в колледже я в нем выглядел франтом, и хотя на последнем курсе он стал мне тесноват, все-таки это был настоящий вечерний костюм и как таковой заслуживал уважения.

Но теперь вид у него был жалкий и унылый. Мода изменилась — более свободный покрой, вместо накрахмаленных рубашек — мягкие. Мой же костюм обладал всей жесткостью старой школы и включал нелепый жилетик с лацканами и крахмальную рубашку с глянцевой манишкой и стоячим воротничком.

Но истинные трудности начались, едва я его примерил. Тяжелый труд, воздух холмов и поварское искусство миссис Холл сделали меня заметно шире в плечах (и не только в плечах), так что на животе пуговицы и петли разделяли добрых шесть дюймов. И я как будто прибавил в росте, поскольку между нижним краем

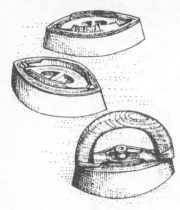

жилета и верхним краем брюк образовался заметный просвет. А брюки, плотно обтягивая ягодицы, ниже выглядели нелепо широкими.

Когда я прошелся перед Тристаном во всей своей красе, его оптимизм поугас, и он решил призвать на совет миссис Холл. Она была женщиной на редкость уравновешенной и переносила беспорядочную жизнь обитателей Скелдейл-Хауса со стоической невозмутимостью. Но едва она вошла и поглядела на меня, как ее мимические мышцы словно свела судорога. Однако она справилась с минутной слабостью и обрела обычную деловитость.

— Вставочка на брюках сзади сотворит чудеса, мистер Хэрриот. И, по-моему, если перехватить перед шелковым шнуром, он расходиться не будет. Конечно, небольшой просвет останется, но, думаю, это вам особенно не помешает. Когда я отглажу весь костюм, вид будет совсем другой.

У меня никогда не было особой склонности к франтовству, но в этот вечер я подверг свою персону всем мыслимым и немыслимым процедурам — одних проборов перепробовал не меньше десятка, прежде чем наконец остался более или менее доволен. Тристан взял на себя роль камердинера, осторожненько принес наверх костюм, еще теплый от утюга миссис Холл, а затем принялся усердно помогать мне в него облачиться. Больше всего хлопот причинил стоячий воротничок, и я не удержался от глухих проклятий по адресу Тристана, когда он защемил запонкой складку кожи у меня на шее.

Наконец мой туалет был завершен, и Тристан начал кружить вокруг меня, дергая, разглаживая, что-то подправляя.

Откружив, он оглядел меня спереди. Впервые я видел его столь серьезным.

— Чудесно, Джим, чудесно. Ты просто великолепен. Достойно элегантен, знаешь ли. Ведь далеко не каждому дано изящно носить смокинг, средний мужчина в нем смахивает на фокусника, а ты вот — нет. Погоди минутку, я принесу твое пальто.

Мы договорились, что я заеду за Хелен в семь, и, когда я в темноте вылез из машины перед ее домом, меня охватило странное смущение — ведь впервые я приехал сюда не как ветеринар, не как специалист, которого нетерпеливо ждут, который приехал оказать помощь в час нужды. Только теперь я понял, насколько это поддерживало мой дух, когда я въезжал в ворота фермы. Но здесь все было по-другому. Я пригласил дочь этого фермера провести со мной вечер. А вдруг он против? Вдруг он даже зол на меня?

Я задержался перед дверью и перевел дух. Кругом было темно и тихо. Даже деревья не шелестели, и безмолвие нарушал только отдаленный рев Дарроу. Недавние ливни преобразили мирную медлительную речку в бешеный поток, который кое-где вышел из берегов и затопил пойменные луга.

Дверь открыл младший брат Хелен и проводил меня в большую кухню. Мальчуган зажал ладонью рот, чтобы скрыть широкую ухмылку. Он явно находил ситуацию забавной. Его сестренка сидела за столом, делая уроки, и, казалось, сосредоточенно писала, однако на ее губах застыла злокозненная усмешка.

Мистер Олдерсон читал еженедельную газету «Фермер», предназначенную для сельских хозяев. Пояс у него был расстегнут, ноги в носках вытянуты к груде поленьев, пылающих в очаге.

— Входите, молодой человек, садитесь к огоньку,— сказал он, рассеянно взглянув на меня поверх очков. Меня кольнуло неприятное подозрение, что ему раз и навсегда надоели молодые люди, желающие видеть его старшую дочь.

Я сел по ту сторону очага, и мистер Олдерсон погрузился в газету. Полновесное тиканье больших настенных часов дробило тишину, как удары молота. Я всматривался в алое сердце огня, пока у меня не защипало глаза, после чего уперся взглядом в написанную маслом картину, которая, поблескивая золотом рамы, висела на стене над очагом. Изображала она косматых коров, стоящих по колено в озере неимоверной синевы на фоне грозных неправдоподобных гор, чьи зубчатые вершины окутывали клубы сернисто-желтого тумана.

Поспешно отведя взор, я принялся по очереди рассматривать свиные бока и окорока, свисавшие на крючьях с потолка.

Мистер Олдерсон перевернул страницу. Часы продолжали тикать. От стола, за которым устроились дети, доносились сдавленные всхлипывания.

Прошел целый год, прежде чем на лестнице послышались шаги, и в кухню вошла Хелен. На ней было голубое платье без плечиков — из тех, что удерживаются на месте каким-то чудом. Ее темные волосы заблестели в свете единственной керосиновой лампы, освещавшей кухню, и на мягкие изгибы ее шеи и плеч ложились легкие тени. Через белую руку было перекинуто пальто из верблюжьей шерсти.

Я был ошеломлен. Она показалась мне голубым алмазом в грубой оправе каменного пола и беленых стен. Улыбнувшись обычной своей дружеской улыбкой, она подошла ко мне.

— Добрый вечер! Я не слишком заставила вас ждать?

Я пробормотал что-то невнятное и помог ей надеть пальто. Она поцеловала отца, который неопределенно помахал рукой, не отрывая глаз от газеты.

От стола донеслось откровенное хихиканье. Мы вышли.

В машине я испытывал такое напряжение, что пер-

СЕЛЬСКОХОЗЯЙСТВЕННЫЕ ГАЗЕТЫ
Работы на ферме следовали традиционному и неизменному годовому циклу, но способы менялись, и фермеры любили узнавать о нововведениях, которые могли облегчить их труд или сделать его более прибыльным. Сельскохозяйственные выставки, базарные дни и, главное, еженедельные сельскохозяйственные газеты служили источником сведений о добавках к кормам, средствах против бесплодия и лекарствах от копытной гнили. Кроме того, в газетах (что было не менее важно) помещались объявления, предлагавшие на выгодных условиях запасные части к машинам, сетку для изгородей, креозот и многое другое, что могло потребоваться на ферме.

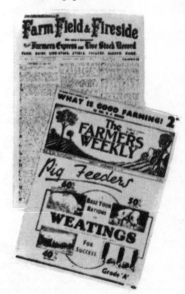

111

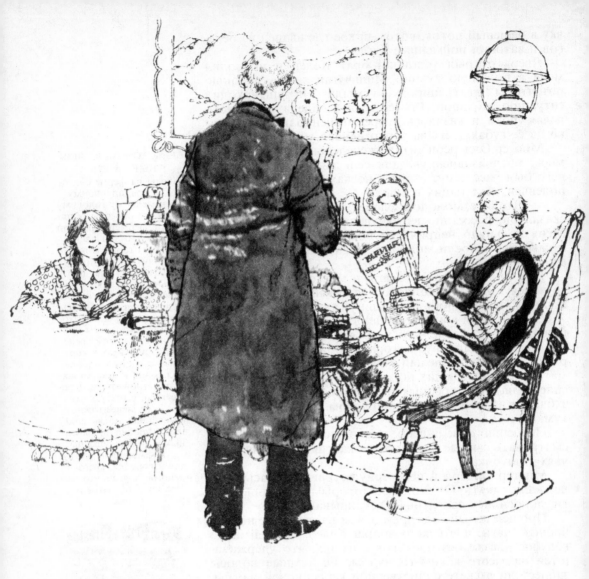

Меня кольнуло неприятное подозрение, что ему раз и навсегда надоели молодые люди, желающие видеть его старшую дочь.

вые мили был способен только произносить какието дурацкие фразы о погоде, лишь бы поддержать разговор. Но мало-помалу почувствовал себя гораздо свободнее и уже совсем пришел в себя, как вдруг мы переехали горбатый мостик, за которым дорога резко уходила вниз. Внезапно машина остановилась, мотор нежно кашлянул и заглох. Вокруг нас сомкнулись безмолвие и темнота. Но не только. Я вдруг ощутил, что ноги у меня по лодыжки оледенели.

— Господи! — охнул я. — Дорогу залило. И вода просачивается в машину. — Я оглянулся на Хелен. — Мне страшно неприятно, у вас, наверное, туфли промокли.

Но Хелен засмеялась. Ноги она подобрала на сиденье и уткнулась подбородком в колени.

— Да, немножко есть. Но какой смысл сидеть так? Надо толкать.

Хлюпать по черной холодной воде — такое могло привидеться только в кошмаре! Но другого выхода не было. К счастью, машина была маленькая и вдвоем мы кое-как вытолкнули ее из лужи. Затем, светя себе фонариком, я высушил свечи и сумел завести мотор.

Когда мы, чмокая туфлями, забрались назад в машину, Хелен сказала с дрожью в голосе:

— Боюсь, нам придется поехать назад, мне надо сменить обувь и чулки. И вам тоже. Есть еще дорога через Фенсли. Первый поворот налево.

В кухне мистер Олдерсон все еще читал свою газету и прижал палец к столбику цен на свиней, прежде чем прожечь меня раздраженным взглядом поверх очков. Узнав, что я вернулся, чтобы одолжить у него башмаки и носки, он досадливо швырнул газету, со стоном поднялся со стула, шаркая, вышел из комнаты, и я слышал, как он поднимался по лестнице и сердито ворчал себе под нос.

Хелен последовала за ним, и я остался с глазу на глаз с младшими детьми. Они рассматривали мои намокшие брюки с нескрываемым восторгом. Воду я почти отжал, что привело к оригинальному результату. Острейшие складки, отутюженные миссис Холл, достигали колена, а дальше начиналась анархия. Брючины ниже расходились изжеванными расклешенными раструбами, а когда я стал поближе к огню, чтобы подсушить их, от меня поднялся пар. Дети смотрели на меня сияющими глазами. Вечер выдался для них праздничный.

Наконец возвратился мистер Олдерсон и бросил к моим ногам пару грубошерстных носков и еще что-то. Я мигом натянул носки и тут увидел, что мне предстояло надеть на них. Пару бальных лакированных туфель начала века, заметно потрескавшихся и, главное, украшенных большими черными шелковыми бантами.

Я открыл было рот, чтобы возразить, но мистер Олдерсон уже погрузился в кресло и в столбец с ценами на свиней. Мной овладело убеждение, что, заикнись я о желании получить другие башмаки, он набросится на меня с кочергой. И я надел некогда лакированные туфли.

Мы поехали кружным путем, чтобы избежать залитых дорог, но я газовал, как мог, и через полчаса холмы уже остались позади. Когда перед нами открылась широкая равнина, я почувствовал себя легче. Мы наверстывали потерянное время, и автомобильчик, хотя и дребезжал, вел себя отлично. Я уже решил, что мы нисколько не опоздали, как машину повело вправо.

Проколы у меня случались ежедневно, и симптомы я распознал сразу и безошибочно. Колеса я менял мастерски и, извинившись перед Хелен, молнией выскочил из машины и через три минуты при помощи про-

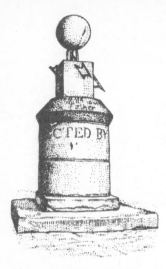

ГИЛЛАМУРСКИЕ
СОЛНЕЧНЫЕ ЧАСЫ

ГИЛЛАМУРСКИЕ
СОЛНЕЧНЫЕ ЧАСЫ
В повседневных трудах
фермерам для исчисле-
ния времени вполне хва-
тало солнца и времен го-
да, однако многие дере-
вушки на севере Йорк-
шира могли похвастать
прекрасными солнечны-
ми часами, как, напри-
мер, Гилламур. Скорее
всего они требовались,
чтобы показывать время
церковных служб. Меха-
нические часы появляю-
тся на церквях и в поме-
щичьих домах начиная
с XVII века, но стави-
лись они по солнечным.
Необходимость в точном
времени возникла только
в конце XIX века с по-
стройкой железной доро-
ги. Поезда, останавли-
вавшиеся на маленьких
станциях, никогда ни-
кого не ждали.

ржавелого домкрата и монтировки снял колесо. Протектор был абсолютно гладким, не считая более свет-
лых потертостей, где выступал наружу корд. Работая
как черт, я поставил запаску, с ужасом лишний раз убедившись, что гладкостью и потертостями она ничуть
не уступает своей предшественнице. О том, что будет,
если и ее лысый протектор не выдержит соприкоснове-
ния с шоссе, я попросту отказывался думать.

Днем «Ренистон» господствовал над Бротоном,
точно гордый средневековый замок, и на его четырех
башенках неизменно реяли яркие флаги, однако сейчас
он был подобен темному обрыву с пылающей пещерой
на уровне улицы, куда «бентли» доставляли свой драго-
ценный груз. Я не подъехал ко входу в своем драндуле-
те, а тихонько оставил его в глубине стоянки. Блиста-
тельный швейцар распахнул перед нами дверь, и мы
бесшумно прошествовали по пышному ковру через
вестибюль, где расстались, чтобы сдать пальто в свои
гардеробные. У себя в мужской я сделал отчаянную
попытку смыть с рук грязь и машинное масло, но
глубокий траур под ногтями не поддавался ни мылу,
ни воде. А Хелен уже меня ждет!

Я посмотрел в зеркало на служителя, вившегося позади меня с полотенцем. Он был явно заворожен моим
костюмом и не мог оторвать взгляда от изжеванных
брючин и бантов на туфлях, не посрамивших бы и
Пьеро. Вручая мне полотенце, он широко улыбнулся, словно благодаря меня за то, что я на мгновение
озарил его жизнь.

Мы с Хелен встретились перед дверью внутреннего
вестибюля, и я спросил у девицы за барьером, когда на-
чинаются танцы.

Она удивленно посмотрела на меня.

— Извините, сэр, но сегодня танцев нет. Они у нас
бывают раз в две недели.

Я с отчаянием повернулся к Хелен, но она ободряюще мне улыбнулась.

— Ничего страшного. Для меня это большого значения не имеет.

— Ну, в любом случае мы можем поужинать,—
сказал я, пытаясь говорить бодро, но меня не поки-
дало ощущение, что над головой сгустилась черная
туча. Неужели и дальше все будет идти наперекосяк?
Я брел по мягчайшему ковру, все более падая духом,
и вид ресторанного зала отнюдь не остановил этого
процесса.

Зал не уступал размерами футбольному полю, величественные мраморные колонны поддерживали леп-
ной потолок с плафонами. «Ренистон» был построен
в стиле позднего викторианства, и огромный зал хранил всю пышность и декорум тех дней. Большинство
столиков были заняты обычными посетителями подобных заведений — местной аристократией и промы-
шленниками из Уэст-Райдинга. В жизни я не видел в од-

114

ном месте столько красивых женщин и надменных мужчин. Эти последние, заметил я с тревогой, были одеты во что угодно, начиная от темных пиджачных пар и кончая мохнатыми твидовыми костюмами, но только не в смокинги.

К нам двинулся величественный персонаж — во фраке и белом галстуке. Откинутая с гордого лба пышная седая шевелюра, солидное брюшко, орлиный нос и надменное выражение лица придавали ему сокрушающее сходство с римским императором. Скользнув по мне искушенным взглядом, он спросил безразличным голосом:

— Столик, сэр?

— Да, пожалуйста,— промямлил я, с трудом удержавшись, чтобы не добавить «сэр»,— столик для двоих.

— Вы здесь остановились, сэр?

Такой вопрос сбил меня с толку — он же сам нас остановил.

— Да...— ответил я растерянно.

Император сделал какую-то пометку в блокнотике.

— Вот сюда, сэр.

С величавым достоинством он лавировал между столиками, а я уныло плелся сзади рядом с Хелен. Путь оказался долгий, и мне все труднее становилось не замечать голов, которые оборачивались взглянуть на меня еще раз. Больше всего меня тревожила вставочка миссис Холл: мне чудилось, что она торчит из-под нижнего края смокинга, как маяк. Когда мы наконец добрались до искомого столика, мои уши горели в буквальном смысле слова.

Находился он в уютном уголке, и к нам сразу подлетела стая официантов — выдвигая стулья, усаживая нас, разворачивая салфетки, укладывая их на наши колени. Когда они упорхнули, в дело вновь вступил император и поднял карандаш над блокнотиком.

— В каком вы номере, сэр, можно узнать?

Я сглотнул и поднял на него глаза над моей опасно вздыбившейся манишкой.

— В номере? Но я в отеле не живу.

— А! — Он прожег меня ледяным взглядом, что-то вычеркнул в блокнотике с совершенно ненужной энергией, сказал два слова одному из официантов и гордо удалился.

Тут я понял, что обречен. Черная туча спустилась ниже и окутала меня непроницаемым туманом отчаяния. Не вечер, а сплошные катастрофы, и неизвестно, что маячит впереди. Нет, я, верно, совсем с ума сошел, если явился в это фешенебельнейшее заведение одетый как клоун. В проклятом костюме мне было жарко до невыносимости, а запонка злобно впивалась в шею.

Я взял у официанта меню, стараясь изогнуть пальцы так, чтобы скрыть грязные ногти. Меню было все написано по-французски, и в своем обалделом состоянии я не понимал почти ни слова, но ужин кое-как зака-

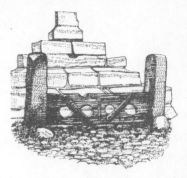

**КОЛОДКИ
В НИДДЕРДЕЙЛЕ**

Со времен средневековья почти в каждой британской деревне сохранились колодки, установленные иногда возле церкви, но чаще у рыночного креста. В них на несколько часов или на весь день сажали мелких нарушителей закона. Ноги их замыкались в отверстиях, и наказываемые были вынуждены терпеть насмешки зевак, которые к тому же швыряли в них всем, что попадалось под руку. Наказываемого сажал в колодки деревенский констебль, обычно в базарный день, чтобы зрителей было побольше. Чаще всего в колодки сажали за пьянство. Это наказание исчезает после 1830 года, когда констебли получили в свое распоряжение камеру, куда запирали преступников на сутки-другие.

зал. Пока мы ели, я делал отчаянные попытки поддерживать разговор, но он все чаще прерывался, и надолго. Кругом слышались разговоры и смех. Казалось, только мы с Хелен молчали, не находя что сказать.

А хуже всего был внутренний голосок, который продолжал мне нашептывать, что Хелен вообще не хотела проводить этот вечер со мной и согласилась только из вежливости, а теперь столь же вежливо старается скрыть скуку и досаду.

Возвращение домой явилось достойным финалом. Мы смотрели прямо перед собой туда, где лучи фар высвечивали извилистое шоссе, уводящее к холмам, иногда обменивались спотыкающимися фразами и вновь погружались в неловкое молчание. Когда мы наконец добрались до фермы, голова моя раскалывалась.

Мы пожали друг другу руки, и Хелен поблагодарите меня за приятный вечер. Голос ее дрожал, а лицо в лунном свете выглядело печальным и замкнутым. Я пожелал ей спокойной ночи, сел в машину и уехал.

18

Старый Джон и его пенсионеры

ПЛУГИ
Конные плуги изготовлялись еще в начале 50-х годов для мелких фермеров в Йоркшире, чьи поля располагались лоскутками на неудобных склонах, что превращало покупку трактора в бессмысленную роскошь. Плуги делали местные плотники и кузнецы, подгоняя их под рост фермера. Были плуги для легких и тяжелых почв, для неглубокой и глубокой вспашки, для рыхления пласта и его оборота. Самый легкий плуг весил около 70 кг, а самый тяжелый — вдвое больше.

Пока мы завтракали, я глядел, как за окном в лучах восходящего солнца рассеивается осенний туман. День снова обещал быть ясным, но старый дом в это утро пронизывала какая-то промозглость, словно нас тронула холодная рука, напоминая, что лето прошло и надвигаются тяжелые месяцы.

— Тут утверждают,— заметил Зигфрид, аккуратно прислоняя номер местной газеты к кофейнику,— что фермеры относятся к своим животным бесчувственно.

Я перестал намазывать сухарик маслом.

— То есть жестоко с ними обращаются?

— Ну не совсем. Просто автор статьи утверждает, что для фермера скотина — только источник дохода, чем все и определяется, а об эмоциях, о привязанности не может быть и речи.

— И правда, что получилось бы, если бы фермеры походили на беднягу Кита Билтона? Свихнулись бы все до единого.

Кит был шофером грузовика и, как многие жители Дарроуби, откармливал в саду боровка для домашнего употребления. Но когда наступал срок его колоть, Кит плакал по три дня напролет. Как-то я зашел к нему в один из таких дней. Его жена и дочь разделывали мясо для пирогов и засолки, а сам Кит уныло притулился у кухонного очага, утирая глаза. Он был дюжим силачом и без малейшего усилия забрасывал в кузов

116

своей машины тяжеленные мешки, но тут он вцепился в мою руку и всхлипнул: «Я не выдержу, мистер Хэрриот! Он же был просто как человек, наш боровок, ну просто как человек!»

— Не спорю! — Зигфрид отрезал себе порядочный ломоть от каравая, испеченного миссис Холл. — Но ведь Кит не настоящий фермер. А это статья о владельцах больших стад. Вопрос ставится так: способны ли они привязываться к своим животным? Могут ли у фермера, выдаивающего за день по пятьдесят коров, быть среди них любимицы или они для него — просто аппараты, производящие молоко?

— Да, интересно, — сказал я. — Но, по-моему, вы совершенно верно указали на роль численности. Скажем, у фермеров в холмах коровы нередко наперечет. И они всегда дают им клички — Фиалка, Мейбл, а недавно мне пришлось смотреть даже Селедочку. По-моему, мелкие фермеры действительно привязываются к своим животным по-настоящему, но вряд ли можно сказать то же самое о хозяине большого стада.

Зигфрид встал и со вкусом потянулся.

— Пожалуй, вы правы. Ну так сегодня я посылаю вас к владельцу очень большого стада. В Деннэби-Клоуз к Джону Скиптону. Подпилить зубы. Пара старых лошадей приболела. Но лучше захватить полный набор инструментов — ведь причина может оказаться любой.

Я прошел по коридору в комнатушку, где хранились инструменты, и обозрел те, которые предназначались для лечения и удаления зубов. Занимаясь зубами лошадей и коров, я всегда ощущал себя средневековым коновалом — а в эпоху рабочей лошади превращаться в дантиста приходилось постоянно. Чаще всего надо было удалять «волчьи зубы» у стригунов и двухлеток. Волчьими зубами, уж не знаю почему, называют маленькие зубы, иногда вырастающие перед коренными, и если жеребенок хирел, хозяин не сомневался, что вся беда — от волчьего зуба.

Ветеринар мог до пены у рта втолковывать, что этот крохотный рудимент никак не способен повлиять на здоровье лошади, а дело, по-видимому, в глистах — фермеры упрямо стояли на своем, и зуб приходилось удалять.

Проделывали мы это следующим образом: лошадь заводили в угол, приставляли к зубу раздвоенный металлический стержень и резко били по нему нелепо большим деревянным молотком. У этих зубов почти нет корня, и операция особой боли не причиняла, но лошадь отнюдь ей не радовалась, и обычно при каждом ударе возле наших ушей взметывались копыта передних ног.

А после того как мы завершали операцию и объясняли фермеру, что занялись этой черной магией, только потакая его суеверию, лошадь, словно назло, сразу

ПИРОГ ИЗ ГРУДИНКИ С ЯЙЦАМИ

Многие сельскохозяйственные работники в йоркширских холмах выкармливали поросенка, чтобы заколоть его в ноябре и обеспечить себя на зиму салом, ветчиной домашнего копчения и грудинкой. Последняя особенно ценилась, если была сладковатой на вкус и очень жирной. Существуют сотни рецептов приготовления из нее самых разных блюд. Сытный пирог из грудинки с яйцами можно было есть горячим за чаем или брать с собой летом в поле. Чтобы испечь такой пирог, раскатайте 0,5 кг слоеного теста на два пласта. Первый уложите на дно формы глубиной в 20 см и на него поместите 120 г тонких шкварок из грудинки, залейте их 4 яйцами, посолите и поперчите. Поместите сверху еще 120 г шкварок и накройте вторым пластом. Выпекать 30 минут при температуре 230° С.

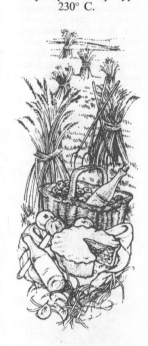

117

же шла на поправку и обретала цветущее здоровье. Как правило, фермеры бывают сдержанны и не слишком хвалят наши успехи из опасения, как бы мы не прислали счет побольше, но в этих случаях они забывали про осторожность и кричали нам на всю рыночную площадь: «Э-эй! Помните жеребчика, которому вы вышибли волчий зуб? Такой ядреный стал, просто загляденье. Сразу излечился!».

Я еще раз с отвращением поглядел на разложенные зубные инструменты: жуткие клещи с двухфутовыми ручками, щерящиеся зазубринами щипцы, зевники, молотки и долота, напильники и рашпили — ну просто мечта испанского инквизитора. Для перевозки мы укладывали их в деревянный ящик с ручкой, и я, пошатываясь, дотащил до машины порядочную часть нашего арсенала.

Ферма, на которую я ехал, Деннэби-Клоуз, была не просто зажиточным хозяйством, а подлинным символом человеческой целеустремленности и упорства. Прекрасный старинный дом, добротные службы, отличные луга на нижних склонах холма — все доказывало, что старый Джон Скиптон осуществил невозможное и из неграмотного батрака стал богатым землевладельцем.

Чудо это досталось ему нелегко: за спиной старика Джона была долгая жизнь, полная изнурительного труда, который убил бы любого другого человека, жизнь, в которой не нашлось места ни для жены, ни для семьи, ни для малейшего комфорта. Однако даже такие жертвы вряд ли обеспечили бы ему достижение заветной цели, если бы не удивительное земледельческое чутье, давно превратившее его в местную легенду. «Пусть хоть весь свет идет одной дорогой, а я пойду своей», — такое, среди множества других, приписывалось ему изречение, и действительно скиптоновские фермы приносили доход даже в самые тяжелые времена, когда соседи старика разорялись один за другим. (Кроме Деннэби Джону принадлежали еще два больших участка отличной земли, примерно по четыреста акров каждый.)

Победа осталась за ним, но, по мнению некоторых, одерживая ее, он сам оказался побежденным. Он столько лет вел непосильную борьбу и выжимал из себя все силы, что уже никак не мог остановиться. Теперь ему стали доступны любые удовольствия, но у него на них просто не хватало времени. Поговаривали, что самый бедный из его работников ест, пьет и одевается куда лучше него.

Я вылез из машины и остановился, разглядывая дом, словно видел его впервые, и в который раз дивясь его благородству и изяществу, ничего не потерявшим за триста с лишним лет в суровом климате. Туристы специально делали большой крюк, чтобы полюбоваться Деннэби-Клоузом, сфотографировать старинный господский дом, высокие узкие окна с частым свинцовым

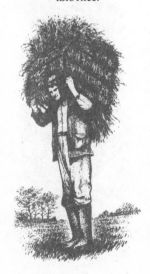

118

переплетом, массивные печные трубы, вздымающиеся над замшелой черепичной крышей, или просто побродить по запущенному саду и подняться по широким ступенькам на крыльцо, где под каменной аркой темнела тяжелая дверь, усаженная шляпками медных гвоздей.

Из этого стрельчатого окна следовало бы выглядывать красавице в коническом головном уборе с вуалью, а под высокой стеной с зубчатым парапетом мог бы прогуливаться кавалер в кружевном воротнике и кружевных манжетах. Но ко мне торопливо шагал только старый Джон в перепоясанной куском бечевки старой рваной куртке без единой пуговицы.

— Зайдите-ка в дом, молодой человек! — крикнул он.— Мне надо с вами по счетцу расплатиться.

Он свернул за угол к черному ходу, и я последовал за ним, размышляя, почему в Йоркшире обязательно оплачивают «счетец», а не счет. Через кухню с каменным полом мы прошли в комнату благородных пропорций, но обставленную крайне скудно: стол, несколько деревянных стульев и продавленная кушетка.

Старик протопал к каминной полке, вытащил из-за часов пачку бумаг, полистал их, бросил на стол конверт, затем достал чековую книжку и положил ее передо мной. Я, как обычно, вынул счет, написал на чеке сумму и пододвинул книжку к старику. Выдубленное ветром и солнцем лицо с мелкими чертами сосредоточенно нахмурилось, и, наклонив голову так низко, что козырек ветхой кепки почти задевал ручку, он поставил на чеке свою подпись. Когда он сел, штанины задрались, открыв тощие икры и голые лодыжки — тяжелые башмаки были надеты на босу ногу.

Едва я засунул чек в карман, Джон вскочил.

— Нам придется пройтись до реки: лошадки там.

И он затрусил через кухню.

Я выгрузил из багажника ящик с инструментами. Странно! Каждый раз, когда нужно нести что-нибудь потяжелее, мои пациенты оказываются где-нибудь в отдалении, куда на машине не доберешься. Ящик был словно набит свинцовыми слитками и не обещал стать легче за время прогулки через огороженные пастбища.

Старик схватил вилы, вогнал их в порядочный тюк спрессованного сена, без малейшего усилия вскинул его на плечо и двинулся вперед все той же бодрой рысцой. Мы шли от ворот к воротам, иногда пересекая луг по диагонали. Джон не замедлял шага, а я еле поспевал за ним, пыхтя и старательно отгоняя мысль, что он старше меня по меньшей мере на пятьдесят лет.

Примерно на полпути мы увидели работников, заделывающих пролом в одной из тех каменных стенок, которые повсюду здесь исчерчивают зеленые склоны. Один из работников оглянулся.

— Утро-то какое погожее, мистер Скиптон! — весело произнес он напевным голосом.

ИЗГОТОВЛЕНИЕ
ПЛЕТЕНКИ
ДЛЯ ПЕРЕНОСКИ СЕНА
Две прямые ореховые ветки длиной около двух метров срезались еще зелеными, сгибались в дугу, концы их связывались, и так они сохли год или больше, чтобы сохранить эту форму. Затем две такие дуги ставились вертикально на расстоянии примерно в ширину плеч взрослого мужчины, все четыре конца связывались просмоленной веревкой, образуя квадрат. Затем этот квадрат и дуги перевязывались веревками вдоль и поперек — так создавалась сетка.

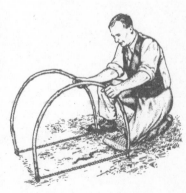

— Чем утра-то разбирать, лучше бы делом занимался! — проворчал в ответ старый Джон, но работник только улыбнулся, словно услышал самую лестную похвалу.

Я обрадовался, когда мы наконец добрались до поймы. Руки у меня, казалось, удлинились на несколько дюймов, по лбу ползла струйка пота. Но старик Джон словно бы нисколько не устал. Легким движением он сбросил вилы с плеча, и тюк сена плюхнулся на землю.

На этот звук в нашу сторону обернулись две лошади. Они стояли рядом на галечной отмели, там, где зеленый дерн переходил в маленький пляж. Головы их были обращены в противоположные стороны, и обе ласково водили мордой по спине друг друга, а потому не заметили нашего приближения. Высокий обрыв на том берегу надежно укрывал это место от ветра, а справа и слева купы дубов и буков горели золотом и багрецом в лучах осеннего солнца.

— Отличное у них пастбище, мистер Скиптон,— сказал я.

— Да, в жару им тут прохладно, а на зиму вон для них сарай,— и он указал на приземистое строение с толстыми стенами и единственной дверью.— Хотят — стоят там, хотят — гуляют.

Услышав его голос, лошади тяжело затрусили к нам, и стало видно, что они очень стары. Кобыла когда-то была каурой, а мерин — буланым, но их шерсть настолько поседела, что теперь оба они выглядели чалыми. Особенно сказался возраст на мордах. Пучки совсем белых волос, проваленные глаза и темные впадины над ними — все свидетельствовало о глубокой дряхлости.

Тем не менее с Джоном они повели себя прямо-таки игриво: били передними копытами, потряхивали головой, нахлобучивая ему кепку на глаза.

— А ну отвяжитесь! — прикрикнул он на них.— Совсем свихнулись на старости лет! — И он рассеянно потянул кобылу за челку, а мерина потрепал по шее.

— Когда они перестали работать? — спросил я.

— Да лет эдак двенадцать назад.

— Двенадцать лет назад! — Я с недоумением уставился на Джона.— И с тех пор они все время проводят тут?

— Ну да. Отдыхают себе, вроде как на пенсии. Они и не такое заслужили.— Старик помолчал, сгорбившись, глубоко засунув руки в карманы куртки.— Работали хуже каторжных, когда я работал хуже каторжного.— Он поглядел на меня, и я вдруг уловил в белесо-голубых глазах тень тех мучений и непосильного труда, который он делил с этими лошадьми.

— И все-таки... двенадцать лет! Сколько же им всего?

Губы Джона чуть дрогнули в уголках.

— Вы же ветеринар, вот вы мне и скажите.

Я уверенно шагнул к лошадям, спокойно перебирая в уме формы чашечки, степень стирания, угол стирания и все прочие признаки возраста. Кобыла безропотно позволила оттянуть ей верхнюю губу и осмотреть зубы.

— Господи! — ахнул я. — В жизни ничего подобного не видел!

Неимоверно длинные резцы торчали вперед почти горизонтально, смыкаясь под углом не больше сорока пяти градусов. От чашечек и помину не осталось. Они бесследно стерлись. Я засмеялся и поглядел на старика.

— Тут можно только гадать. Лучше скажите мне сами.

— Ей, значит, за тридцать перевалило, а мерин, он ее года на два помоложе. Она принесла пятнадцать жеребят, один другого лучше, и никогда не болела, вот только с зубами бывал непорядок. Мы их уже раза два подпиливали, и теперь опять пора бы. Оба тощают, и сено изо рта роняют. Мерину совсем худо приходится. Никак не прожует свою порцию.

Я сунул руку в рот кобылы, ухватил язык и отодвинул его в сторону. Быстро ощупав коренные зубы другой рукой, я нашел именно то, чего ожидал. Внешние края верхних зубов сильно отросли, зазубрились и задевали щеки, а у нижних коренных отросли внутренние края и царапали язык.

— Что же, мистер Скиптон, ей помочь нетрудно. Вот подпилим острые края, и она будет, как молоденькая.

Из своего огромного ящика я извлек рашпиль, одной рукой прижал язык и принялся водить по зубам грубой насечкой, время от времени проверяя пальцами, достаточно ли спилено.

— Ну вот, вроде все в порядке, — сказал я через несколько минут. — Особенно заглаживать не стоит, а то она не сможет перетирать корм.

— Сойдет, — буркнул Джон. — А теперь поглядите мерина. С ним что-то нехорошо.

Я пощупал зубы мерину.

— То же самое, что у кобылы. Сейчас и он будет молодцом.

Но, водя рашпилем, я все тревожнее ощущал, что дело отнюдь не так просто. Рашпиль не входил в рот на полную длину, что-то ему мешало. Я положил рашпиль и сунул руку в рот, стараясь достать как можно глубже. И вдруг наткнулся на нечто непонятное, чему там быть совсем не полагалось: словно из нёба торчал большой отросток кости.

Нужно было осмотреть рот как следует. Я достал из кармана фонарик и посветил им через корень языка. Сразу все стало ясно. Последний верхний коренной зуб сидел дальше, чем нижний, и в результате его дальняя боковая стенка чудовищно разрослась, образовав изо-

КЛЕЩИ ДЛЯ КОНСКИХ ЗУБОВ

Если лошадь, пережевывая корм, стирает зубы неравномерно, на них образуются острые шипы, которые могут поранить язык или внутреннюю поверхность щеки и мешают есть. Удаляются они стальными клещами. Свести их концы рукой ветеринару не по силам, а потому он накладывает клещи и удерживает их на месте, пока помощник поворачивает барашек, стягивающий рукоятки.

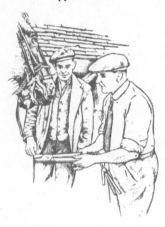

гнутый шип дюйма три длиной, который впивался в нежную ткань десны.

Его необходимо было убрать немедленно. Моя небрежная уверенность исчезла, и я с трудом подавил дрожь. Значит, придется пустить в ход страшные клещи с длинными ручками, затягивающиеся с помощью барашка. При одной мысли о них у меня по коже побежали мурашки. Я не выношу, когда при мне кто-нибудь хлопает надутым воздушным шариком, а это было то же самое, только в тысячу раз хуже. Накладываешь острые края клещей на зуб и начинаешь медленно-медленно поворачивать барашек. Вскоре под огромным давлением зуб начинает скрипеть и похрустывать. Это означает, что он вот-вот обломится с таким треском, словно кто-то выстрелил у тебя над ухом, и уж тут держись — в лошадь словно сам дьявол вселяется. Правда, на этот раз передо мной был тихий старый мерин, и я мог хотя бы не опасаться, что он начнет танцевать на задних ногах. Боли лошади не испытывали — нерва в выросте не было, — а бесились только от оглушительного треска.

Вернувшись к ящику, я взял пыточные клещи и зевник, наложил его на резцы и вращал храповик, пока рот не раскрылся во всю ширь. Теперь зубы можно было разглядеть как следует, и, разумеется, я тут же обнаружил точно такой же вырост с другой стороны. Прелестно! Прелестно! Значит, мне придется сломать два зуба!

Старый конь стоял покорно, полузакрыв глаза, словно он на своем веку видел все и ничто на свете его больше потревожить не может. Внутренне сжавшись, я делал то, что полагалось. И вот раздался отвратительный треск, глаза широко раскрылись, показав обводку белков, однако лишь с легким любопытством — мерин даже не пошевелился. А когда я повторил то же со вторым зубом, он и глаз не раскрыл. Собственно говоря, пока я не извлек зевник, можно было подумать, что старый конь зевает от скуки.

Я принялся укладывать инструменты, а Джон подобрал с травы костяные шипы и с интересом рассмотрел их.

— Бедняга, бедняга! Хорошо, что я вас пригласил, молодой человек. Теперь ему, верно, станет полегче.

На обратном пути старый Джон, избавившись от сена и опираясь на вилы, как на посох, шел вверх по склону вдвое быстрее, чем вниз. Я еле поспевал за ним, пыхтя и то и дело перекладывая ящик из руки в руку.

На полпути я его уронил и получил таким образом возможность перевести дух. Старик что-то раздраженно проворчал, но я оглянулся и увидел далеко внизу обеих лошадей. Они вернулись на отмель и затеяли игру — тяжело гонялись друг за другом, разбрызгивая воду. Темный обрыв служил отличным фоном для этой картины, подчеркивая серебряный блеск реки, бронзу и золото деревьев, сочную зелень травы.

122

Во дворе фермы Джон неловко остановился. Он раза два кивнул, сказал: «Спасибо, молодой человек», резко повернулся и ушел.

Я с облегчением укладывал ящик в багажник и вдруг увидел работника, который окликнул нас, когда мы шли к реке. Он устроился в солнечном уголке за кипой пустых мешков и, все так же сияя улыбкой, доставал из старого армейского ранца пакет с едой.

— Пенсионеров, значит, навещали? Ну уж старый Джон туда дорогу хорошо знает!

— Он часто к ним туда ходит?

— Часто? Да каждый божий день! Хоть дождь, хоть снег, хоть буря, он туда ходит, ни дня не пропустит. И обязательно чего-ничего с собой прихватит — мешок зерна или соломки им подстелить.

— И так целых двенадцать лет?

Он отвинтил крышку термоса и налил себе кружку чернильно-черного чая.

— Ага. Эти коняги двенадцать лет ничего не делают, а ведь он мог бы получить за них у живодера неплохие денежки. Удивительно, а?

— Вы правы, — сказал я. — Удивительно.

Но насколько удивительно, я сообразил только на обратном пути домой. Мне вспомнился утренний разговор с Зигфридом, когда мы решили, что фермер, у которого много скотины, не способен испытывать привязанность к отдельным животным. Однако за моей спиной в коровниках и конюшнях Джона Скиптона стояли, наверное, сотни голов рогатого скота и лошадей.

Так что же заставляет его день за днем спускаться к реке в любую погоду? Почему он окружил последние годы этих двух лошадей покоем и красотой? Почему он дал им довольство и комфорт, в которых отказывает себе? Что им движет?

Что, как не любовь?

ПОДРАВНИВАНИЕ ЗУБА
Ветеринар раскрывает рот лошади с помощью зевника из металла и резины. Повороты винта раскрывают зевник на необходимую ширину, а храповик удерживает его в этом положении. Один помощник держит голову лошади, а второй стоит рядом с барашком, которым придется сводить рукоятки клещей, если зуб окажется особенно крепким. Боли лошадь не чувствует, но ее может напугать треск.

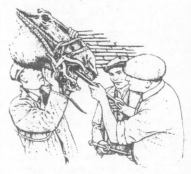

19

Никогда не теряйся

— Не может ли мистер Хэрриот посмотреть мою собаку? — такие слова нередко доносились из приемной, но этот голос приковал меня к месту прямо посреди коридора.

Не может быть... И все-таки это был голос Хелен! Я на цыпочках подкрался к двери, бессовестно прижал глаз к щели и увидел Тристана, который стоял лицом к кому-то невидимому, а также руку, поглаживающую голову терпеливого бордер-колли, край твидовой юбки и стройные ноги в шелковых чулках.

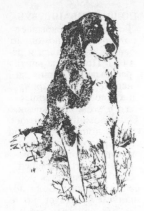

БОРДЕР-КОЛЛИ
Лучший друг фермера—
его рабочая собака,
и бордер-колли подходит
для этого как нельзя
лучше. Она сбивает
в стадо коров и овец не
только по команде или
свистку, но и по со-
бственной, всегда умест-
ной инициативе. Стелясь
над землей, она приго-
няет к стаду отбившихся
животных, затем ложи-
тся и устремляет на ко-
ров гипнотизирующий
взгляд, а ее черно-белое,
слегка косматое тело со-
храняет полную неподви-
жность. На ферме бор-
дер-колли обычно дер-
жат в конуре на длинной
веревке, и она превра-
щается в сторожа.

Ноги были красивые, крепкие и вполне могли при-
надлежать высокой девушке вроде Хелен. Впрочем,
долго гадать мне не пришлось: к собаке наклонилась
голова, и я увидел крупным планом небольшой прямой
нос и темную прядь волос на нежной щеке.

Я смотрел как зачарованный, но тут из приемной
вылетел Тристан, врезался в меня, выругался, ухватил
меня за плечо и потащил через коридор в аптеку. Захлопнув за нами дверь, он хрипло прошептал:

— Это она! Дочка Олдерсона! И желает видеть
тебя. Не Зигфрида, не меня, а тебя — мистера Хэрриота
лично!

Несколько секунд он продолжал таращить на меня
глаза, но, заметив мою нерешительность, распахнул
дверь.

— Какого черта ты торчишь тут? — прошипел он,
выталкивая меня в коридор.

— Неловко как-то... Ну, после того раза...
Тристан хлопнул себя ладонью по лбу.

— Господи боже ты мой! Какого черта тебе еще нужно? Она же спросила тебя! Иди туда. Сейчас же!

Но не успел я сделать несколько робких шагов, как
он меня остановил:

— Ну-ка, погоди! Стой и ни с места! — Он убежал
и через пару минут вернулся с белым лабораторным ха-
латом.— Только что из прачечной! — объявил он и принялся запихивать мои руки в жестко накрахмаленные
рукава.— Ты чудесно в нем выглядишь, Джим: элегантный молодой хирург перед операцией.

Я покорно позволил ему застегнуть пуговицы, но
хлопнул его по руке, когда он хотел поправить мне галстук, и побрел по коридору, а Тристан, на прощание
ободряюще помахав мне, упорхнул по черной лестнице.

Взяв себя в руки, я твердым шагом вошел в приемную. Хелен посмотрела на меня и улыбнулась той же
самой открытой, дружеской улыбкой, как при первой
нашей встрече.

— А вот теперь с Дэном плохо,— сказала она.—
Он у нас овечий сторож, но мы все так его любим,
что считаем членом семьи.

Услышав свое имя, пес завилял хвостом, шагнул ко
мне и вдруг взвизгнул. Я нагнулся, погладил его по голове и спросил:

— Он не наступает на заднюю ногу?

— Да. Утром он перепрыгнул через каменную изгородь — и вот! По-моему, что-то серьезное. Он все
время держит ее на весу.

— Проведите его по коридору в операционную, и
я его осмотрю. Идите с ним вперед: мне надо поглядеть, в каком она положении.

Я придержал дверь, пропуская их вперед.

Первые несколько секунд я никак не мог оторвать
глаз от Хелен, но, к счастью, коридор оказался доста-

точно длинным, и у второго поворота мне удалось сосредоточить внимание на моем пациенте.

Нежданная удача — вывих бедра! И нога кажется короче, и держит он ее под туловищем так, что лапа только чуть задевает пол.

Я испытывал двойственное чувство. Повреждение, конечно, тяжелое, но зато у меня были все основания надеяться, что я быстро с ним справлюсь и покажу себя в наилучшем свете. Несмотря на мой недолгий опыт, я уже успел убедиться, что удачное вправление вывихнутого бедра всегда очень эффектно. Возможно, мне просто посчастливилось, но во всех тех — правда, немногих — случаях, когда я вправлял такой вывих, хромое животное сразу же исцелялось, словно по волшебству.

В операционной я поднял Дэна на стол. Все время, пока я ощупывал его, он сохранял неподвижность. Сомнений не оставалось никаких: головка бедра сместилась вверх и назад, и мой большой палец просто в нее уперся.

Пес оглянулся на меня только один раз — когда я осторожно попробовал согнуть поврежденную ногу, но тут же вновь с решимостью уставился прямо перед собой. О его нервном состоянии свидетельствовало только тяжелое прерывистое дыхание (он даже чуть приоткрыл пасть), но, как большинство флегматичных животных, попадавших на наш хирургический стол, он покорно смирился с тем, что его ожидало. Впечатление было такое, что он не стал бы особенно возражать, даже если бы я принялся отпиливать ему голову.

— Хороший, ласковый пес, — сказал я. — И к тому же красавец.

Хелен погладила благородную голову по белой полосе, сбегавшей по морде, и хвост медленно качнулся из стороны в сторону.

— Да, — сказала она, — он у нас и работяга, и всеобщий баловень. Дай бог, чтобы повреждение оказалось не слишком серьезным!

— Он вывихнул бедро. Штука неприятная, но, думаю, его почти наверное удастся вправить.

— А что будет, если не удастся?

— Ну тогда там образуется новый сустав. Несколько недель Дэн будет сильно хромать, и нога скорее всего навсегда останется короче остальных.

— Это было бы очень грустно! — сказала Хелен. — Но вы полагаете, что все может кончиться хорошо?

Я взглянул на смирного пса, который по-прежнему упорно смотрел прямо перед собой.

— Мне кажется, есть все основания надеяться на благополучный исход. Главным образом потому, что вы привезли его сразу, а не стали откладывать и выжидать. С вывихами никогда не следует мешкать.

— Значит, хорошо, что я поторопилась. А когда вы сможете им заняться?

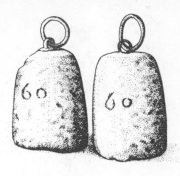

ГИРИ
ДЛЯ ВЗВЕШИВАНИЯ
ШЕРСТИ

С конца XVII века шерсть взвешивали в стоунах — стандартной весовой единице, равной 14 фунтам (1 английский фунт равен 0,453 кг). Фермеры в йоркширских холмах пользовались каменными гирями. Отыскав подходящий камень, они сдавали его на взвешивание и маркировку, а затем хранили у себя в сарае, где во время стрижки свернутое руно клалось на огромные двухметровые чугунные весы, которые подвешивались к потолочной балке. Типичная, обитая и снабженная чугунным кольцом каменная гиря весила 60 фунтов. Вьюк шерсти, доставлявшийся на лошади на местную фабрику или торговцу шерстью, весил вчетверо больше. Во время второй мировой войны правительство взяло на себя продажу шерсти и установку цен, которые прежде фермеры назначали по своему усмотрению.

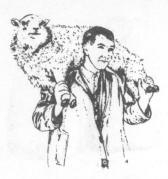

ПЕРЕНОСКА ВОЛЬНО
ПАСУЩЕЙСЯ ОВЦЫ
Пастуху, обходящему
верхние склоны холмов
и вереска, где пасутся
его овцы, иной раз бы-
вает необходимо срочно
доставить заболевшее
животное на ферму.
Вскинув овцу на плечи
и крепко держа ее за
передние и задние ноги,
он может отнести ее ту-
да сам без промедления.

— Прямо сейчас.— Я направился к двери.— Только позову Тристана. Это работа для двоих.

— А можно я вам помогу?—спросила Хелен.— Мне очень хотелось бы, если вы не возражаете.

— Право, не знаю.— Я с сомнением взглянул на нее.— Ведь это будет что-то вроде перетягивания каната с Дэном в роли каната. Конечно, я дам ему наркоз, но тянуть придется много.

Хелен засмеялась:

— Я же очень сильная. И совсем не трусиха. Видите ли, я привыкла иметь дело с животными и люблю их.

— Отлично,— сказал я.— Наденьте вон тот запасной халат, и приступим.

Пес даже не вздрогнул, когда я ввел иглу ему в вену. Доза нембутала — и его голова почти сразу легла на руку Хелен, а лапы заскользили по гладкой поверхности стола. Вскоре он уже вытянулся на боку в полном оцепенении.

Я не стал извлекать иглу из вены и, поглядев на спящую собаку, объяснил:

— Возможно, придется добавить. Чтобы снять сопротивление мышц, нужен очень глубокий наркоз.

Еще кубик, и Дэн стал дряблым, как тряпичная кукла. Я взялся за вывихнутую ногу и сказал через стол:

— Пожалуйста, сцепите руки у него под здоровым бедром и постарайтесь удержать его на месте, когда я примусь тянуть. Хорошо? Начинаем.

Просто поразительно, какое требуется усилие, чтобы перевести головку сместившегося бедра через край вертлужной впадины. Правой рукой я непрерывно тянул, а левой одновременно нажимал на головку. Хелен отлично выполняла свою часть работы и, сосредоточенно сложив губы трубочкой, удерживала тело пса на месте.

Наверное, существует какой-то надежный способ вправления таких вывихов — прием, безусловно срабатывающий при первой же попытке, но мне так и не дано было его обнаружить. Успех приходил только после долгой череды проб и ошибок. Не был исключением и этот случай. Я тянул то под одним углом, то под другим, поворачивал и загибал болтающуюся ногу, отгоняя от себя мысль о том, как я буду выглядеть, если именно этот вывих не удастся вправить. И еще я пробовал отгадать, что думает Хелен, которая стоит напротив меня и по-прежнему крепко держит Дэна... и вдруг услышал глухой щелчок. Какой прекрасный, какой желанный звук!

Я раза два согнул и разогнул тазобедренный сустав. Ни малейшего сопротивления! Головка бедра вновь легко поворачивалась в своей впадине.

— Ну вот,— сказал я.— Будем надеяться, что головка снова не выскочит. Иногда такое случается. Но у меня предчувствие, что все обойдется.

126

Хелен погладила шею и шелковистые уши спящего пса.

— Бедный Дэн! Знай он, что готовит ему судьба, он бы ни за что не стал прыгать через эту изгородь. А скоро он очнется?

— Проспит до вечера. Но к тому времени, когда он начнет приходить в себя, постарайтесь быть при нем, чтобы поддержать его. Не то он может упасть и снова вывихнуть ногу. И пожалуйста, позвоните, чтобы рассказать, как идут дела.

Я взял Дэна на руки, слегка пошатываясь под его тяжестью, вышел с ним в коридор и наткнулся на миссис Холл, которая несла чайный поднос с двумя чашками.

— Я как раз пила чай, мистер Хэрриот,— сказала она.— Ну и подумала, что вы с барышней, наверное, не откажетесь от чашечки.

Я посмотрел на нее пронзительным взглядом. Это что-то новенькое! Неужели она, как и Тристан, взяла на себя роль купидона? Но ее широкоскулое смуглое лицо хранило обычное невозмутимое выражение и ничего мне не сказало.

— Спасибо, миссис Холл. С большим удовольствием. Я только отнесу собаку в машину.

Я прошел к автомобилю Хелен, уложил Дэна на заднее сиденье и закутал его в одеяло. Торчавший наружу нос и закрытые глаза были исполнены тихого спокойствия.

Когда я вошел в гостиную, Хелен уже держала чашку, и мне вспомнилось, как я пил чай в этой комнате с другой девушкой. В тот день, когда приехал в Дарроуби,— с одной из поклонниц Зигфрида и, пожалуй, самой грозной из них. Но теперь все было совсем иначе.

Во время манипуляций в операционной Хелен стояла очень близко от меня, и я успел обнаружить, что уголки ее рта чуть-чуть вздернуты, словно она собирается улыбнуться или только что улыбнулась; и еще я заметил, что ласковая синева ее глаз под изогнутыми бровями удивительно гармонирует с темно-каштановым цветом густых волос.

И никаких затруднений с разговором на этот раз не возникло. Возможно, я просто чувствовал себя в своей стихии — пожалуй, полная раскованность приходит ко мне, только если где-то на заднем плане имеется больное животное; но как бы то ни было, говорил я легко и свободно, как в тот день на холме, когда мы познакомились.

Чайник миссис Холл опустел, последний сухарик был доеден, и только тогда я проводил Хелен к машине и отправился навещать моих пациентов.

И то же ощущение спокойной легкости охватило меня, когда вечером я услышал ее голос в телефонной трубке.

РЖАНЫЕ КУКОЛКИ
Современные декоративные изделия, сплетенные из ржаных колосьев,— отзвук древних обрядов умилостивления и почитания богини урожаев. Во время жатвы, когда ее дух оставался лишь в немногих не попавших под серп колосьях, из них сплеталось подобие идола, воплощавшего богиню. Его хранили до весны, а затем крошили над засеянным полем, чтобы всходы были дружными. В последние годы плетут также изображения различных предметов — например, колокольчики, подковы, веретена, серпы, фонари и подсвечники.

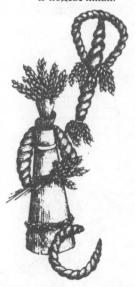

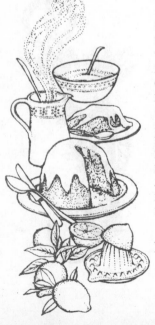

— Дэн проснулся и уже ходит,— сообщила она.— Правда, пошатывается, но на ногу наступает как ни в чем не бывало.

— Прекрасно! Самое трудное уже позади. И я убежден, что все будет в порядке.

Наступила пауза, потом голос в трубке произнес:

— Огромное спасибо. Мы все страшно за него беспокоились. Особенно мой младший брат и сестренка. Мы очень, очень вам благодарны.

— Ну что вы! Я сам ужасно рад. Такой чудесный пес! — Я помолчал, собираясь с духом: теперь или никогда! — Помните, мы сегодня говорили про Шотландию. Так я днем проезжал мимо «Плазы»... там идет фильм о Гебридских островах. И я подумал... может быть... мне пришло в голову... что э... может быть, вы согласитесь пойти посмотреть его вместе со мной?

Еще пауза, и сердце у меня бешено заколотилось.

— Хорошо,— сказала Хелен.— С большим удовольствием. Когда? Вечером в пятницу? Еще раз спасибо — и до пятницы.

Я повесил трубку дрожащей рукой. Ну почему я всегда делаю из мухи слона? А, да неважно! Она согласилась пойти со мной в кино!

Тристан распаковывал картонки с УЛДС. Малиново-красная жидкость в этих бутылках знаменовала последнюю линию обороны в наших битвах с болезнями животных. На этикетке жирными черными буквами было напечатано полное название: «Универсальное лекарство для скота», а ниже объяснялось, что средство это чрезвычайно эффективно при кашлях, простудах, поносах, затвердении вымени, парезах, пневмонии, флегмоне и тимпании. Завершался этот панегирик твердым заверением: «Неизменно Приносит Скорое Облегчение». Мы столько раз читали эту этикетку, что почти уверовали в ее правдивость.

Право, жаль, что толку от рубинового снадобья не было никакого. Каким чудесным выглядело оно на просвет! А мощная камфарно-аммиачная встряска, которую получал человек, понюхав его! Фермеры только моргали, изумленно покачивали головой и говорили с глубоким почтением: «Ну и крепкая же штука!». Однако подлинно действенных лекарств от конкретных заболеваний в нашем распоряжении было столь мало, а вероятность ошибки столь велика, что в сомнительных случаях возможность прописать бутылку этой верной панацеи и правда приносила огромное облегчение — нам, разумеется. Когда в ежедневнике появлялась запись: «Вызов к корове, прописано УЛДС», можно было биться об заклад, что нам не удалось установить болезнь.

Бутылки были высокие, красивой формы и присылались в изящных белых картонках, куда более внушительных, чем невзрачная упаковка антибиотиков и сте-

128

роидов, которыми мы пользуемся сейчас. Тристан располагал их на полках в несколько рядов. Увидев меня, он оставил свои труды, присел на картонку, достал сигареты, закурил и устремил на меня неопределенный взгляд.

— Так, значит, ты ведешь ее в кино?

Почему-то смущаясь его взгляда, я высыпал в мусорную корзину пестрое ассорти пустых флаконов и коробочек.

— Ну да. Через час.

— Хм-м! — Он прищурился на медлительную струйку дыма, которою выпускал изо рта. — Хм-м! Так-так.

— Ну чего ты смотришь? — спросил я нервно. — Что же, и в кино сходить нельзя?

— Отнюдь, Джим, отнюдь. Вовсе нет. Весьма похвальное пристрастие.

— Но ты считаешь, что Хелен я пригласил зря!

— По-моему, я ничего подобного не говорил. Не сомневаюсь, что вы очень приятно проведете время. Вот только... — он поскреб в затылке. — Просто я полагал, что ты... э... придумаешь что-нибудь... ну... похлеще.

Я рассмеялся горьким смехом.

— Знаешь, в «Ренистоне» было хлестко, дальше некуда. Нет, Трис, я тебя не упрекаю, ты думал, как лучше, но ведь тебе известно, чем все обернулось. И я хочу, чтобы сегодня все прошло без сучка, без задоринки. Я играю наверняка.

— Тут я с тобой не спорю, — сказал Тристан. — Ничего вернее «Плазы» ты в Дарроуби не найдешь.

Однако позже, стуча зубами в огромной, полной сквозняков ванной, я пришел к выводу, что Тристан был прав. Пригласить Хелен в местную киношку было в сущности трусостью, бегством от реальности в спасительный, как мне казалось, чуть интимный полумрак кинозала. Но энергично растираясь полотенцем в надежде согреться, глядя на кружева глицинии, на темнеющий сад, я утешался мыслью, что это все-таки начало, пусть и пресноватое.

Когда я закрыл за собой дверь Скелдейл-Хауса и поглядел вдоль улицы, где уже приветливо светились витрины, на душе у меня полегчало. Словно пахнуло дыхание близких, таких близких холмов. Мимолетное благоухание, доказательство, что зима миновала. Было еще холодно — холода в Дарроуби держатся до мая, но этот ветерок сулил солнечный свет, нагретую траву, теплые деньки.

Надо было глядеть в оба, потому что пройти мимо «Плазы» ничего не стоило — так ее теснили Пикерсгиллы, торговцы скобяным товаром, и Хауарты, державшие аптеку. Фронтон никакими архитектурными излишествами не страдал и был не шире обычного магазинчика. Но меня сбивала с толку темнота, в которую он

ПОСЕЩЕНИЕ КИНО
Самодостаточный замкнутый мирок обитателей йоркширских холмов, в котором долгие часы труда скрашивались домашними развлечениями в редкие минуты досуга, в 30-х годах дал трещины. Радио принесло в дом национальные развлекательные программы, а кинотеатры в окрестных городках приобщили их к международной романтике и экзотике. В пригородах Лидса и соседних городках в конце 30-х годов было 30 с лишним кинотеатров. Однако посещение кино для деревенских жителей — довольно редкое удовольствие. Тем не менее они видели там всех звезд мирового кино и приобщались к этой особой культуре, которая к началу 40-х годов неделю за неделей объединяла 200 миллионов людей по всему миру.

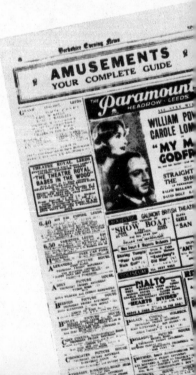

был погружен. А ведь, хотя я пришел чуть раньше назначенного времени, до начала сеанса оставалось всего минут десять — и никаких признаков жизни.

Я не рискнул признаться Тристану, что в своей осторожности дошел до того, что договорился встретиться с Хелен прямо у кино. С такой машиной, как моя, никогда заранее нельзя знать, успеешь ли ты к назначенному часу, если вообще доберешься до условленного места, и я счел за благо исключить возможные транспортные происшествия.

«Встретимся у входа!» Боже мой! Я словно вернулся в Глазго своего детства, когда в самый первый раз в жизни я пригласил девочку в кино. Мне было четырнадцать, и по дороге я вручил кровожадному трамвайному кондуктору все свои сбережения — монету в полкроны — и попросил билет за пенни. Он сорвал на мне сердце: без конца роясь в сумке, вручил мне сдачу из одних полупенсов. И когда, отстояв очередь, я достиг окошечка кассы, моя подружка и все, стоявшие сзади, имели удовольствие любоваться, как я платил за наши билеты ценой в шиллинг, огромными горстями медяков. Мне было так стыдно, что прошло четыре года, прежде чем я решился снова пригласить девочку в кино.

Но мрачные мысли тотчас улетучились, едва я увидел, что ко мне, осторожно ступая по булыжнику ры-

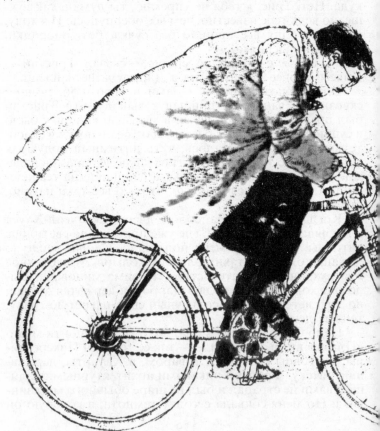

ночной площади, идет Хелен. Она улыбнулась и помахала рукой, словно приглашение в «Плазу» было величайшим удовольствием, о каком можно только мечтать, и когда она подошла ближе, я увидел, что щеки у нее порозовели, а глаза сияют.

Все сразу стало прекрасным. Я почувствовал нарастающую уверенность, что вечер будет чудесным, что его ничто не может испортить. Когда мы поздоровались, она сказала, что Дэн бегает и прыгает, точно щенок, и совсем не прихрамывает, после чего чаша моего блаженства наполнилась до краев.

Единственной каплей дегтя в ней был неосвещенный вход в кинотеатр.

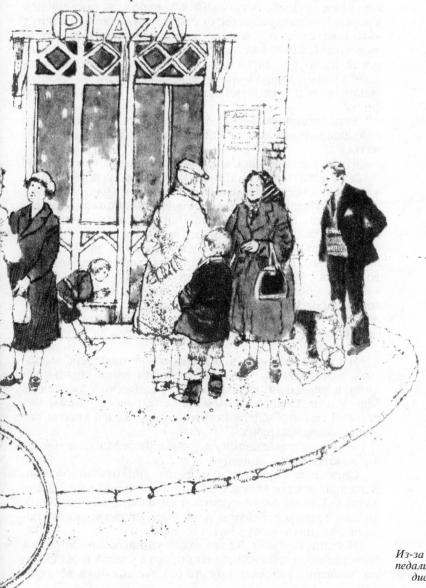

Из-за угла, бешено крутя
педали, вылетел велосипе-
дист в макинтоше.

— Странно, что никого нет,—заметил я.—Скоро начало. Ведь сеанс сегодня есть?

— Наверное,—ответила Хелен.—Они бывают каждый день, кроме воскресений. Вон они, наверное, тоже ждут.

Я посмотрел по сторонам. Очереди не было, однако вокруг стояли небольшие группы — супружеские пары, в большинстве пожилые, и компании мальчишек, возившихся и толкавшихся на тротуаре. Никакой тревоги никто не выказывал. Как выяснилось — с полным на то основанием. Ровно за две минуты до начала сеанса из-за угла, бешено крутя педали, так что машина угрожающе накренилась, вылетел велосипедист в макинтоше. Он с лязгом остановился у входа, вставил ключ в замок, распахнул двери, пошарил за косяком, щелкнул выключателем, и у нас над головами замигали неоновые буквы. Замигали и погасли. Опять замигали, опять погасли, но тут директор кинотеатра мастерским ударом кулака привел их в чувство. Затем он скинул макинтош и предстал перед нами в безупречном фраке.

Тем временем откуда-то появилась весьма дородная дама и заполнила собой кассу. Сеанс мог начинаться.

Мы все потянулись внутрь. Мальчишки выкладывали свои девять пенсов и проходили между занавесками в партер, а все остальные, в том числе и мы с Хелен, за шиллинг с пенсом чинно поднялись на балкон. Директор, сверкая белизной манишки и шелковыми лацканами, провожал нас любезными поклонами.

На верхней площадке мы миновали ряды колышков, на которые некоторые посетители вешали пальто. Там я с удивлением увидел Мэгги Робинсон, дочку кузнеца, в роли капельдинерши. Взяв наши билеты, она весело захихикала, несколько раз лукаво посмотрела на Хелен и только-только что не ткнула меня локтем в ребра. В конце концов она все-таки отдернула занавеску, и мы вошли в зал.

Я тут же ощутил, что дирекция не намерена морозить посетителей — только мощный запах пыльного плюша указывал, что мы не в тропических джунглях. Мэгги повела нас сквозь жаркое марево к нашим местам. Я сел и обнаружил, что наши с Хелен кресла лишены смежных ручек.

— Ухажерные двойные,— прыснула Мэгги и убежала, зажимая рот ладонью.

Свет еще горел, и я оглядел крохотный балкон. В разных рядах человек двенадцать терпеливо ждали начала. Стены были просто побелены, на циферблате часов у экрана стрелки с завидным упорством показывали двадцать минут пятого.

Но сидеть там с Хелен было удивительно хорошо. Чувствовал я себя великолепно, хотя у меня и были поползновения разевать рот, точно вытащенная из аквариума золотая рыбка. Я устроился поуютнее, но тут щупленький человечек, сидевший с женой перед нами, медленно обернулся. Рот на худом лице был сурово сжат, глаза с вызовом вперились в меня. Мы пялились друг на друга почти минуту, а потом он сказал:

— А она-то окочурилась.

Я затрепетал от ужаса.

— Окочурилась?

— Во-во. Окочурилась.— Последнее слово он произнес медленно, с каким-то скорбным упоением, все еще сверля меня взглядом.

Я сглотнул раз, другой.

— Очень, очень грустно. Я глубоко сожалею.

Он угрюмо кивнул и продолжал смотреть мне в глаза с непонятной пристальностью, словно ожидал, что я еще что-нибудь добавлю. Затем с видимой неохотой отвернулся и откинулся на спинку своего сиденья. Я растерянно смотрел на его лопатки, на узкие плечи, замаскированные толстым пальто. Кто же это, черт побери? И о чем он говорил? И что это еще за она? Корова? Овца? Свинья? Я лихорадочно перебирал в уме вызовы за последние несколько месяцев, но не мог вспомнить, видел ли я раньше это лицо, а если видел, то где.

Хелен бросила на меня вопросительный взгляд. Я выдавил улыбку, но очарование было безвозвратно погублено. И прежде чем я успел что-то сказать, щуплый человечек начал оборачиваться ко мне с грозной медлительностью. Он вновь прожег меня злобным взором.

— Ничего у нее с кишками не было, вот какое мое мнение,— объявил он.

— Да?

— Не было, молодой человек, и быть не могло! — Он с большой неохотой отвел глаза и повернулся к экрану.

Этот выпад оказался тем болезненнее, что внезапно погас свет, и в уши мне ударил невыносимый грохот. Начался журнал. Громкоговорители, как и отопительная система, явно предназначались для помещения повнушительнее — для зала Альберт-Холла, например, и я испуганно съежился. Громовой голос принялся выкрикивать новости полумесячной давности, а я, зажмурившись, опять попробовал сообразить, кто же это.

Такое со мной случалось не раз — увижу человека вне привычной обстановки и не могу сразу вспомнить, кто он и как его зовут. Я даже пожаловался на это Зигфриду. Но он только рукой махнул. «Проще простого, Джеймс! Попросите его уточнить, как он пишет свою фамилию, только и всего».

Однажды я испробовал его способ. Фермер смерил меня подозрительным взглядом, отчеканил по буквам «С-М-И-Т» и поторопился уйти. Так что теперь мне оставалось потеть, уставившись в негодующую спину, и рыться в памяти. Когда журнал завершился взрывом

133

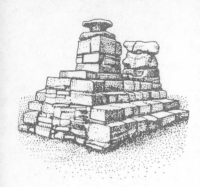

МИДЛХЕМСКИЙ СВИНОЙ КРЕСТ

В Мидлхеме на Верхней рыночной площади стоит старинный Свиной крест. Он отмечает место, где с 1388 года существовал рынок. В том году Ральф Невилл получил от своего двоюродного брата, короля Ричарда II, рыночную грамоту. На задней стороне креста вырезаны два зверя, возможно изображающие медведей, эмблему графов Уориков. В Мидлхеме есть еще одна рыночная площадь, также со старинным крестом. Этот городок на склоне Уэнслидейла с крутыми улочками обладал в XIV веке немалой важностью. Уорик «Делатель королей», глава рода Невиллов и самый могущественный феодал в стране во время войн Алой и Белой розы, имел там укрепленный замок.

хриплой музыки, я безрезультатно пережил заново последние недели.

Три блаженные секунды тишины — и громкоговорители вновь загремели. Начался первый художественный фильм (второй, о Шотландии, по программе шел следом), обозначенный в афише, как «лирическая история о любви». Названия я не помню, но персонажи часто целовались, что было бы не так уж плохо, если бы мальчишки в партере не отзывались на каждый поцелуй громким чмоканьем, а менее романтичные из них — и менее пристойными звуками.

Становилось все жарче и жарче. Я распахнул куртку, расстегнул воротничок рубашки, но голова моя становилась чугунной. Человечек передо мной от жары, видимо, не страдал и даже словно плотнее запахнул свое пальто. Проектор дважды ломался, и мы минуты две глядели на пустой экран под доносившийся снизу кошачий концерт — визг, свист, топот.

Мэгги Робинсон, стоявшая в смутном свете у занавеса, по-видимому, не могла отвести глаз от нас с Хелен — во всяком случае, каждый раз, когда я косился на нее, взгляд ее был устремлен в нашу сторону, а на губах играла многозначительная улыбка. Однако примерно на половине фильма ее отвлек шум за занавесом, и тут же на балкон ввалился широкоплечий верзила.

Не веря своим глазам, я узнал Гоббера Ньюхауса, и мне представился очередной случай убедиться, что ограничение продажи спиртных напитков на него не распространяется. Вторую половину дня он неизменно проводил в том или ином питейном заведении и сюда явился передохнуть после слишком усердных возлияний.

Покачиваясь, он прошествовал по проходу и, к моему вящему отчаянию, свернул в наш ряд. Посидев секунду на коленях у Хелен, отдавив мне большой палец на правой ноге, он наконец водворил свою гигантскую тушу на пустое сиденье слева от меня. К счастью, оно тоже оказалось ухажерным двойным, тем не менее Гоббер лишь с большим трудом сумел расположиться более или менее удобно — долго ерзал, сгибался, откидывался, сопя, фыркая и похрюкивая, точно целый загон свиней на откорме. Но в конце концов ему удалось обрести искомую позу и с заключительным глухим рыганием он погрузился в дрему.

Лирическая история о любви началась при достаточно зловещих предзнаменованиях, появление же Гоббера лишило ее последнего шанса. Храп его отдавался эхом в моих ушах, я купался в облаках крепкого пивного перегара и был не в силах воспринимать тонкие лирические нюансы того, что происходило на экране.

Но вот с последним крупным планом вспыхнул свет. Я с опасением взглянул на Хелен. В течение сеанса я уже замечал, что ее губы порой кривились, а брови хмурились. А вдруг она сердится? Тут перед нами, как посланница небес, возникла Мэгги с лотком, продолжая, правда, ухмыляться.

Я купил две порции шоколадного мороженого и только принялся за свою, как пальто впереди меня зашевелилось. Человечек ринулся в новую атаку. Ни ледяной взгляд, ни маска угрюмости, ни его физиономия ничуть не смягчились.

— Я-то знал,—сказал он,—с самого начала знал, что вы пальцем в небо тычите.

— Неужели?

— Во-во! Я пятьдесят лет за скотиной хожу, и когда что с кишками, так совсем все по-другому бывает.

— Да? Вероятно, вы правы.

Человечек приподнялся, извернулся, и мне пришло в голову, что ему вздумалось перелезть ко мне через спинку, но он ограничился тем, что назидательно поднял указательный палец.

— Хоть с того начать, что при больных-то кишках корову или там быка сразу запрет, и навоз потверже камня выходит.

— А-а!

— То-то и оно! А у нее-то навоз мягонький был, сами знаете.

— Да-да, совершенно верно,—поспешно перебил я, косясь на Хелен. Только этого не хватало, чтобы атмосфера стала совсем уж романтичной.

Он презрительно потянул носом, отвернулся, и, словно все было заранее отрепетировано, мы снова погрузились во мрак и загремели громкоговорители. Я откинулся на спинку, содрогаясь, и вдруг до меня дошло, что что-то не так. К чему тут визгливая американская музыка? Но на экране уже вспыхнуло название: «Аризонские стрелки».

Я в ужасе наклонился к Хелен.

— Как это? В программе же значится фильм про Шотландию. Тот, который мы хотели посмотреть?

— Да, значится.—Хелен умолкла, поглядела на меня с легкой улыбкой и добавила:—Но боюсь, его не покажут. Тут вторые фильмы часто меняют без предупреждения. Никто как будто не возражает.

Я поник. Опять! В «Ренистоне» не было танцев, сейчас не тот фильм... Нет, по-своему я просто гений.

— Простите,—сказал я.—Вы очень огорчены?

Она покачала головой.

— Ничуточки. Давайте смотреть. А вдруг будет интересно?

Но я быстро утратил надежду: столько раз виданные погони, избитый-переизбитый сюжет... Ничего не поделаешь, очередная дурацкая неудача. Я тупо следил, как отряд шерифа в четвертый раз летит во весь опор мимо все того же обрыва, и оглушительный треск выстрелов застал меня врасплох. Я подпрыгнул, и даже Гоббер пробудился.

НАВИВАНИЕ СТОГОВ
Сено, свезенное в угол луга на конной волокуше, укладывали в стога—с прямыми боками (высотой метр с лишним), дальше закруглявшимися в купол. Купол тщательно «расчесывали» граблями, чтобы стебли были направлены вниз к основанию и по ним легко стекала дождевая вода. Когда стог был уложен, из основания вращательным движением выдергивали пучки сена, свивали их в веревку, которую перебрасывали через купол и придавливали камнем к земле по ту его сторону.

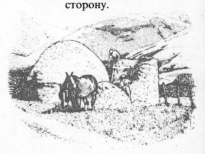

— Чего? Чего? Чего?—завопил он, выпрямляясь и бешено размахивая руками. Удар локтем по виску опрокинул меня на плечо Хелен, и я начал извиняться, но увидел, что губы у нее опять искривились, брови сошлись и внезапно она залилась беззвучным смехом.

Впервые в жизни я видел, чтобы девушка так смеялась. Словно она слишком долго сдерживалась и наконец дала себе волю — откинулась, вытянула ноги, бессильно уронила руки и смеялась, смеялась, смеялась.

А потом повернулась ко мне и положила ладонь мне на рукав.

— Знаете,—сказала она слабым голосом,—в следующий раз давайте просто погуляем, хорошо?

Я уселся поудобнее. Гоббер уже заснул, и его могучий храп опять соперничал с выстрелами и воплями, рвавшимися из громкоговорителей. Я по-прежнему понятия не имел, кто такой щуплый человечек передо мной, и меня мучило дурное предчувствие, что он еще не сказал мне своего последнего слова. Часы по-прежнему показывали двадцать минут пятого, Мэгги по-прежнему не спускала с меня глаз, а у меня по спине струился пот.

Без всего этого я мог бы прекрасно обойтись, но не важно. Ведь будет следующий раз!

ЧАСТЬ ВТОРАЯ

Ветеринар находит жену

Это была моя вторая весна в йоркширских холмах: оглушительный шум овчарен, басистое блеяние маток, пронзительное, требовательное блеяние ягнят. Все это для меня всегда было возвещением, что зима кончилась и наступает новая пора.

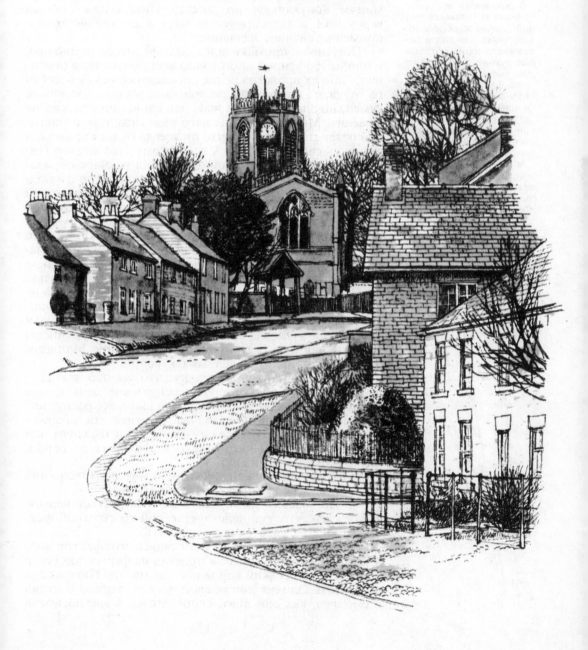

1

Такт — лучшее лекарство

— Мастика эта,— сказал мистер Пикерсгилл.— Ну прямо спасу от нее никакого нет!

Я кивнул, соглашаясь, что упорный мастит у его коров — достаточная причина для тревоги, а сам подумал, что другие фермеры обошлись бы местным термином «опухание», но мистер Пикерсгилл остался верен себе и категорически, хотя и не вполне точно, применил научное название.

Обычно он промахивался по цели совсем немножко, и плоды его усилий либо точно воспроизводили оригинал, либо их происхождение прослеживалось без особого труда, но вот откуда взялась «мастика», я постичь не сумел, но знал, что, раз выковав слово, он ему уже не изменит. Мастит был для него «мастика эта» и мастикой останется. И я знал, что он всегда будет упрямо отстаивать свою правоту. А все потому, что мистер Пикерсгилл, по его убеждению, получил научное образование. Ему было лет шестьдесят, а юношей, почти подростком, он прослушал двухнедельный практический курс для фермеров в Университете города Лидса. Это мимолетное соприкосновение с академическим миром оставило в его душе неизгладимый след. Он словно ощутил, что за привычными заботами его будней скрыто нечто истинно значительное и важное, и это зажгло в нем огонь, озарявший всю его последующую жизнь.

Ни один облаченный в мантию маститый ученый не вспоминал свои давние года в сени оксфордских шпилей с такой ностальгией, как мистер Пикерсгилл эти две недели в Лидсе, и его разговоры были уснащены упоминаниями о богоподобном профессоре Маллесоне, который, видимо, вел этот курс.

— Просто ума не приложу, что же это такое!— продолжал он.— В мои университетские деньки мне только и твердили, что от мастики вымя все распухает, а молоко идет грязное. Значит, мастика эта какая-то другая. Маленько хлопьев в молоке, да и то, когда они есть, а когда их и нет; только я этим сыт по горло, позвольте вам доложить.

Я отпил чай из чашки, которую миссис Пикерсгилл поставила передо мной на кухонном столе.

— Да, мастит затянулся и не тревожиться нельзя. Я убежден, что тут действует какой-то скрытый фактор, и мне не удается его нащупать.

Но я кривил душой, не сомневаясь, что фактор этот я уже обнаружил. Как-то я приехал на ферму под вечер и вошел в маленький коровник, где мистер Пикерсгилл и его дочь Оливия доили свой десяток коров. Я стоял и смотрел, как они доят, скорчившись в три погибели

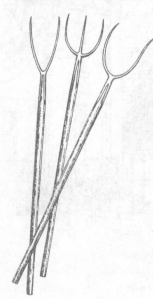

ВИЛЫ ДЛЯ СЕЛЬСКОХОЗЯЙСТВЕННЫХ РАБОТ

В свое время местные кузнецы выковывали разной формы железные наконечники для вил и насаживали их на обтесанные рукоятки. К 30-м годам уже продавались вилы фабричного производства. Вилы, снабженные особо длинной, до двух метров, рукояткой (слева), предназначались для укладки сена на лугу в повозку, а из нее — в стога или на сеновал. Вилами справа раскладывалась соломенная подстилка для скотины. Фермер мог обходиться одними такими вилами или же использовать оба типа для самых разных работ. Иногда зубцы для безопасности затуплялись. Вилы с тремя зубцами (в центре) использовались для раскидывания навоза по полю.

среди ряда серебристых и рыжих спин. И мне сразу бросилось в глаза, что Оливия лишь чуть-чуть перебирает пальцами, даже запястья у нее неподвижны, но ее отец тянет за соски так, словно звонит во все церковные колокола под Новый год.

Это наблюдение вкупе с тем фактом, что хлопья появлялись в молоке только тех коров, которых доил мистер Пикерсгилл, убедило меня в травматическом происхождении их хронического мастита.

Но как сказать ему, что он доит неправильно и единственный выход — выработать более мягкую манеру либо согласиться, чтобы всех коров доила Оливия?

Решиться на это было тем труднее, что мистер Пикерсгилл обладал необыкновенной внушительностью. У него не нашлось бы пенса лишнего, но и здесь, на кухне, в потрепанной фланелевой рубахе без ворота и в подтяжках он выглядел промышленным магнатом. Никто не удивился бы, увидев эту львиную голову, полные щеки, благородный лоб и снисходительные глаза на очередной фотографии в финансовом отделе «Таймс». Надень он котелок и полосатые брюки, его невозможно было бы отличить от председателя правления какого-нибудь крупного банка.

Покуситься на это врожденное достоинство у меня не хватало духа, к тому же мистер Пикерсгилл своих коров холил и лелеял. Десять его коров, как и все животные, принадлежавшие быстро исчезающей породе мелких фермеров, были упитанными и чистыми. Да и как не ухаживать за своей скотиной, если она тебя кормит? Мистер Пикерсгилл вырастил и поставил на ноги всех своих детей на доход от продажи молока, иногда пополнявшийся выручкой за двух-трех свиней и яйца пятидесяти кур, которыми занималась его жена.

Как они сводили концы с концами, сказать не могу. Но сводили и были вполне довольны своим жребием. Все дети, кроме Оливии, обзавелись собственными семьями и жили отдельно, и тем не менее в доме по-прежнему царил дух гармонии. Вот и в эти минуты мистер Пикерсгилл обстоятельно излагал свою точку зрения, а жена, хлопоча на заднем плане, слушала его с тихой гордостью. Оливия тоже была счастлива. Хотя ей было за тридцать пять, стародевичества она не опасалась, ибо за ней пятнадцать лет с самыми серьезными намерениями ухаживал Чарли Хадсон из рыбной лавки в Дарроуби. Пусть влюбленность Чарли и не отличалась чрезмерной бурностью, легкомысленным мотыльком его назвать было никак нельзя, и никто не сомневался, что не пройдет и десяти лет, как он объяснится.

Мистер Пикерсгилл предложил мне еще одну масляную лепешку, а когда я, поблагодарив, отказался, он несколько раз кашлянул, словно подыскивая слова.

— Мистер Хэрриот,— начал он наконец,— у меня нет привычки учить людей их делу, да только все ваши

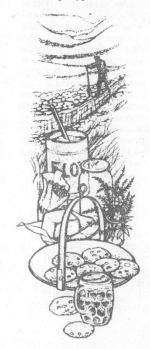

медикаменты мы перепробовали, и мастику эту они ни в какую не берут. А я, когда учился у профессора Маллесона, позаписал всякие отличные рецепты и хотел бы испытать вот этот. Изволите взглянуть?

Он засунул руку в задний карман брюк и извлек пожелтевший листок, почти протершийся на сгибах.

— Мазь для вымени. Может, если растереть им мошну хорошенько, все и пройдет?

Я прочел рецепт, написанный четким старомодным почерком. Камфара, эвкалиптовое масло, окись цинка — длинный список таких знакомых названий! Они вызвали у меня невольную нежность, но она умерялась все укрепляющимся разочарованием. Я уже было открыл рот, собираясь сказать, что, по-моему, никакие втирания ни малейшей пользы не принесут, но тут фермер громко охнул.

Он слишком напрягся, засовывая руку в задний карман, и застарелый радикулит тут же дал о себе знать. Старик выпрямился в струнку, морщась от боли.

— В спину вступило, доложу я вам! Прострел чертов, и доктор с ним ничего поделать не может. Пилюль наглотался — прямо погремушку из меня сделал, а толку чуть.

Блестящими умственными способностями я не отличаюсь, но порой меня осеняет.

— Мистер Пикерсгилл! — произнес я с глубокой серьезностью. — Сколько я вас знаю, вы страдаете радикулитом, и сейчас мне пришла в голову одна мысль. Кажется я знаю, как вы могли бы от него избавиться.

Глаза фермера широко открылись, и в них засветилась детская доверчивость без малейшего намека на иронию. Как и следовало ожидать. Раз люди больше полагаются на слова живодера или торговца костной мукой, а не на советы ветеринара, когда болеют их животные, вполне естественно, что они предпочтут рекомендации ветеринара, а не врача, когда речь идет об их собственных болезнях.

— Вы знаете, как меня излечить? — спросил он слабым голосом.

— По-моему, да. И никакого лечения не потребуется. Просто перестаньте доить!

— Доить перестать? Да какого дьявола?..

— Именно, именно! Вспомните: вы же каждое утро и каждый вечер сидите, согнувшись на низкой табуреточке. Человек вы высокий, и совсем подбородком в колени утыкаетесь, чтобы до вымени дотянуться. Конечно же, вам это вредно!

Мистер Пикерсгилл уставился перед собой, словно ему предстало дивное видение.

— Вы, правда, думаете...

— Безусловно. Во всяком случае, проверьте. А доить пока может Оливия. Она ведь всегда говорит, что отлично справится одна.

МОЛОКО
ДЛЯ СЫРОВАРНИ
«Уэнслидейл дейри продакс», одна из сыроварен, существовавших в йоркширских холмах в конце 30-х годов, ежедневно забирала у мелких фермеров свыше 2 тысяч литров молока. Фермеры отвозили бидоны к ближайшему шоссе и оставляли их там на высоком плоском камне или специально сколоченном деревянном помосте, чтобы шофер грузовика мог забрать их в кузов не поднимая.

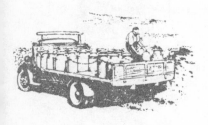

— Конечно, папа! — вмешалась Оливия. — Доить я люблю, ты же знаешь, а тебе пора и отдохнуть. Ты ведь с самых детских лет доил.

— Черт, молодой человек, а ведь вы, пожалуй, в точку попали, доложу я вам. И пробовать не стану. С этой минуты и кончу, мое решение принято. — Мистер Пикерсгилл откинул великолепную голову, обвел кухню властным взглядом и хлопнул кулаком по столу, словно только что подписал документы о слиянии двух нефтяных компаний.

Я встал.

— Отлично, отлично. Рецепт я захвачу с собой и составлю мазь. Вечером она будет готова, и на вашем месте я бы начал лечение без проволочек.

В следующий раз я увидел мистера Пикерсгилла примерно через месяц. Он величественно катил на велосипеде через рыночную площадь, но заметил меня и спешился.

— А, мистер Хэрриот! — сказал он, слегка отдуваясь. — Рад, что мы встретились. Я все собирался заехать к вам и сказать, что хлопьев в молоке больше нет. Как начали мы втирать мазь, так они и пошли на убыль, а потом и вовсе пропали.

— Прекрасно! А ваш радикулит?

— Вот уж тут вы маху не дали, молодой человек, доложу я вам, что спасибо, то спасибо! С того дня я ни разу не доил, так спина даже подныватъ перестала. — Он ласково улыбнулся мне. — Для нее-то вы мне дельный совет дали, но чтоб вылечить мастику эту, пришлось-таки нам к старому профессору Маллесону вернуться, а?

Следующая моя беседа с мистером Пикерсгиллом произошла по телефону.

— Я по автоклаву говорю, — сообщил он придушенно.

— По авто...

— Ну да. В деревне, из будки. По телефону-автоклаву.

— А, да-да, — сказал я. — Так чем могу быть полезен?

— Вы бы сейчас не приехали? А то тут у одного моего теленка сальный нос объявился.

— Простите?

— Сальный нос. У теленка.

— Сальный нос?

— Во-во! Тут давеча утром по радио как раз про него толковали.

— А-а! Да-да, понимаю. (Я тоже успел послушать эту часть передачи для фермеров — лекцию о сальмонеллезе у телят.) Но почему вы полагаете, что у него именно эта болезнь?

— Так прямо же, как объяснили: у него кровь идет из андуса.

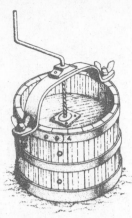

ПРЕСС ДЛЯ СЫРА
Для приготовления сыра молоко сначала заквашивается с помощью кислого экстракта из сычуга молочного теленка. Полученный сгусток отжимается и крошится в чан для сцеживания, после чего помещается под пресс. Изображенный на рисунке райдейльский пресс представляет собой крышку на винте, пропущенном сквозь изогнутую железную опору. Чан около 25 см в диаметре сделан из дубовой, стянутой тремя железными обручами клепки, в которой просверлены отверстия для стока сыворотки.

— Из.. А, да-да, конечно. Поглядеть его следует. Я скоро буду.

Теленку бесспорно было очень плохо, и кровь из заднего прохода у него действительно шла. Но не как при сальмонеллезе *.

— Поноса у него нет, мистер Пикерсгилл, вы сами видите. Наоборот, впечатление такое, что у него трудно с проходимостью. Кровь же почти чистая. И температура не очень высокая.

В голосе фермера прозвучало явное разочарование:

— Черт, а я-то думал, что у него все точь-в-точь, как объясняли. Сказали еще, что следует пробы посылать в лабрадор.

— А...э?

— В следовательский лабрадор. Да вы же знаете!

— Да-да, совершенно верно. Но, думаю, анализы тут ничего не дадут.

— Ну а что же у него тогда? С андусом непорядок?

— Нет, нет,— ответил я.— Но где-то кишечник у него закупорился, и это вызывает кровотечение.— Я поглядел на понурого, горбящего спину теленка. Он весь был сосредоточен на неприятных внутренних ощущениях и время от времени напрягался и слегка кряхтел.

Конечно, конечно, мне следовало бы сразу понять в чем дело, ведь картина была на редкость четкой. Но, вероятно, у каждого из нас есть свои слепые пятна, не дающие различить то, что прямо в глаза бросается, и несколько дней я, как в тумане, пичкал бедняжку то тем, то этим — даже вспоминать не хочется.

Но мне повезло. Он выздоровел вопреки моему лечению. И только когда мистер Пикерсгилл показал мне комочек некротизированной ткани, вышедшей с экскрементами, я, наконец, понял.

И пристыженно повернулся к фермеру.

— Это обрывок омертвевшей кишки, которая сама в себя втянулась. Инвагинация. Обычно она приводит к гибели животного, но, к счастью, ваш теленок избавился от препятствия естественным путем и теперь должен совсем поправиться.

— Но как вы сказали? Что у него было-то?

— Инвагинация.

Губы мистера Пикерсгилла зашевелились, и я ожидал, что он вот-вот повторит новое словечко. Но попытка, по-видимому, не удалась.

— А! — сказал он только.— Вот, значит, что у него было!

---

* Инфекционные болезни молодняка сельскохозяйственных животных, вызываемые различными видами бактерий сальмонелл. Болезнь проявляется лихорадкой, расстройством деятельности кишечника и воспалением легких. Для лечения применяют антибиотики и сульфаниламидные препараты; для профилактики проводят вакцинацию живой или инактивированной вакциной.

— Да, но в чем заключалась причина, определить трудно.

Фермер презрительно фыркнул.

— Хотите об заклад побиться, я вам скажу! Я с самого начала, доложу вам, говорил, что расти он будет слабеньким. У него из пупка кровь шла, потому что родился-то он в проценте!

Но мистер Пикерсгилл со мной еще не кончил. Не прошло и недели, как я вновь услышал в трубке его голос:

— Поскорее приезжайте! У меня тут свинья безик устроила.

— Безик? — Я даже замигал, отгоняя от себя видение двух хрюшек, затеявших перекинуться в картишки. — Боюсь, я не совсем...

— Я ей микстуру от глистов дал, а она запрыгала и ну на спине валяться. Говорю же вам, самый настоящий безик.

— А... да-да, я... да-да. Сейчас приеду.

Когда я приехал, свинья немного угомонилась, но все еще страдала от боли: ложилась, вскакивала, кружила по закутку. Я ввел ей гран гидрохлорида морфия, и через несколько минут движения ее замедлились, а затем она улеглась на солому и уснула.

— По-видимому, все обойдется, — сказал я. — Но какую микстуру вы ей дали?

Мистер Пикерсгилл неохотно протянул мне бутылку.

— Тут один заезжал — продавал ее. Сказал, что любых глистов изничтожит, какие только есть.

— Вот и вашу свинью тоже чуть не изничтожило, верно? — заметил я, нюхая жидкость. — И неудивительно. Судя по запаху, это же почти чистый скипидар.

— Скипидар? Ох, черт, только-то? А он-то божился, что средство самое новейшее. И деньги с меня содрал кардинальные.

Я вернул ему бутылку.

— Ну ничего. Дурных последствий, мне кажется, не будет, но место этой бутылке в мусорном ведре, поверьте.

Садясь в машину, я поглядел на мистера Пикерсгилла.

— Я вам, наверное, порядком надоел. Сначала мастит, потом теленок и вот теперь свинья. Целая полоса незадач.

Мистер Пикерсгилл расправил плечи и поглядел на меня с монументальным спокойствием.

— Молодой человек, — сказал он, — я на это просто смотрю. Со скотиной без беды не обойтись. А я, позвольте вам доложить, по опыту знаю, что беда — она всегда ходит циклонами.

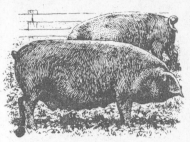

БОЛЬШОЙ ЧЕРНЫЙ ХРЯК

Порода свиней, получившая название «большие черные свиньи», была выведена на юго-западе Великобритании и в Ист-Англии, но в начале века распространилась по всей стране. Одно из главных ее достоинств — кротость, так что этих свиней можно спокойно выпускать на луг. Шерсть у них черная без пятен, уши нависают на глаза. Они неприхотливы и быстро наращивают мясо и сало.

2

Я стараюсь произвести
хорошее впечатление

— Многообещающе! — Тристан с неохотой выпустил клуб сигаретного дыма и подбодрил меня взглядом.

— Ты думаешь? — спросил я с сомнением.

— Абсолютно! — Тристан кивнул. — Позвонила тебе Хелен сейчас или не позвонила?

— Да. И совсем неожиданно. С тех пор как я пригласил ее в кино, мы с ней не виделись. Ведь начался окот. И вдруг она приглашает меня на чай в воскресенье!

— Очень хороший признак, — сказал Тристан. — Но только не воображай, будто все уже в полном порядке и тебе больше не о чем беспокоиться. Ты знаешь, что кроме тебя есть и другие?

— А, черт! Ну, конечно, я просто один из многих.

— Ну не совсем. Однако Хелен Олдерсон настоящая жемчужина. Не просто красотка, а... м-м-м... прелесть. Есть в ней что-то такое...

— Да знаю, знаю! Конечно, от женихов у нее отбоя нет. Вот Ричард Эдмундсон — я слышал, у него большие шансы.

— Верно, — отозвался Тристан. — Сын старого друга семьи, богатого фермера. Денег у них куры не клюют. Насколько мне известно, папаша очень не прочь увидеть Ричарда своим зятем.

Я засунул руки в карманы.

— Его можно понять. Это ведь не то, что оборванец-ветеринар, у которого еще на губах молоко не обсохло.

— Не вешай нос на квинту, старина. Ты ведь кое-чего уже добился.

— Что есть, то есть, — ответил я с суховатой улыбкой. — Два раза пригласил ее — на танцы после ужина, которых не было, и в кино, где показали не тот фильм. Первый раз сплошной минус, да и второй немногим лучше. Ну не везет мне, хоть ты тресни. Каждый раз что-нибудь да не так. Вот и пригласила она меня наверняка из вежливости. Так сказать, любезность за любезность.

— Чушь! — Тристан со смехом похлопал меня по плечу. — Теперь все пойдет как по маслу. Вот увидишь, на этот раз обойдется без подвохов!

И когда под вечер в воскресенье я вылез из машины, чтобы открыть ворота Хестон-Грейнджа, все действительно выглядело многообещающе. Проселок за воротами петлял по лугам, уводя к дому Хелен, дремавшему в солнечном свете у речной излучины. На фоне сурового холма старое здание из серого камня выглядело приютом мира и спокойствия.

На мгновение я оперся на створку ворот, вдыхая душистый воздух. За последнюю неделю погода переменилась: резкие холодные ветры улеглись, под ласковым солнцем все зазеленело, и прогревшаяся земля заблагоухала. На нижних склонах холма в тени сосняка в тусклой бронзе сухого папоротника нежными облачками голубели колокольчики, и легкий ветерок доносил до меня их аромат.

Я покатил по проселку мимо коров, смаковавших молоденькую травку после долгой зимы в коровнике, и когда поднялся на крыльцо, на душе у меня было удивительно хорошо. Дверь открыла младшая сестра Хелен, и только когда я ступил на каменный пол большой кухни, меня укололо дурное предчувствие. Возможно, потому, что все там было совсем как в прошлый, катастрофический раз. У очага сидел мистер Олдерсон, точно так же погруженный в газету, а над его головой писанные маслом коровы на большом полотне точно так же стояли по колено в пронзительно голубом озере под сенью фантастического нагромождения горных пиков. На выбеленной стене часы тикали все с той же неумолимостью.

Отец Хелен взглянул на меня поверх очков совершенно так же, как в прошлый раз.

— Здравствуйте, молодой человек. Входите и садитесь.

Я опустился в кресло напротив, он несколько секунд с недоумением смотрел на меня, потом пробормотал что-то вроде: «А денек нынче получше», и его глаза скосились на страницу у него в руках. Наклонив голову, он погрузился в чтение, оставив меня при твердом убеждении, что он понятия не имеет, кто я такой.

Тут мне стало ясно, что одно дело — приезжать на ферму в качестве ветеринара и совсем другое — приезжать туда в качестве гостя. Сколько раз я мыл руки в теплой кухне, предварительно сняв на крыльце грязные резиновые сапоги, и непринужденно разговаривал с фермершей о заболевшей корове. А сейчас я в лучшем своем костюме напряженно сидел напротив старика, за чьей дочерью ухаживал. Да, это совсем другое!

Мне стало чуть легче, когда в кухню вошла Хелен с пирогом и водрузила его на стол. Что было не так-то просто, ибо там уже царила невероятная теснота: пирожки с ветчиной и яйцами соседствовали с белейшими лепешками, маринованный язык льнул к миске с салатом, аппетитнейшие кремовые корзиночки оспаривали место у колбасного рулета, бутербродов с помидорами и воздушных бисквитов. В центре на расчищенной полянке красовался домашний торт со взбитыми сливками. Йоркширский чайный стол во всей красе.

Хелен повернулась ко мне.

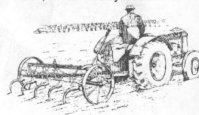

— Здравствуйте, Джим! Рада вас видеть... Вы совсем исчезли,— она улыбнулась своей неторопливой дружеской улыбкой.

— Здравствуйте, Хелен! Вы же знаете, что такое окот. Надеюсь, теперь станет полегче.

— Было бы хорошо. Работа — работой, но и передохнуть необходимо. Ну садитесь же к столу, выпейте чаю. Есть хотите?

— Сейчас — ужасно,— сказал я, обводя взглядом бесчисленные яства. Хелен засмеялась.

— Так садитесь! Папа, да оторвись же от своей газеты! Мы хотели принять вас в столовой, Джим, но папа не согласен пить чай нигде, кроме кухни.

Я сел за стол вместе с Хелен, Томми и Мери (ее младшим братом и сестренкой) и тетей Люси, овдовевшей сестрой мистера Олдерсона, недавно поселившейся у них. Мистер Олдерсон, постанывая, выбрался из своего уютного уголка, плюхнулся на деревянное кресло с высокой спинкой и принялся флегматично нарезать язык.

Приняв нагруженную тарелку, я почувствовал себя очень неловко. Гостеприимные обитатели холмов часто приглашали меня перекусить, когда я приезжал по вызову, и я успел убедиться, что застольные светские разговоры там не приняты. По старомодному обычаю есть полагалось в полном молчании, а затем снова браться за работу. Но, может быть, тут это правило не применимо? Ведь это же все-таки воскресный чай... Я обвел взглядом стол, выжидая, чтобы кто-нибудь что-нибудь сказал. Молчание прервала Хелен:

— С тех пор как мы видели Джима в последний раз, у него было много работы с овцами.

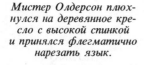

Мистер Олдерсон плюхнулся на деревянное кресло с высокой спинкой и принялся флегматично нарезать язык.

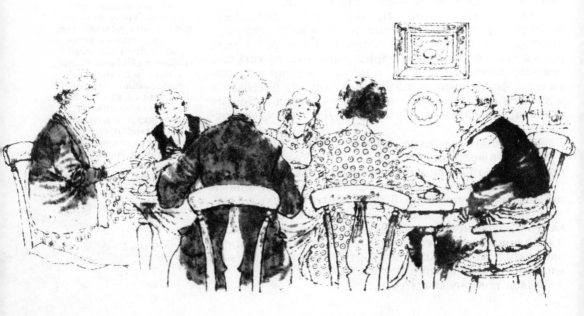

— Ах так? — тетя Люси наклонила голову набок и улыбнулась. Она была маленькой женщиной с птичьими движениями, очень похожая на брата. Мне показалось, что она посмотрела на меня одобрительно. Дети глядели на меня во все глаза, и губы у них подергивались. В предыдущий раз они нашли меня очень смешным и, видимо, остались при прежнем мнении. Мистер Олдерсон посолил редиску, положил в рот и невозмутимо захрустел ею.

— Джим, а у вас было много случаев с болезнью ягнят-близнецов? — спросила Хелен, делая второй заход.

— Порядочно! — ответил я бодро. — А вот с лечением не все шло гладко. В этом году я попробовал давать маткам глюкозу, и вроде бы помогало.

Мистер Олдерсон кончил хрустеть редиской.

— Никакого толку от глюкозы нет, — буркнул он. — Я ее пробовал. Никакого толку от нее нет.

— Неужели? — сказал я. — Но это же очень интересно. Да... э... совершенно верно.

Я старательно занялся салатом, собираясь с духом для следующего вклада в общую беседу.

— В этом году внезапно погибало немало ягнят, — объявил я. — Видимо, от размягченной почки.

— Только подумать! — сказала тетя Люси, ободряюще мне улыбаясь.

— Да, — продолжал я увереннее. — Еще хорошо, что теперь у нас есть от нее вакцина.

— Вакцины — это просто чудо, — внесла свою лепту Хелен. — Вскоре вы будете предупреждать все болезни овец.

Разговор становился все оживленнее.

Мистер Олдерсон покончил с языком и отодвинул тарелку.

— Никакого толку от вакцины нет. А внезапно они погибали от волосяного шара в желудке. И ни от какой ни от почки.

— А, от волосяного шара? Да-да, от волосяного шара.

Я прикусил язык и решил сосредоточиться на еде.

А она того стоила. Поглощая одну вкуснятину за другой, я преисполнялся изумления при мысли, что, вероятно, все было приготовлено Хелен. Когда же мои зубы погрузились в несравненную ватрушку, я в полной мере оценил всю меру подобного чуда: такая привлекательная девушка — и такая искусница!

Я посмотрел на нее. Она была высокой и совершенно не походила на своего щуплого отца. Вероятно, она пошла в мать. Миссис Олдерсон давно умерла... Может быть, и у нее была такая же милая дружеская улыбка, такие же ласковые синие глаза, такие же пышные темно-каштановые волосы.

Томми и Мери дружно фыркнули — им очень понравилось, как я уставился на их сестру.

147

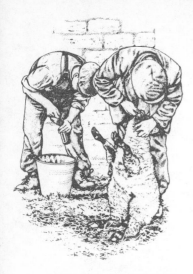

ЯГНЕНОК ПРИНИМАЕТ ЛЕКАРСТВО
Чтобы ягненок обязательно проглотил дозу глистогонного лекарства, пастух задирал его нижнюю челюсть, выпрямляя шею, потом всовывал в угол рта небольшую мерную бутылку и выливал ее содержимое прямо в глотку. Когда надо было обработать все стадо, работу облегчал помощник, наполнявший бутылки.

— Ведите себя прилично! — одернула их тетя Люси. — И вообще уходите. Мы с Хелен будем убирать со стола.

Они начали уносить посуду в посудомойную за кухней, а мистер Олдерсон и я вернулись в кресла у очага. Старичок рассеянно пригласил меня:

— Так вы.... садитесь.... э... молодой человек.

Из посудомойной донесся стук тарелок и чашек. Мы были в кухне совсем одни. Рука мистера Олдерсона потянулась было к газете, но он отдернул ее, затравленно посмотрел в мою сторону и принялся барабанить пальцами по ручке кресла, легонько насвистывая.

Я отчаянно отыскивал хоть какую-нибудь тему для разговора, но в голову ничего не шло. Гулко тикали часы. Лоб у меня покрылся потом, но тут мистер Олдерсон откашлялся:

— В понедельник цена на свиней стояла высокая, — сообщил он.

— Неужели? Очень хорошо, ну просто замечательно.

Мистер Олдерсон кивнул, устремил взгляд куда-то за мое левое плечо и снова забарабанил. Опять над нами сомкнулась тягостная тишина, и тиканье казалось ударами тяжкого молота. Казалось, прошли годы. Мистер Олдерсон заерзал на сиденье и кашлянул. Я с надеждой поглядел на него.

— А вот на рогатый скот цена упала, — возвестил он.

— Какая жалость! Скверно, скверно, — залепетал я. — Но ведь так оно всегда бывает, а?

Отец Хелен пожал плечами, и мы вновь погрузились в молчание. Я утратил всякую надежду вынырнуть из него: у меня в голове была полная пустота, а, судя по растерянному виду собеседника, он сказал свое последнее слово. Откинувшись на спинку, я принялся изучать развешанные на крючьях под потолком окорока и копченые свиные бока, затем мой взгляд прошелся по ряду тарелок на большом дубовом буфете и добрался до красочного календаря (подарка фирмы, торгующей брикетами из жмыха), который свисал с гвоздя в стене напротив. Затем я рискнул и покосился на мистера Олдерсона, но он выбрал именно эту секунду, чтобы покоситься на меня. Мы оба поспешно отвели глаза в сторону, а у меня по коже забегали мурашки.

Переменив позу и вытянув шею, я сумел увидеть тот угол кухни, где стояло старомодное бюро с вращающейся крышкой, увенчанное фотографией мистера Олдерсона времен войны — он был в форме йоркширского ополченца и выглядел очень суровым. Я перевел взгляд на стену за бюро, но тут в кухню быстро вошла Хелен.

— Папа, — сказала она, — прибежал Стэн. Он говорит, у одной коровы судороги.

Ее отец вскочил на ноги с видимым облегчением.

148

По-моему, он только обрадовался, что с одной из его коров что-то приключилось, да и я, торопливо шагая следом за ним, чувствовал себя узником, выпущенным из темницы.

Стэн, скотник, стоял во дворе.

— Она на том краю луга, хозяин,— сказал он.— Я пошел пригнать их на дойку, а она, гляжу, ноги задрала.

Мистер Олдерсон вопросительно посмотрел на меня. Я кивнул и открыл дверцу машины.

— У меня все нужное с собой,— сказал я.— Поехали.

Мы все трое влезли в машину, и я погнал ее туда, где у стенки виднелась распростертая на земле корова. На каждой кочке и выбоинке бутылки и инструменты позвякивали и полязгивали.

Обычная работа для ветеринара в начале лета: неотложный вызов к корове, у которой через неделю-другую после того, как ее выпустили на пастбище, вдруг начинались судороги. Научное название этого заболевания — пастбищная тетания, или гипомагнемия. Последнее означает, что причина заключается в понижении уровня магния в крови. Очень опасное состояние, часто завершающееся гибелью животного, но, к счастью, в большинстве случаев исцеляемое инъекцией магния.

Несмотря на серьезность положения, я про себя возликовал: во-первых, невыносимое сидение на кухне кончилось, а, во-вторых, мне предоставился случай показать, что и я на что-то гожусь. Между отцом Хелен и мной словно стена стояла, но, может быть, когда я сделаю его издыхающей корове магический укол и она тотчас поднимется на ноги и как ни в чем не бывало направится к своим товаркам, он взглянет на меня более благосклонно. А столь эффектные исцеления не такая уж редкость.

— Еще, кажись, жива,— сказал Стэн, перекрикивая натужный рев мотора,— вон ногами дергает.

Он не ошибся, но, когда я затормозил и выпрыгнул на траву, у меня мучительно сжалось сердце. Слишком уж сильно дергались эти ноги.

Такие конвульсии часто завершались летальным исходом. Распростертая на боку корова отчаянно болтала в воздухе всеми четырьмя ногами. Голова закинута, глаза выпучены, на губах пузырится пена. Пока я поспешно свинчивал крышку с бутылки раствора сульфата магния, корова замерла, по ее телу пробежала судорога, ноги словно окостенели, глаза зажмурились. Потом она расслабилась и несколько секунд лежала в пугающей неподвижности, после чего ее ноги вновь задергались.

У меня пересохло во рту. Скверный случай. Нагрузка на сердце во время судорог была чудовищной, и каждая могла оказаться последней.

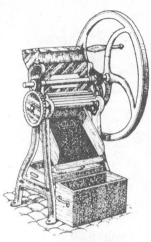

ДРОБИЛКА
ДЛЯ БРИКЕТОВ
В 30-х годах в сарае можно было видеть дробилку, вращаемую вручную. Из бункера жмых в брикетах попадал в вальцы, обычно зубчатые, и крошился для добавления к корму или перетирался в порошок для удобрения почвы. Тонкие твердые брикеты, в которые спрессовывается жмых льняного и капустного семени после отжима масла, служат прекрасным удобрением, а также высококалорийной добавкой к корму для крупного рогатого скота и овец.

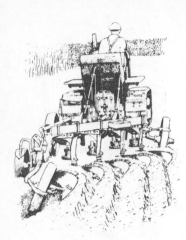

ГУСЕНИЧНЫЙ ТРАКТОР
Когда засеянное травами поле готовилось под зерновые, вспашка требовалась мелкая, и трактор легко вел сразу пять борозд. Этот трактор, работавший в Фарндейле в 1939 году, был на гусеничном ходу. До этого тракторные колеса были железными, рихтованными или с шипами для лучшего сцепления. Тракторы на резиновых шинах тогда только еще появлялись в Великобритании.

Я скорчился у ее бока и нацелил было иглу на молочную вену. Обычно я вводил препарат прямо в кровь, чтобы добиться быстрейшего эффекта, но тут заколебался. Любое воздействие на сердечную деятельность могло убить эту корову. Нет, лучше не рисковать — изогнувшись, я ввел иглу под кожу на шее.

Жидкость поступала в подкожные ткани: под пепельно-желтой шерстью вздувался бугор, — и тут корову вновь сковала судорога. Несколько невыносимых секунд ее ноги словно мучительно тянулись к чему-то, глаза исчезли под плотно зажмуренными веками. Я беспомощно смотрел на нее, а мое сердце оглушительно стучало, но вот она расслабилась и шевельнула ногами. Но они уже не дергались, а только подрагивали — все слабее, слабее... Глаза медленно открылись и уставились в никуда.

Я нагнулся и тронул пальцем роговицу: никакой реакции.

Фермер и скотник молча смотрели на меня. Корова вздрогнула и замерла.

— Боюсь, все кончено, мистер Олдерсон, — пробормотал я.

Он кивнул, переводя взгляд с изящных неподвижных ног на красивый темно-пепельный бок, на большое тугое вымя, которое уже никогда не будет давать молока.

— Мне очень жаль, — сказал я. — Но, очевидно, сердце у нее не выдержало, прежде чем магний успел подействовать.

— Черт-те что! — буркнул Стэн. — Другой такой удойной коровы поискать.

Мистер Олдерсон неторопливо зашагал к машине.

— Что же, и не такое случается, — произнес он негромко.

Мы поехали по лугу к дому.

Посуда была домыта, и вся семья собралась в гостиной. Некоторое время я посидел с ними, испытывая только одно желание — поскорее очутиться где-нибудь еще.

Отец Хелен и раньше был немногословен, но теперь он уныло понурился в кресле и никакого участия в разговоре не принимал. Меня грызло подозрение, что в смерти коровы он винит меня. Да и что там говорить: ветеринар подходит к ней, быстренько делает ей укол, и она тут же издыхает. Конечно, я ни в чем не был виноват, но выглядело все это не слишком хорошо.

Внезапно я поднялся.

— Благодарю вас за чай и очень приятный вечер, — сказал я. — Но, к сожалению, мне пора. Сегодня мое ночное дежурство.

Хелен пошла проводить меня до дверей.

— Была рада повидать вас, Джим... — Она помолчала и тревожно посмотрела на меня. — Ну не расстраивайтесь так из-за этой коровы! Жалко ее, конечно, но вы тут ни при чем. Ей ведь уже нельзя было помочь, правда?

— Спасибо, Хелен, Вы правы, но ведь для вашего отца это тяжелый удар.

Она пожала плечами и улыбнулась своей доброй улыбкой. Хелен всегда была на редкость доброй.

Проезжая через пастбище к воротам фермы, я увидел труп моей недавней пациентки. В золотом закатном свете другие коровы с недоумением его обнюхивали. А скоро подъедет живодер со своим фургоном... Мрачный эпилог к неудаче любого ветеринара.

Я закрыл за собой ворота и оглянулся на Хестон-Грейндж. Как я верил, что уж на этот раз никакие неприятные сюрпризы меня не ждут! И вот, пожалуйста.

Просто заклятие какое-то!

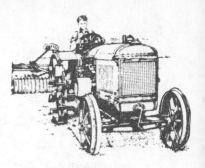

3

Дегустация вин мистера Крампа

Его называли «понедельниковой хворью» — этот невообразимый отек задних ног упряжной лошади, простоявшей в конюшне субботу и воскресенье. Внезапное прекращение обычной нагрузки и неподвижность вызывали резкий лимфостаз и отек, который в первый рабочий день недели не одного фермера ставил в безвыходное положение.

Но был вечер среды, и могучий мерин мистера Крампа заметно поздоровел.

— Ну, эта нога уже наполовину тоньше, чем была, — сказал я, проводя ладонью по внутренней стороне пута, ощущая вдавленности, которые мои пальцы оставили на еще не рассосавшемся отеке. — Вижу, вы тут потрудились!

— Делал, как вы сказали, — ответил мистер Крамп с обычной лаконичностью. Но я знал, что он несколько часов клал припарки на ногу, массировал ее и заставлял лошадь ходить, как я посоветовал ему в понедельник, когда ввел ей адреналин.

Я начал наполнять шприц для вторичной инъекции.

— Рожь вы ему не даете?

— Нет. Только отруби.

— И отлично. Думаю, еще день-другой и все пройдет, если вы будете продолжать лечение.

Фермер только крякнул, а его багровое лицо сохранило обычное, чуть удивленное выражение, словно мои слова его вовсе не обрадовали. Но я знал, что он доволен. Мерин был его любимцем, и в понедельник он не сумел скрыть, как тревожился и как принимал к сердцу страдания и испуг животного.

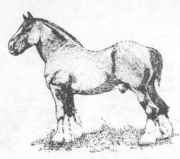

Я вошел в дом, чтобы вымыть руки, и мистер Крамп проводил меня на кухню, грузно шагая впереди. С медлительностью, свойственной крупным людям, он подал мне мыло и полотенце, отступил немного и молча смотрел, как я наклоняюсь над неглубокой, но длинной керамической раковиной коричневого цвета.

Я кончал вытирать руки, когда он кашлянул и спросил робко:

— Может, попробуете моего винца?

Не успел я ответить, как из комнат вышла миссис Крамп, хлопотливо надевая шляпу. За ней появились сын и дочка лет четырнадцати-пятнадцати, тоже одетые для улицы.

— Альберт, ты опять! — сердито сказала фермерша. — Не хочет мистер Хэрриот пробовать твое вино. Довольно, кажется, пичкать им всех и каждого!

Мальчик ухмыльнулся.

— У папаши это пунктик. Все время высматривает новую жертву!

Его сестра присоединилась к общему смеху, и мне стало неловко при мысли, что мистер Крамп у себя дома лишний.

— Мы идем в клуб на школьный спектакль, — энергично заявила его супруга. — И уже опаздываем, так что всего хорошего!

Она быстро удалилась в сопровождении детей, и грузный мистер Крамп смущенно уставился им вслед.

Руки я кончил вытирать в полном молчании, но зато спросил:

— Ну а как насчет обещанного?

Он нерешительно посмотрел на меня, и лицо его приняло еще более удивленное выражение.

— А вы... вы, правда, хотели бы попробовать?

— С большим удовольствием. Я еще не ужинал, и посошок на дорожку будет не лишним.

— Так я сейчас!

Он скрылся за дверью кладовой в глубине кухни и тотчас вернулся с бутылкой янтарной жидкости и рюмками.

— Это мое ревенное, — сказал он, наливая щедрой рукой.

Я осторожно попробовал, сделал глоток побольше и охнул, словно проглотил жидкий огонь.

— Крепкая штука! — сказал я, переводя дух. — Но вкус очень приятный. Да, очень.

Под одобрительным взглядом мистера Крампа я отпил еще.

— В самый раз, — сказал он. — Выдерживалось почти два года.

Я допил рюмку. Вино уже не прокладывало огненной дорожки до желудка, но словно плескалось в пустоте о его стенки, а ноги вьюнком оплетала приятная теплота.

— Прелесть, — сказал я. — Чудо!

Фермер даже плечи расправил. Он снова наполнил рюмки и с восторженным вниманием следил, как я пью. Когда рюмки опустели, он вскочил на ноги.

— А теперь я вас угощу кое-чем другим! — Он легкой рысцой направился в кладовую и вернулся с другой бутылкой — на этот раз с бесцветным содержимым.

— Бузинное,— объяснил он, слегка отдуваясь.

Я попробовал и был поражен тонким букетом: на языке у меня словно танцевали сверкающие пузырьки.

— Просто потрясающе! Настоящее шампанское. Нет, у вас талант! Я даже не представлял себе, что домашнее вино может быть таким вкусным.

Мистер Крамп секунду смотрел на меня молча, и вдруг уголок его рта задергался, и все лицо осветилось неожиданной застенчивой улыбкой.

— От вас первого я такое слышу. А то можно подумать, что я людей травлю, когда предлагаю им своего винца. Так и воротят нос, а виски и пиво пьют и не морщатся.

— Ну им же хуже, мистер Крамп! — я смотрел, как он вновь наполняет мою рюмку.— Ни за что бы не поверил, что такую прелесть можно делать дома самому.— Я посмаковал глоток бузинного.— Нет, правда, не хуже шампанского...

Я еще не допил и половины, как мистер Крамп вновь зарысил в кладовую, откуда тотчас донеслось позвякивание. Он появился с бутылкой, полной чем-то кроваво-красным.

— Ну-ка, попробуйте! — пропыхтел он.

Я уже ощущал себя заправским дегустатором и первую капельку покатал на языке, слегка прищурившись.

— Н-да... гм... а-а! Просто марочный портвейн, но и еще что-то. Особенное послевкусие. И что-то знакомое... Это же...

— Ежевика! — торжествующе провозгласил мистер Крамп.— На славу удалось. В позапрошлую осень я его делал. Ежевичный был год.

Откинувшись, я отхлебнул бархатное темное вино. Оно ласкало рот, согревало и прятало в себе еле уловимый намек на вяжущий вкус ягод. Перед моими глазами словно повисали тяжелые гроздья, глянцевито-черные, поблескивающие в лучах осеннего солнца. Эта идиллическая картина соответствовала моему настроению, которое с каждой минутой становилось все великолепнее. Мой взгляд с благодушным одобрением скользил по деревенской кухне, уютной без претензий, по свисающим с крючьев окорокам и кускам копченой грудинки, по лицу моего гостеприимного хозяина, не спускающего с меня жадных глаз. Только сейчас я заметил, что он так и не снял кепку.

— А знаете,— произнес я, поднимая рюмку и изучая на свет ее рубиновое содержимое,— я просто не могу решить, какое из ваших вин мне нравится больше.

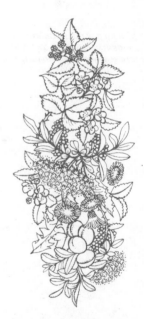

ВИНО ИЗ ЦВЕТКОВ БУЗИНЫ
Винам из цветочных лепестков для созревания требуется шесть месяцев, а потому на деревенских кухнях в июне изготавливалось бузинное вино, чтобы было чем встретить гостей на Рождество.

153

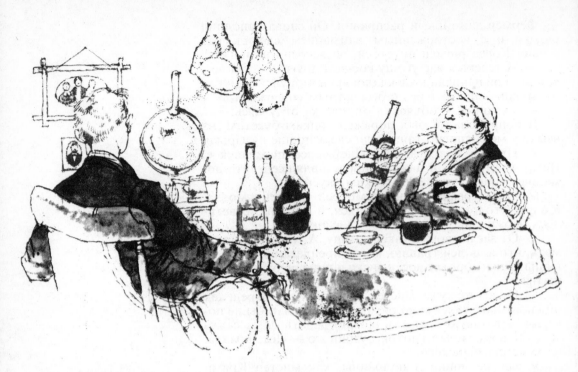

Мистер Крамп откинул голову, радостно хохотнул и тут же снова наполнил рюмки.

Они все одинаково превосходны и при этом совсем не похожи одно на другое.

Мистер Крамп тоже расслабился. Он откинул голову, радостно хохотнул и тут же снова наполнил рюмки.

— Это еще что! У меня там десятки бутылок, и все разные. Вы еще попробуйте.

Он побрел в кладовую и вернулся с целой охапкой бутылок всех размеров и цветов.

«Какой обаятельный человек,— подумал я.— И как же я в нем ошибался! Так легко было счесть его бесчувственным тупицей, а теперь его лицо просто светится дружелюбием, радушием, живым умом».

Забыв обычную неловкость и скованность, поглаживая принесенные бутылки, он быстро и горячо заговорил о винах и тонкостях их изготовления.

Блестя глазами, он увлеченно рассуждал о прихотях брожения и выпадения в осадок, о послевкусии и букете. Он, как знаток, сравнивал достоинства шамбертена и нюи-сент-жорж, монтраше и шабли. Энтузиазм заразителен, но фанатизм неотразим, и я сидел околдованный, а мистер Крамп ставил и ставил передо мной все новые образчики своих достижений, умело чередуя и смешивая их.

— А это вам как?

— Очень неплохо...

— Или чуть сладковато?

— Пожалуй...

— Верно! А вот если так?— Добавляются тщатель-

154

но отмеренные капли из безымянной бутылки.— Ну что скажете?

— Чудесно!

— А теперь вот это. Островато, а?

— Ну-у... Может быть...

Вновь в рюмку падают таинственные капли, и вновь тревожный вопрос:

— Так лучше?

— Идеально.

Сам он пил со мной — рюмка в рюмку. Мы отведали вина из пастернака и одуванчиков, из первоцвета и петрушки, клевера, крыжовника, свеклы и диких яблок. Как ни невероятно, но вино из турнепса оказалось настолько восхитительным, что я попросил вторую рюмку.

Мало-помалу все вокруг теряло темп, замедлялось. Время и вовсе остановилось, утратило смысл. Тот же процесс происходил и с мистером Крампом: наша речь, наши движения становились все размеренней, все неторопливее. В кладовую он теперь шествовал с некоторым трудом, иногда выбирая сильно извилистый путь, а один раз оттуда донесся оглушительный грохот — я даже испугался, что он шлепнулся среди своих бутылок, а они рухнули на него. Но я не встал и не пошел посмотреть, что случилось, и некоторое время спустя он вновь присоединился ко мне, словно бы целый и невредимый.

Было около девяти часов, когда в наружную дверь легонько постучали. Но я ничего не сказал, потому что не хотел перебивать мистера Крампа.

— Эт-та,— говорил он, нагибаясь ко мне и постукивая указательным пальцем по пузатой бутылке,— этта почище мозельвейна, вот так. Прошлогоднее, и буду вам весьма обязан, коли вы скажете, как оно вам.

Он нагнулся над самой рюмкой и заморгал, но налил ее.

— Ну и... как же оно? Так — или не так?

Я глотнул и помолчал. К этому времени всякая разница во вкусе успела исчезнуть. А к тому же мозельвейна я не пил ни разу в жизни. Тем не менее я утвердительно кивнул в ответ и торжественно икнул.

Мистер Крамп дружески опустил ладонь мне на плечо и собрался сказать еще что-то, но тут и он расслышал стук. Не без труда поднявшись и добредя до двери, он открыл ее. На пороге стоял какой-то паренек.

— У нас корова телится,— расслышал я его сбивчивые слова.— Мы позвонили к ним, а они сказали, что он, может, еще тут.

Мистер Крамп обернулся ко мне.

— Это Бамфорды. До их фермы всего миля.

— Хорошо! — Я поднялся на ноги, но сразу уцепился за край стола, потому что кухня вихрем закружилась вокруг меня. Потом остановилась, но тут же выяснилось, что мистер Крамп венчает собой довольно

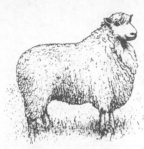

ЛЕСТЕРСКАЯ ОВЦА
Эту крупную флегматичную породу вывел в XVIII веке Роберт Бейкуэлл для сочных лугов Лестершира, однако к XX веку она пользовалась популярностью в йоркширских холмах более чем где-либо. Теперь эти овцы большая редкость. Они безроги, с белыми мордами и ногами. Их часто называют лестерширскими длинношерстными, подчеркивая главное достоинство породы — пышное высококачественное руно. Шерсть закручена в крутые сосульки, и состриженное руно одной овцы весит около 6 кг.

крутой подъем. Когда я вошел в кухню, пол вроде был вполне горизонтальным, но сейчас мне приходилось взбираться под углом чуть ли не в сорок пять градусов.

Когда я добрался до двери, мистер Крамп мрачно вглядывался в темноту.

— Льет,— сказал он.— Как из ведра.

Я увидел струи темной воды, равномерно хлещущие по булыжному двору. Впрочем, до моей машины было несколько шагов, и я перешагнул порог, но тут мистер Крамп схватил меня за плечо.

— Минутку. Так я вас не отпущу! — Он укоризненно поднял палец, отошел к комоду, извлек из ящика твидовую кепку и почтительно вручил ее мне.

Я в любую погоду ходил с непокрытой головой, но такая заботливость глубоко меня тронула, и я молча потряс руку мистера Крампа. Естественно, что человек, который не снимал кепки даже у себя в кухне, не мог не ужаснуться при мысли, что кто-то выйдет под дождь без головного убора.

Кепка, которую я на себя нахлобучил, была огромной — эдакий широченный блин, способный, решил я, предохранить от любого ливня не только мои волосы, но и плечи, и даже ноги.

С мистером Крампом я простился с величайшей неохотой, и все время, пока я устраивался на сиденье поудобнее и вспоминал, как включается первая скорость, его грузная фигура темным силуэтом вырисовывалась в освещенном прямоугольнике кухонной двери. Он ласково махал мне рукой, и, наконец, тронув машину с места, я пришел к убеждению, что в этот вечер родилась чудесная вечная дружба.

Я с черепашьей скоростью полз по узкой темной дороге, почти утыкаясь носом в стекло, и мной все больше овладевали странные незнакомые ощущения. Губы слипались, язык приставал к нёбу, словно я пил не вино, а жидкий клей, дыхание свистело в ноздрях, как ветер в дверной щели, глаза же упорно косили в разные стороны. К счастью, мне встретилась только одна машина, ввергнувшая меня в полное недоумение: пока она приближалась, я успел заметить, что фар у нее почему-то четыре пары, причем они то соединялись в одну, то снова расчетверялись.

Во дворе бамфордовской фермы я вылез из машины, кивнул кучке теней, стоявших там, ощупью извлек из багажника бутылку дезинфицирующей жидкости и веревочные петли, а затем решительным шагом направился в коровник. Кто-то поднял керосиновый фонарь над коровой, которая лежала в стойле на толстой подстилке из соломы и тужилась. Я увидел копытце, потом корова поднатужилась еще больше, на мгновение показалась мордочка, но тотчас исчезла, едва корова расслабилась.

Где-то в самых недрах моего затемненного сознания абсолютно трезвый ветеринар пробормотал: «Одностороннее сгибание передней конечности, а корова крупная, места предостаточно — пустяки!». Я обернулся и в первый раз посмотрел прямо на Бамфордов. Я еще не был с ними знаком, но сразу определил, что это за люди: простые, добрые, всегда старающиеся показать себя с наилучшей стороны. Двое пожилых мужчин, видимо братья, и двое парней, наверное сыновья того или другого. Все четверо выжидательно смотрели на меня в смутном свете, чуть приоткрыв губы, словно готовясь при малейшем предлоге весело ухмыльнуться или захохотать.

Я расправил плечи, набрал воздуху в грудь и громким голосом объявил:

— Будьте добры, принесите ведро горячей воды, мыло и полотенце.

То есть я собирался сказать именно это, но почему-то произнес свою просьбу на каком-то неведомом наречии, возможно африканском. Бамфорды насторожились, готовые исполнить любое мое распоряжение, но лица их выразили лишь полное недоумение. Я откашлялся, сглотнул, выждал несколько секунд и сделал новую попытку. Но опять по коровнику разнеслись какие-то нечленораздельные выкрики.

Положение складывалось трудное. Объясниться с этими людьми было необходимо, тем более что они меня не знали и ждали каких-то действий. Вероятно, фигуру я собой являл весьма загадочную — прямая спина, торжественная осанка и надо всем господствует необъятная кепка. И тут сквозь туман у меня в голове прорвалось озарение: моя ошибка заключалась в излишней самоуверенности. Чем больше я буду повышать голос, тем меньше будет толку. И я попробовал перейти на нежнейший шепот:

— Вы не принесете мне ведро горячей воды, мыло и полотенце?

Без сучка и без задоринки! Хотя старший мистер Бамфорд сразу меня не расслышал. Он подошел поближе, приставил ладонь к уху и впился взглядом мне в губы. Потом радостно закивал, пошел на цыпочках к одному из своих сыновей, точно канатоходец, и что-то прошептал ему на ухо. Молодой человек повернулся, крадучись выскользнул из коровника, тщательно прикрыв за собой дверь. Вернулся он через минуту, изящно ступая тяжелыми сапогами по булыжнику, и бережно поставил передо мной ведро.

Я ухитрился снять пиджак, галстук и рубашку без каких-либо происшествий. Бамфорды забрали их у меня в полном безмолвии и повесили на гвозди с чинной торжественностью, словно в церкви. Я решил, что держусь прекрасно, но, когда начал намыливать руки, мыло повело себя как-то странно: оно прыгало с моего локтя на пол, ускользало в сток, уносилось в самые темные углы, а Бамфорды бросались в погоню. Когда

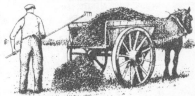

157

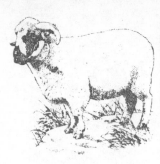

же я начал мылиться выше локтей, дело пошло еще хуже. Мыло повадилось прыгать через мои плечи, точно белка, и то отлетало от стены, то соскальзывало на пол по спине. Бамфорды не могли предугадать, куда оно прыгнет в очередной раз, и окружили меня, пригнувшись и подняв ладони, чтобы перехватить его на лету.

В конце концов я завершил эту процедуру и готов был приступить к делу, но корова встать не пожелала, и я волей-неволей растянулся ничком на булыжнике позади нее. Едва я лег, как на уши мне сползла кепка. Видимо, я снова надел ее, после того как снял рубашку, только вот зачем?

Я осторожно ввел руку и продвинул ее вдоль шеи теленка, надеясь, что нога согнута в первом или хотя бы во втором суставе. Но меня ждало разочарование: она уходила назад от плеча, плотно прижатая к боку теленка. А впрочем — что тут такого? Просто придется забраться рукой поглубже.

Главное же — теленок был жив! Мое лицо почти упиралось в корову, и каждые несколько секунд передо мной крупным планом возникал его нос, и я с радостью видел, как трепещут ноздри, втягивая наружный воздух. Вот выправлю эту ногу — и все будет в полном порядке.

Беда была только в том, что корова, когда я засунул руку поглубже, поднатужилась, мою руку прижало к тазовым костям, и я несколько секунд буквально извивался от боли, пока давление не ослабело. Это повторялось снова и снова, моя кепка каждый раз падала на пол, и заботливые руки тотчас водворяли ее на прежнее место.

Но вот мои пальцы сомкнулись на копытце — ура, можно будет обойтись без веревок! — и я принялся разгибать ногу. Однако времени это заняло больше, чем я рассчитывал, и мне показалось, что теленок начал терять терпение: когда очередная потуга выдвигала его мордочку наружу, мы смотрели друг другу прямо в глаза, и взгляд его говорил яснее всяких слов: «Ну сколько еще можно копаться!».

Затем нога поддалась и почти мгновенно заняла нормальное положение.

— Беритесь за ножки, — шепнул я Бамфордам, и, еле слышно посовещавшись, они заняли нужную позицию. Еще секунда — и на булыжнике уже трясла головой и с шумом выдувала из ноздрей околоплодную жидкость прекрасная телочка.

Шипящим шепотом я указывал, что надо делать дальше, и Бамфорды послушно растерли ее пучками соломы, а затем положили у морды матери, чтобы той удобнее было ее облизать.

Так счастливо завершился один из самых благопристойных отелов, при котором требовалась моя помощь. Никто ни разу не повысил голоса, все двигались только на цыпочках. Пока я одевался, вокруг стояла тишина, точно в храме. Затем я направился к машине, последним пианиссимо пожелал всем спокойной ночи и уехал, а Бамфорды беззвучно помахали мне на прощание.

Сказать, что утром я проснулся с дурной головой,— значит, не дать ни малейшего представления о полном крахе моего организма и столь же полном распаде моей личности. Только тот, кому довелось за один присест выпить две-три кварты разнообразных домашних вин, способен вообразить эту чудовищную тошноту, это адское пламя, пожирающее внутренности, эти раздраженные нервы, мучительно отзывающиеся на малейший звук, это черное отчаяние в душе.

Тристан заметил, как я лил в ванной холодную воду себе на язык, и, движимый интуицией, заставил меня проглотить сырое яйцо, пару таблеток аспирина и глоток коньяку. Все это, когда я спускался вниз, давило мне желудок холодным комом.

— Что у вас с ногами, Джеймс? — осведомился за завтраком Зигфрид. (Мне показалось, что у меня над ухом взревел взбесившийся бык.) — Ступаете, словно по иголкам.

— Пустяки...— Какой смысл было объяснять ему, что я избегаю ставить пятку на ковер слишком резко, опасаясь, как бы от толчка глаза не выскочили из глазниц? — Вчера вечером я выпил у мистера Крампа несколько рюмок его домашнего вина и, по-видимому, расстроил себе желудок.

— Несколько рюмок! Вы неосторожны. Опаснейшая штука. Кого угодно уложат в лоск.— Он громыхнул чашкой о блюдце и принялся греметь ножом и вилкой, точно литаврами.— Ну, надеюсь, вы все-таки смогли побывать у Бамфордов?

— Теленка я извлек благополучно, но... немножко перебрал, чего греха таить.

Зигфрид не отказал мне в моральной поддержке.

— Черт побери, Джеймс, Бамфорды же методисты и очень строгие. Прекрасные люди, но заклятые враги горячительных напитков. Если они заметили, что вы пили, больше они вас к себе не позовут. Так заметили они или нет, как вам кажется?

— Может быть, и нет. Уверен, что нет...— Я закрыл глаза и содрогнулся, потому что Зигфрид отправил в рот кусок колбасы на жареном хлебе и принялся энергично жевать. Мне припомнились заботливые руки, водворявшие необъятную кепку мне на голову, и я испустил мысленный стон.

Нет, Бамфорды, конечно, заметили. Еще как заметили!

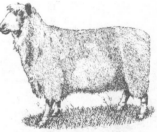

ОВЦА ТИСУОТЕРСКОЙ ПОРОДЫ

Эта, теперь уже редкая, порода была выведена в Тисдейле у северной границы Йоркшира. Тисуотеры безроги, белую или серую морду венчает мохнатая челка. Характеризует их прекрасное руно и плодовитость. Шерсть тонкая, очень длинная — в среднем 30-см длины — и чрезвычайно густая. Хотя тисуотеры не так уж велики, руно одной овцы весит 7 кг, тогда как с местных пород настригается в среднем 2 кг. Матки часто приносят тройни, однако лишние хлопоты, связанные с выкармливанием третьего ягненка (ведь у овцы всего два соска), вполне искупаются ценной шерстью, которую он даст.

4

Пример жестокости

Седовласый джентльмен с приятным лицом не походил на холерика, однако глядел на меня с яростью, а губы его подергивались от возмущения.

— Мистер Хэрриот,— сказал он,— я намерен подать на вас жалобу. Из-за вас моя собака терпит лишние страдания, и мириться с этим я не собираюсь.

— Страдания? Какие?

— Вы прекрасно знаете какие, мистер Хэрриот! Несколько дней назад я приводил ее к вам, и я имею в виду ваше лечение.

Я кивнул.

— Да, я помню... Но причем тут страдания?

— Так ведь бедный пес волочит ногу, и знающий человек объяснил мне, что это несомненный перелом и следует немедленно наложить гипс! — Старик свирепо выставил подбородок.

— Вы напрасно тревожитесь,— сказал я.— У вашей собаки паралич нерва, вызванный ударом по спине. Если вы будете терпеливо выполнять все мои указания, ей мало-помалу станет лучше. Собственно, я почти не сомневаюсь, что выздоровление будет полным.

— Но нога же болтается!

— Я знаю. Это типичный симптом, и неспециалисту вполне может показаться, будто нога сломана. Ведь боли ваш пес не испытывает?

— Нет... По его поведению этого не скажешь. Но она была так уверена! Непоколебимо.

— Она?

— Да. Эта дама удивительно хорошо понимает животных и зашла узнать, не может ли она помочь выхаживать моего пса. И принесла чудесные укрепляющие порошки.

— А! — Пронзительный луч света рассеял туман в моем мозгу. Все стало совершенно ясно.— Уж не миссис ли Донован?

— Э... да. Совершенно верно.

Миссис Донован была вездесуща. Что бы ни происходило в Дарроуби — свадьбы, похороны, распродажи,— в толпе зрителей обязательно стояла эта низенькая толстая старуха, и черные глаза-пуговки на смуглом лице бегали по сторонам, ничего не упуская. И обязательно рядом с ней на поводке ее терьер.

«Старуха» — это больше моя догадка. Она, казалось, не имела возраста, и, хотя жила в городе словно бы всегда, лет ей могло быть и семьдесят пять, и пятьдесят пять. Во всяком случае, ее энергии хватило бы на двух молодых женщин: ведь в неукротимом

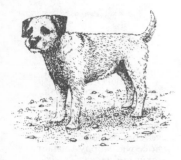

БОРДЕР-ТЕРЬЕР
Этот трудяга будничного вида — один из самых старых терьеров в графствах на стыке Англии и Шотландии. Окрас коричневатый или серый, шерсть грубая, придающая собаке неухоженный вид. Уши обвислые, а широкая короткая морда украшена щетинистыми усами. В свое время неутомимый охотник на лисиц, теперь бордер-терьер — верный, бойкий и ласковый товарищ своего хозяина.

желании быть в курсе всех городских событий она, несомненно, покрывала пешком огромные расстояния. Многие люди называли ее неутолимое любопытство не слишком лестными словами; но каковы бы ни были ее побуждения, она так или иначе соприкасалась со всеми сферами городской жизни. И одной из этих сфер была наша ветеринарная практика.

Ведь миссис Донован при широте своих интересов была и врачевательницей животных. Можно даже смело сказать, что эта деятельность занимала в ее жизни главное место.

Она могла прочесть целую лекцию о болезнях собак и кошек и располагала огромным арсеналом всяческих снадобий и зелий, особенно гордясь своими чудотворными укрепляющими порошками и жидким мылом, волшебно улучшающим шерсть. На больных животных у нее был просто особый нюх, и во время объездов я довольно часто обнаруживал следующую картину: над пациентом, к которому меня вызвали, низко наклоняется темное цыганское лицо миссис Донован — она кормит его студнем или пичкает каким-то целительным средством собственного изготовления.

Терпеть от нее мне приходилось больше, чем Зигфриду, потому что лечением мелких животных занимался в основном я. И миссис Донован отнюдь не способствовала осуществлению моей заветной цели — стать настоящим уважаемым специалистом именно в этой области. «Молодой мистер Хэрриот,— доверительно сообщала она моим клиентам,— коров там или лошадей пользует совсем неплохо, вот только про кошек и собак он ничегошеньки не знает».

Разумеется, они ей свято верили и во всем на нее полагались. Она обладала неотразимым мистическим обаянием самоучки, а к тому же — что в Дарроуби ценилось очень высоко — никогда не брала денег ни за советы, ни за лекарства, ни за долгие часы усердной возни с четвероногим страдальцем.

Старожилы рассказывали, что ее муж, батрак-ирландец, умер много лет назад, но, видно, успел отложить кое-что на черный день: ведь миссис Донован живет, как ей хочется, и вроде бы не бедствует. Сам я часто встречал ее на улицах Дарроуби — место постоянного ее пребывания,— и она всегда ласково мне улыбалась и торопилась сообщить, что всю ночь просидела с песиком миссис Имярек, которого я смотрел. Сдается ей, она его вызволит.

Но на ее лице не было улыбки, когда она вбежала в приемную. Мы с Зигфридом пили чай.

— Мистер Хэрриот,— еле выговорила она, задыхаясь.— Вы не поедете? Мою собачку переехали.

Я выскочил из-за стола и побежал с ней к машине. Она села рядом со мной, понурив голову, судорожно сжав руки на коленях.

— Вывернулся из ошейника и прыгнул прямо под

161

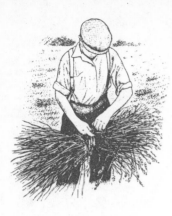

колеса,—бормотала она.—Лежит на Клиффенд-роуд напротив школы. А побыстрее нельзя?

Через три минуты мы были на месте, но, еще нагибаясь над распростертым на тротуаре запыленным тельцем, я понял, что сделать ничего невозможно. Стекленеющие глаза, прерывистое, еле слышное дыхание, бледность слизистых оболочек — все говорило об одном.

— Я отвезу его к нам, миссис Донован, и сделаю вливание физиологического раствора,—сказал я.— Но, боюсь, у него очень сильное внутреннее кровоизлияние. Вы успели увидеть, что, собственно, произошло?

Она всхлипнула.

— Да. Его переехало колесо.

Стопроцентно — разрыв печени. Я подсунул ладони под песика и осторожно приподнял его, но в ту же секунду дыхание остановилось, глаза неподвижно установились в одну точку.

Миссис Донован упала на колени и начала поглаживать жесткую шерсть на голове и груди терьера.

— Он умер?—прошептала она наконец.

— Боюсь, да.

Она медленно поднялась с колен и стояла среди прохожих, задержавшихся взглянуть, что произошло. Ее губы шевелились, но, казалось, она была не в силах произнести ни слова.

Я взял ее за локоть, отвел к машине и открыл дверцу.

— Садитесь. Я отвезу вас домой,—сказал я.— Предоставьте все мне.

Я завернул песика в свой комбинезон и положил в багажник. Когда мы остановились перед дверью миссис Донован, она тихо заплакала. Я молча ждал, пока она выплачется. Утерев глаза, она повернулась ко мне.

— Ему было очень больно?

— Убежден, что нет. Все ведь произошло мгновенно. Он не успел ничего почувствовать.

Она жалко улыбнулась.

— Бедняжка Рекс. Просто не понимаю, как я буду без него. Вы же знаете, мы с ним не одну милю прошли вместе.

— Да, конечно. У него была чудесная жизнь, миссис Донован. И разрешите дать вам совет: заведите другую собаку. Иначе вам будет слишком тяжело.

Она покачала головой.

— Нет. Не смогу. Я его очень любила, моего песика. И вдруг заведу себе другого?

— Я понимаю, что вы сейчас чувствуете. И все-таки подумайте. Не считайте меня бессердечным. Я всегда советую так тем, кто лишился четвероногого друга. И знаю, что это здравый совет.

— Мистер Хэрриот, другой собаки у меня не будет.—Она опять решительно покачала головой.— Рекс много лет был моим верным другом, и я хочу его помнить всегда. А потому больше никакой собаки не заведу.

После этого я часто видел миссис Донован на улицах и был рад, что ей удалось сохранить свою кипучую энергию, хотя без собаки на поводке она выглядела как-то сиротливо. Но, пожалуй, прошло больше месяца, прежде чем нам довелось поговорить.

Как-то днем мне позвонил инспектор Холлидей из Общества защиты животных от жестокого обращения.

— Мистер Хэрриот,— сказал он,— вы не поехали бы со мной? Наш случай.

— Хорошо. Но в чем дело?

— Да собака. Бог знает что! Совершенно невозможные условия.

Он продиктовал мне адрес одного из кирпичных домишек у реки и сказал, что встретит меня там.

Когда я остановил машину в узком проулке позади домов, Холлидей уже ждал меня — деловитый, подтянутый, в темной форме. Это был крупный блондин с веселыми голубыми глазами, но теперь он даже не улыбнулся мне.

— Она там,— сказал он сразу и направился к одной из дверей в длинной выщербленной стене. Возле собралась кучка любопытных, и я с ощущением неизбежности узнал темное цыганское лицо. Уж, конечно, подумал я, без миссис Донован дело никак обойтись не может!

Холлидей уже ждал меня — деловитый, подтянутый, в темной форме.

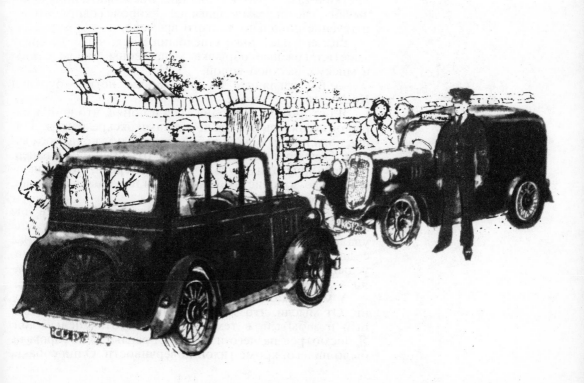

Мы вошли в дверь и оказались в длинном саду. В Дарроуби даже позади самых скромных лачужек были длинные участки, словно строители считали само собой разумеющимся, что поселятся в них люди, перебравшиеся в город из сельской местности и сохраняющие тягу к земле, которые будут выращивать свои овощи и фрукты, а может быть, и содержать кое-какую живность. Совсем не редкость было увидеть там поросенка, парочку-другую кур, а часто — и яркие клумбы.

Но этот участок был запущен. Из могучего бурьяна поднималось несколько корявых яблонь и слив, словно никогда не знавших заботливых человеческих рук.

Холлидей направился к ветхому сарайчику с облупившейся краской и проржавевшей крышей. Он вынул ключ, отпер висячий замок и с некоторым усилием приоткрыл дверь. Оконца в сарае не было, и я не сразу рассмотрел, какой хлам в нем хранился: сломанные грабли и лопата, видевший лучшие дни бельевой каток, груда цветочных горшков, ряды открытых банок с краской. И в самой глубине тихо сидела собака.

С порога я ее не разглядел — и потому, что в сарае было темно, и потому, что в нос мне ударил запах, из-за которого я раскашлялся. Но войдя внутрь, я увидел крупного пса, сидевшего очень прямо. На нем был ошейник с цепью, прикованной к кольцу в стене. Мне доводилось видеть исхудалых собак, но при виде этой я невольно вспомнил учебники по анатомии — с такой жуткой четкостью вырисовывались кости морды, грудной клетки и таза. Глубокая впадина в земляном полу показывала, где он лежал, двигался — короче говоря, жил — в течение довольно долгого времени.

Вид его настолько ошеломил меня, что я не сразу заметил грязные обрывки мешковины рядом с ним и миску с затхлой водой.

— Вы взгляните на его задние ноги! — буркнул Холлидей.

Я осторожно приподнял пса и понял, что вонь в сарае объяснялась не только кучками экскрементов. Задние ноги представляли собой сплошную гноящуюся язву с болтающимися полосками отмирающих тканей. Язвы покрывали грудь и ребра. Шерсть, по-видимому тускло-золотистая, свалялась и почернела от грязи.

Инспектор сказал:

— По-моему, он вообще все время тут. Он же еще почти щенок — ему около года, — но, насколько мне удалось установить, он безвыходно живет в этом сарае с двухмесячного возраста. Кто-то, проходя задами, услышал, как он скулит, не то мы бы его не обнаружили.

У меня сжало горло, меня затошнило — но не от вони. От мысли, что этот терпеливый пес сидел, голодный и забытый, в темноте и нечистотах целый год. Я посмотрел на него и встретил взгляд, в котором не было ничего, кроме тихой доверчивости. Одни собаки,

164

попав в такое положение, принялись бы исступленно лаять, так что их скоро выручили бы, другие стали бы трусливыми и злобными, но этот пес был из тех, кто ничего не требует, кто беззаветно верит людям и принимает от них все, не жалуясь. Ну разве что он иногда поскуливал, сидя в черной пустоте, которая была всем его миром, и тоскливо не понимал, что все это означает.

— Во всяком случае, инспектор,— сказал я,— хорошо уж, что виновника вы привлечете к ответственности!

— Тут мало что можно сделать,— угрюмо ответил Холлидей.— Невменяемость! Хозяин явно слабоумен и отчета в своих поступках не отдает. Живет со старухой-матерью, которая тоже плохо понимает, что вокруг происходит. Я видел этого субъекта и выяснил, что он бросал ему какие-нибудь объедки, когда считал нужным, и этим все ограничивалось. На него, конечно, наложат штраф и запретят ему в дальнейшем держать животных, но и только.

— Понимаю.— Я протянул руку и погладил пса по голове, а он тотчас откликнулся на ласку, положив лапу мне на запястье. В его попытке сидеть прямо было какое-то трогательное достоинство, спокойные глаза смотрели на меня дружелюбно и без страха.— Ну, вы дадите мне знать, если мои показания потребуются в суде.

— Да, конечно. И спасибо, что приехали.— Холлидей нерешительно помолчал.— А теперь, полагаю, вы сочтете, что беднягу надо поскорее избавить от страданий.

Я задумался, продолжая поглаживать голову и уши.

— Да... пожалуй, другого выхода нет. Кто же его возьмет в таком состоянии? Так будет гуманнее всего. Но все-таки откройте дверь пошире: надо осмотреть его как следует.

В более ярком свете я увидел отличные зубы, стройные ноги, с золотистой бахромкой шерсть. Я приложил стетоскоп к его груди, и, пока в моих ушах раздавался размеренный сильный стук его сердца, он снова положил лапу мне на руку. Я обернулся к Холлидею.

— Вы знаете, инспектор, внутри этого грязного мешка костей прячется золотистый ретривер, причем прекрасный и здоровый. Если бы можно было найти другой выход!

Тут я заметил, что в дверном проеме рядом с инспектором стоит еще кто-то. Из-за его широкой спины в собаку внимательно вглядывалась пара черных блестящих глаз. Остальные зеваки остались в проулке, но миссис Донован со своим любопытством совладать не сумела. Я продолжал говорить, словно ее тут не было.

— Этого пса, как вы понимаете, совершенно необ-

СТЕТОСКОП
Важнейший инструмент ветеринара — стетоскоп. Складной, изображенный на рисунке, особенно удобен, потому что его можно засунуть в карман. Трубка с резиновым краем, прижатая к груди животного, усиливает стук сердца и шумы в легких, помогая определить состояние этих органов. С его помощью хорошо прослушивать живот крупных животных, проверяя работу желудка и кишечника.

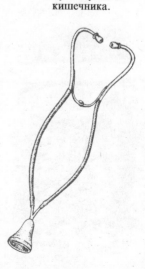

165

ходимо было бы вымыть хорошим жидким мылом и расчесать свалявшуюся шерсть.

— А? — растерянно спросил Холлидей.

— Да-да! И ему было бы крайне полезно некоторое время получать сильнодействующие укрепляющие порошки!

— О чем вы говорите? — Инспектор явно чувствовал себя в тупике.

— Тут никаких сомнений нет, — ответил я. — Иначе его не вызволить. Но только где их найти? То есть достаточно сильнодействующие средства! — Я вздохнул и выпрямился. — Но что поделаешь! Другого, видимо, ничего не остается. Я сейчас же его и усыплю. Погодите, пока я схожу к машине за всем необходимым.

Когда я вернулся в сарай, миссис Донован уже проникла в него и внимательно осматривала пса, не слушая робких возражений инспектора.

— Вы только посмотрите! — воскликнула она взволнованно, указывая на выцарапанные на ошейнике буквы. — Его зовут Рой! — Она улыбнулась мне. — Почти как Рекс, правда ведь?

— А знаете, миссис Донован, вы совершенно правы. Действительно, похожие клички. Рекс — Рой... Особенно в ваших устах. — Я решительно кивнул.

Она помолчала, видимо, под влиянием какого-то сильного чувства и вдруг быстро спросила:

— Можно, я его возьму? Уж я его вылечу. Я знаю, как! Можно? Ну пожалуйста!

— Собственно говоря, — сказал я, — решает инспектор. Разрешение надо просить у него.

Холлидей поглядел на нее с недоумением, сказал: «Извините, сударыня» — и отвел меня в сторону. Мы остановились в густом бурьяне.

— Мистер Хэрриот, — сказал он вполголоса, — я не совсем понимаю, что происходит, но я не могу отдать животное в подобном состоянии в первые попавшиеся руки. Мало ли какая это может быть прихоть. Бедняга и так уже настрадался. Я не могу рисковать. Она не производит впечатления...

Я перебил его.

— Поверьте, инспектор, вы можете быть абсолютно спокойны. Она, бесспорно, старая чудачка, но сюда ее послал сам Бог, не иначе. Если кто-нибудь в Дарроуби и способен вернуть эту собаку к жизни, то только она.

Холлидей смотрел на меня с прежним сомнением.

— Но я все-таки не понимаю. Причем тут жидкое мыло и укрепляющие порошки?

— А, ерунда! Я вам объясню как-нибудь в другой раз. Конечно, ему нужны хорошее и обильное питание, и еще заботы, и еще любовь. И все это ему обеспечено. Поверьте мне.

— Ну хорошо. Если вы ручаетесь... — Холлидей умолк, несколько секунд смотрел на меня, потом повернулся и пошел к сараю, где изнывала от нетерпения миссис Донован.

СУШКА СЕНА
Скошенное сено ворошилось или слегка подбрасывалось деревянными граблями с редкими зубьями, чтобы открыть доступ воздуху. На следующий день сено переворачивалось, чтобы солнце и воздух подсушили его с другой стороны. Деревянные зубья грабель не причиняли вреда корням травы. На изготовлении таких грабель специализировались многие плотники. Один уэнслидейлский мастер в 30-х годах изготовлял до 12 тысяч грабель в год. Продавались они на ярмарках.

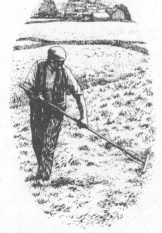

Прежде мне не надо было специально высматривать миссис Донован: она сама постоянно попадалась мне на глаза; но теперь я день за днем тщетно обшаривал взглядом улицы Дарроуби — ее нигде не было. Когда Гоббер Ньюхаус напился и решительно направил свой велосипед на барьер, огораживающий траншею для водопроводных труб, я с беспокойством обнаружил, что в толпе зевак, следивших за тем, как землекопы и двое полицейских пытаются извлечь его из десятифутовой ямы, миссис Донован отсутствует. Не оказалось ее и среди зрителей, когда пожарная машина примчалась вечером к закусочной, где вспыхнул жир, в котором жарилась картофельная соломка. И меня охватила тревога.

Не следует ли мне заехать посмотреть, как она справляется с псом? Да, разумеется, я удалил омертвевшую ткань и обработал язвы, прежде чем она его увела, но, возможно, ему требовалось серьезное лечение? Правда, я тогда был совершенно убежден, что его надо только извлечь из этого ужасного сарая, хорошенько вымыть, сытно кормить — и природа сделает все остальное. Да и в вопросах лечения животных я доверял миссис Донован заметно больше, чем она мне. Ну не мог же я настолько ошибаться!

Прошло что-то около трех недель, и я уже совсем решил заехать к ней, но вдруг увидел утром, как она энергично семенит по другой стороне рыночной площади, заглядывая во все витрины точно так же, как прежде. Но только теперь она вела на поводке большого золотистого пса.

Я повернул машину и, трясясь по булыжнику, подъехал к ней. Увидев, как я вылезаю из машины, она остановилась и лукаво улыбнулась, но ничего не сказала и продолжала молчать, пока я осматривал Роя. Он все еще был довольно тощим, но выглядел бодрым и счастливым, язвы почти совсем затянулись, а его шерсть блистала чистотой. Теперь я понял, куда запропастилась миссис Донован: все это время она мыла, расчесывала, распутывала слипшиеся колтуны и теперь могла похвастать результатом.

Когда я распрямился, ее пальцы сжали мне запястье с неожиданной силой, и она поглядела мне прямо в глаза:

— Ну, мистер Хэрриот,— сказала она,— я ведь подлечила эту собачку, а?

— Вы сотворили чудеса, миссис Донован,— ответил я.— И не пожалели на него вашего замечательного жидкого мыла, верно?

Она засмеялась и пошла дальше. С этого дня я постоянно видел эту пару то там, то тут, но всегда издали, и снова поговорить с миссис Донован мне довелось только месяца через два. Она проходила мимо нашей приемной как раз тогда, когда я спускался по ступенькам, и снова ухватила меня за запястье.

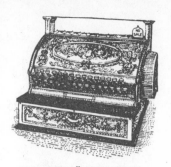

КАССОВЫЙ АППАРАТ
В большинстве деревенских лавок каждая покупка фиксировалась кассовым аппаратом, стоявшим на прилавке или позади него. Обычно это были богато украшенные изделия фирмы «Нейшнл кэш риджистер компани». Аппарат выбивал цену каждой покупки на бумажной ленте, так что лавочник мог вечером сверить наличность в кассе с этими цифрами.

167

— Ну, мистер Хэрриот,—сказала она ту же фразу,—я ведь подлечила эту собачку, а?

Я поглядел на Роя с почтительным благоговением. За это время он подрос, налился силой, и его шерсть, уже не тусклая, лежала пышными золотыми волнами на спине и ребрах, покрытых тугими мышцами. На шее сверкал металлическими кнопками новенький ошейник, а на диво пушистый хвост мягко колыхал воздух. Передо мной был великолепнейший золотистый ретривер во всей своей красе. Тут он встал на задние лапы, передние положил мне на грудь и посмотрел прямо в лицо. И в его глазах я увидел ту же ласковую доверчивость, с какой они глядели на меня в гнусном темном сарае.

— Миссис Донован,—сказал я негромко,—это самая красивая собака во всем Йоркшире.—И зная, что ей хочется услышать, добавил:—Да, ваши укрепляющие порошки бесспорно творят чудеса. Что вы в них намешиваете?

— Секреты мои выведать вздумали!—Она выпрямилась с кокетливой улыбкой. И действительно, давно уже она не была так близка к тому, чтобы ее звонко расцеловали.

Пожалуй, можно сказать, что так для Роя началась вторая его жизнь. Год за годом я размышлял над благодетельным капризом судьбы, благодаря которому пес, проведший первый год жизни без ласки, никому не нужный, недоуменно глядя в неизменный вонючий сумрак, вдруг в мгновение ока перенесся в жизнь, полную света, движения, любви. Я был убежден, что с этой минуты Рою могла бы позавидовать любая самая избалованная собака.

Теперь он уже не пробавлялся редкими черствыми корками, а получал отличное мясо, галеты, мозговые кости и миску теплого молока на ночь. И развлечений у него тоже было вдосталь: праздники на открытом воздухе, школьные спортивные состязания, выселения, шествия—среди зрителей обязательно присутствовал и он. Я с удовольствием замечал, что с годами миссис Донован ежедневно проходила даже больше миль, чем прежде. Расходы ее на подметки, должно быть, превышали всякое вероятие, но для Роя такой образ жизни был идеален: долгая утренняя прогулка, возвращение домой, чтобы перекусить,—и снова кружение по улицам.

Впрочем, миссис Донован в своих обходах не ограничивалась только городком. На длинном лугу у реки были вкопаны скамьи, и туда люди приводили собак, чтобы дать им хорошенько набегаться. Миссис Донован частенько сиживала там на скамье, наблюдая, что происходит вокруг, и узнавая последние новости. Я нередко видел, как Рой величавым галопом носился по этому лугу в компании всевозможных собак и собачек, а когда останавливался отдохнуть, кто-нибудь обяза-

168

тельно принимался гладить его, похлопывать по спине или просто вслух восхищаться им. Ведь красота в нем сочеталась с большой симпатией к людям, а такое сочетание делало его совершенно неотразимым.

Весь город знал, что его хозяйка обзавелась целым набором всяческих гребней, щеток и щеточек для ухода за его шерстью. Поговаривали даже, что среди них есть и особая зубная щетка. Такую возможность я не исключаю, но одно знаю твердо: подрезать когти ему не требовалось — при такой подвижной жизни они, конечно, стачивались именно так, как следовало.

Не проиграла и миссис Донован: круглые сутки рядом с ней был преданный друг и спутник. Главное же в том, что она всегда испытывала неодолимую потребность лечить и исцелять животных, и спасение Роя в некотором смысле явилось кульминацией ее чаяний, высочайшим торжеством, память о котором никогда не приедалась.

Я убедился в этом много лет спустя, сидя у боковой линии во время крикетного матча, когда, обернувшись, увидел их: старушку с рыскающими по сторонам глазами и Роя, благодушно взирающего на поле и, видимо, получающего живейшее удовольствие от всех перипетий игры. Когда матч кончился и зрители начали расходиться, я снова посмотрел на них. Рою было уже лет двенадцать, и лишь один бог знал, какого возраста достигла миссис Донован, но крупный золотой пес трусил легкой свободной рысцой, а его хозяйка, пожалуй немного согнувшаяся и ссохшаяся, семенила за ним почти столь же легкой походкой.

Заметив меня, она подошла ко мне, и я ощутил на запястье знакомое сильное пожатие.

— Мистер Хэрриот...— начала она, и темные цепкие глаза засияли той же жаркой гордостью, тем же неугасимым торжеством, что и много лет назад.

— Мистер Хэрриот, я ведь подлечила эту собачку, а?

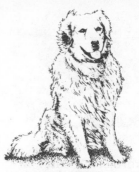

ЗОЛОТИСТЫЙ РЕТРИВЕР Широкая, мощная морда, большая «улыбающаяся» пасть и длинная кремово-золотистая шерсть придают этой собаке очень дружелюбный вид. Золотистый ретривер действительно обладает приятным характером, что не мешает ему быть крепким и выносливым. Это охотничья собака, но в отличие от спаниеля или сеттера она не выслеживает дичь, но разыскивает убитую и приносит ее охотнику в большой, мягкой пасти.

5

Ньютон Монтморенси Шестой

Бен Ашби, скототорговец, смотрел через калитку с обычным своим непроницаемым выражением. Из года в год покупая коров у фермеров, он, по-моему, больше всего на свете опасался, что на его лице может мелькнуть хотя бы тень одобрения, не говоря уж о восторге. Когда он осматривал животное, в глазах его не было ничего, кроме разве что кроткой печали.

Как и в это утро, когда, облокотившись о верхнюю слегу, он устремил мрачный взор на телку Гарри Сам-

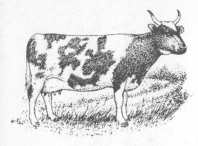

нера. Несколько секунд спустя он обернулся к фермеру.

— Подвел бы ты ее, что ли, поближе, Гарри! Разве ж так что-нибудь углядишь! Придется мне перелезть через изгородь...— И он начал неуклюже взбираться на нее, как вдруг увидел Монти. До этой секунды быка заслоняли телки, в компании которых он щипал траву, но тут огромная голова величественно поднялась над их спинами, блеснуло тяжелое кольцо в носу, и до нас донеслось зловеще хриплое мычание. Бык уставился на нас, рассеянно роя землю передней ногой.

Бен Ашби застыл над изгородью, поразмыслил и соскользнул вниз — все на той же стороне.

— А, ладно,— буркнул он, по-прежнему храня непроницаемое выражение.— До них рукой подать. Я и отсюда все угляжу.

Монти сильно изменился с тех пор, как я впервые увидел его за два года до этого утра. Тогда ему едва исполнилось две недели: тощенькое тельце, тоненькие ножки с шишками суставов и голова, по уши засунутая в ведро с пойлом.

— Ну, как вам мой новый бык-производитель? — со смехом осведомился Гарри Самнер.— Всего ничего за целую сотню фунтов!

— Вы столько за него отдали? — Я даже присвистнул.

— Угу. Многовато за новорожденного, а? Да только иначе ньютоновской линии мне не видать как своих ушей. Чтобы взрослого купить, моего капитала не хватит.

В те дни отнюдь не все фермеры были так дальновидны, как Гарри, и обычно случали своих коров с первым попавшимся быком.

Но Гарри знал, чего он хочет. Он унаследовал от отца небольшую ферму со ста акрами земли и вместе с молодой женой взялся за дело серьезно. Ему только-только исполнилось двадцать, и при первом знакомстве я подумал, что он вряд ли сумеет вытянуть — таким хрупким он выглядел. Бледное лицо, большие ранимые глаза и худенькие плечи как-то плохо вязались с необходимостью с понедельника до понедельника доить, задавать корм и выгребать навоз, то есть делать все то, из чего слагается ведение молочного хозяйства. Но я ошибся.

Бесстрашие, с каким он решительно ухватывал задние ноги брыкающихся коров, чтобы я мог их осмотреть, упрямая решимость, с какой он повисал на мордах могучих животных во время проверки на туберкулез, быстро заставили меня переменить мнение о нем. Он работал не покладая рук, не признавая усталости, и в его характере было отправиться на юг Шотландии за хорошим быком-производителем.

Стадо у него было айрширской породы — большая редкость среди йоркширских холмов, где царили шортгорны,— и, бесспорно, добавление прославленной ньютоновской крови много способствовало бы улучшению потомства.

— У него в роду одни призовики и с отцовской, и с материнской стороны,— объяснил Гарри.— И кличка аристократическая, хоть бы и для человека: Ньютон Монтморенси Шестой! А попросту — Монти.

И, словно узнав свое имя, теленок извлек голову из ведра и посмотрел на нас. Мордочка у него выглядела на редкость забавно: чуть ли не по глаза перемазана в молоке, губы и нос совсем белые. Я перегнулся через загородку в загон и почесал жесткий лобик, ощущая под пальцами две горошинки — бугорки будущих рогов. Поглядывая на меня ясными бесстрашными глазами, Монти несколько секунд позволил себя ласкать, а затем опять уткнулся в ведро.

В ближайшие после этого недели мне приходилось часто заезжать к Гарри Самнеру, и я не упускал случая лишний раз взглянуть на его дорогую покупку. Теленок же рос не по дням, а по часам, и уже можно было понять, почему он стоил сто фунтов. В загоне вместе с ним Гарри держал еще трех телят от своих коров, и сразу бросалось в глаза, насколько Монти превосходил их. Крутой лоб, широко расставленные глаза, мощная грудь, короткие прямые ноги, красивая ровная линия спины от шеи до основания хвоста. В Монти чувствовалась избранность, и, пусть еще совсем малыш, он по всем статьям был настоящим быком.

Ему шел четвертый месяц, когда Гарри позвонил и сказал, что у него, кажется, развилась пневмония. Я удивился, потому что погода стояла ясная и теплая, а в коровнике, где содержался Монти, сквозняков не было. Но едва я увидел бычка, как подумал, что его хозяин, наверное, не ошибся. Тяжело вздымающаяся грудная клетка, температура сорок с половиной — картина прямо-таки классическая. Но когда я прижал к его груди стетоскоп, то влажных хрипов не услышал — да и вообще никаких. Легкие были совершенно чистыми. Я водил и водил стетоскопом по груди — нигде ни хрипа, ни присвиста, ни малейших признаков воспаления.

Да, хорошенький ребус! Я обернулся к фермеру.

— Очень странно, Гарри. Он, конечно, болен, но симптомы не складываются в четкую картину.

Я отступил от заветов моих наставников. Ветеринар, у которого я проходил первую студенческую практику, сразу же сказал мне: «Если не поймешь, что с животным, ни в коем случае не признавайся в этом! А поскорее придумай название — ну, там, «болезнь Макклюски» или «скоротечная оперхотизация» — словом, что хочешь, только скорее!». Но сейчас вдохновение все не нисходило, и я беспомощно смотрел на задыхающегося теленка с испуганными глазами.

Снять симптомы... Вот-вот! У него температура,

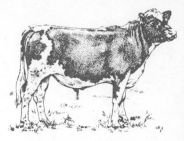

БЫК АЙРШИРСКОЙ ПОРОДЫ
Редко какой фермер в йоркширских холмах мог похвастать элитным стадом, но тот, кто хотел повысить удойность своих коров, иногда обзаводился чистокровным айрширским быком. В 30-х годах породистый бычок стоил по меньшей мере 100 фунтов стерлингов.

171

значит, надо для начала ее снизить. Я пустил в ход весь свой жалкий арсенал жаропонижающих средств: сделал инъекцию неспецифической антисыворотки, прописал микстуру кислотного меланжа, но следующие два дня показали, что эти проверенные временем панацеи никакого действия не производят.

Утром четвертого дня Гарри сказал, когда я еще только вылезал из машины:

— Он сегодня ходит как-то странно, мистер Хэрриот. И словно бы ослеп.

— Ослеп!

Может быть, какая-то нетипичная форма свинцового отравления? Я бросился в телятник, но не обнаружил на стенах ни малейших следов краски, а Монти ни разу их не покидал с тех пор, как водворился тут.

К тому же, внимательно к нему приглядевшись, я обнаружил, что в строгом смысле слова он и не слеп. Глаза у него были неподвижны и слегка заведены кверху, он бродил по загону, спотыкаясь, но замигал, когда я провел ладонью у него перед мордой. И уж совсем в тупик меня поставила его походка — деревянная, на негнущихся ногах, как у заводной игрушки, и я принялся мысленно цепляться за диагностические соломинки: столбняк?.. да нет... менингит?.. тоже нет... и это — нет... Я всегда старался сохранять профессиональное спокойствие, хотя бы внешне, но на этот раз лишь с большим трудом подавил желание поскрести в затылке и с разинутым ртом постоять перед теленком.

Я постарался поскорее уехать и сразу же погрузился в размышления, поглядывая на дорогу впереди. Моя неопытность была плохой опорой, но патологию и физиологию я как-никак знал достаточно и обычно, не поставив диагноза сразу, нащупывал верный путь с помощью логических рассуждений. Только тут никакая логика не помогала.

Вечером я вытащил свои справочники, студенческие записи, подшивки ветеринарного журнала — ну, словом, все, где так или иначе упоминались болезни телят. Конечно, где-нибудь да отыщется ключ к разгадке. Однако толстые тома справочников по инфекционным и неинфекционным болезням ничего мне не подсказали. Я уже почти отчаялся и вдруг, перелистывая брошюрку о болезнях молодняка, наткнулся на следующий абзац: «Своеобразная деревянная походка, неподвижный взгляд, глаза чуть завернуты кверху; иногда затрудненное дыхание в сочетании с повышенной температурой...». Каждое слово запылало огненными буквами, я прямо почувствовал, как неведомый автор ласково похлопывает меня по плечу и говорит: «Ну вот, а ты волновался! Все же ясно как божий день!».

Я кинулся к телефону и позвонил Гарри Самнеру.

— Гарри, а вы не замечали, Монти и другие телята лижут друг друга?

РОГ ДЛЯ ВВЕДЕНИЯ ЛЕКАРСТВ
Лекарства, которые сейчас животные получают путем инъекций, в 30-х годах им приходилось проглатывать в виде микстуры. Обычно ветеринар только снабжал фермера такой микстурой, а уж давал ее животному сам фермер. Использовал он для этого рог с косо спиленным широким концом — подобными сосудами люди обходились многие и многие столетия. Такой рог, длиной около четверти метра, купить можно было дешево, а то и сделать самому, и он легко выдерживал нажим коровьих зубов.

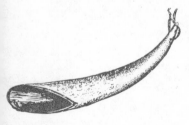

172

— Да с утра до ночи, паршивцы! Любимая их забава. А что?

— Просто я знаю, что с вашим бычком. Его мучает волосяной шар.

— Волосяной шар? Где?

— В сычуге. В четвертом отделе желудка. Из-за него и все эти странные симптомы.

— Провалиться мне на этом месте! Но что теперь делать-то?

— Пожалуй, без операции не обойтись. Но я все-таки сначала попробую напоить его жидким вазелином. Может, вы заедете? Я оставлю бутылку на крыльце. Дайте ему полпинты сейчас же и такую же дозу с утра. Не исключено, что эта дрянь сама выскользнет на такой смазке. Завтра я его посмотрю.

Особой надежды я на жидкий вазелин не возлагал. Пожалуй, я и предложил-то испробовать его только для того, чтобы немножко оттянуть время и собраться с духом для операции. Действительно, на следующее утро я увидел то, что и ожидал. Монти все так же стоял на негнущихся ногах и все так же слепо смотрел прямо перед собой. Маслянистые потеки вокруг заднего прохода и на хвосте свидетельствовали, что жидкий вазелин просочился мимо препятствия.

— Он уже три дня ничего не ел,— сказал Гарри.— Долго ему так не выдержать.

Я перевел взгляд с его встревоженного лица на понурого теленка.

— Вы совершенно правы. И спасти его можно, только если мы сейчас же, не откладывая, уберем этот шар. Вы согласны, чтобы я попробовал?

— Угу. Чего же откладывать? Чем быстрее, тем лучше.

Гарри улыбнулся мне улыбкой, полной доверия, и у меня защемило внутри. Никакого доверия я не заслуживал, и уж тем более потому, что в те дни хирургия желудка рогатого скота пребывала еще в зачаточном состоянии. Некоторые операции мы делали постоянно, но удаление волосяных шаров в их число не входило, и все мои познания в этой области сводились к двум-трем параграфам учебника, набранным мелким шрифтом.

Но молодой фермер полагался на меня. Он думал, что я сделаю все, что надо и как надо, а потому выдать ему свои сомнения я никак не мог. Именно в таких ситуациях я начинал испытывать мучительную зависть к моим сверстникам, посвятившим себя лечению людей. Они, установив, что пациент нуждается в операции, благополучно отправляли его в больницу, ветеринар же просто стягивал пиджак и преображал в операционную какой-нибудь сарай, а то и стойло.

Мы с Гарри принялись кипятить инструменты, расставлять ведра с горячей водой и устраивать толстую подстилку из чистой соломы в пустом стойле. Как ни

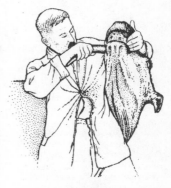

КОРОВА ПРИНИМАЕТ ЛЕКАРСТВО
Фермер или скотник задирал корове голову за верхнюю челюсть и всовывал рог с лекарством в угол рта за язык, а затем выливал всю дозу прямо в глотку. Если корова стискивала рог зубами, ей это не вредило, тогда как стеклянная бутылка могла оказаться опасной.

173

слаб был теленок, потребовалось почти шестьдесят кубиков нембутала, чтобы он наконец уснул. Но вот он лежит на спине, зажатый между двумя тюками соломы, а над ним болтаются его копытца. И мне остается только приступить к операции.

В жизни все выглядит совсем не так, как в книгах. На картинках и схемах — простота и легкость! Но совсем другое дело резать живое существо, когда его живот мягко приподнимается и опадает, а из-под скальпеля сочится кровь. Я знал, что сычуг расположен вот тут, чуть правее грудины, но, когда я прошел брюшину, все замаскировал скользкий, пронизанный жиром сальник. Я отодвинул его, но тут левый тюк сдвинулся, Монти накренился влево, и в рану хлынули кишки. Я уперся ладонью в блестящие розовые петли. Не хватало еще, чтобы внутренности моего пациента вывалились на солому прежде, чем я хотя бы добрался до желудка.

— Гарри, положите его прямее на спину, а тюк подтолкните на прежнее место! — просипел я. Фермер тотчас исправил положение, но кишки совсем не жаждали возвращаться восвояси и продолжали кокетливо выглядывать наружу, пока я нащупывал сычуг. Откровенно говоря, меня охватила растерянность и сердце болезненно застучало, но тут я почувствовал под пальцами что-то жесткое. Оно передвигалось за стенкой одного из отделов желудка... Только вот какого? Я ухватил покрепче и приподнял желудок в ране. Да, это сычуг! А жесткое внутри, наверное, волосяной шар.

Отразив очередную попытку кишок вылезти на первый план, я взрезал желудок и впервые увидел причину всех бед. И вовсе это был не шар, а почти плоский колтун волос, смешанный с клочьями сена и творожистой массой. Его покрывала блестящая пленка вазелинового масла. Он был плотно прижат к пилорическому сфинктеру.

Я аккуратно извлек его через разрез и бросил на солому. Потом зашил разрез на желудке, зашил мышечный слой, начал сшивать кожу — и вдруг почувствовал, что по лицу у меня ползут струйки пота. Я сдул каплюшку с носа, и тут Гарри нарушил молчание:

— До чего же сложная работа, а? — Он засмеялся и похлопал меня по плечу. — Бьюсь об заклад, когда вы в первый раз такую операцию делали, у вас руки-ноги тряслись.

Я продернул шелковинку и завязал узел.

— Вы правы, Гарри, — сказал я. — Ах, как вы правы!

Я закончил, и мы укрыли Монти попоной, на которую навалили соломы, так что только его мордочка выглядывала наружу. Я нагнулся и потрогал уголок глаза. Никакой реакции. Сон что-то чересчур глубокий. Не слишком ли много я закатил ему нембутала? А послеоперационный шок? Уходя, я оглянулся на неподви-

174

жного теленка. На фоне голых стен стойла он выглядел очень маленьким и беззащитным.

До конца дня я был занят по горло, но вечером нет-нет да и вспоминал Монти. Очнулся ли он? А что, если он сдох? Я впервые сделал такую операцию и совершенно не представлял, какое действие она может оказать на теленка. И все время меня грызла мысль о том, каково сейчас Гарри Самнеру. Бык — уже полстада, гласит присловье, а половина будущего стада Гарри Самнера лежит в стойле под соломой... Больше ему таких денег не собрать!

Я вскочил с кресла как ужаленный. Нет, так невозможно! Надо сейчас же узнать, что там происходит. С другой стороны, если я вернусь ни с того ни с сего, то выдам свою неуверенность, покажу себя зеленым юнцом... А, ладно! Всегда можно сказать, что я где-то забыл скальпель...

Службы тонули во мраке. Я тихонько пробрался к стойлу, посветил фонариком — и сердце у меня екнуло: теленок лежал в той же позе. Я встал на колени и сунул руку под попону. Слава богу, дышит! Но прикосновение к глазу опять не вызвало никакой реакции. Либо он умирал, либо не мог очнуться от нембутала.

Из глубокой тени двора я покосился на мягко светящееся окно кухни. Никто не услышал моих шагов. Я прокрался к машине и уехал, страдая от мысли, что так ничего и не прояснилось и мне по-прежнему остается только гадать об исходе операции.

Утром я повторил свой ночной визит, но, шагая на негнущихся ногах по двору, я знал, что на этот раз меня впереди ждет что-то определенное. Либо он сдох, либо чувствует себя лучше. Я открыл дверь коровника и зарысил по проходу. Вот оно, третье стойло! Я тревожно заглянул в него.

Монти перевалился на грудь. Он все еще был укрыт попоной и соломой и выглядел довольно кисло, но когда корова, бык или теленок лежат на груди, я исполняюсь надеждой. Напряжение схлынуло как волна: операцию он выдержал, самое трудное осталось позади, и, встав рядом с ним на колени и почесывая ему голову, я уже твердо знал, что все будет хорошо.

И действительно, температура и дыхание у него стали нормальными, глаза утратили неподвижность, ноги обрели гибкость. Меня захлестывала радость, и, как учитель к любимому ученику, я проникся к этому бычку нежным собственническим чувством. Приезжая на ферму, я непременно заглядывал к нему, а он всегда подходил поближе и глядел на меня с дружеским интересом, словно платя мне взаимностью.

Однако примерно через год я начал подмечать какую-то перемену. Дружеский интерес постепенно исчез из его глаз, сменившись задумчивым, взвешивающим взглядом, и тогда же у него развилась привычка слегка потряхивать головой при виде меня.

ПРОДЕВАНИЕ КОЛЬЦА В НОС БЫКА
Помощники удерживают голову молодого быка за рога и веревку, стягивающую морду, чтобы ветеринар мог наложить пробойные щипцы на хрящевую перегородку, разделяющую ноздри. В отверстие вставляли кольцо, за которое потом можно было без опасений вести быка на расстоянии вытянутой руки. За кольцо также зацепляли палку с крюком на конце или привязывали к нему веревку — если бык был мирного нрава.

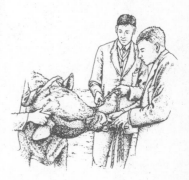

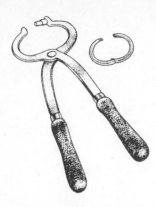

— Я бы на вашем месте, мистер Хэрриот, перестал заходить к нему в стойло. Он растет и, сдается мне, скоро начнет озоровать.

Только «озоровать» было не тем словом. У Гарри выдалась на ферме долгая спокойная полоса, и когда я снова увидел Монти, ему было почти два года. На этот раз речь шла не о болезни: две коровы у Гарри отелились раньше срока, и с типичной для него предусмотрительностью он попросил меня проверить все стадо на бруцеллез.

С коровами никаких хлопот не было, и час спустя передо мной уже выстроился длинный ряд наполненных кровью пробирок.

— Ну вот! — сказал Гарри. — Остается только бык, и дело с концом. — Он повел меня через двор в телятник, где в глубине было стойло быка.

Гарри открыл верхнюю половину двери, и я, заглянув внутрь, даже попятился. Монти был колоссален. Шея с тяжелыми буграми мышц поддерживала такую огромную голову, что глаза казались совсем крохотными. И в этих глазках теперь не было и тени дружелюбия. Они вообще ничего не выражали и только поблескивали — черно и холодно. Он стоял ко мне боком, почти упираясь мордой в стену, но я знал, что он следит за мной: голова пригнулась и огромные рога медленно и грозно прочертили в побелке две глубокие борозды, обнажившие камень. Раза два-три он утробно фыркнул, храня зловещую неподвижность. Монти был не просто бык, но воплощение угрюмой необоримой силы.

Гарри ухмыльнулся на мои выпученные глаза.

— Может, заскочите туда почесать ему лобик? Помнится, было у вас такое обыкновение.

— Нет уж, спасибо! — Я с трудом отвел взгляд от чудовища. — Интересно, загляни я к нему, долго ли я прожил бы?

— Ну, может, с минуту, — задумчиво ответил Гарри. — Бык он что надо, тут я не просчитался, только вот норов у него очень подлый. Я с ним всегда ухо востро держу.

— Ну и как же, — осведомился я без особого энтузиазма, — я возьму у него кровь для анализа?

— Так я ему голову прищемлю. — И Гарри указал на металлическое ярмо над кормушкой, вделанной в небольшое открытое окно в дальнем конце стойла. — Сейчас я его на жмых подманю.

Он удалился по проходу, и минуту спустя я увидел, как он со двора накладывает жмых в кормушку.

Бык сначала словно бы ничего не заметил и только еще раз неторопливо боднул стену, но затем повернулся все с той же грозной медлительностью, сделал три-четыре величественных шага и опустил нос в кормушку. Где-то за стеной Гарри нажал на рычаг, и ярмо с грохотом упало на могучую шею.

176

— Давайте! — крикнул невидимый фермер, повиснув на рычаге. — Я его держу. Входите!

Я открыл нижнюю створку двери и вошел в стойло. Конечно, голова у быка была надежно защемлена, но мне стало немножко холодно от того, что я очутился рядом с ним в таком тесном пространстве. Пробравшись вдоль массивного бока, я положил ладонь на шею и почувствовал дрожь ярости, пронизывавшую мощные мышцы. Вдавив пальцы в яремный желобок, я нацелил иглу и смотрел, как вздувается вена. Проколоть эту толстую кожу будет нелегко!

Когда я вонзил иглу, бык напрягся, но остался стоять неподвижно. В шприц потекла темная кровь, и мне стало легче на душе. Слава богу, я сразу же попал в вену и можно будет не колоть снова, ища ее. Я извлек иглу, подумал, что все обошлось легче легкого... И вот тут началось! Бык издал оглушительное мычание и рванулся ко мне, словно не он миг назад стоял как каменный истукан. Я увидел, что он высвободил один рог из ярма и, хотя еще не мог дотянуться до меня головой, толкнул в спину плечом, и я с паническим ужасом ощутил, какой сокрушающей силой он налит. Со двора донесся предостерегающий крик Гарри, и, кое-как вскочив на ноги, я краем глаза заметил, что бешено рвущееся чудовище почти высвободило второй рог, а когда я выбрался в проход, громко лязгнуло сброшенное ярмо.

Тот, кому доводилось бежать по узкому проходу, лишь на три шага опережая фыркающую, тяжело топочущую смерть весом около тонны, без труда догадается, что мешкать я не стал. Меня подстегивала мысль, что Монти, выиграй он этот забег, расквасит меня об стену с той же легкостью, с какой я мог бы раздавить перезрелую сливу, и, несмотря на длинный клеенчатый плащ и резиновые сапоги, я продемонстрировал такой рывок, что ему позавидовал бы любой олимпийский рекордсмен.

Двери я достиг на шаг впереди, рыбкой нырнул в нее и захлопнул за собой створку. Из-за угла стойла выскочил Гарри Самнер, белый как мел. Своего лица я не видел, но по ощущению оно было заметно белее. Даже губы у меня заледенели и утратили всякую чувствительность.

— Господи! Вы уж простите! — хрипло сказал Гарри. — Наверное, ярмо толком не защелкнулось — шея-то у него вон какая! Рычаг у меня из рук просто вырвало. Черт! Ну и рад же я, что вы выбрались! Я уж думал, вам конец.

Я поглядел на свой кулак. В нем все еще был крепко зажат наполненный кровью шприц.

— Ну, кровь я у него тем не менее взял, Гарри. А это главное: меня пришлось бы долго уговаривать, чтобы я снова к нему сунулся. Боюсь, вы присутствовали при конце такой чудесной дружбы!

БЫЧЬИ ШОРЫ
И ТЕЛЯЧИЙ НАМОРДНИК

На агрессивного быка можно было надеть металлические шоры или маску (вверху), ограничивавшие поле его зрения, что устраняло повод броситься в нападение. Фермеры расходились в оценке эффективности такой маски. Закреплялась она с помощью кожаных ремней, а иногда и сама была кожаной. Проволочный телячий намордник (внизу) употребляется обычно для того, чтобы мешать телятам, которых отлучили от вымени, сосать все, что ни попало — брусья в стойле, друг друга и т. д. Такой намордник им надевают на неделю, ненадолго снимая, чтобы теленок мог есть и пить.

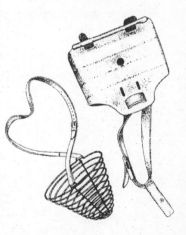

177

— Дурень чертов! — Секунду-другую Гарри прислушивался, как грохочут о дверь стойла рога Монти. — А вы-то еще столько для него сделали! Хорошенькое он вам «спасибо» сказал.

6

Клифф находит новое дело

Пожалуй, самым драматичным событием в истории ветеринарной практики явилось исчезновение рабочей лошади. Даже не верится, что эта опора и гордость нашей профессии сошла на нет за какие-то считанные годы. И произошло это у меня на глазах.

Когда я обосновался в Дарроуби, трактор уже начал свое победное шествие, но в сельской общине традиции очень живучи, и лошадей и там, и в окрестностях было еще много. Чему мне следовало только радоваться, так как ветеринарное образование, которое я получил, строилось вокруг лошади, а все остальное было весьма второстепенным дополнением. Во многих отношениях обучение наше было вполне научным, и все же по временам мне мерещилось, что люди, его планировавшие, мысленно видели перед собой дипломированного коновала в цилиндре и сюртуке, существующего в мире подвод и конных фургонов.

Анатомию лошади мы изучали в мельчайших подробностях, остальных же животных — куда более поверхностно. И то же наблюдалось во всех других дисциплинах, начиная от ухода за животными, когда мы постигали все тонкости ковки, превращаясь в заправских кузнецов, и кончая фармакологией и хирургией. О сапе и мыте нам полагалось знать куда больше, чем о чуме у собак. Но и корпя над всем этим, мы, зеленые юнцы, понимали, что это глупо, что ломовая лошадь уже стала музейным экспонатом и работать нам предстоит главным образом с рогатым скотом и мелкими животными.

Тем не менее мы потратили столько времени и сил на овладение лошадиными премудростями, что все-таки найти пациентов, для лечения которых эти знания могли пригодиться, было, как я уже сказал, очень приятно. Пожалуй, в первые два года я лечил рабочих лошадей чуть ли не каждый день. И пусть я не был и никогда не буду специалистом по лошадям, но и меня покоряла своеобразная романтика заболеваний и травм, названия которых порой восходили к средневековью. Заковка, гниение стрелки, нагноение холки, свищи, плечевой вывих — ветеринары лечили все это из столетия в столетие, пользуясь почти теми же лекарствами и приемами, что и я. Вооруженный прижигателями

178

и коробкой с пластырями, я решительно плюхнулся в извечный стрежень ветеринарной жизни.

И вот теперь, на исходе третьего года, струя эта, если и не пересохла, то настолько ослабела, что становилось ясно: не за горами день, когда она и вовсе иссякнет. В какой-то мере это означало определенное облегчение жребия ветеринарного врача, поскольку работа с лошадьми была физически наиболее трудной и самой требовательной из наших обязанностей.

А потому, глядя на этого трехлетнего мерина, я вдруг подумал, что подобные вызовы теперь далеко не так часты, как совсем еще недавно. На боку у него была длинная, рваная, хотя и неглубокая рана там, где он напоролся на колючую проволоку, и при каждом движении края ее расходились. Деваться было некуда: ее следовало побыстрее зашить.

Лошадь была привязана в стойле за голову, и правый ее бок прижимался к высокой деревянной перегородке. Работник, дюжий детина шести футов роста, крепко ухватил уздечку и привалился к яслям, а я начал вдувать в рану йодоформ. Меринок отнесся к этому спокойно, что было утешительно, так как он мог похвастать весьма могучим сложением и от него прямо-таки исходило ощущение жизнерадостной силы. Я вдел шелковинку в иглу, чуть приподнял край раны и прошил его. «Ну, все в порядке!» — подумал я, прокалывая край напротив, но тут мой пациент судорожно дернулся, и мне почудилось, что прямо по мне просвистел ураганный ветер, а он вновь стоял, прижимаясь к перегородке, словно ничего не произошло.

Когда лошадь меня лягала, это всегда оказывалось полной неожиданностью. Просто поразительно, с какой молниеносной быстротой способны взметнуться эти могучие ноги. Тем не менее в попытке мерина ударить меня сомневаться не приходилось: игла бесследно исчезла вместе с шелковинкой, лицо дюжего работника побелело, и он смотрел на меня выпученными глазами, а мой «габардиновый макинтош» пришел в удивительное состояние — словно кто-то старательно располосовал его спереди лезвием бритвы на узкие полоски, которые теперь лохмотьями свисали до пола. Огромное подкованное копыто прошло в одном-двух дюймах от моих ног, но с макинтошем я мог распрощаться навсегда.

Я стоял, ошалело оглядываясь, и тут от дверей донесся бодрый голос:

— А, мистер Хэрриот! Да что же это он натворил? — Клифф Тайрман, старый конюх, поглядел на меня с досадливой усмешкой.

— Чуть не отправил меня в больницу, Клифф,— ответил я с дрожью.— Промахнулся самую малость. Меня как ветром обдало.

— А что вы делали-то?

— Попробовал было зашить рану. Но больше

и пытаться не стану, а съезжу сейчас за намордником и хлороформом.

— Да на что вам хлороформ? — возмутился Клифф. — Я сам его подержу, и можете ни о чем не беспокоиться.

— Извините, Клифф! — Я покосился на его щуплую фигуру и начал убирать шовный материал, ножницы и йодоформ. — У вас легкая рука, я знаю, но он уже разок попробовал до меня добраться, и больше я ему такого удовольствия предоставлять не намерен. Мне что-то не хочется остаться хромым до конца моих дней.

Невысокий жилистый конюх словно весь подобрался. Он выставил вперед голову и смерил меня воинственным взглядом.

— Да что вы городите! — Он яростно обернулся к дюжему работнику, который все еще крепко держал уздечку, хотя его мертвенная бледность успела приобрести слегка зеленоватый оттенок. — Иди-ка ты отсюда, Боб! Так перетрусил, что и лошадь напугал. Иди-иди, его я подержу.

Боб с облегчением выпустил уздечку и с виноватой ухмылкой бочком пробрался мимо мерина. Он был выше Клиффа по меньшей мере на голову.

Происшедшее, казалось, возмутило Клиффа до глубины души. Он взял уздечку и посмотрел на мерина укоризненным взглядом, как учитель на расшалившегося ученика. А тот в явном возбуждении прижал уши и запрыгал, грозно стуча копытами по каменным плитам пола. Но стоило щуплому конюху ударить его кулачком по ребрам снизу, и он сразу встал как вкопанный.

— У, олух царя небесного! Стой смирно, кому говорю! Что это ты выделываешь, а? — рявкнул Клифф и опять ударил кулачком по крутым ребрам. Особой боли такой слабенький удар причинить не мог, но мерин тотчас стал само послушание. — Лягаться вздумал, а? Я те полягаюсь! — Клифф дернул уздечку, устремив на лошадь гипнотический взгляд. Потом кивнул мне: — Беритесь за дело, мистер Хэрриот, он вас не пришибет.

Я нерешительно взглянул на лошадь — такую большую, такую грозную! Ветеринарам постоянно приходится с открытыми глазами идти навстречу заведомой опасности, и, полагаю, на каждого это действует по-разному. Меня порой излишне живое воображение ввергало в дрожь, рисуя самые жуткие картины, и вот теперь я даже с некоторым сладострастием прикидывал, какой мощью обладают эти огромные в глянцевитой шерсти ноги, как тверды эти широкие копыта, обведенные узкой полоской металла. Размышления мои прервал голос Клиффа:

— Да не прохлаждайтесь, мистер Хэрриот, говорю же, он вас не пришибет!

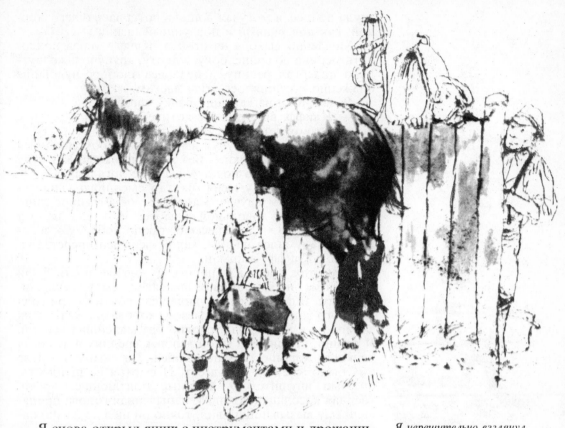

*Я нерешительно взглянул
на лошадь — такую боль-
шую, такую грозную!*

Я снова открыл ящик с инструментами и дрожащими пальцами вдел новую шелковинку в новую иглу.
Собственно, выбора у меня не было — Клифф не спрашивал, он приказывал. Придется рискнуть еще раз.

Когда я, еле переставляя ноги, вернулся на прежнее
место, думаю, вид у меня был не слишком внушительным: спотыкаюсь о дикарскую юбочку, в которую пре-
вратились полы моего макинтоша, вновь протянутые
к ране пальцы дрожат, в ушах гремит кровь. Но я напрасно мучился. Клифф оказался совершенно прав,
и мерин меня не пришиб. Собственно говоря, он даже
ни разу не шелохнулся и, казалось, сосредоточенно слушал, что ему шепчет Клифф, придвинувший лицо к самой его морде. Я вдувал йодоформ, шил и защемлял,
словно демонстрируя методику на анатомической модели. С хлороформом, пожалуй, было бы даже не так
удобно.

Когда я с величайшим облегчением покинул стойло
и начал опять убирать инструменты, монолог возле лошадиной морды заметно изменился по тону —
угрожающее ворчание все больше переходило в нежную насмешливость:

— Ну видишь, окаянная твоя душа, что зря ты
свои коленца выкидывал! Ты же у нас умница, верно?
Ты у нас молодец! — Ладонь Клиффа ласково сколь-

181

знула по шее, и могучая лошадь потерлась о него мордой, как доверчивый и послушный щенок.

Медленно выходя из стойла, Клифф успел похлопать мерина по спине, боку, животу, крупу и даже шутливо подергал репицу, а недавнее злобное чудовище блаженно подчинялось этим ласкам.

Я вытащил из кармана пачку сигарет.

— Клифф, вы чудо. Не хотите закурить?

— Это будет, как свинью клубникой угощать,— ответил конюх и высунул язык, на котором покоился кусок табачной жвачки.— Без этого я никуда. Как суну с утра, так хожу до ночи. А вы и не догадались?

Вероятно, вид у меня был до смешного удивленный. Во всяком случае, маленькое обветренное лицо расползлось в довольной улыбке. И глядя на эту улыбку, такую мальчишескую, такую победную, я невольно задумался на тем, какой феномен представляет собой Клифф Тайрман.

В местах, где закаленность и долговечность были правилом, он тем не менее выглядел чем-то исключительным. В первый раз я увидел его почти за три года до этого дня — он бегал между коровами, хватал их за морды и удерживал, словно без малейших усилий. Я решил, что передо мной человек средних лет, но на редкость хорошо сохранившийся. На самом же деле ему было уже под семьдесят. Несмотря на щуплость, он был внушителен — длинные болтающиеся руки, твердая косолапая походка, набыченная голова придавали ему вызывающий вид, точно он шел по жизни напролом.

— Вот не думал, что увижу вас нынче,— сказал я.— Говорили, у вас пневмония.

Он пожал плечами.

— Есть малость. Первый раз валяюсь с тех пор, как сопляком был.

— Так зачем же вы встали? — Я поглядел на тяжело вздымающуюся грудь, на полуоткрытый рот.— Когда вы его держали, я слышал, какие у вас хрипы.

— Да нет, не для меня это. Денек-другой, я и вовсе оклемаюсь.— Он схватил лопату и принялся энергично сгребать кучу конских яблок, сипло и тяжело дыша.

Харленд-Грейндж, большая ферма у подножия холмов, была окружена пахотными землями, и в свое время в длинном ряду стойл этой конюшни не нашлось бы ни одного свободного. Двадцать с лишним лошадей — и по меньшей мере для двенадцати из них каждый день находилась работа. А теперь их осталось две: молодой мерин, которому я зашил рану, и дряхлый конь серой масти по кличке Барсук.

Клифф был главным конюхом, а когда произошел переворот и лошадей свергли с былого престола, без жалоб и стенаний пересел на трактор, не брезгуя и никакими другими работами. Это было типично и для множества других таких же, как он, сельских работни-

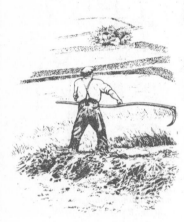

СЕНОКОС
Перед началом сенокоса в июне косарь проверял свою косу. Длина легкой ивовой рукоятки, расположение двух ручек на ней и угол, под каким на нее было насажено острое изогнутое лезвие,— все влияло на быстроту и аккуратность работы. Он мог выкосить в день полгектара, а то и больше, оставляя после каждого широкого взмаха ровный ряд скошенной травы, который постепенно достигал конца луга. Закончив ряд, он возвращался через луг и вел следующий ряд параллельно предыдущему таким образом, чтобы расстояния между рядами были одинаковыми и скошенная трава лежала в одном направлении.

182

ков повсюду в стране. Лишившись дела всей своей жизни, оказавшись перед необходимостью начать все сначала, они не подняли вопля, а просто взялись за новое дело. Собственно говоря, люди помоложе перешли на машины с жадностью и показали себя прирожденными механиками.

Но для старых знатоков вроде Клиффа что-то невозвратимо рухнуло. Он, правда, любил повторять: «На тракторе-то сидеть оно куда сподручнее — прежде-то за день так по полю находишься, что ног под собой не чуешь!». Но любовь к лошадям он сохранял в полной мере — то чувство товарищества между работником и рабочей лошадью, которое крепло в нем еще с дней детства и осталось в крови навсегда.

В следующий раз я приехал в Харленд-Грейндж к откармливаемому бычку, который подавился куском турнепса, но пока я возился с ним, хозяин, мистер Гиллинг, попросил меня взглянуть на старого Барсука.

— Он что-то все кашляет. Может, конечно, возраст, но вы все-таки его посмотрите.

Старый конь теперь стоял в конюшне в полном одиночестве.

— Трехлетку я продал,— объяснил фермер.— Но старичка придержу. Не трактор же гонять, если надо какую-нибудь мелочь перевезти.

Я покосился на вытесанное как из гранита лицо. По виду его никак нельзя было заподозрить в мягкосердечности, но я догадывался, почему он не расстался со старым конем. Ради Клиффа.

— Ну, Клифф, во всяком случае, будет рад,— сказал я.

Мистер Гиллинг кивнул.

— Да уж, другого такого лошадника поискать. Водой не разольешь.— Он усмехнулся.— Помнится, хоть и давненько это было, как Клифф поругается со своей хозяйкой, так уйдет в конюшню на всю ночь посидеть с лошадками. Сидит там час за часом и покуривает. Он тогда еще табак не жевал.

— А Барсук у вас тогда уже был?

— Угу. Мы ж его вырастили. Клифф ему вроде бы как восприемник. Дурачок, помню, задницей вперед шел, ну и пришлось нам повозиться, чтобы его вытащить!— Он улыбнулся.— Наверное, потому Клифф всегда его и отличал. Работать на Барсуке никому другому не давал, только сам — год за годом, год за годом. И до того им гордился, непременно ленты ему в гриву вплетет и все бляхи на упряжи начистит, если, скажем, ехал на нем в город.— Он задумчиво покачал головой.

Дряхлый коняга оглянулся с легким любопытством, услышав мои приближающиеся шаги. Ему было под тридцать, и весь его облик говорил о тихой старости — торчащие тазовые кости, поседелая морда, провалившиеся глаза, полные благожелательности. Я со-

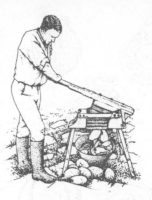

БРЮКВОРЕЗКА
Овце и даже корове нелегко откусить первый кусок от твердого круглого корнеплода. В этой брюкворезке нажатие на рычаг прижимает брюкву к расположенным снизу ножам, которые рассекают ее на ломти.

183

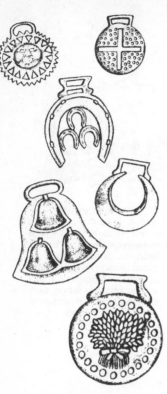

бирался измерить ему температуру, но тут он издал резкий лающий кашель, который подсказал мне, что
с ним такое. Минуты две я наблюдал, как он дышит,
и второй симптом также оказался налицо. Дальнейше-
го осмотра не требовалось.

— У него запал, мистер Гиллинг,—сказал я.—А
точнее, эмфизема легких. Видите, как у него дважды
вздергивается живот при выдохе? Дело в том, что его
легкие утратили эластичность, и чтобы вытолкнуть из
них воздух, требуется дополнительный нажим.

— А причина в чем?

— В первую очередь, конечно, возраст. Но он немного простужен, вот все и стало гораздо заметнее.

— Но пройти-то может?—спросил фермер.

— Ему станет полегче, когда он разделается с про-
студой, но совсем здоровым, боюсь, ему уже никогда
не быть. Я дам вам лекарство, которое смягчит его кашель. Подмешивайте ему в воду.

Я сходил к машине и вернулся с отхаркивающей мы-
шьяковой микстурой, которой мы тогда пользовались.

Прошло примерно полтора месяца, и как-то вечером, часов около семи, мне опять позвонил мистер
Гиллинг.

— Вы бы не приехали поглядеть Барсука?—
спросил он.

— А что с ним? Опять плохо дышит?

— Да нет. Кашлять он кашляет, но вроде бы особенно из-за этого не мучается. Нет, у него, по-моему,
колики. Сам я уехать должен, так вас Клифф проводит.

Старый работник ждал меня во дворе с керосино-
вым фонарем. Подойдя к нему, я с ужасом воскликнул:

— Боже мой, Клифф! Что вы с собой сделали?

Лоб и щеки у него были сплошь в ссадинах и цара-
пинах, а нос, весь ободранный, торчал между двумя си-
няками.

Тем не менее он ухмыльнулся, а в глазах у него за-
прыгали смешливые искорки.

— Да с велосипеда намедни грохнулся. Наехал на
камень, ну и перекувыркнулся через руль задницей
кверху.—При этом воспоминании его разобрал хохот.

— Но, черт подери, почему вы к доктору не сходили? Нельзя же вам разгуливать в таком виде!

— К доктору? А чего у них время зря отнимать?
Эка невидаль!—Он потрогал рассеченный подбородок.—На денек пришлось-таки перевязаться, а теперь все поджило.

Я только головой покачал и пошел за ним в конюшню. Он повесил фонарь на столб и направился к коню.

— Ума не приложу, что с ним такое,—сказал он.—
Вроде бы ничего такого и нет, а все-таки не все у него
в порядке.

Особых признаков сильной боли заметно, действительно, не было, но Барсук все время переступал с ноги
на ногу, словно ощущал какую-то неловкость в животе.

Температура оказалась нормальной, и никаких симптомов возможных болезней мне обнаружить не удалось.

Я еще раз оглядел его с некоторым сомнением.

— Может быть, и правда, легкая колика. Во всяком случае, ничего такого не заметно. Я впрысну ему кое-что, чтобы он успокоился.

— Ну и хорошо, хозяин,— сказал Клифф, глядя, как я достаю шприц, и обвел взглядом конюшню до полного теней дальнего конца.— А непривычно как-то, что всего тут одна лошадь стоит. Я ж ведь помню, когда их тут было полным-полно, уздечки со столбов свисают, а прочая сбруя на стенке позади них так и посверкивает...— Он переложил жвачку от одной щеки к другой и улыбнулся.— Черт дери! Я ж тут каждое утро с шести часов корм им задавал, к работе готовил, и уж можете мне поверить, это ж чистая картинка была, как мы все выезжали отсюда пахать на самой зорьке! Шесть пар лошадок упряжью побрякивают, а пахари бочком у них на спинах сидят. Ну прямо тебе процессия!

Я улыбнулся.

— Раненько вы начинали, Клифф.

— Угу, черт дери. А кончали поздно. Вернемся, дадим лошадкам пожевать чего-нибудь, сбрую снимем и идем повечерять. А потом опять сюда, да гребнем, да щеткой весь пот, всю грязь с них и соскоблим. А потом зададим корму по-настоящему — и отрубей, и овса, и сена, чтобы хорошенько подзаправились перед завтрашним днем.

— Так у вас и вечера свободного вовсе не оставалось?

— Что так, то так. Отработались — и на боковую, оно верно. Да только мы об этом и не думали вовсе.

Я подошел к Барсуку, чтобы сделать инъекцию, и вдруг опустил шприц. По телу старого коня пробежала легкая судорога, еле заметное напряжение мышц, потом он на секунду вздернул хвост и снова опустил.

— Что-то тут другое,— сказал я.— Клифф, выведите-ка его из стойла. Я погляжу, как он пройдется по двору.

И когда его копыта застучали по булыжнику, мышцы вновь напряглись, а хвост вздернулся. У меня в мозгу словно что-то вспыхнуло. Я быстро подошел к нему и похлопал по нижней челюсти. По глазному яблоку скользнуло третье веко и медленно поползло обратно, и я понял, что не ошибся.

У меня не сразу нашлись слова. Простой осмотр мимоходом обернулся смертным приговором.

— Клифф,— сказал я,— боюсь, у него тетанус.

— Это что, столбняк, что ли?

— Да-да. Очень грустно, но это точно. Последнее время он ноги не ранил? У копыт?

— Да недели две назад он что-то захромал, и ку-

ЗУБНЫЕ ДОЛОТА
Если лошади трудно пережевывать корм, она быстро теряет форму. Прежде считалось, что жеванию, в частности, препятствуют «волчьи зубы» — небольшие лишние зубы перед первыми премолярами. Их выбивали с помощью долота, длиной около полуметра.

В рот лошади вставлялся зевник, долото прикладывали к выросту и по нему ударяли молотком. Концы некоторых долот делались в виде лопаточек, у других — зазубривались, чтобы долото при ударе не соскочило вбок.

185

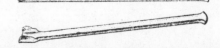

знец выпустил у него из копыта гной. Большую дырку проковырял.

Вот так.

— Жаль, что ему тогда же не сделали противостолбнячной прививки,— сказал я и попытался разжать челюсти старого коня, но они были крепко стиснуты.— Наверное, он сегодня уже не мог есть?

— Да нет, утром поел немножко. А вот вечером — ничего. Как же с ним дальше-то, мистер Хэрриот?

Как дальше — вот именно. Если бы Клифф и сегодня задал мне этот вопрос, у меня точно так же не нашлось бы внятного ответа. Факт остается фактом — от семидесяти до восьмидесяти процентов заболеваний столбняком кончаются гибелью животного, и никакие способы лечения нисколько этих цифр не меняют. Но окончательно отказываться от надежды мне все-таки не хотелось.

— Вы сами знаете, Клифф, дело очень серьезное, но я постараюсь помочь. У меня есть с собой антитоксин, и я сделаю ему инъекцию, а если судороги усилятся, дам снотворного. Пока он может пить, отчаиваться рано. Давайте ему жидкую пищу. Лучше всего овсяный отвар.

Несколько дней Барсук оставался в том же состоянии, и я немного воспрянул духом. Мне приходилось видеть, как лошади оправлялись от столбняка, и я помнил, какое это всякий раз бывало чудесное ощущение: приедешь утром, а у лошади челюсти разомкнуло и изголодавшееся животное начало есть.

Но с Барсуком этого не произошло. Его поместили в просторное стойло, где он мог без помех двигаться, и каждый день, заглядывая к нему через нижнюю половинку двери, я ловил себя на отчаянном желании найти какие-нибудь признаки улучшения. Но, увы, через несколько дней его состояние стало ухудшаться. Неосторожное движение, появление рядом человека вызывали сильнейшую судорогу, и он, пошатываясь, кружил по стойлу на негнущихся ногах, точно деревянная игрушка, а в глазах стоял ужас, и сквозь крепко стиснутые зубы сочилась слюна. Как-то утром, испугавшись, что он свалится, я посоветовал надеть на него опоры и поехал за ними в Скелдейл-Хаус. Но едва я открыл дверь, как заверещал телефон. Звонил мистер Гиллинг.

— Вроде бы мы опоздали, мистер Хэрриот. Он лежит врастяжку и, сдается мне, тут уж ничего не поправишь. Надо кончать, чтоб он зря не мучился, верно?

— Боюсь, вы правы.

— Только вот что. Мэллок его, конечно, заберет, но Клифф не хочет, чтобы его Мэллок пристрелил. Хочет, чтобы вы. Так, может, приедете?

Я достал боенский пистолет и вернулся на ферму, раздумывая над тем, почему моя пуля представлялась старику менее отвратительной, чем пуля живодера. Мистер Гиллинг ждал меня в стойле рядом с Клиф-

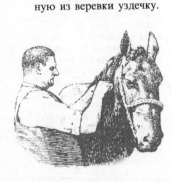

УХОД ЗА ЛОШАДЬЮ
Лошадей на ферме обычно чистили ежедневно и кормили четыре раза в день — утром корм им задавали в половине шестого, а работали они пять-шесть часов. Если лошади предстояло отправиться за пределы фермы, например в город, ее чистили с особым тщанием, хвост заплетали или подвязывали, гриву заплетали, причем каждую косичку в ней завязывали у конца волоском. Когда же лошадь готовили к выставке, надевали плетеную из веревки уздечку.

186

фом, который горбил плечи, засунув руки глубоко в карманы. Он обернулся ко мне с блуждающей улыбкой.

— Я как раз хозяину говорил, до чего же Барсук хорош был, когда я его для выставки готовил. Видели бы вы его тогда! Шерсть вся блестит, щетки на ногах белее снега вычищены, а в хвосте — голубая лента вот такой ширины!

— Могу себе представить, Клифф, — сказал я. — Холить его лучше, чем вы, никто не мог бы.

Он вытащил руки из карманов, присел на корточки, нагнулся над лежащим конем и несколько минут поглаживал седую шею и уши, но старый провалившийся глаз смотрел на него без всякого выражения. Клифф тихо заговорил, обращаясь к коню, и голос его был спокойный, почти бодрый, точно он болтал с приятелем:

— Много тысяч миль я прошагал позади тебя, старина, и много о чем мы с тобой толковали. Да только что я такого мог бы тебе сказать, чего ты сам не знал бы, а? Ты же все понимал сразу, с одного словечка. Я просто рукой шевельну, а ты все и сделаешь, что от тебя требовалось.

Клифф выпрямился.

— Так я работать пошел, хозяин, — сказал он решительно и вышел из стойла. Я подождал, чтобы он не услышал выстрела, который означал конец Барсука, конец лошадей в Харленд-Грейндже, конец основы основ жизни Клиффа Тайрмана.

Покидая ферму, я снова увидел старика. Он устраивался поудобнее на железном сиденье рычащего трактора, и я закричал, стараясь перекрыть шум мотора:

— Мистер Гиллинг сказал, что решил завести овец и поручить их вам. Думаю, вам понравится за ними приглядывать!

Лицо Клиффа осветила негасимая улыбка, и он крикнул в ответ:

— Угу! Новое дело, да чтобы мне не понравилось? Нам, молодым, это всегда по вкусу!

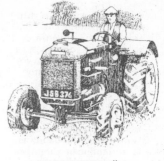

СТАНДАРТНЫЙ ФОРДЗОН

На английские фермы тракторы проникали медленно, потому что дешевой рабочей силы было более чем достаточно, а экономические депрессии 20-х и 30-х годов превратили трактор в излишнюю роскошь.

К 1939 году их было в стране около 55 тысяч, но к концу второй мировой войны нехватка рабочих рук и отсутствие импорта продуктов питания привели к увеличению этого числа до 200 тысяч с лишним. Самым обычным был стандартный фордзон, или, как его еще называли, «фордзон модель Эн». Плод массового производства, введенного Генри Фордом, он выпускался в Дейгенхеме в Эссексе с 1933 года. Все большее их число снабжалось колесами с резиновыми шинами, что увеличивало скорость и позволяло ездить по шоссе.

7

Я хватаю жизнь, как крапиву

Большая гостиная Скелдейл-Хауса кишела людьми. Эта комната с изящными нишами, высоким лепным потолком и выходящими в сад стеклянными дверями была для меня средоточием нашей жизни в Дарроуби. Здесь Зигфрид, Тристан и я собирались после дневных трудов, поджаривали подошвы у камина, увенчан-

Замкнутой жизни на фермах в йоркширских холмах пришел конец в середине 30-х годов, когда радио открыло туда доступ широкому миру. Радиоприемник становится неотъемлемой частью домашнего обихода. Он украсил жизнь жены фермера, которая много часов проводила за домашними хлопотами в полном одиночестве, и придал особый интерес вечерам. До того, как на фермы провели электричество, приемники там работали от тяжелых стеклянных аккумуляторов, которые можно было перезаряжать в бакалейной или скобяной лавке.

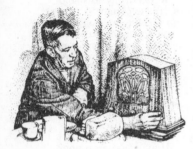

ного стеклянным шкафчиком, и обсуждали события дня. Она была нашим уютным холостяцким приютом, где мы раскидывались в креслах в сладкой истоме, читали, слушали радио, а Тристан молниеносно решал очередной кроссворд в «Дейли телеграф».

Здесь Зигфрид принимал своих знакомых, поток которых не иссякал,— молодых и старых, принадлежащих как к сильному полу, так и к слабому. Но нынче вечером молодые люди с рюмками в руках находились тут по приглашению Тристана, которое, конечно, приняли с энтузиазмом — хотя младший брат во многих отношениях был прямой противоположностью старшему, обаятельностью он ему не уступал и пользовался большой популярностью.

Отсюда нам предстояло отправиться на «Нарциссовый бал» в «Гуртовщиках», и все мы были при параде. Ведь ожидали нас не обычные танцы, на которых деревенские парни отплясывали в рабочих сапогах под скрипочку и пианино, а настоящий бал с прославленным местным оркестром (Ленни Баттерфилд и его «Бравые ребята»). Давался он ежегодно в честь прихода весны.

Я наблюдал, как Тристан наполняет рюмки. Бутылки с виски, джином и хересом, которые Зигфрид хранил в стеклянном шкафчике, заметно опустели, но сам Тристан пренебрегал крепкими напитками и лишь изредка пригубливал из бокала со светлым пивом. Если уж пить, считал он, так портер и эль пинтовыми кружками, а прочее лишь суета сует и всяческая гиль. Изящные рюмки вызывали у него брезгливость, и даже теперь, когда мы встречаемся с ним на официальных обедах, Тристан каким-то чудом умудряется обеспечить себя пинтовой кружкой.

— Приятная компания, Джим,— заметил он, возникая рядом со мной.— Мальчиков, правда, чуть побольше, чем девочек, но беда не велика.

Я смерил его холодным взглядом, ибо прекрасно уловил подоплеку: преобладание мужского элемента избавляло Тристана от необходимости танцевать до упаду. Предпочитая не транжирить энергию попусту, он танцами не увлекался. Конечно, почему бы и не покружиться с девушкой по залу раз-другой, но куда приятнее остальное время проводить в буфете.

Впрочем, того же мнения придерживались и многие другие обитатели Дарроуби: когда мы вошли под гостеприимный кров «Гуртовщиков», буфет был набит битком, а в зале лишь несколько наиболее смелых пар напоминали о том, что явились мы на бал. Однако время шло, к ним присоединялись все новые, и к десяти часам в зале уже яблоку упасть было негде. Я же вскоре понял, что проведу время отлично. Компания Тристана оказалась очень приятной — симпатичные мальчики, привлекательные девочки. Жизнерадостная их беззаботность была неотразимой.

Общему веселью немало содействовал прославленный оркестр Баттерфилда в коротких красных куртках. Самому Ленни на вид было лет пятьдесят пять, да и все четверо его бравых ребят уже давно распростились с молодостью, но свою седину они искупали неугасимым задором. Впрочем, волосы Ленни седыми не были — краска помогала ему оставаться жгучим брюнетом, — и он колотил по клавишам рояля с сокрушающей энергией, озаряя общество солнечными взглядами сквозь очки в роговой оправе, а иногда выкрикивал припев в микрофон у себя под боком, объявлял танцы и отпускал шуточки зычным голосом. Нет, полученные деньги он отрабатывал честно.

Наша компания на парочки не разбивалась, и я танцевал со всеми девушками по очереди. В разгар бала я проталкивался по залу с Дафной, чья фигура была словно нарочно создана для такой тесноты. Поклонником тощих женщин я никогда не был, но, пожалуй, природа, создавая Дафну, несколько увлеклась в противоположном направлении. Нет, толстой ее никак нельзя было назвать, просто она отличалась некоторой пышностью сложения.

Сталкиваясь в давке с соседними парами, столь же увлеченно работающими локтями, восхитительно отлетая от упругих форм моей дамы, вместе со всеми подпевая бравым ребятам, которые в бешеном ритме колошматили по своим инструментам, я чувствовал себя на седьмом небе. И тут я увидел Хелен.

Танцевала она, разумеется, с Ричардом Эдмундсоном, и шапка его золотых кудрей плыла над окружающими головами, как символ Рока. С магической быстротой мое радужное настроение угасло, оставив в душе холодную тягостную пустоту.

Когда музыка смолкла, я отвел Дафну к ее друзьям, а сам отправился на поиски Тристана. Небольшой уютный буфет отнюдь не опустел, и там вполне можно было бы изжариться. В густом табачном дыму я с трудом различил Тристана — он восседал на высоком табурете в окружении обильно потеющих участников веселья, но сам, казалось, ничуть от жары не страдал и, как всегда, излучал глубочайшее удовлетворение. Он допил кружку, причмокнул, будто лучше пива в жизни не пробовал, перегнулся через стойку, дружески кивая, чтобы ему налили еще, и тут заметил, что к нему протискиваюсь я. Едва я оказался в пределах досягаемости, он ласково положил руку мне на плечо.

— А, Джим! Рад тебя видеть. Чудесный бал, ты согласен?

Я воздержался и не указал на бесспорный факт, что он еще ни разу в зале не появлялся, а только самым небрежным тоном упомянул, что вот и Хелен здесь.

Тристан благостно кивнул.

— Да, я видел. Так почему же ты с ней не танцуешь?

— Не могу. Она тут с Эдмундсоном.

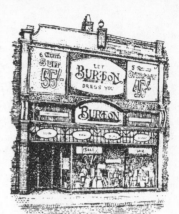

ГАРДЕРОБ ВЕТЕРИНАРА
Молодой ветеринар в деревне не думал о щегольстве — слишком много времени он проводил на размокших проселках и в коровниках. Вельветовые брюки и старый твидовый пиджак — вот его типичная одежда. Но для посещения церкви и поездок в город ему был нужен приличный костюм. В 30-х годах совсем рядом с Лидсом была крупнейшая в мире фабрика готовой одежды Монтегю Бертона, и во всех окрестных городках имелся Бертоновский магазин с черно-серебряным фасадом. Там Джеймс Хэрриот мог купить готовый костюм за 55 шиллингов.

189

— Вовсе нет,— возразил Тристан, критическим взором оглядывая новую кружку и делая предварительный глоток.— Она приехала с большой компанией, как и мы.

— А ты откуда знаешь?

— Видел, как мальчики вешали пальто вон там, пока девочки поднялись раздеться наверх. Значит, можешь ее пригласить, ничьего разрешения не испрашивая.

— А-а! — Я еще немного постоял, а потом решительно вернулся в зал.

Но все оказалось не так просто. У меня был долг перед девушками нашей компании, а когда их всех успевали пригласить другие и я направлялся к Хелен, ею тут же завладевал кто-нибудь из ее друзей. Иногда мне казалось, что она ищет меня взглядом, но уверен я не был, а знал только, что никакой радости от бала больше не получаю, что волшебство и веселость исчезли бесследно. С горечью я предвидел, что и на этот раз обречен тоскливо смотреть на Хелен — и ничего больше. С той лишь тягостной разницей, что и двумя словами с ней не обменяюсь.

Мне даже стало как-то легче, когда ко мне подошел управляющий и позвал к телефону. Звонила миссис Холл: сука никак не разродится, так не приеду ли я сейчас же? Я взглянул на свои часы — далеко за полночь. Значит, на этом бал для меня кончается.

Секунд пять я постоял, прислушиваясь к чуть приглушенному грохоту музыки, потом медленно натянул пальто и пошел попрощаться с друзьями Тристана. Коротко объяснив, в чем дело, я помахал им, повернулся и толкнул дверь.

За ней, в двух шагах передо мной стояла Хелен, чьи пальцы слегка касались дверной ручки. Я не стал размышлять, вышла ли она или только собирается войти, а немо уставился в ее улыбающиеся синие глаза.

— Уже уходите, Джим? — спросила она.

— Да. У меня, к сожалению, вызов.

— Какая досада! Надеюсь, ничего серьезного?

Я открыл было рот, чтобы ответить, но вдруг ее красота заслонила от меня все. Я чувствовал только, что она совсем рядом. Меня поглотила волна любви и безнадежности. Я отпустил дверь, схватил руку Хелен, точно утопающий, и с изумлением ощутил, что ее пальцы крепко сплелись с моими.

Оркестр, шум голосов, люди — все куда-то исчезло, и остались только мы двое в дверном проеме.

— Поедем со мной,— сказал я.

Глаза Хелен стали огромными, и она улыбнулась мне такой знакомой улыбкой.

— Я только сбегаю за пальто,— шепнула она.

Нет, это мне грезится, думал я, стоя на ковровой дорожке в коридоре и глядя, как Хелен быстро поднимается по лестнице. Но тут же убедился, что я все-таки

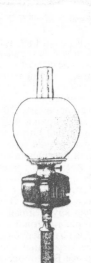

КОНСОЛЬНАЯ КЕРОСИНОВАЯ ЛАМПА
С середины XIX века на смену сальным свечам былых времен приходят керосиновые лампы. Но в домах простых людей нередко обходились одной-единственной такой лампой. Вид у многих ламп был очень нарядный, и на фермах их часто приберегали для праздников, а в будни ими не пользовались.
Эта консольная лампа состоит из латунного основания, каннелированной колонки и прозрачного стеклянного абажура. Резервуар для керосина сделан из аметистового стекла.

190

не сплю: она появилась на верхней площадке, торопливо застегивая пальто. Моя машина, терпеливо дожидавшаяся на булыжнике рыночной площади, видимо, тоже была застигнута врасплох — во всяком случае мотор взревел при первом нажатии на стартер.

Мне надо было заехать домой за необходимыми инструментами. И вот мы вышли из машины в конце безмолвной купающейся в лунных лучах улицы, и я отпер большую белую дверь Скелдейл-Хауса.

Едва мы очутились внутри, как с полной уверенностью, что иначе нельзя, я обнял Хелен и поцеловал — благодарно и неспеша. Столько времени я мечтал об этом! Минуты текли незаметно, а мы все стояли там — наши ноги попирали пол из черно-красных плиток XVIII века, головы почти упирались в раму огромной картины «Смерть Нельсона», которая господствовала в прихожей.

Второй раз мы поцеловались у первого изгиба коридора под не менее большой «Встречей Веллингтона и Блюхера при Ватерлоо». Затем мы поцеловались у второго изгиба под сенью высокого шкафа, в котором Зигфрид хранил свои костюмы и сапоги для верховой езды. Мы целовались в аптеке в промежутках между моими сборами, а затем в саду, убедившись, что среди залитых лунным светом весенних цветов, в волнах благоухания влажной земли и травы целоваться лучше всего.

Никогда еще я не ехал на вызов так медленно — со скоростью десять миль в час, не более. Ведь на плече у меня лежала голова Хелен, а в открытое окно лились все ароматы весны. Словно в разгар урагана, я очутился в красивейшей безопасной гавани. Словно я вернулся домой.

В спящей деревне светилось только одно окно, и, едва я постучал, Берт Чапман сразу распахнул дверь. Он был дорожным рабочим, то есть принадлежал к племени, с которым я ощущал себя в кровном родстве.

Сроднили нас дороги — как и я, дорожные рабочие проводили значительную часть жизни на пустынных путях в окрестностях Дарроуби: чинили асфальт, летом выкашивали траву по обочинам, зимой расчищали их от снега и посыпали песком. А когда я проезжал мимо, они весело мне улыбались и махали, словно мое мимолетное появление украшало их день. Не знаю, отбирал ли их муниципальный совет за добродушие, но я, право, не встречал других таких приятных и веселых людей.

Старый фермер как-то сказал мне кисло: «А чего им не радоваться-то, когда они, знай себе, целые дни дурака валяют!». Конечно, он несколько преувеличил, но я его прекрасно понял: по сравнению с работой на ферме любое другое занятие выглядело приятным бездельем.

Берта Чапмана я видел всего два дня назад: он сидел

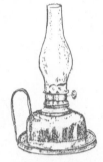

ПЕРЕНОСНАЯ КЕРОСИНОВАЯ ЛАМПА Теперь, когда достаточно щелкнуть выключателем и комнату зальет яркий свет, даже трудно представить себе, как неудобно было ходить вечером по дому в доэлектрическую эру. Огонь в очаге или камине отбрасывал пляшущие отблески до двери, а за ней был непроницаемый мрак. Обычно, чтобы пройти по коридору или подняться в спальню, с собой брали свечу в подсвечнике. На смену им пришли во второй половине XIX века переносные керосиновые лампы, которые и употреблялись до того, как появилось электричество, а на многие фермы в йоркширских холмах его провели только в 50-х годах. У этой латунной лампы широкое плоское основание обеспечивает устойчивость; ручка рассчитана на то, чтобы ее держали всеми пальцами, а прозрачное стекло защищает огонек.

191

на пригорке с огромным бутербродом в руке. Рядом покоилась его лопата. Он приветственно поднял жилистую руку, а его круглая, красная от солнца физиономия расплылась в широкой ухмылке. Казалось, заботы ему неведомы. Однако теперь улыбка его выглядела напряженной.

— Очень мне не хотелось беспокоить вас так поздно, мистер Хэрриот,— сказал он, поспешно проводя нас в дом,— только вот я за Сюзи опасаюсь. Ей пора бы разродиться, она уже и гнездо для щенят готовит, и весь день тревожная, а ничего нет. Я хотел до утра отложить, да только за полночь она пыхтеть начала, ну и вид ее мне не нравится.

Сюзи была моей старой пациенткой. Ее широкоплечий дюжий хозяин частенько являлся с ней в приемную, немножко стыдясь своей заботливости. Нелепо выделяясь среди женщин с их кошечками и собачками, он при моем появлении всегда торопился объяснить: «Вот хозяйка попросила сводить к вам Сюзи». Но эта ссылка никого обмануть не могла.

— Конечно, дворняжка она, и ничего больше, да только очень верная,— сказал Берт теперь с той же неловкостью, но я догадывался, как ему дорога Сюзи, кудлатая сучка неопределенных кровей, имевшая обыкновение упираться передними лапами мне в колено, смеясь во всю пасть и бешено виляя хвостом. Я находил ее неотразимой.

Но сегодня маленькая собачка была непохожа на себя. После того как мы вошли в комнату, она выбралась из корзинки, неопределенно шевельнула хвостом и замерла, приникнув к полу, а ребра ее мучительно вздымались. Когда я нагнулся, чтобы ее осмотреть, она повернула ко мне испуганную мордочку с широко открытой пыхтящей пастью.

Я провел ладонью по вздутому животу. По-моему, никогда еще мне ни с чем подобным сталкиваться не приходилось. Круглый и тугой, как футбольный мяч, он был битком набит щенятами, готовыми появиться на свет. Но не появлявшимися.

— Так что с ней? — Щеки Берта побледнели под загаром, и он нежно погладил голову Сюзи широкой заскорузлой ладонью.

— Пока еще не знаю, Берт,— ответил я.— Надо пощупать внутри. Принесите мне горячей воды, будьте так добры.

В воду я подлил антисептическое средство, намылил кисть, одним пальцем осторожно исследовал влагалище и обнаружил щенка — кончик пальца скользнул по ноздрям, крохотным губам, язычку... Но он плотно закупорил проход, как пробка бутылку.

Сидя на корточках, я обернулся к Берту и его жене.

— Боюсь, первый щенок застрял. Очень крупный. По-моему, если его убрать, остальные пройдут благополучно. Они должны быть помельче.

— А можно его сдвинуть, мистер Хэрриот?—спросил Берт.

Я ответил, помолчав:

— Попробую наложить щипцы ему на голову и погляжу, сдвинется ли он. Щипцами я пользоваться не люблю и только осторожно попробую. Если ничего не выйдет, заберу ее с собой сделать кесарево сечение.

— Операцию, значит?— глухо спросил Берт, сглотнул и испуганно поглядел на жену. Как многие высокие мужчины, в спутницы жизни он выбрал миниатюрную женщину, а сейчас миссис Чапман, съежившаяся в кресле, казалась совсем маленькой. Ее расширенные глаза уставились на меня со страхом.

— И зачем мы только ее повязали!—простонала она, заламывая руки.—Я говорила Берту, что в пять лет щениться в первый раз поздно, а он ничего слушать не желал. И теперь мы останемся без нее.

— Да нет же, она в самой поре,—поспешил я утешить бедную женщину.—И все еще может обойтись вполне благополучно. Вот сейчас посмотрим.

Несколько минут я кипятил инструменты на плите, а потом вновь встал на колени позади моей пациентки и наставил щипцы. Блеск металла заставил Берта посереть, а его жена съежилась в комочек. Помощи от них, явно, ждать не приходилось, а потому пока я снова нащупывал щенка, голову Сюзи держала Хелен. Места почти не было, но мне удалось подвести щипцы по моему пальцу к его носу. Затем с величайшей осторожностью я развел их и, чуть надавливая, проталкивал вперед, пока мне не удалось сомкнуть половинки на голове.

Ну, скоро все прояснится! В подобных ситуациях резко дергать нельзя, а можно только чуть-чуть потянуть, проверяя, не сдвинется ли тельце. Так я и сделал. Мне показалось, что какое-то продвижение есть. Я попробовал еще раз. Да! Щенок чуть продвинулся вперед. Сюзи тоже, видно, почувствовала, что не все еще потеряно, стряхнула с себя апатию и принялась энергично тужиться.

Дальше все пошло как по маслу, и мне удалось извлечь щенка на свет практически без усилий.

— Боюсь, этот не выжил,—сказал я, поглядев на крохотное существо у себя на ладони и не обнаружив никаких признаков дыхания. Но, зажав грудку между большим и указательным пальцами, я уловил ровное биение сердца и, быстро открыв щенку рот, начал мягко вдувать воздух в его легкие.

Повторив эту процедуру несколько раз, я положил щенка на бок в корзину и уже пришел к выводу, что мои усилия напрасны, как вдруг крохотная грудная клетка приподнялась, потом еще раз и еще.

— Живой!— воскликнул Берт.— Ну прямо чемпион! Нам они ведь все живыми требуются. Отец-

ЩИПЦЫ ДЛЯ ЩЕНЯТ
Неправильное положение щенка или слишком крупные размеры могут затруднить роды и потребовать вмешательства ветеринара. Щипцы, которые он вводит во влагалище или в матку, чтобы извлечь застрявшего щенка, имеют разную форму, но у всех концы сделаны так, чтобы ими можно было захватить голову щенка, не повредив ее. Размеры щипцов также варьируют — от 15 до 50 см — в расчете на собак разных пород. Теперь их делают из нержавеющей стали, так что они выдерживают постоянное кипячение и частое применение много лучше прежних, никелированных.

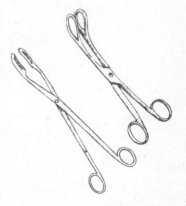

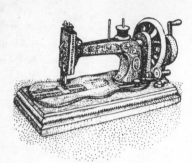

то — терьер Джека Деннисона, так охотников на них хоть отбавляй.

— Вот-вот! — вставила миссис Чапман. — Сколько бы ни родилось, всех разберут. Просто отбоя нет от желающих: «Нам бы щеночка Сюзи».

— Ну еще бы! — сказал я, но улыбнулся про себя. Терьер Джека Деннисона также обладал довольно сложной родословной, и плоды этой вязки обещали быть интересными коктейлями. Что ничуть не должно было их испортить.

Я вколол Сюзи полкубика питуитрина.

— Она же чуть не полсуток старалась вытолкнуть этого молодца, так что небольшая помощь будет ей кстати. А теперь подождем и посмотрим, как оно пойдет дальше.

Ждать было очень приятно. Миссис Чапман заварила чай и принялась щедро мазать маслом домашние лепешки. А Сюзи, частично с помощью питуитрина, каждые четверть часа не без самодовольства производила на свет по щенку, и вскоре они уже подняли в корзине писк, удивительно громкий для таких крошек. Берт, который с каждой минутой все больше светлел, набил трубку и поглядывал на все увеличивающееся семейство с улыбкой, которая мало-помалу почти достигла ушей.

— Каково вам, молоденьким, сидеть тут с нами! — сказала миссис Чапман, наклонив голову и озабоченно глядя на нас с Хелен. — Небось, не терпится на танцы вернуться, а вы вот сидите.

Мне вспомнилась давка в «Гуртовщиках». Табачный дым, духота, неумолчный грохот «Бравых ребят». Я обвел взглядом мирную кухоньку, старомодный очаг с черной решеткой, низкие, отлакированные балки, рабочую шкатулку миссис Чапман, трубки Берта, повешенные рядком на стене, и крепче сжал руку Хелен, которую последний час держал в своей под прикрытием стола.

— Вовсе нет, миссис Чапман, — возразил я. — Мы и думать о них забыли.

И это была чистейшая правда.

Около половины третьего я пришел к выводу, что Сюзи кончила — всего щенят родилось шестеро, очень недурное достижение для такой фитюльки. Писк смолк, так как все они уже дружно сосали мать.

Я по очереди поднял их и осмотрел. Сюзи не только не протестовала, но словно улыбалась со скромной гордостью. Когда я положил их назад, она деловито осмотрела и обнюхала каждого, прежде чем снова лечь на бок.

— Три кобелька, три сучки, — сказал я. — Отличное соотношение.

Перед тем как уйти, я вынул Сюзи из корзинки и ощупал ее живот. Просто поразительно, каким поджарым он уже стал! Прорванный воздушный шар не

194

изменил бы форму столь эффектно. Она уже преобразилась в худенькую, мохнатую, дружелюбную малютку, которую я так хорошо знал.

Едва я отпустил ее, как она шмыгнула назад в корзину и свернулась калачиком вокруг своего семейства, которое тут же принялось сосредоточенно сосать.

Берт засмеялся.

— Да ее среди них толком и не разглядеть! — Он нагнулся и потыкал в первенца мозолистым пальцем.— Нравится мне этот кобелек. Знаешь, мать, мы его себе оставим, чтобы старушке скучно не было.

Пора было уходить. Мы с Хелен направились к двери, и маленькая миссис Чапман, поспешив ее отворить, поглядела на меня.

— Что же, мистер Хэрриот,— сказала она, не выпуская ручку.— Уж не знаю, как вас и благодарить, что вы приехали, успокоили нас. Ума не приложу, чтобы я делала с моим муженьком, приключись с его собачкой какая беда.

Берт смущенно ухмыльнулся.

— Чего уж,— буркнул он.— Будто я расстраивался!

Его жена засмеялась, распахнула дверь, но едва мы шагнули в безмолвный душистый ночной мрак, схватила меня за локоть с лукавой улыбкой.

— Это, как погляжу, ваша невеста? — сказала она.

Я обнял Хелен за плечи и ответил твердо:

— Да. Моя невеста.

После этой ночи я поймал себя на том, что по вечерам думаю только о том, как увидеться с Хелен. Едва стрелки близились к восьми, ноги уже сами несли меня в Хестон-Грейндж. О, конечно, я старался побороть эту привычку и бывал там не каждый вечер — во-первых, мой рабочий день длился круглые сутки, а во-вторых, следовало считаться с приличиями. Не говоря уж о мистере Олдерсоне.

Отец Хелен был невысоким, щуплым и выглядел рассеянным. После смерти жены — она умерла за несколько лет до моего приезда в Дарроуби — он замкнулся в себе. Хозяин он был отличный, и его ферма не уступала самым лучшим, но все время казалось, что мысли его совсем не здесь. И у него появились маленькие чудачества: если что-нибудь не задавалось, он вел долгие ворчливые разговоры с самим собой, если же что-то приводило его в хорошее настроение, он разражался громким пением без слов. Мычание его разносилось далеко, и, приезжая к нему на ферму по вызову, я часто находил мистера Олдерсона по этому звуку среди хозяйственных построек, если не заставал его в доме.

В первое время, когда я приходил к Хелен, он, по-моему, меня толком не замечал — я был просто еще один из молодчиков, которые увивались вокруг его дочери. Но затем, когда мои визиты участились, он вне-

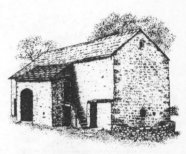

ГЛАВНАЯ ХОЗЯЙСТВЕННАЯ ПОСТРОЙКА
Любая работа на ферме так или иначе была связана с большим сараем во дворе. Высота и ширина главной двери были рассчитаны на то, чтобы в нее въезжали повозки со снопиками или сеном, которые складывались там в елико возможно большем количестве. Зимой по мере надобности снопики обмолачивались, а зерно провеивалось прямо внутри сарая. В нем, кроме того, хранились машины, работавшие на конной тяге, и конская сбруя, а один конец отводился под коровьи стойла — пол там обычно делался ниже остального, чтобы навозная жижа не растекалась по сараю. Окошко в стене позволяло выкидывать навоз прямо в предназначенную для него загородку у стены сарая.

195

запно выделил меня из этой безликой толпы и начал поглядывать на меня с интересом, который быстро перешел в тревогу. Собственно, винить его я не мог. Он нежно любил Хелен и, естественно, желал для нее прекрасной партии. А подходящий жених уже имелся в наличии — Ричард Эдмундсон, сын старого друга их семьи, владельца почти тысячи акров. Эдмундсоны были богаты, влиятельны, а Ричард влюбился по уши. Разумеется, приезжий ветеринар без гроша за душой ни в какое сравнение с ним идти не мог.

Если мистер Олдерсон был дома, мои визиты превращались в мучение. Казалось, мы все время косимся друг на друга уголком глаза. Когда бы я ни посмотрел на мистера Олдерсона, он именно в этот миг начинал смотреть в сторону, и, должен сознаться, стоило ему внезапно взглянуть на меня, как я непроизвольно отводил глаза.

Меня это угнетало, потому что в сущности он мне нравился. Его кротость и безобидность были очень симпатичны, и при других обстоятельствах мы с ним, конечно, поладили бы. Но я его раздражал. И не потому, что ему не хотелось расставаться с Хелен,— эгоизм был ему чужд, а хозяйство в доме у них теперь превосходно вела его недавно овдовевшая сестра. Тетушка Люси умела поставить на своем и великолепно справлялась со всеми домашними заботами, включая и присмотр за двумя детьми. Просто он свыкся с утешительной мыслью, что в один прекрасный день его дочка выйдет за сына старого друга и заживет припеваючи. По натуре он был несколько консервативен, и возможность каких-либо изменений вызывала в нем яростный протест.

Поэтому я всегда испытывал облегчение, когда мог пригласить Хелен куда-нибудь. Тогда все было великолепно. Мы ездили с ней на танцы, устраивавшиеся теми или иными городскими обществами, мы гуляли среди холмов по старым, заросшим травой проселкам, проходя мили и мили, а иногда она ездила со мной на вечерние вызовы. В Дарроуби не было особых развлечений или увлекательных занятий, но полная непринужденность, ощущение, что нам вполне достаточно друг друга, придавали всему, что мы делали вместе, смысл и важность.

Вполне возможно, что так продолжалось бы очень долго, если бы не Зигфрид. Однажды вечером, как у нас было заведено, мы сидели в гостиной Скелдейл-Хауса и обсуждали события дня, прежде чем отправиться на боковую. Вдруг он засмеялся и хлопнул себя по колену.

— Сегодня заходил заплатить по счету Гарри Форстер. Старик что-то расшутился — сидел здесь, поглядывал по сторонам и твердил: «Хорошее у вас тут гнездышко, мистер Фарнон, хорошее гнездышко!». А потом хитро посмотрел на меня и заявляет: «Пора бы в это гнездышко да птичку. Какое же гнездышко без птички?».

СЕЛЬСКИЕ ПОВОЗКИ
Верх повозки почти делался на свой лад, но ходовая часть всюду была одинакова: четыре колеса, надетые на крепкие оси из вяза, соединенные гибкой ясеневой жердью, которая сгибалась и перекручивалась не ломаясь. Передние колеса были меньше задних, и ось их поворачивалась вместе с оглоблями, поворачивая всю повозку. Чтобы смягчить тряску на рытвинах и ухабах, кузов подвешивался или крепился свободно.

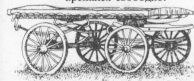

— Ну, вам давно следовало бы к этому привыкнуть! — сказал я и тоже засмеялся. — Вы ведь лучший жених в Дарроуби. И конечно, они тут не успокоятся, пока вас не женят.

— Э-эй, не торопитесь! — Зигфрид задумчиво оглядел меня с головы до ног. — Гарри имел в виду вовсе не меня, а вас.

— Как так?

— А вы вспомните. Сами же рассказывали, что встретили старика, когда прогуливались вечером с Хелен по его лугу. Ну а у него на такие вещи глаз острый. Вот он и решил, что пора вам остепениться, только и всего.

Я откинулся на спинку кресла и захохотал.

— Мне? Жениться? Вот потеха! Вы только представьте себе! Бедняга Гарри!

— Почему вы смеетесь, Джеймс? — Зигфрид наклонился ко мне. — Он ведь совершенно прав. Вам действительно пора жениться.

— Не понимаю! — Я ошеломленно уставился на него. — Что вы такое говорите?

— Как что? — ответил он. — Я говорю, что вам надо жениться, и поскорее.

— Зигфрид, вы шутите!

— С какой стати?

— Да черт подери! Я только-только начал работать. У меня нет денег, у меня ничего нет! Мне даже и в голову не приходило...

— Ах, вам даже в голову не приходило? Ну так ответьте мне: вы ухаживаете за Хелен Олдерсон или не ухаживаете?

— Ну, я... Мне просто... Если хотите, то, конечно, можно сказать и так.

Зигфрид устроился в кресле поудобнее, сложил кончики пальцев и назидательно продолжал:

— Так-так. Значит, вы признаете, что ухаживаете за ней. Пойдем дальше. Она, насколько я могу судить, весьма и весьма привлекательна: всякий раз, когда она проходит по площади в рыночный день, машины только чудом не налетают друг на друга. Все признают, что она умна, обладает прекрасным характером и отлично готовит. Быть может, вы против этого спорить не станете?

— Разумеется, нет, — ответил я, обозлившись на его тон снисходительного превосходства. — Но к чему все это? Зачем вы произносите речь, словно судья перед присяжными?

— Я просто аргументирую мою точку зрения, Джеймс. А именно: вы встретили девушку, которая может стать для вас идеальной женой, и ничего не предпринимаете! Говоря без обиняков, я предпочту, чтобы вы перестали валять дурака и взглянули на дело серьезно.

— Все далеко не так просто! — сказал я раздражен-

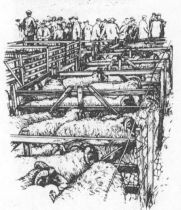

но.— Я же только объяснил, что сначала мне нужно тверже встать на ноги... да и вообще я знаком с ней всего несколько месяцев — этого же недостаточно, чтобы так сразу и жениться. И еще одно: по-моему, я не нравлюсь ее отцу.

Зигфрид наклонил голову набок, и я даже зубами скрипнул — такая святость разлилась по его лицу.

— Послушайте, старина, не сердитесь, но я должен вам кое-что сказать откровенно для вашей же пользы. Осторожность, бесспорно, прекрасное качество, но порой вы перегибаете палку. Этот маленький изъян в вашем характере проявляется постоянно и во всем. Вот, скажем, в той робости, с какой вы решаете затруднения, возникающие в вашей работе. Вы всегда действуете с оглядкой, маленькими шажками, тогда как следует смело бросаться вперед. Вам чудятся опасности там, где их и быть не может. Учитесь рисковать, дерзать. А то ваши собственные сомнения подрезают вам поджилки.

— Короче говоря, я жалкий безынициативный болван?

— Ну послушайте, Джеймс, я ведь ничего подобного не говорил, но, кстати, еще одна вещь, которой я хотел бы коснуться. Я знаю, вы меня извините. Но, боюсь, пока вы не женитесь, я не могу рассчитывать на вашу полноценную помощь. Ведь, откровенно говоря, вы все больше доходите до такой степени обалдения, что уж, наверное, половину времени пребываете в сомнамбулическом состоянии и сами не понимаете, что делаете.

— Да что вы такое несете? В жизни не слыхивал подобной...

— Будьте добры, дослушайте меня до конца, Джеймс. Я говорю чистейшую правду: вы бродите, как лунатик, и у вас появилась прискорбная привычка глядеть в пустоту, когда я с вами разговариваю. От этого, мой милый, есть только одно средство.

— И крайне незамысловатое! — закричал я.— Ни денег, ни собственной крыши над головой, но женись очертя голову, с ликующим воплем. Все так просто и мило!

— Ага! Ну вот, вы опять сочиняете всякие трудности.— Он засмеялся и поглядел на меня с дружеским сожалением.— Денег нет? Так вы же в недалеком будущем станете моим партнером, повесите табличку со своими титулами на решетку перед домом, и, следовательно, хлеб насущный будет вам твердо обеспечен. Ну а что до крыши... Посмотрите, сколько комнат пустует в этом доме! Вам совсем нетрудно будет устроить себе наверху отдельную квартирку. Иными словами, ваши возражения — полнейшие пустяки.

Я запустил пятерню в волосы. Голова у меня шла кругом.

— У вас все это получается так просто!

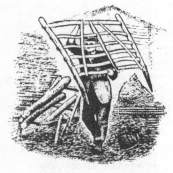

ПЕРЕНОСНЫЕ РЕШЕТКИ
Переносные решетки изготовляются из расколотых пополам ясеневых жердей, иногда — ивовых. Две вертикальные заостренные стойки соединены поперечинами длиной около двух метров и усилены одним вертикальным ребром и двумя диагональными. Просветы между поперечинами внизу уже, чем вверху, чтобы овца не могла просунуть между ними голову, а любопытный ягненок — выбраться наружу. Из таких решеток обычно собирают временные загоны на овечьих ярмарках или для стрижки, кроме того, ими отгораживают участок пастбища, чтобы овцы съедали там всю траву, а затем их переводят на следующий участок.

— Это же и есть ПРОСТО! — Зигфрид выпрямился в кресле. — Отправляйтесь к ней сейчас же, сделайте предложение и обвенчайтесь до конца месяца! — Он укоризненно погрозил мне пальцем. — Жизнь, как крапиву, надо хватать сразу и крепко, Джеймс. Забудьте вашу манеру мямлить по каждому поводу и запомните, что сказал Брут у Шекспира. — Он сжал кулак и гордо откинул голову: — «В делах людей прилив есть и отлив, с приливом достигаем мы успеха...».

— Ну хорошо, хорошо, — буркнул я, утомленно поднимаясь на ноги. — Достаточно. Я все понял и иду ложиться спать.

Вероятно, я не единственный человек, чья жизнь полностью переменилась в результате одного из непредсказуемых и случайных зигфридовских взрывов. В тот момент его доводы показались мне смехотворными, но семя пало на благодатную почву и буквально за одну ночь проросло и распустилось пышным цветом. Вне всяких сомнений, это он повинен в том, что еще относительно молодым человеком я оказался отцом взрослых детей — ведь когда я объяснился с Хелен, она ответила мне «да» и мы решили пожениться немедленно. Правда, сначала она как будто удивилась — возможно, она разделяла мнение Зигфрида обо мне и подозревала, что я буду раскачиваться несколько лет.

Но так или иначе, не успел я оглянуться, а все уже было улажено, и, вместо того чтобы скептически усмехаться самой возможности такой идеи, я увлеченно обсуждал, как мы устроим свою квартирку в Скелдейл-Хаусе.

Это было блаженное время, и лишь одно облачко омрачало горизонт, но облачко, более смахивавшее на огромную грозовую тучу. Когда я шел рука об руку с Хелен, словно шагая по воздуху, она внезапно сбрасывала меня с небес на землю кротким взглядом со словами:

— Все-таки, Джим, тебе следует поговорить с отцом. Пора ему сказать.

Задолго до того как я получил диплом, меня предупреждали, что деревенская практика — это работа в грязи и вони. Я смирился с такой неизбежностью и приспособился к ней, но бывали в моей жизни моменты, когда эта ее сторона вдруг накладывала на меня неизгладимый отпечаток в самое неподходящее время, что было невыносимо. Как, например, теперь, когда, долго отмокая в горячей воде, я все-таки не избавился от специфического запаха.

Встав на ноги в облаках пара, я понюхал руку у локтя и чуть не застонал: зловонное напоминание о жуткой чистке в коровнике Томми Дирлава торжествующе взяло верх над антисептическими средствами и мылом. Этот смрад сохранил почти всю свежесть и силу, какой обладал в четыре часа дня, когда я его обрел. Сладить с ним могло только время.

Но что-то во мне восстало против идеи забраться в постель, благоухая им, и в отчаянии я оглядел ряд флаконов на полке над раковиной. Мой взгляд приковала большая банка с ядовито-розовой солью для ванн, которой пользовалась миссис Холл. Этого средства я еще никогда не пробовал, а потому бросил щепотку в воду вокруг ног. На мгновение у меня закружилась голова от пронзительно-сладкого аромата, примешавшегося к клубам пара, и, подчинившись внезапному порыву, я высыпал добрую половину банки в ванную и вновь опустился под воду.

Я лежал так долго-долго с победоносной улыбкой на губах: уж теперь-то я избавлюсь от напоминания о чистке коровы Томми Дирлава!

Процедура эта несколько меня одурманила, и я уже почти засыпал, когда моя голова упокоилась на подушке. Несколько мгновений блаженного погружения в глубины сна... И когда у меня над ухом грянул телефон, ощущение обиды на несправедливость судьбы было даже сильнее обычного. Сонно поглядев на часы, которые показывали четверть второго, я взял трубку и что-то в нее промямлил, но тут же сонная одурь с меня соскочила: я узнал голос мистера Олдерсона. Милочка никак не может растелиться. Не приеду ли я сейчас же?

Ночные вызовы несут с собой чувство «вот он — я». Лучи моих фар скользили по булыжнику, и я вновь ощутил это возвращение к основе основ, к своей подлинной сущности. Безмолвные дома, плотно задернутые занавески, длинная пустынная улица — все это осталось позади, сменилось каменными стенками по сторонам бесконечного проселка. В таких случаях я обычно пребывал в состоянии, близком к анабиозу, и был только-только способен вести машину в нужном направлении, но на этот раз я не испытывал ни малейшей сонливости, меня одолевали тревожные мысли.

Ведь Милочка занимала особое положение. Она была домашней коровой, прелестной маленькой джерсейкой и любимицей мистера Олдерсона. В его стаде она была единственной представительницей своей породы, и, если удои ее шортгорнских подруг сливались в бидоны и забирались молочной фирмой, жирное, чуть желтоватое молоко Милочки поступало на семейный стол, появлялось горами взбитых сливок на домашних тортах или превращалось в масло, золотистое сливочное масло, о котором можно только грезить.

Но главное, мистер Олдерсон просто питал к ней нежность. Проходя по коровнику, он обычно останавливался перед ней, начинал напевать себе под нос, почесывал ее высоко посаженную голову и шел дальше. И понять его можно: сколько раз я сам от души желал, чтобы все коровы были джерсейками — кроткими, грацио-

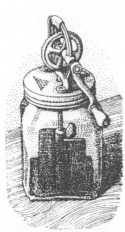

ДОМАШНЯЯ МАСЛОБОЙКА
В 30-х годах небольшие молочные фермы перестали изготавливать из своего молока масло и сыр на продажу и начали сдавать его на молокозаводы. Однако хозяйки оставляли молоко и для собственного употребления, сбивая собственное масло. Эта стеклянная маслобойка, бывшая в употреблении с 30-х по 50-е годы, вмещает около 10 л сливок.

зными созданиями с глазами лани, тонкими ногами и изящным сложением. Они покорно позволяли, чтобы их поворачивали так и эдак и проделывали с ними всякие манипуляции. Даже когда они вас лягали, это было лишь ласковое похлопывание по сравнению с ударом, который отвешивала могучая представительница фризской породы.

Мне оставалось только уповать, что у Милочки ничего серьезного не обнаружится, поскольку мои акции стояли у мистера Олдерсона не очень высоко, и я испытывал нервную уверенность, что он отнюдь не придет в восторг, если я что-нибудь да напорчу при отеле его любимицы. Но зачем самому себя пугать? Обычно телящиеся джерсейки особых хлопот не доставляют.

Отец Хелен был хороший фермер. Въезжая во двор, я увидел освещенное стойло и рядом два дымящихся ведра с горячей водой, которые уже ожидали меня, на нижней половине двери висело полотенце, а рядом с мистером Олдерсоном стояли Стэн и Берт, два его старых работника. Милочка удобно лежала на толстой соломенной подстилке. Она не тужилась — и снаружи ничего заметно не было, — но выглядела сосредоточенной, углубленной в себя — верный признак, что с ней что-то очень не так.

Я закрыл за собой дверь.

— Вы щупали ее, мистер Олдерсон?

— Щупал. Только ничего там нет.

— Совсем ничего?

— Ничегошеньки. Несколько часов, как у нее началось, а теленок вроде не идет, вот я и пощупал. Ни головы, ни ног — ничегошеньки. И места маловато. Вот я вам и позвонил.

Все это выглядело очень странно. Я повесил куртку на гвоздь и стал задумчиво расстегивать рубашку. Когда же я начал стягивать ее через голову, то вдруг заметил, что мистер Олдерсон морщит нос. Работники тоже начали принюхиваться и обмениваться удивленными взглядами. Благоухание розовой соли миссис Холл, сдерживаемое одеждой, теперь вырвалось на волю, одуряющей волной разлилось вокруг и заполнило тесное пространство стойла. Я торопливо намылил руки в идиотской надежде, что это каким-то чудом отобьет столь неуместный тут дух. Но нет! Наоборот, он словно сгустился, источаемый моей нагретой кожей, и вступил в единоборство с честными запахами коров, сена и соломы. Никто ничего не сказал. Эти трое не склонны были отпускать соленые шуточки, которые помогли бы мне свести все к забавному промаху. В аромате этом была недвусмысленная томная женственность, и Берт со Стэном смотрели на меня, разинув рот. Мистер Олдерсон упорно взирал на перегородку, но губы у него кривились, а нос все еще морщился.

Весь внутренне съежившись, я встал на колени позади коровы и мгновение спустя забыл о своем конфузе.

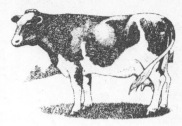

КОРОВА
АНГЛО-ФРИЗСКОЙ
ПОРОДЫ
В настоящее время более половины коров в Великобритании принадлежат к англо-фризской породе, полученной от голландских коров, ввезенных в страну в конце XIX века. Эти коровы очень крупны, весят более полутонны и славятся удойностью. Масть у них черно-белая, но пятна и отметины располагаются весьма прихотливо, спина прямая ровная и большое, белое вымя. Взрослой корове требуется ежедневно от 15 до 20 кг корма, и держат эту породу больше на равнинах, чем среди крутых холмов. Дневной надой достигает 30 л, а за 305 дней лактационного периода он обычно составляет 9000 литров.

Во влагалище было пусто, и оно заметно сузилось перед небольшим в складках отверстием, в которое я еле-еле протиснул кисть. Мои пальцы коснулись ножек и головы теленка. У меня оборвалось сердце. Скручивание матки! Да, тут легкой победы ждать нечего.

Присев на корточки, я обернулся к фермеру.

— Телячья постелька у нее скручена. Теленок жив, но ему не выйти. Я еле руку ввел.

— Я так и подумал: что-то тут не то.— Мистер Олдерсон потер подбородок и поглядел на меня с сомнением.— Ну а что можно сделать?

— Попробуем вернуть матку в нормальное положение, перевернув корову, пока я буду держать теленка. Очень удачно, что нас тут четверо.

— И тогда все будет в порядке?

Я сглотнул. Такие случаи были моим пугалом. Иногда переворачивание помогало, иногда нет, а в те времена мы еще не начали делать коровам кесарево сечение. Если ничего не получится, мне останется только посоветовать мистеру Олдерсону отдать Милочку под нож мясника... Я сразу отогнал от себя эту мысль и сказал твердо:

— В полном порядке.

Да. Только так! Я поручил Берту передние ноги, Стэну — задние, а фермера попросил прижимать голову коровы к полу. Затем распростерся на шершавом цементе, ввел руку и сжал ногу теленка.

— Давайте!— пропыхтел я, и работники повернули ноги по часовой стрелке. Я отчаянно удерживал маленькую ногу, когда корова хлопнулась на другой бок. Но это как-будто ничего не изменило.

— Кладите на грудь!— скомандовал я сипло.

Стэн и Берт ловко подогнули ей ноги и выполнили мое указание, а я взвыл от боли.

— Обратно переверните и быстрей! Мы начали не в ту сторону!— Шейка сдавила мою кисть с ужасающей силой. Меня объял мгновенный ужас, что я должен буду распроститься со своей правой рукой.

Но они действовали с быстротой молнии. Несколько секунд спустя Милочка уже лежала в первоначальной позе, моя рука обрела некоторую свободу, и мы вернулись к исходной позиции.

Скрипнув зубами, я взялся за ногу теленка поудобнее.

— Ладно. Перекатите ее в другую сторону.

Они перевернули ее против часовой стрелки на сто восемьдесят градусов, но ничего не изменилось, только удерживал ногу я куда с большим трудом — сопротивление на этот раз было колоссальным. Несколько секунд я переводил дух, уткнувшись лицом в пол, а шею мне заливал пот, источая клубы экзотического благовония.

— Хорошо! Еще разок!— распорядился я, и работники начали переворачивать корову на грудь.

Ах, какое это было дивное ощущение, когда все словно чудом расправилось, моя рука обрела полнейшую свободу внутри широкой матки, а теленок уже начал продвигаться ко мне.

Милочка немедленно оценила ситуацию и впервые по-настоящему поднатужилась. Почувствовав, что победа почти одержана, она повторила свое усилие, и теленок, мокрый, извивающийся, очутился в моих объятиях.

— Тянула, тянула, да и разом! — произнес мистер Олдерсон с изумлением, схватил клок сена и стал обтирать малютку.

Я радостно принялся намыливать руки. Каждый удачный отел приносит чувство большого облегчения. Но на этот раз оно было неимоверным. То, что стойло благоухало, как дамский парикмахерский салон, больше не имело ни малейшего значения. Настроение у меня все равно было великолепным. Я пожелал доброй ночи Берту и Стэну, когда они отправились спать, последний раз недоверчиво поведя носами. Мистер Олдерсон тихонько делал то одно, то другое: то разговаривал с Милочкой, то снова брался за теленка, которого успел обтереть уже несколько раз. Казалось, он был околдован. И я его понимал, потому что в этом существе чувствовалось родство с героями Диснея — коричневато-золотистая шкурка, умилительная миниатюрность, большие, темные, ласковые глаза и общее выражение наивной доверчивости. Ведь в довершение всего это оказалась телочка.

Фермер поднял ее, словно болонку, и положил возле морды матери. Милочка обнюхала малышку со счастливым рокотанием в глубине горла и принялась ее облизывать. А я смотрел на мистера Олдерсона. Он стоял, заложив руки за спину, покачиваясь на каблуках, совершенно очарованный этим зрелищем. «Вот сейчас!» — подумал я. И оказался прав. Напевное мычание прозвучало даже громче обычного, как хвалебный гимн.

Я пошевелил пальцами в резиновых сапогах и замер. Лучше минуты не предвиделось. Нервно кашлянув, я произнес твердым голосом.

— Мистер Олдерсон! — Он слегка наклонил ко мне голову, и я продолжал: — Я бы хотел жениться на вашей дочери.

Мычание смолкло. Он медленно повернулся и молча посмотрел мне в лицо несчастными глазами. Потом тяжело нагнулся, взял одно ведро, другое, вылил воду и зашагал к двери.

— Заходите-ка в дом, — сказал он через плечо.

В спящем доме кухня выглядела унылой и покинутой. Я сел в деревянном кресле с высокой спинкой рядом с пустым очагом. Мистер Олдерсон убрал ведра, повесил полотенце сушиться, аккуратно вымыл руки над раковиной, а потом просеменил в гостиную, где,

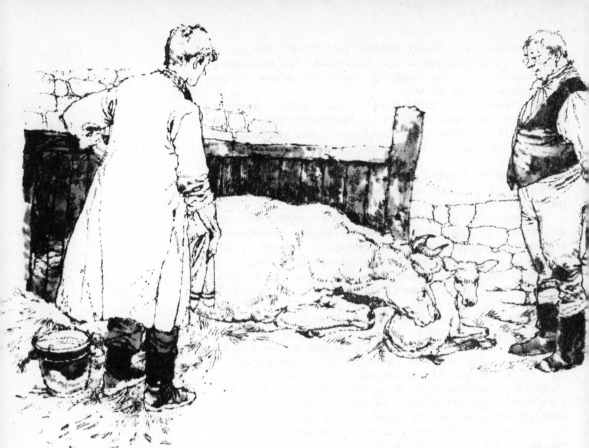

— Мистер Олдерсон, я бы хотел жениться на вашей дочери.

судя по стукам и позвякиванию, шарил в буфете. Вернулся он с подносом, на котором нежно звенели две рюмки возле бутылки с виски. Поднос придавал происходящему оттенок официальности, усугублявшийся тем, что рюмки были из тяжелого граненого хрусталя, а бутылка сохраняла девственную неприкосновенность.

Мистер Олдерсон поставил поднос на кухонный стол, который подтащил поближе к очагу, прежде чем сесть в свое кресло по другую его сторону. Мы оба молчали. Я ждал в затянувшемся безмолвии, пока он щурился на крышку бутылки, словно не зная, что это такое, а потом принялся отвинчивать ее с боязливой медлительностью, будто опасаясь, как бы она не взорвалась у него под рукой.

Наконец он налил виски в рюмки с величайшей серьезностью и точностью, несколько раз наклонив голову набок и сравнивая уровень жидкости в них, а в заключение церемонно указал мне на поднос.

Я взял рюмку и замер в ожидании.

Мистер Олдерсон минуту-другую смотрел на безжизненный очаг, потом перевел взгляд на картину с коровами по колено в воде. Вытянув губы, словно намереваясь свистнуть, он как будто передумал и без прелиминарий глотнул виски, закашлялся и долго не мог отдышаться. Обретя наконец нормальное состояние, он

204

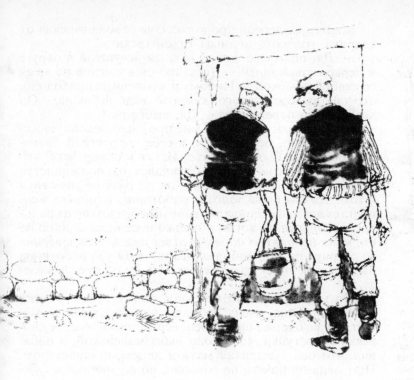

выпрямился в кресле и устремил на меня еще слезящиеся глаза, прочистил горло — у меня затряслись поджилки.

— Ну что же,— произнес он,— погодка для сенокоса в самый раз.

Я согласился с ним, и он с интересом оглядел кухню, как будто видел ее впервые. Закончив осмотр, он
сделал еще один большой глоток, сморщился, закрыл
глаза, потряс головой и наклонился ко мне.

— Одно я вам скажу: прошел бы ночью дождик,
оно и вовсе хорошо было бы.

Я выразил мнение, что это действительно было бы
хорошо, и вновь воцарилось молчание. На этот раз оно
продлилось даже дольше — мой хозяин отпивал и отпивал виски, словно приучая себя к нему. Но я заметил,
что это оказывает на него расслабляющее действие:
складки на его лице начали расправляться, глаза утрачивали затравленное выражение.

Молчание длилось до тех пор, пока он вновь не наполнил наши рюмки с той же старательной точностью.
Отхлебнув глоток, он уставился на коврик.

— Джеймс,— сказал он странным голосом,— у
меня была жена, каких мало.

От изумления я совсем растерялся.

— Знаю,— пробормотал я.— Мне про нее много
рассказывали.

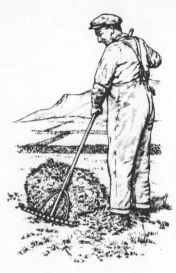

УБОРКА СЕНА
На третий день июньского сенокоса высохшее сено сметывалось граблями в стожки. Дуга на рукоятке внизу помогала удерживать охапку сена на граблях. Одни фермеры забрасывали стожки на повозку и тут же увозили, другие укладывали их в стога и оставляли на лугу.

Мистер Олдерсон продолжал, не отводя взгляда от коврика, голосом, полным тихой тоски.

— Да, она была самой лучшей девушкой в округе и первой красавицей.— Внезапно он взглянул на меня со слабой улыбкой.— Никому и в голову не приходило, что она выберет такого, как я. А ведь выбрала.— Он помолчал и отвел глаза.— Да, выбрала.

Он начал рассказывать мне про свою покойную жену — спокойно, без жалости к себе, с грустной благодарностью за былое счастье. И тут я обнаружил, что мистер Олдерсон сильно отличался от большинства фермеров своего поколения — он ни разу не упомянул о том, что она была золотая работница. Стольких женщин тех времен оценивали главным образом по их работоспособности, и, когда я только поселился в Дарроуби, меня неприятно поразил ответ недавно овдовевшего старика на мои соболезнования. «Да уж, работница была, каких поискать»,— сказал он, смахнув с глаз слезу.

Но мистер Олдерсон сказал только, что его жена была красавица, очень добрая и что он горячо ее любил. Он заговорил про Хелен, вспоминая всякие ее словечки и поступки, когда она была маленькой, и добавил, что она — вылитая мать и лицом, и характером. Про меня он ничего не говорил, но во мне росло убеждение, что с его точки зрения все это прямо меня касается. Да и его откровенность свидетельствовала, что барьеры между нами исчезают.

По правде говоря, он стал даже излишне откровенен. К этому времени его большая рюмка в третий раз опустела наполовину, а я по опыту знал, что йоркширцы плохо переносят виски. Мне доводилось видеть, как дюжие молодцы, спокойно выдувавшие по десять пинт пива в местных трактирах, падали под стол, только нюхнув янтарный напиток. А щупленький мистер Олдерсон вообще почти не пил, и меня начала разбирать тревога.

Но сделать я ничего не мог и только слушал, как он предается воспоминаниям. Теперь он полулежал в кресле, совершенно расслабившись, устремив рассеянный взор куда-то поверх моей головы. По правде сказать, я сильно подозревал, что он попросту забыл про меня — во всяком случае, когда после очередного рассказа, он оторвался от созерцания прошлого и скользнул взглядом по мне, то несколько секунд рассматривал мое лицо, словно стараясь понять, кто я такой. А поняв, видимо, вспомнил об обязанностях хозяина и потянулся за бутылкой. Но тут он увидел настенные часы.

— Ох, черт, уже четыре. Что-то мы засиделись. Ложиться вроде бы и не стоит, но все-таки нам обоим надо соснуть часок-другой.

Он одним глотком допил свое виски, бодро вскочил на ноги, деловито посмотрел по сторонам и упал головой прямо в очаг, загремев решеткой.

206

Оледенев от ужаса, я вскочил, чтобы помочь барахтающейся в очаге щуплой фигуре, но моя тревога оказалась напрасной: через две-три секунды он уже стоял на ногах и смотрел на меня так, словно ничего не произошло.

— Ну, мне пора,— сказал я.— Спасибо за виски.

Задерживаться дольше не имело смысла — шансов услышать от мистера Олдерсона что-нибудь вроде «С богом, сын мой», явно было очень и очень мало. Тем не менее у меня сложилось утешительное убеждение, что все будет хорошо.

Когда я направился к двери, мистер Олдерсон сделал вполне приличную попытку проводить меня по всем правилам, но чувство направления ему изменило — ударившись о мое плечо, он отлетел в противоположный угол кухни, где привалился к высокой горке. Его лицо под рядами тарелок с узором из ивовых листьев взирало на меня с простодушным недоумением. Поколебавшись, я пошел назад.

— Я поднимусь с вами по лестнице, мистер Олдерсон,— произнес я деловым тоном, и он без всяких возражений позволил мне взять себя под руку и отвести к двери в дальнем углу.

Когда мы начали подниматься, скрипя ступеньками, он споткнулся и чуть было не слетел вниз, но я успел обхватить его за талию. Он поглядел на меня, буркнул: «Спасибо, малый», и мы ухмыльнулись друг другу, а потом продолжили подъем.

Мы прошли, обнявшись, через площадку до двери его спальни, и, остановившись там, он словно хотел что-то сказать, но только раза два кивнул мне и скрылся внутри.

Я постоял под дверью, с беспокойством прислушиваясь, не донесется ли изнутри шум падения, но тут же тревога моя улеглась: донеслось оттуда громкое пение без слов, смахивающее на мычание. Да, все будет хорошо!

Наш медовый месяц удался на славу — особенно учитывая, что мы провели его, занимаясь туберкулинизацией* коров. В любом случае мы были куда счастливее десятков моих знакомых, которые после свадьбы отправлялись на месяц в плавание по солнечному Средиземному морю, а потом вспоминали об этом без малейшего удовольствия. Нам с Хелен он подарил все самое главное — радость, смех, ощущение товарищеской близости, хотя длился всего неделю, и, как я уже упомянул, мы провели его, делая туберкулиновые пробы.

Идея эта возникла как-то утром за завтраком, когда Зигфрид после бессонной ночи, проведенной в стойле кобылы, страдавшей коликами, протер покрасневшие

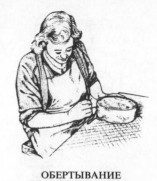

ОБЕРТЫВАНИЕ
ДОМАШНЕГО СЫРА
С мая по октябрь жена владельца небольшой молочной фермы приготовляла в день одну-две головки сыра. Нагревание, заквашивание и формовка занимали не так уж много времени, тем более что перерывы между этими операциями были достаточно долгими и позволяли заниматься другими делами. Прежде чем положить сыр на полку созревать, она зашивала его в полоску бумажной ткани, чтобы он не потерял форму. При традиционном методе сформированную головку два-три дня вымачивали в соленой воде, а потом уже обертывали, но с 90-х годов прошлого века соль подмешивалась заранее, и сыр обертывали сразу после формовки.

_____

* Проверка коров на туберкулез.

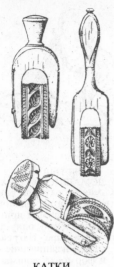

**КАТКИ
ДЛЯ НАНЕСЕНИЯ
УЗОРА**

После того как масло сбито, отжато от сыворотки и подсолено, его делили на куски, весившие фунт или полфунта, которые покрывались узором для привлечения покупателей. На длинных брусках узор выдавливался деревянными катками, чаще всего из сикаморы, с колесиком в поперечнике от 2 до 2,2 см. Ручки бывали разные, как и узоры на колесиках. Особенно часты были цветки и листья, а также желуди, коровы и чертополох.

глаза и принялся вскрывать утреннюю почту. Из плотного министерского конверта высыпалась толстая пачка бланков, и он ахнул.

— Господи! Вы только взгляните, чего они хотят!—Он разложил анкеты на скатерти и начал лихорадочно читать длинный список ферм.—Требуют, чтобы мы на следующей неделе провели туберкулинизацию всего скота в окрестностях Эллерторпа. Безотлагательно.—Он свирепо поглядел на меня.—А на следующей неделе вы женитесь, так?

Я виновато заерзал на стуле.

— Боюсь, что да.

Зигфрид яростно схватил ломоть поджаренного хлеба и начал шлепать на него масло, как каменщик — раствор на кирпичную кладку.

— Чудесно, а? Работы невпроворот, неделя туберкулинизации в самом глухом из здешних углов, а вам именно сейчас приспичило жениться. У вас медовый месяц, порхаете и наслаждаетесь жизнью, а я тут свивайся в кольца и лезь вон из кожи!—Он злобно впился зубами в ломоть и с хрустом принялся его жевать.

— Мне очень жаль, Зигфрид,—пробормотал я.—Но откуда мне было знать, что я невольно вас подведу? Не мог же я предвидеть, что именно сейчас привалит столько работы и министерство именно сейчас потребует проверки!

Зигфрид перестал жевать и негодующе уставил на меня палец:

— Вот-вот, Джеймс! Обычная ваша беда: вы не заглядываете вперед. Летите сломя голову, без оглядки и сомнений. Даже с этой вашей женитьбой—вы же ни на секунду не задумались! Женюсь, женюсь, а на последствия плевать!—Он закашлялся, потому что от возбуждения вдохнул крошки.—И вообще, я не понимаю, к чему такая спешка! Вы ведь совсем мальчик, и времени, чтобы жениться, у вас предостаточно. И еще одно: вы же почти ее не знаете. Всего несколько недель, как вы вообще начали с ней встречаться!

— Но погодите, вы же сами...

— Нет, уж позвольте мне кончить, Джеймс! Брак—крайне серьезный жизненный шаг, который требует глубокого и всестороннего обдумывания. Ну зачем вам понадобилось тащиться в церковь именно на будущей неделе? В будущем году—вот это было бы разумно, и вы пожали бы все беззаботные радости длительной помолвки. Так нет, вам обязательно понадобилось тут же завязать узел, который так просто не развяжешь, к вашему сведению!

— К черту, Зигфрид! Это уж ни в какие ворота не лезет! Вы же прекрасно знаете, что вы сами...

— Минуточку! Ваша торопливость в вопросе о браке обрекает меня на множество затруднений, но, поверьте, я от души желаю вам счастья и надеюсь, что вопреки вашей легкомысленной непредусмотритель-

208

ности все будет прекрасно. Тем не менее я не могу не напомнить вам старинную пословицу: «Женился на скорую руку, да на долгую муку».

Тут мое терпение лопнуло. Я взвился, стукнул кулаком по столу и взвыл:

— Черт подери, это же вы настояли. Я как раз хотел повременить, но вы...

Зигфрид не слышал. Он уже остывал, и лицо его расцветало ангельской улыбкой.

— Ну-ну, Джеймс, снова вы выходите из себя! Сядьте и успокойтесь. Не надо обижаться на мои слова: вы ведь очень молоды, и мой долг — говорить с вами откровенно. Ничего дурного вы не сделали. В конце концов в вашем возрасте естественно действовать без оглядки на будущее, совершать поступки, не задумываясь о возможных последствиях. Юношеская беззаботность, только и всего.— Зигфрид был старше меня на каких-то шесть лет, но без малейших усилий входил в роль седобородого патриарха.

Я вцепился пальцами в колени и решил не продолжать. Конечно, он все равно не дал бы мне говорить, но главное — меня начала мучить совесть, что я уеду и брошу его в такое тяжелое время. Подойдя к окну, я уставился на старого Уилла Варли, который катил по улице велосипед с мешком картошки на руле. Сколько раз я уже видел это! Потом я обернулся к своему патрону; на меня снизошло озарение, что со мной бывает нечасто:

— Послушайте, Зигфрид, я буду рад провести медовый месяц в окрестностях Эллерторпа. В это время года там чудесно, и мы можем остановиться в «Пшеничном снопе». А я займусь пробами.

Он уставился на меня в изумлении.

— Провести медовый месяц в Эллерторпе! За пробами? Об этом и речи быть не может! Что скажет Хелен?

— Ничего не скажет. И поможет мне вести записи. Мы ведь просто решили поехать на машине куда глаза глядят, а значит, никаких планов нам нарушать не придется. И как ни странно, мы с Хелен часто говорили, что с удовольствием пожили бы в «Пшеничном снопе». Это же удивительно приятная старинная гостиница.

Зигфрид упрямо покачал головой.

— Нет, Джеймс, я даже слышать об этом не хочу. Перестаньте, я уже и так чувствую себя виноватым. С работой я прекрасно справлюсь сам. Поезжайте спокойно, ни о чем не думайте и наслаждайтесь своим счастьем.

— Нет, я решил твердо. И вообще, мне эта мысль нравится все больше.— Я быстро посмотрел список.— Начать можно во вторник с Алленов и объехать все маленькие фермы, в среду обвенчаться, а в четверг и пятницу сделать вторичные пробы и записать результаты. К концу недели весь список будет исчерпан.

Зигфрид уставился на меня так, словно видел впе-

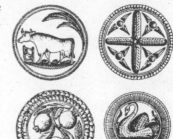

КЛЕЙМА ДЛЯ МАСЛА Фунтовым и полуфунтовым кускам масла часто придавалась форма круга. Каждый круг штамповался деревянным клеймом, обычно изготовленным из сикаморы. Сложные узоры, окруженные зубчатым бордюром, вырезались на клеймах искусными мастерами, хотя встречались и топорные самоделки. Традиционные узоры включали птиц, плоды, чертополох, желуди, коров, листья и снопы. Перед употреблением клеймо смачивалось холодной водой.

рвые в жизни. Он спорил и доказывал, но вопреки обыкновению я настоял на своем, вытащил из ящика министерские повестки и занялся подготовкой к своему медовому месяцу.

Во вторник ровно в полдень я закончил туберкулинизацию многочисленных алленовских коров, которые паслись, рассыпавшись на целые мили по голым склонам холмов, и уже садился за стол с радушными хозяевами, чтобы, как положено, «немножечко перекусить». Во главе до блеска оттертого стола сидел мистер Аллен, а напротив меня расположились двое его сыновей — двадцатилетний Джек и Робби, которому еще не исполнилось восемнадцати. Оба они были силачами, кровь с молоком, и все утро я прямо-таки с благоговением наблюдал, как они час за часом справлялись с бродящими на воле быками и коровами, без устали разыскивая и ловя их. Я просто глазам своим не поверил, когда Джек догнал на пустоши мчавшуюся во весь дух телку, схватил ее за рога и медленно повалил, чтобы я мог спокойно сделать инъекцию точно в толщу кожи. Я даже пожалел, что в этот глухой уголок Йоркшира не заглядывают тренеры по легкой атлетике — не то на следующей Олимпиаде нам был бы обеспечен какой-нибудь мировой рекорд.

Миссис Аллен давно завела привычку подтрунивать надо мной и уже много раз немилосердно бранила меня за то, что я такой рохля с девушками, — как мне только не стыдно находиться под опекой старой экономки! Я не сомневался, что сегодня она тоже примется за свое, и выжидал подходящую минуту. Вот теперь я сумею ответить как следует! Она открыла дверцу духовки, и по кухне разлился аппетитнейший аромат жареной свинины. Водрузив на стол блюдо с огромным куском сочного окорока, миссис Аллен поглядела на меня и улыбнулась:

— Так когда же мы вас женим, мистер Хэрриот? Давным-давно пора бы вам подыскать хорошую девушку, да только вы и слушать не хотите, что я толкую!

Весело засмеявшись, она отошла к духовке за кастрюлей с картофельным пюре.

Я подождал, пока она не вернулась к столу, и только тут самым небрежным тоном выложил свою сокрушительную новость:

— Собственно говоря, миссис Аллен, я решил последовать вашему совету и завтра женюсь.

Ложка, которой добрейшая женщина накладывала мне пюре, застыла в воздухе.

— Женитесь?.. Завтра?.. — повторила она с ошеломленным видом.

— Совершенно верно. Я думал, вы меня похвалите.

— Но... но как же это? Вы ведь сказали, что приедете сюда в четверг и в пятницу?

— Конечно, ведь я должен проверить результаты

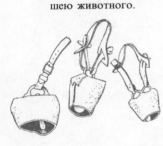

КОРОВЬИ КОЛОКОЛЬЦЫ
На вольно пасущихся коров и овец часто надевали колокольцы, чтобы пастух, и не видя их, знал, где они. Колокольцы изготовлялись местными кузнецами из листового железа с железными или костяными язычками и снабжались ремнями, чтобы их можно было надеть на шею животного.

210

проб. И привезу с собой жену. Мне не терпится показать ее вам.

Наступило молчание. Джек и Робби уставились на меня, мистер Аллен перестал резать свинину и тоже посмотрел в мою сторону, затем его супруга неуверенно усмехнулась:

— Ну будет, будет, я не верю. Вы нас разыгрываете. Если бы вы правда завтра женились, так поехали бы в свадебное путешествие.

— Миссис Аллен! — произнес я с достоинством.— Разве я способен шутить, когда речь идет о столь серьезном вопросе? Разрешите, я повторю: завтра моя свадьба, а в четверг я приеду к вам с женой.

В глубокой растерянности она наложила нам полные тарелки, и мы молча принялись за еду. Но я догадывался, какие муки она испытывает. Ее взгляд то и дело обращался ко мне, и было видно, что ей не терпится обрушить на меня град вопросов. Ее сыновья тоже, казалось, не остались равнодушными к моему сообщению, и только мистер Аллен, высокий неразговорчивый человек, который, вероятно, сохранил бы ту же невозмутимость, объяви я, что завтра намерен ограбить банк, спокойно продолжал уписывать свой обед за обе щеки.

Больше мы об этом не говорили, пока я не собрался уезжать. Но тут миссис Аллен положила руку мне на локоть:

— Вы же пошутили, правда? — Лицо у нее словно даже осунулось.

Я забрался в машину и крикнул в окно:

— До свидания и большое спасибо. В четверг мы с миссис Хэрриот приедем прямо с утра.

Свадьбы я почти не помню. Она была тихой, и меня главным образом снедало желание, чтобы все это поскорее кончилось. Лишь одно живет в моей памяти: гулкие «аминь!», которые во время венчания через правильные промежутки провозглашал у меня за спиной Зигфрид,— насколько мне известно, единственный шафер, столь усердно участвовавший в венчальной службе.

С каким невыразимым облегчением я наконец усадил Хелен в машину, и мы тронулись в путь! Когда мы проезжали мимо Скелдейл-Хауса, она вдруг вцепилась мне в руку.

— Посмотри! — воскликнула она взволнованно.— Вон туда!

Под медной дощечкой Зигфрида, висевшей на чугунной решетке по-прежнему кривовато, появилась еще одна — бакелитовая, что тогда было новинкой. Белые четкие буквы на черном фоне провозглашали: «Дж. Хэрриот, дипломированный ветеринар, член Королевского ветеринарного общества». И эта дощечка была привинчена совершенно прямо.

МОЛОДОЙ ХАЙЛЕНДСКИЙ СКОТ

За пределами северо-запада Шотландии, их родного края, хайлендские коровы и быки часто рассматриваются как диковинки. Их длинная бурая или черная шерсть, широкие косматые морды и большой размах рогов придают им сходство с родоначальниками коровьего племени. Но это не мешает им обладать ценными качествами. Они прекрасно себя чувствуют в самую скверную погоду и на самых скудных пастбищах, а именно эти условия характерны для некоторой части Пеннинских гор. Крепкие ноги и цепкие копыта позволяют им взбираться на трудно доступные луга. Молока они дают мало, зато мясо у них превосходное.

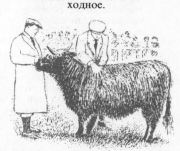

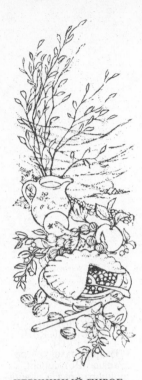

ЧЕРНИЧНЫЙ ПИРОГ
Прогуливаясь в солнечный августовский день по тропинкам, вьющимся среди торфяников на вересковых вершинах йоркширских холмов, можно набрать черники на пирог, хотя задача эта и трудоемкая. Маленькие лиловато-черные с восковым налетом ягоды прячутся среди листиков на кустиках, достигающих лодыжки. Однако черничный пирог стоит бесконечных поклонов — сочный, душистый, он имеет множество поклонников, которых нетрудно распознать по синим от сока губам. Чтобы испечь пирог, раскатайте 250 г слоеного теста на два пласта для мелкой, 20-см формы. Уложите один пласт на дно, насыпьте 250 г черники и сахара побольше. Накройте вторым пластом и прищемите края. Сделайте сверху прорезь и выпекайте 40 минут. Первые 10 минут при температуре 220°, а потом 180° С.

Я оглянулся, отыскивая взглядом Зигфрида, но мы уже попрощались, и я решил, что поблагодарю его, когда мы вернемся. Однако из Дарроуби я выехал, надуваясь от гордости, ибо смысл этой дощечки был совершенно ясен: теперь я полноправный партнер Зигфрида и человек с положением. При этой мысли у меня даже дух захватило. Хелен радовалась не меньше меня, и мы час за часом кружили по боковым шоссе, останавливались, когда и где хотели, гуляли и совершенно не следили за временем. Было уже часов девять вечера, и сумерки быстро сгущались, когда мы вдруг сообразили, что заехали совсем не туда.

От Эллерторпа нас отделяли миль десять вересковых холмов, и было уже совершенно темно, когда мы, погромыхивая по крутой узкой дороге, съехали на его единственную, но очень длинную улицу. «Пшеничный сноп» скромно прятался в дальнем ее конце — приземистое здание из серого камня с неосвещенным крыльцом. Когда мы вошли в душноватую переднюю, из буфета слева донесся мягкий звон стекла. Из задней комнаты появилась миссис Берн, пожилая вдова, владелица «Пшеничного снопа». Она оглядела нас без всякого выражения.

— Мы знакомы, миссис Берн, — сказал я, и она кивнула. Я извинился, что мы так задержались, и попробовал собраться с духом, чтобы попросить в такой поздний час пару-другую бутербродов, но тут она сказала все с той же невозмутимостью:

— Ничего, мы ведь вас ожидали. И ужин вас ждет.

Она проводила нас в столовую, и ее племянница Берил тотчас подала нам горячий ужин: густой чечевичный суп, а на второе — блюдо, которое сейчас, наверное, назвали бы гуляшом, хотя тогда это было просто мясо, тушенное с грибами и овощами. Но зато над ним явно колдовал кулинарный гений. От крыжовенного пирога со сливками мы уже вынуждены были отказаться.

Так продолжалось все время, пока мы жили в «Пшеничном снопе». Заведение это было воинствующе несовременным: чудовищная викторианская мебель, кое-где облупившаяся краска. И все-таки сразу становилось понятно, чем оно заслужило свою репутацию. Кроме нас там в это время жил еще только один постоялец, который явно не собирался никуда уезжать, — удалившийся от дел суконщик из Дарлингтона. К столу он являлся задолго до урочного часа, неторопливо закладывал за воротник большую белую салфетку, и надо было видеть, как блестели его глаза, когда Берил вносила поднос с кушаньями.

Однако нас с Хелен покорили не только домашняя ветчина, йоркширский сыр, слоеные пироги с сочной начинкой из вырезки и почек, ягодные корзиночки и колоссальные йоркширские пудинги. Гостиницу окутывала атмосфера какого-то чарующего сонного покоя, и мы до сих пор с наслаждением возвращаемся мыслью к этим дням. Я и теперь часто проезжаю мимо «Пшеничного снопа» и, глядя на его старинный каменный фасад, на котором какие-то жалкие тридцать лет, протекшие с той поры, не оставили ни малейшего следа, с невольной нежностью вспоминаю эхо наших шагов на пустынной улице, когда мы выходили погулять перед сном, старинную латунную кровать, занимавшую почти все пространство тесной комнатки, темные силуэты холмов в ночном небе за нашим окном, отголоски смеха, доносящиеся из буфета внизу, куда сошлись отдохнуть окрестные фермеры.

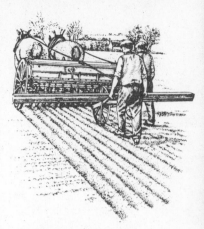

Особое наслаждение доставило мне наше первое утро, когда я повез Хелен к Алленам проверять пробы. Вылезая из машины, я заметил, что миссис Аллен осторожно выглядывает в щелку между кухонными занавесками. Она тут же вышла во двор, и, когда я подвел к ней мою молодую жену, глаза у нее буквально полезли на лоб. Хелен одной из первых в тех краях начала носить брюки и в это утро надела ярко-лиловые — «совершенно потрясные», выражаясь на более позднем жаргоне. Фермерша была немножко шокирована, а немножко и позавидовала, но вскоре она убедилась, что Хелен одной с ней породы, и между ними завязался оживленный разговор. Глядя, как энергично кивает миссис Аллен и как ее лицо все больше расцветает улыбками, я понял, что Хелен охотно удовлетворяет ее любопытство. Времени на это потребовалось много, и мистер Аллен в конце концов прервал их беседу.

— Если идти, так идти,— буркнул он, и мы отправились продолжать туберкулинизацию.

Начали мы с солнечного склона, где в загоне нас дожидался молодняк. Джек и Робби ринулись в загон, а мистер Аллен снял кепку и любезно обмахнул верх каменной стенки.

— Тут вашей хозяйке будет удобно,— сказал он.

Я уже собирался начать измерения, но от этих слов буквально прирос к месту. Моя хозяйка! Впервые такие слова были обращены ко мне. Я посмотрел на Хелен, которая сидела на необтесанных камнях, поджав ноги, положив на колено записную книжку и держа наготове карандаш. Она откинула упавшую на глаза темную прядку, наши глаза встретились, и она улыбнулась мне. Я улыбнулся в ответ и вдруг ощутил все великолепие окружающих холмов, медвяный запах клевера и нагретых солнцем трав, пьянящий сильнее любого вина. И мне показалось, что два года, которые я провел в Дарроуби, были прелюдией к этой минуте, что вот сейчас улыбка Хелен завершила первый решающий шаг в моей жизни — эта улыбка и бакелитовая дощечка на решетке Скелдейл-Хауса.

Не знаю, сколько я простоял бы так, словно в за-

КОМБИНИРОВАННЫЙ СЕВ
В 30-х годах и позднее поле одновременно с зерном (или через одну-две недели) засевалось кормовыми травами либо клевером. Считалось, что злаки действуют как «культура-нянька», способствуя росту более низких своих спутников, которые после жатвы можно было косить на сено. За конной сеялкой катят ручную, разбрасывающую семена трав и клевера. Прием этот был оставлен, когда выяснилось, что злаки лишают траву света и воды, а, засеяв поле травами после жатвы, сена можно получить ровно столько же.

213

бытьи, но мистер Аллен выразительно откашлялся, и я вернулся к действительности.

— Начали,— сказал я, прикладывая кутиметр к шее первой телки.— Номер тридцать восемь, семь миллиметров, четко очерчено.— Я крикнул Хелен:— Номер тридцать восемь, семь, ч. о.

— Тридцать восемь, семь, ч. о.,— повторила моя жена, и ее карандаш побежал по страничке записной книжки.

8

Полуночная песнь

Когда я забрался в постель и обнял Хелен, мне вновь пришло в голову, что мало какое наслаждение в мире сравнимо с возможностью согреться возле любимой женщины, когда ты промерз до мозга костей.

Электрических одеял в тридцатых годах не было и в помине. А как бы они тогда пригодились сельским ветеринарам! Просто поразительно, до какой степени способен окоченеть человек, когда его в глухую ночь стаскивают с постели, а затем он раздевается в холодном коровнике или хлеву, еще совсем сонный и вялый. И даже возвращение в постель превращалось в муку: сколько раз я, обессилев, битый час тщетно пытался уснуть, а заледеневшие руки и ноги никак не желали отходить.

Но с тех пор как я женился, все это кануло в область мрачных воспоминаний. Хелен пошевелилась во сне — она уже привыкла к тому, что ее муж ночью исчезает, а затем появляется вновь, превращенный в ледышку,— и инстинктивно теснее прижалась ко мне. С блаженным вздохом я ощутил, что отогреваюсь, и тотчас события последних двух часов отодвинулись в неизмеримую даль.

Все началось с требовательного телефонного трезвона у меня над ухом в час ночи. Уже наступило воскресенье, а у фермеров была привычка: после долгого субботнего вечерка зайти поглядеть скотину да и решить, что без ветеринара тут никак не обойтись.

На этот раз звонил Харолд Инглдью. И я сразу же сообразил, что он только-только успел вернуться после обычных своих десяти пинт в «Четырех подковах», где установленный законом час закрытия не очень-то соблюдался.

В хрипловатом дребезжании его голоса проскальзывала предательская невнятность.

— Овца у меня не того. Приедете, что ли?

— Она очень плоха?— В дурмане сна я всегда цепляюсь за надежду, что в одну прекрасную ночь услы-

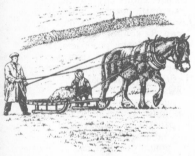

ДЕРЕВЕНСКИЕ САНИ
Кочки на лугах, рытвины и ухабы на проселках и снег зимой подвергали колеса тяжким испытаниям, подчеркивая определенные преимущества саней. Крепкие деревянные сани с обитыми железом полозьями легко скользили и по замерзшей земле, и по траве. Они были дешевле двуколки или повозки, их легко тащила низкорослая лошадка, а нагружать и разгружать их было много проще. На санях возили папоротник, сено, навоз и камни, а в случае необходимости и заболевших животных.

шу в ответ: «Да нет, пожалуй. Можно и до утра подождать...». Надежда эта неизменно остается тщетной. Обманула она меня и на этот раз.

— Куда уж хуже-то. Вот-вот помрет.

«Нельзя терять ни секунды!» — мрачно подумал я. Впрочем, она, вероятно, помирала весь вечер, пока Харолд предавался возлияниям.

Однако нет худа без добра: больная овца ничем особо страшным не грозила. Другое дело, когда выбираешься из-под одеяла в ожидании тяжелой и долгой работы, а у самого ноги от слабости подгибаются. Но с овцой я, без сомнения, сумею обойтись методикой полубдения, а попросту говоря, успею съездить туда, сделать все, что потребуется, и вернуться под одеяло, так до конца и не проснувшись.

Ночные вызовы на фермы настолько обычны в нашей практике, что мне волей-неволей пришлось усовершенствовать вышеупомянутую методику, как, подозреваю, и многим моим коллегам. И должен сказать, я сотни раз прекрасно со всем справлялся, так и не выходя из сомнамбулического состояния.

И вот, не открывая глаз, я на цыпочках прошел по коврику и натянул на себя рабочий костюм, затем все также в полудреме спустился по длинным лестничным маршам, открыл боковую дверь ... но тут даже и под защитой садовой стены ветер ударил мне в лицо с такой силой, что никакая методика не помогла. Совсем пробудившись, я вывел машину задним ходом из гаража, тоскливо слушая, как стонут в темноте верхушки гнущихся вязов.

Впрочем, выехав из города, я все-таки сумел опять погрузиться в полусон и принялся размышлять об удивительных противоречиях в характере Харолда Инглдью. Неуемная страсть к пиву совершенно не вязалась с его обликом. Это был щуплый старичок лет семидесяти, тихий как мышь, и когда в базарный день он изредка появлялся у нас в приемной, от него было трудно слова добиться: пробормочет что-нибудь и снова надолго замолкает. Одетый в парадный костюм, явно широковатый — морщинистая шея сиротливо торчала из воротничка, — он являл собой портрет благопристойнейшего, тишайшего обывателя. Водянистые голубые глаза и худые щеки дополняли это впечатление, и лишь густой багрянец на кончике носа намекал на иные возможности.

Его соседи в деревне Терби отличались степенностью, лишь изредка позволяя себе пропустить за дружеской беседой кружечку-другую, и не далее как неделю назад один из них сказал мне не без горечи:

— Харолд-то? От него просто спасу нет!

— То есть как это?

— А вот так. Каждый субботний вечер и еще, когда с рынка воротится, уж он обязательно будет распевать во всю глотку до четырех утра.

ДЕЙЛСБРЕДСКАЯ ОВЦА
Среди овец, разводимых на севере Йоркшира, дейлсбредскую можно узнать сразу и безошибочно по черной морде с белыми пятнами по сторонам носа. Рога есть и у барана, и у овцы. Длинное грубое руно с густым коротким подшерстком надежно защищает от дождей, которых в тех краях выпадает ежегодно 175 мм.

Они неприхотливы, и матки, кончив кормить ягнят, рожденных в апреле, быстро нагуливают жир, помогающий им зимовать на скудном корме, какой можно найти на пастбище в это суровое время года.

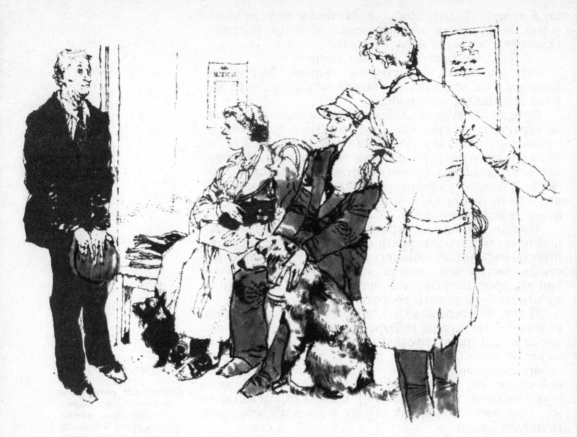

Одетый в парадный костюм, он являл собой портрет благопристойнейшего, тишайшего обывателя.

— Харолд Инглдью? Быть не может! Он же такой тихий, неприметный!

— Да только не по субботам.

— Просто представить себе не могу, чтобы он — и вдруг запел!

— Вы бы пожили с ним бок о бок, мистер Хэрриот! Ревет, что твой бык. Никто глаз сомкнуть не может, пока он не угомонится.

Этим сведениям я затем получил подтверждение из другого источника. А миссис Инглдью, объяснили мне, мирится с вокальными упражнениями мужа по субботам, потому что все остальное время он безропотно ей подчиняется.

Дорога в Терби круто уходила то вниз, то вверх, а затем нырнула с гребня в долину, и я увидел полумесяц спящих домов у подножия холма, днем мирно и величаво вздымающегося над крышами, но теперь жутко черневшего в свете луны.

Едва я вылез из машины и торопливо зашагал к задней двери дома, как ветер снова набросился на меня, и я сразу очнулся, словно в лицо мне выплеснули ушат ледяной воды. Но я тут же забыл о холоде, оглушенный немыслимыми звуками. Пение... хриплое, надрывное пение гремело над булыжным двором.

Оно вырывалось из освещенного окна кухни.

— НЕЖНО ПЕСНЯ ЛЬЕТСЯ, УГАСАЕТ ДЕНЬ...

Я заглянул в окошко и увидел, что Харолд сидит, вытянув ноги в носках к догорающим углям в очаге, а его правая рука сжимает бутылку с портером.

— ...В СУМЕРКАХ БЕЗМОЛВНЫХ ТИШИНА И ЛЕНЬ! — выводил он от всей души, откинув голову, широко разевая рот.

Я забарабанил в дверь.

— ПУСТЬ УСТАЛО СЕРДЦЕ ОТ ДНЕВНЫХ ЗАБОТ! — ответил жиденький тенорок Харолда, обретая мощь баса профундо, и я вновь принялся нетерпеливо дубасить по филенке.

Рев стих, но я ждал еще невероятно долго, пока наконец не щелкнул замок и не скрипнул отодвигаемый засов. Щуплый старикашка высунул нос в дверь и поглядел на меня с недоумением.

— Я приехал поглядеть, что у вас с овцой.

— Верно! — он коротко кивнул без следа обычной стеснительности. — Сейчас. Только сапоги натяну. — Дверь захлопнулась перед самым моим лицом, и я услышал визг задвигаемого засова.

Как ни был я ошеломлен, но все же сумел сообразить, что у него не было ни малейшего желания оскорбить меня. Задвинутый засов свидетельствовал только, что он машинально проделывает привычные движения. Тем не менее он оставил меня стоять в не слишком уютном уголке. Любой ветеринарный врач скажет вам, что во дворе каждой фермы обязательно есть места, где заметно холоднее, чем на вершине самого открытого холма, и я находился именно в таком месте. Сразу же за кухонной дверью зиял черный провал арки, за которой начинались поля, и оттуда тянуло такой арктической стужей, что я окоченел бы и в куда более теплой одежде.

Я поеживался, притопывая, прихлопывая, и тут опять загремело пение.

— ПОМНИШЬ РЕЧКУ ПОД ГОРОЮ, НЕЛЛИ ДИН?

Я метнулся к окошку: Харолд, вновь расположившись на стуле, без особой спешки натягивал на ногу большой башмак. Ни на секунду не умолкая, он слепо тыкал шнурком в дырочку и время от времени подкреплялся глотком портера.

Я постучал в стекло.

— Мистер Инглдью! Поторопитесь, если можно.

— ГДЕ СИДЕЛИ МЫ С ТОБОЮ, НЕЛЛИ ДИН? — завопил в ответ Харолд.

К тому времени, когда он обулся, зубы у меня уже выбивали чечетку, но в конце концов он все-таки возник в дверях.

— Идемте же! — проскрежетал я. — Где овца? В каком сарае?

Старик только брови поднял.

— А она и не тут вовсе.

— Как не тут?

— А вот так! Наверху она.

— Где дорога с холма спускается?

— Верно. Я, значит, шел домой, ну и поглядел, как она да что.

Я постучал ногой об ногу и потер ладони.

— Значит, надо ехать туда. Но воды там ведь нет? Так захватите с собой ведро теплой воды, мыло и полотенце.

— Будет сделано! — Он торжественно кивнул, и не успел я сообразить, что происходит, как дверь захлопнулась, засов скрипнул, и я остался один в темноте. Не теряя времени, я затрусил к окну и без малейшего удивления узрел, что Харолд уже вольготно восседает на стуле. Но вот он наклонился, взял чайник — и меня пронзил ужас при мысли, что он намерен подогреть воду на еле тлеющих углях. Затем с невыразимым облегчением я увидел, что он берет ковш и погружает его в котел на закопченной решетке.

— В НЕБЕСАХ ЗАЖГЛАСЬ ЗВЕЗДА, ЛАСКОВО ЖУРЧИТ ВОДА! — заливался он соловьем, с упоением наполняя ведро.

Обо мне он, видимо, успел забыть и, когда вновь появился на пороге, оглядел меня с большим недоумением, продолжая распевать.

— Я ЛЮБЛЮ ОДНУ ТЕБЯ, НЕЛЛИ ДИН! — сообщил он мне во весь свой дребезжащий голос.

— Ну и ладно, — буркнул я. — Поехали!

Я торопливо усадил его в машину, и мы покатили обратно вверх по склону.

Харолд поставил ведро к себе на колени несколько наклонно, и вода тихонько плескала мне на ногу. Вскоре воздух вокруг настолько пропитался пивными парами, что у меня слегка закружилась голова.

— Сюда! — внезапно рявкнул старик, увидев возникшие в лучах фар ворота. Я съехал на обочину, вылез и запрыгал на одной ноге, вытряхивая из брюк пинту-другую лишней воды. Мы вошли в ворота, и я припустил к темному силуэту сарая, как вдруг заметил, что Харолд, вместо того чтобы последовать за мной, выписывает по лугу восьмерки.

— Что вы делаете, мистер Инглдью?

— Овцу ищу.

— Как? Она у вас даже не в сарае? — Я чуть было не испустил вопль отчаяния.

— Угу. Днем она, значит, объягнилась, ну, я и подумал, чего ее трогать-то.

Он поднял повыше фонарик — типичный фонарик фермера, крохотный, с почти уже севшей батарейкой, — и направил в темноту дрожащий луч. С тем же успехом он мог бы этого и не делать.

Я, спотыкаясь, брел по лугу. На меня навалилась свинцовая безнадежность. В небе сквозь рваные тучи проглядывал лунный диск, но внизу мои глаза не раз-

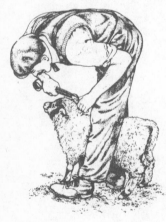

МЕТКИ ДЛЯ ОПОЗНАНИЯ ЯГНЯТ

Пока ягненок сосет мать, он держится возле нее. Но к тому времени, когда он будет готов начать самостоятельную жизнь, его необходимо пометить способом, зарегистрированным для данной фермы, чтобы его всегда можно было узнать, если он заблудится и прибьется к чужому стаду. Этому ягненку метят ухо — такая метка надежнее выстриженной или поставленной на рог. Выстриженные метки приходится возобновлять после каждой стрижки, а рога овцы иногда сбрасывают с возрастом. Просечки, дуги, квадратики, клинышки, отрезанные кончики ушей и другие метки, удвоенные или в сочетании, на левом ухе или на правом, на верхнем краю или на нижнем дают огромное число неповторяющихся вариантов.

218

личали ничего. Бр-р! Ну и холодюга! Схваченная недавними морозами земля была каменной, сухие стебли травы прижимались к ней под пронизывающим ветром. Я уже решил, что в этой черной пустыне никому никогда никакой овцы не отыскать, но тут Харолд продребезжал:

— Вот она, значит.

И правда, когда я вслепую направился на его голос, оказалось, что он наклоняется над овцой самого жалкого вида. Уж не знаю, какой инстинкт привел его к ней, но он ее отыскал. И ей, бесспорно, было худо. Голова ее понуро свисала, а когда я запустил пальцы ей в шерсть, она лишь неуверенно шагнула в сторону, вместо того чтобы опрометью броситься прочь, как положено здоровой представительнице овечьего племени. К ней жался крохотный ягненок.

Я задрал ей хвост и смерил температуру. Нормальная. И никаких симптомов обычных после окота заболеваний: не пошатывается, как при минеральной недостаточности, ни следов выделений, ни учащенного дыхания. Но что-то было очень и очень не так.

Я еще раз поглядел на ягненка. Для этих мест он родился рановато. Какая-то жестокая несправедливость чудилась в том, что этот малыш увидел свет среди йоркширских холмов, таких суровых в марте! А он к тому же совсем крошка... Что-что?.. Минутку... Неясная мысль обрела форму: слишком уж он мал, чтобы быть единственным!

— Несите-ка сюда ведро, мистер Инглдью! — скомандовал я, сгорая от нетерпения скорее проверить свою догадку. Но когда я бережно поставил ведро на неровный дерн, передо мной внезапно предстал весь ужас моего положения. Мне надо было раздеться!

Ветеринаров не награждают медалями за мужество, но право же, стащив с себя пальто и пиджак на этом черном холодном склоне, я вполне заслужил подобный знак отличия.

— Держите ее за голову! — прохрипел я и быстро намылил руку по плечо. Светя фонариком, я ввел пальцы во влагалище и почти сразу же уверился в своей правоте: они наткнулись на курчавую головку. Шея была согнута так, что нос почти касался таза, а ножки вытягивались сзади.

— Еще один ягненок, — сказал я. — Положение неправильное, не то бы он вышел сразу за первым.

Пока я договаривал, мои пальцы уже извлекли малыша и осторожно опустили на траву. Я полагал, что жизнь в нем успела угаснуть, но едва его тельце прикоснулось к ледяной земле, как ножки судорожно дернулись, и почти тут же ребрышки у меня под ладонью приподнялись.

На мгновение восторг, который всегда рождает во мне соприкосновение с новой жизнью, восторг, всегда неизменный, всегда горячий, заставил меня забыть

ХЛЕБНЫЕ СТОГА
До 30-х годов обычным зрелищем в йоркширских холмах были хлебные стога, стоявшие группами на каждой ферме, округлые, увенчанные аккуратными куполами из соломы. Каждый стог укладывался на деревянном настиле, поставленном на камнях, чтобы вредителям было труднее добраться до зерна. Стог мог состоять из тысячи снопиков, уложенных колосьями внутрь.

Бока стога выравнивались острым ножом. Каждую неделю или две очередной стог разбирался, и снопики увозились в сарай для обмолота.

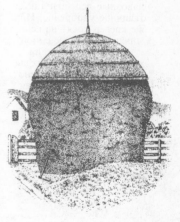

о режущем ветре. Овца тоже сразу ободрилась: в темноте я почувствовал, как она с интересом потыкалась носом в новорожденного.

Но мои приятные размышления оборвало какое-то позвякивание у меня за спиной, сопровождавшееся приглушенным восклицанием.

— Чтоб тебе! — крякнул Харолд.

— Что случилось?

— Да ведро это. Опрокинул я его, значит, будь оно неладно!

— Господи! И вода вся пролилась!

— Ага. Ни капли не осталось.

Да уж! Рука у меня была вся в слизи, и надеть пиджак, не вымыв ее, я никак не мог.

Из мрака донесся голос Харолда:

— В сарае, значит, вода-то есть.

— Отлично! Нам ведь все равно надо устроить там матку с ягнятами.

Я перекинул пиджак и пальто через плечо, сунул ягнят под мышки и, спотыкаясь о кочки, побрел туда, где, по моим расчетам, находился сарай. Овца, явно испытывая облегчение, трусила за мной. И вновь путь мне указал Харолд.

— Сюда, значит, — донесся до меня его крик.

Добравшись до сарая, я с радостью юркнул под защиту его каменных стен. Ночь была не для прогулок в одной рубашке. Меня уже бил озноб. Я поглядел туда, где возился старик. Фонарик был при последнем издыхании, я различал лишь неясные очертания Харолда и не мог понять, чем он занимается. По-видимому, он что-то долбил камнем, подобранным на лугу. И тут меня осенило: он разбивал лед в колоде!

Затем он зачерпнул ведром воду и подал его мне.

— Вот и помоетесь! — объявил он победоносно.

Мне казалось, что замерзнуть сильнее уже невозможно, но едва мои руки окунулись в черную жижу с плавучими льдинами, как я убедился в обратном. Фонарик угас, и почти сразу же мыло выскользнуло у меня из пальцев. Обнаружив, что я усердно мою руку ледышкой, я сдался и взял полотенце.

Где-то поблизости Харолд напевал себе под нос так безмятежно, словно сидел перед своим очагом на кухне. Изрядная доза алкоголя, бушевавшая в его крови, видимо, сделала его холодоустойчивым.

Мы затолкнули овцу с ягнятами в сарай, и, чиркнув на прощание спичкой, я убедился, что мать с новорожденными удобно устроилась среди сухого душистого клевера. Остаток ночи им предстояло провести в безопасности и тепле.

По пути до деревни со мной ничего не случилось, поскольку ведро на коленях у Харолда было пустым. Он вылез перед своим домом, а я доехал до конца деревни, чтобы развернуться. Когда я вновь проезжал мимо его дома, оттуда вырвалось пронзительное:

УБОРКА КЛЕВЕРА
В севообороте клевер играет двоякую роль. Высеянный при четырехлетней ротации, он обогащает почву азотом. На этом поле можно пасти скот — оставленные им навозные лепешки также отличное удобрение. Или же клевер косят на сено, представляющее собой прекрасный зимний корм. В 30-е и 40-е годы можно было постоянно наблюдать, как конная косилка срезает клевер, а идущий сзади работник с граблями собирает его в валки.

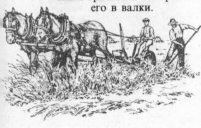

220

— ЕСЛИ Б В МИРЕ ЖИЛИ ТОЛЬКО ТЫ ДА Я!

Затормозив, я опустил стекло и в изумлении прислушался. Невозможно себе представить, как гремели эти вопли в тишине пустой улицы, и, если, как мне говорили, смолкнуть им предстояло не раньше четырех утра, я мог только пожалеть обитателей деревни.

— НИЧЕГО Б НЕ ИЗМЕНИЛОСЬ, ТЫ УЖ МНЕ ПОВЕРЬ!

Мне вдруг пришло в голову, что пение Харолда способно приесться довольно скоро. Сила его голоса не оставляла желать лучшего, но рассчитывать на ангажемент в лондонской опере ему тем не менее не приходилось. Фальшивил он ежесекундно, а в верхах пускал такого петуха, что у меня уши вяли.

— И ДРУГ ДРУГА МЫ Б ЛЮБИЛИ, ТОЧНО КАК ТЕПЕРЬ!

Я поспешно поднял стекло и рванул машину с места. Бездушный автомобиль катил себе между нескончаемыми тенями живых изгородей, а я, окостенев, скрючился над рулем. И тело и мысли у меня онемели, и я почти не помню, как добрался до Скелдейл-Хауса, как поставил машину в гараж, со скрипом затворив ворота бывшего каретного сарая, и как прошел через длинный сад.

Но когда я забрался под одеяло, Хелен не только не отстранилась, что было бы вполне естественно, а, наоборот, крепко обняла ледяную глыбу, в которую превратился ее муж. Это было таким неописуемым блаженством, что ради него стоило претерпеть все страдания этой ночи.

Я взглянул на светящийся циферблат будильника. Стрелки показывали три. Согреваясь, я сонно вспомнил овцу и ягнят, уютно устроившихся на душистом сене. Они уже, наверное, спят. И я скоро усну, и все спят...

То есть все, кроме соседей Харолда. Им предстояло еще целый час бдения.

9

Джок бьет всех соперников

Едва я приподнялся на кровати, как увидел вдали холмы за Дарроуби.

Я встал и подошел к окну. Утро обещало быть ясным, лучи восходящего солнца скользили по лабиринту крыш, красных и серых, свыкшихся с непогодой, кое-где просевших под тяжестью старинной черепицы, и озаряли зеленые пирамидки древесных вершин среди частокола дымовых труб. А надо всем этим — величественные громады холмов.

Как мне повезло! Ведь это было первым, что я видел каждое утро,— после Хелен, разумеется, а уж на нее смотреть мне никогда не надоедало.

После необычного медового месяца, который мы

провели, проверяя коров на туберкулез, началась наша семейная жизнь под самой крышей Скелдейл-Хауса. Зигфрид, до нашей свадьбы мой патрон, а теперь партнер, отдал в полное наше распоряжение эти две комнатки на третьем этаже, и мы с радостью воспользовались его любезностью. Конечно, поселились мы там временно, но наша верхотура обладала каким-то неизъяснимо пьянящим воздушным очарованием, и нам можно было только позавидовать.

А поселились мы там временно потому, что в те дни никто ничего наперед не загадывал, и мы не знали, долго ли останемся там. Мы с Зигфридом записались добровольцами в военную авиацию и пока числились в запасе. Больше я о войне ничего писать не стану — тем более что война прямо Дарроуби не коснулась. Книга эта о другом: в ней рассказывается о тех месяцах, которые мы с Хелен прожили вместе до того, как меня призвали, и посвящена она самому простому, из чего всегда слагалась наша жизнь, — моей работе, моим четвероногим пациентам и йоркширским холмам.

Комната эта служила нам и спальней, и гостиной, и хотя не отличалась особой роскошью обстановки, кровать была очень удобной, на полу лежал коврик, а возле красивого старинного серванта стояли два кресла. Гардероб тоже был такой старинный, что замок давно сломался, и, чтобы дверцы не раскрывались, мы засовывали между ними носок. Кончик его всегда болтался снаружи, но мы как-то не обращали на это внимания.

Я вышел, пересек лестничную площадку и оказался в нашей кухне-столовой, окно которой выходило на противоположную сторону. Это помещение отличалось спартанской простотой. Я протопал по голым половицам к скамье, которую мы соорудили у стены подле окна. На ней возле газовой горелки располагались наша посуда и кухонная утварь. Я схватил большой кувшин и начал долгий спуск в главную кухню, ибо при всех достоинствах нашей квартирки водопровода в ней не имелось. Два марша лестницы — и я уже на втором этаже, еще два марша — и я галопом мчусь по коридору, ведущему к большой кухне с каменным полом.

Наполнив кувшин, я возвратился в наше орлиное гнездышко, перепрыгивая через две ступеньки. Теперь мне бы очень не понравилось заниматься подобными упражнениями всякий раз, когда нам требовалась вода, но тогда меня это совершенно не смущало.

Хелен быстро вскипятила чайник, и мы выпили первую чашку чаю у окна, глядя вниз на длинный сад. С этой высоты открывался широкий вид на неухоженные газоны, фруктовые деревья, глицинию, карабкающуюся по выщербленным кирпичам к нашему окошку, и на высокие стены, тянущиеся до вымощенного булыжником двора под вязами. Каждый день я не раз и не

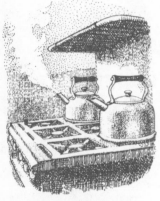

**ЧАЙНИКИ
НА ГАЗОВОЙ ПЛИТЕ**
Газ появился на севере Йоркшира, когда на исходе XIX века по Уэнслидейлу протянулась железная дорога и пересекла южный край Норт-Йорк-Мурса и по ней побежали составы с углем. Не прошло и нескольких лет, как газовые компании начали строить заводы для превращения угля в газ и снабжать им городки и деревни по линии — например, Масем, Бидейл и Кербимурсайд. Чистые, легко регулируемые газовые плиты пришли на смену кухонным угольным печам. На газовой горелке чайник закипал куда быстрее, чем над открытым огнем.

два проходил по этой дорожке к гаражу во дворе и обратно, но сверху она выглядела совсем другой.

— Э-эй, Хелен! — сказал я. — Уступи-ка мне стул!

Она накрыла завтрак на скамье, служившей нам столом. Скамья была такой высокой, что мы купили высокий табурет, но стул был заметно ниже.

— Да нет же, Джим, мне очень удобно! — Она убедительно улыбнулась, почти упираясь подбородком в свою тарелку.

— Как бы не так! — заспорил я. — Ты же клюешь кукурузные хлопья носом. Дай уж я там сяду.

Она похлопала ладонью по табуретке.

— Ну чего ты споришь! Садись, не то все остынет.

Смиряться я не собирался, но испробовал новую тактику:

— Хелен! — сказал я грозно. — Встань со стула!

— Нет! — ответила она, не глядя на меня и вытягивая губы трубочкой. Это, на мой взгляд, придавало ей удивительное очарование, но, кроме того, означало, что уступать она не намерена.

Я растерялся. И даже прикинул, не сдернуть ли ее со стула силком. Но миниатюрной ее никак нельзя было назвать, а нам уже разок довелось помериться силами, когда спор из-за какого-то пустяка перешел в борцовскую схватку. И хотя мне она доставила много радости и я вышел из нее победителем, Хелен оказалась опасной противницей. Повторять свой подвиг рано поутру у меня настроения не было. Я сел на табурет.

После завтрака Хелен поставила греть воду, чтобы вымыть посуду — следующее дело в нашем расписании. А я тем временем спустился вниз, собрал инструменты, положил шовный материал для повредившего ногу жеребенка и через боковую дверь вышел в сад. Напротив альпийской горки я остановился и поглядел на наше окошко. Рама была приподнята, и в ней появилась рука с кухонным полотенцем. Я помахал, полотенце в ответ взметнулось вверх-вниз, вверх-вниз. Так начинался теперь почти каждый мой день.

И, выезжая за ворота, я подумал, что это отличное начало. Впрочем, отличным было все: и грачиный грай в вязах у меня над головой, когда я закрывал тяжелые створки, и душистая свежесть воздуха, мой обычный утренний напиток, и трудности и радости моей работы.

Поранившийся жеребенок принадлежал Роберту Корнеру, и едва я приехал к нему на ферму, как Джок, его овчарка, напомнил мне о своем существовании. И я принялся наблюдать за ним: ведь ветеринарный врач не просто лечит, он еще знакомится с любопытнейшим калейдоскопом характеров, пусть и принадлежащих четвероногим, а Джок, бесспорно, был оригинальной личностью.

Очень многие деревенские собаки всегда готовы немножко отдохнуть от своих обязанностей и поразвлечься. Им нравится играть, и среди их излюбленных игр есть и такая — прогонять автомобили с хозяйского двора. Сколько раз я уезжал в сопровождении косматого метеора! Промчавшись двести — триста ярдов, пес обычно останавливался и напутствовал меня последним яростным гавканьем. Но не таков был Джок.

В нем жил истинный фанатик. Погоню за автомобилями он превратил в высокое искусство, которому служил ежедневно без тени юмора. От фермы Корнера к шоссе вела проселочная дорога, почти милю вившаяся по лугам между двумя каменными оградами вниз по пологому склону, и Джок считал свой долг выполненным, только если провожал избранную машину до самого шоссе. Его неистовая страсть требовала затраты больших сил и труда.

И теперь, когда я, зашив рану жеребенка, начал накладывать повязку, я все время поглядывал на Джока. Он крался между службами — тощенький малютка, которого и заметить-то не легко, если бы не мохнатая черно-белая шерсть,— без особого успеха притворяясь, будто он на меня и смотреть не хочет, так мало его интересует мое присутствие. Но его выдавали глаза, скошенные в сторону конюшни, и то, как он все время пересекал поле моего зрения, проскальзывая то туда то сюда. Он ждал, когда же наконец наступит его великая минута.

Надев ботинки и бросив резиновые сапоги в багажник, я вновь увидел Джока, вернее, лишь длинный нос и один глаз, выглядывавшие из-под сломанной двери. И только когда я включил мотор и тронулся, пес заявил о себе: приникая к земле, волоча хвост, вперив пристальный взор в передние колеса машины, он покинул засаду, едва я набрал скорость, и устремился могучим галопом наперерез к дороге.

Было это отнюдь не в первый раз, и меня всегда охватывал страх, что он может забежать вперед и угодить под машину, а потому я прибавил газу и понесся вниз по склону. Вот тут-то Джок и показывал, чего он стоит. Я часто жалел, что ему не довелось потягаться с борзыми, потому что уж бегать он умел! Щуплое тельце прятало в себе отлично отлаженный механизм, тонкие ноги мелькали, как паровозные рычаги, и Джок летел над каменистой землей весело, без усилий держась наравне с набирающим скорость автомобилем.

Примерно на полпути до шоссе был крутой поворот, и Джок всякий раз перемахивал через ограду, черно-белой молнией на зеленом фоне мчался через луг и, таким образом ловко срезав угол, вновь пушечным ядром проносился над серой каменной кладкой ниже по склону. Это экономило ему силы для последней пробежки до шоссе, и, когда я выезжал на асфальт, в зеркале заднего вида отражалась обращенная в мою сторону счастливая морда пыхтящего пса. Вне всяких сомнений, он считал, что превосходно выполнил возложенный на него долг, и, довольный собой, неторопливо

224

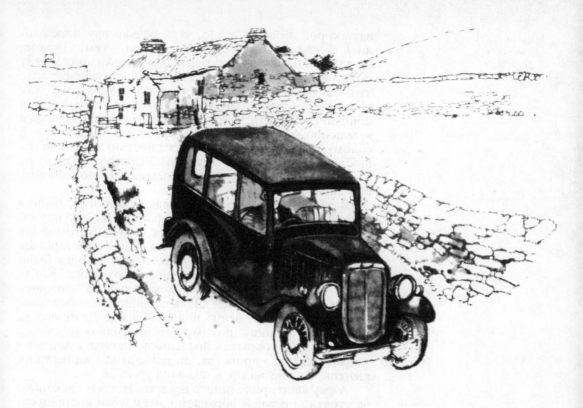

возвращался на ферму дожидаться, когда настанет очередь, например, почтальона или бакалейного фургона.

Уж бегать он умел! Щуплое тельце прятало в себе отлично отлаженный механизм.

Но Джок отличался не только этим. Он блистал на состязаниях овчарок и завоевал мистеру Корнеру немало призов. Фермеру даже предлагали за него порядочные суммы, но он не хотел с ним расставаться. Наоборот, он сам купил Джоку подружку, такую же щуплую, как он, и тоже победительницу многих состязаний. От них мистер Корнер надеялся получить на продажу будущих мировых чемпионов. Когда я приезжал на ферму, сучка присоединялась к погоне за моей машиной, но, по-видимому, больше в угоду Джоку, и всегда отставала у поворота, предоставляя Джоку действовать одному. Нетрудно было заметить, что его энтузиазма она не разделяла.

Затем появились щенята — семь пушистых черных шариков, копошившихся во дворе и попадавших всем под ноги. Джок снисходительно следил, как они пытаются по его примеру гнаться за моей машиной, и даже чудилось, будто он благодушно смеется, когда они от усердия летели кувырком через голову и вскоре безнадежно отставали.

Затем месяцев десять я у Роберта Корнера не был, хотя порой встречал его на рынке, и он рассказывал, что дрессирует щенков и они делают большие успехи. Ну, да особой дрессировки не требовалось: все это было у них в крови, и, по его словам, они пробовали сбивать коров и овец в стадо, чуть только научились ходить. Затем я наконец снова их увидел — семь Джоков, щуплых, стремительных, бесшумно мелькавших между сараями и коровниками, — и не замедлил обнаружить, что они научились у своего отца не только тому, как пасти овец. Было что-то очень знакомое в том, как они принялись сновать на заднем плане, когда я вернулся к машине, — выглядывали из-за тюков прессованной соломы и с подчеркнутой небрежностью занимали излюбленные стартовые позиции. Усаживаясь за руль, я увидел, как они прильнули к земле, словно в ожидании сигнала «марш!».

Я завел мотор, сразу прибавил оборотов, рванул сцепление и помчался через двор. В ту же секунду по двору словно плеснула мохнатая волна. Автомобиль с ревом вылетел на проселок, а по обеим его сторонам плечо к плечу неслись песики, и на всех мордах было давно знакомое мне фанатичное выражение. Когда Джок перепрыгнул ограду, семь щенков взвились рядом с ним, а когда они вновь появились на последней прямой, я заметил нечто новое. Прежде Джок всегда косился на машину, потому что противником считал ее, но теперь, покрывая последнюю четверть мили во главе мохнатого воинства, он поглядывал на бегущих щенков, словно видел в них конкурентов.

А ему явно приходилось нелегко. Нет, он нисколько не утратил прежней формы, но эти клубки костей и сухожилий, которые были обязаны ему жизнью, унаследовали его быстроту, и к ней добавлялась непочатая энергия юности, поэтому ему приходилось напрягать все силы, чтобы они его не обогнали. И вдруг, о ужас, он споткнулся, и тотчас на него накатился мохнатый вал. Казалось, все потеряно, но мужество Джока было из чистой стали: выпучив глаза, раздув ноздри, он проложил себе путь через галопирующую свору и к тому времени, когда мы достигли шоссе, вновь вел ее.

Но это обошлось ему недешево. Я притормозил, прежде чем уехать, и оглянулся на Джока: он стоял на травянистой обочине, высунув язык, и его бока вздымались и опадали. Вероятно, то же повторялось со всеми другими заезжавшими на ферму машинами, и от веселой игры не осталось ничего. Наверное, глупо утверждать, будто ты прочел собачьи мысли, но вся его поза выдавала нарастающий страх, что дни его безусловного превосходства сочтены и в самом недалеком будущем его подстерегает немыслимый позор: он окажется позади этой своры юных выскочек. Я прибавил скорости и увидел, что Джок смотрит вслед взглядом, яснее слов говорившим: «Долго ли я еще выдержу?».

Я очень сочувствовал Джоку, и когда два месяца спустя снова должен был поехать на ферму, меня немножко угнетала мысль, что я стану свидетелем его невыносимого унижения, ведь ничего другого ждать было

226

нельзя. Но когда я въезжал во двор фермы, он показался мне странно пустынным.

Роберт Корнер в коровнике накладывал вилами сено в кормушки. Он обернулся на звук моих шагов.

— Куда девались все ваши собаки?

Он прислонил вилы к стене.

— Ни одной не осталось. На обученных овчарок всегда есть спрос. Да, уж я не прогадал, ничего не скажешь.

— Но Джока-то вы оставили?

— Само собой. Как же я без него? Да вот он!

И правда, Джок, как встарь, шмыгал неподалеку, делая вид, будто вовсе на меня и не смотрит. А когда, наконец, настал вожделенный миг и я сел за руль, все было как прежде: поджарый песик стрелой мчался рядом с машиной, но без перенапряжения, радуясь этой игре. Он птицей перелетел через ограду и без всякого труда первым достиг асфальта.

Мне кажется, я испытал такое же облегчение, как и он сам, что теперь никто не оспаривает его первенства, что он по-прежнему остается самой быстрой собакой.

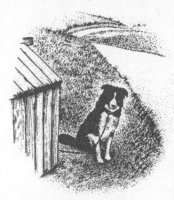

СТОРОЖЕВАЯ СОБАКА
Деревянная конура возле дороги через вересковые пустоши была рабочим местом многих овчарок. Пасущиеся на вересках овцы, выходя на дорогу, брели по ней миля за милей. Собака на цепи у конуры лаем прогоняла их назад. Решетки на шоссе, препятствующие проходу скота, избавили собак от такой службы.

10

Крупнейший специалист по мелким животным

Несомненно, работа для Гранвилла Беннета. Мне нравилось оперировать мелких животных, и я мало-помалу набил в этом руку, однако этот случай меня напугал. Двенадцатилетняя сука-спаниель с запущенным гнойным метритом: гной капает на стол, температура сорок, одышка, дрожь, а в прижатом к ее груди стетоскопе слышатся классические шумы сердечной недостаточности. Только больного сердца тут не хватало!

— Много пьет? — спросил я.

Старушка миссис Баркер испуганно закручивала веревочные ручки своей сумки.

— Очень. Так от миски с водой и не отходит. А есть — ничего не ест. Вот уже четвертый день ни кусочка не проглотила.

— Право, не знаю, что вам и сказать. — Я сунул стетоскоп в карман. — Вам следовало бы давно ее сюда привести. Она ведь больна никак не меньше месяца!

— Да не больна она была. Так, недомогала немножко. А я думала, пока она ест, то и беспокоиться нечего.

Я помолчал. Мне очень не хотелось расстраивать старушку, но скрывать от нее правду было нельзя.

— Боюсь, положение довольно серьезно, миссис

227

Баркер. Процесс развивался долго. Видите ли, у нее в матке идет гнойное воспаление. Очень тяжелое. И вылечить ее может только операция.

— Ну так вы сделаете, что нужно? — Губы миссис Баркер дрожали.

Я обошел стол и положил руку ей на плечо.

— Я бы с удовольствием, но тут есть трудности. Ей ведь двенадцать лет, и общее состояние у нее тяжелое. Риск очень велик. Я предпочел бы отвезти ее в ветеринарную клинику в Хартингтоне, чтобы оперировал ее мистер Беннет.

— Ну и хорошо! — Старушка радостно закивала. — И все равно, сколько бы это ни стоило.

— Об этом не беспокойтесь. — Я проводил ее по коридору до входной двери. — А она пусть остается у меня. Не тревожьтесь, я за ней присмотрю. Да, кстати, как ее зовут?

— Дина, — пробормотала миссис Баркер, оглядываясь и щурясь в полумрак коридора.

Я простился с ней и пошел к телефону. Тридцать лет назад деревенские ветеринары в подобных экстренных случаях предпочитали обращаться к специалистам по мелким животным. Теперь, когда наша практика в этом смысле заметно расширилась, положение изменилось. Нынче у нас в Дарроуби есть и сотрудники, и необходимое оборудование для всяческих операций на мелких животных, но тогда дело обстояло по-иному. Меня не раз предупреждали, что рано или поздно любому целителю крупных животных приходится взывать о помощи к Гранвиллу Беннету. И вот пришел мой черед.

— Алло, мистер Беннет?

— Он самый. — Голос басистый, дружеский, щедрый.

— Говорит Хэрриот. Партнер Фарнона. Из Дарроуби.

— Как же, как же! Наслышан о вас, юноша. И весьма.

— О... э... спасибо. Видите ли, у меня случай... довольно сложный. Так не могли бы вы?..

— С превеликим удовольствием, юноша. А что такое?

— Запущенный гнойный метрит...

— Какая прелесть!

— Суке двенадцать лет...

— Превосходно...

— Заражение просто страшное...

— Лучше ничего и быть не может!

— И такого скверного сердца мне давно прослушивать не доводилось...

— Расчудесно! Так когда вас ждать?

— Сегодня вечером, если вам удобно. Часов в восемь.

— Более чем удобно, юноша. Так до скорого.

Хартингтон был довольно большим городом с населением тысяч около двухсот, но на центральных улицах движения уже почти не было, и лишь редкие машины проносились мимо магазинных витрин. Может быть, все-таки я не напрасно проехал эти двадцать пять миль? А вытянувшейся на заднем сиденье Дине любой исход, казалось, был безразличен. Я покосился через плечо на бессильно свесившуюся голову, на поседелую морду, на бельма, матово поблескивающие в свете приборной доски на обоих глазах. Какой у нее дряхлый вид! Нет, наверное, я только зря трачу время, уповая на этого мага и кудесника.

Да, бесспорно, на севере Англии Гранвилл Беннет успел стать легендарной фигурой. В дни, когда в нашей профессии специализация была неслыханной редкостью, он посвятил себя работе только с мелкими животными, никогда не занимался ни лошадьми, ни коровами, а свою клинику поставил на самую современную ногу, елико возможно во всем следуя правилам, принятым для больниц и клиник, где лечат людей. А ведь в те дни среди ветеринаров было модно фыркать на собак и кошек. Старые зубры, чья жизнь прошла среди бесчисленного множества рабочих лошадей в городах и на фермах, насмешливо цедили: «Да где мне взять время на этих тварей?». Беннет же упрямо двинулся против течения.

До сих пор мне не доводилось с ним встречаться, но я знал, что он еще совсем молод, лет тридцати с небольшим. Чего только я не наслышался и о его врачебном искусстве, и о деловом чутье, и о пристрастии к радостям жизни! Короче говоря, он слыл убежденным последователем идеи, что и работать, и жить следует во всю меру своих возможностей.

Ветеринарная клиника помещалась в длинном одноэтажном здании в конце деловой улицы. Я въехал во двор, вылез и постучал в угловую дверь, не без благоговения оглядываясь на сверкающий «бентли», возле которого робко жался мой маленький, видавший виды «остин». Но тут дверь открылась. Передо мной стояла хорошенькая регистраторша.

— Добрый вечер! — с ослепительной улыбкой проворковала она, и я прикинул, что улыбка эта добавила к счету никак не меньше полукроны. — Входите, пожалуйста. Мистер Беннет вас ждет.

Она проводила меня в приемную с журналами и цветами на столике в углу и множеством художественных фотографий собак и кошек по стенам — увлечение, как я узнал позднее, самого владельца клиники. Я разглядывал великолепный снимок двух белых пуделей, когда у меня за спиной послышались шаги. Я оглянулся и увидел Гранвилла Беннета.

Мне показалось, что в приемной сразу стало тесно. Он был не очень высок, но весьма внушителен. «Толстяк» — решил я в первую секунду, но, когда он подо-

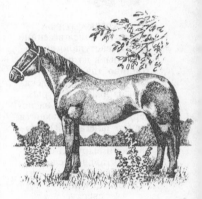

КЛИВЛЕНДСКАЯ
ГНЕДАЯ
Йоркширская порода кливлендской гнедой высоко ценилась фермерами, потому что эти лошади были выносливы, быстры и могли перевозить тяжелые грузы. Для трудных почв их не употребляли, но на легких они не уступали ни шайрам, ни клайдсдейлам, к тому же были резвее их, нуждались в меньшем количестве корма и меньше снашивали подковы, так как меньше весили. Вне Йоркшира кливлендские гнедые пользовались большой популярностью как упряжные лошади для городских экипажей. Да и сейчас их содержат в королевских конюшнях для церемониальных выездов. Масть — гнедая всех оттенков при черном хвосте и гриве. Относительно короткие ноги не имеют щеток над копытами.

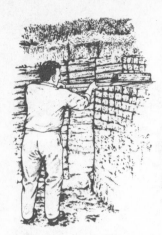

шел ближе, мой взгляд не обнаружил никаких признаков ожирения: ни дряблостей, ни складок жира, ни
округлого брюшка. Передо мной стоял широкоплечий,
плотного сложения силач. Впечатление от симпатичного с рублеными чертами лица завершала торчащая изо
рта трубка, великолепнее которой мне видеть не доводилось. Над сияющей чашечкой завивались благоухан-
ные колечки дорогостоящего дыма. А размеры! Собственно, в зубах человека не столь импозантного она
выглядела бы нелепо, но ему шла необыкновенно.
Я успел еще заметить элегантный покрой темного костюма и ослепительные запонки, но тут он протянул
мне руку.

— Джеймс Хэрриот! — произнес он тоном, каким
кто-нибудь другой сказал бы: «Уинстон Черчилль!».

— Совершенно верно.

— Вот и чудесно! Джим, не правда ли?

— А... да-да. Обычно.

— Прелестно. Все уже для вас готово, Джим. Девочки ждут в операционной.

— Вы очень любезны, мистер Беннет...

— Гранвилл! Гранвилл — и все! — Он взял меня
под руку и повел в операционную.

Дина уже была там и выглядела очень плачевно.
Ей сделали инъекцию, и голова ее сонно клонилась
вниз. Беннет подошел к ней и быстро ее осмотрел.

— М-м-м, да! Ну, так к делу!

Две сестры — Беннет держал порядочный штат —
вступили в действие, как шестерни хорошо отлаженной
машины. Обе прекрасно знали свои обязанности и отличались при этом большой миловидностью. Одна
установила подносы с анестезирующими средствами
и с инструментами, а вторая умело сжала лапу Дины
над суставом, подождала, чтобы лучевая вена вздулась,
и быстро выстригла и обработала спиртом нужный
участок.

Беннет неторопливо подошел с готовым шприцем
и без малейшей задержки ввел иглу в вену.

— Пентотал, — сказал он, когда Дина медленно
осела и без сознания вытянулась на столе. Я еще ни
разу не видел в употреблении это новейшее анестези-
рующее средство краткого действия.

Пока Беннет мыл руки и надевал стерильный халат,
сестры перевернули Дину на спину и зафиксировали ее
в таком положении, привязав к петлям по краю стола.
Они надели ей на морду эфирно-кислородную маску,
а затем выбрили и протерли спиртом операционное поле. Едва Беннет подошел к столу, как ему в руку уже
был вложен скальпель.

С почти небрежной быстротой он рассек кожу
и мышцы, а когда прошел брюшину, рога матки, которые у здоровой собаки походили бы на две розовые
ленточки, вспучились в разрезе, точно два соединенных
воздушных шара, тугие, вздутые от гноя. Еще бы

230

Дина не чувствовала себя скверно, таская в животе такое!

Толстые пальцы осторожно продолжали операцию, перевязали сосуды яичников и самой матки, а затем извлекли наружу пораженный орган и бросили его в кювет. Только когда Беннет начал шить, я сообразил, что все уже позади, хотя пробыл он у стола считанные минуты. Со стороны могло показаться, что он делал все играючи, если бы краткие распоряжения сестрам не показывали, насколько операция поглощала все его внимание.

Глядя, как он работает под бестеневой лампой, озаряющей белые кафельные стены вокруг и ряды блестящих инструментов у него под рукой, я вдруг со смешанным чувством осознал, что именно таким мне представлялось мое будущее. Именно об этом я мечтал, когда решил стать ветеринаром. И вот я — потрепанный коровий лекарь... Ну ладно,— врач, пользующий сельский скот. Но это же совсем, совсем другое! Ничего похожего на мою практику, на вечное увертывание от рогов и копыт, на навоз и пот. И все-таки я ни о чем не жалел. Жизнь, навязанная мне обстоятельствами, принесла с собой волшебную удовлетворенность. Внезапно я с пронзительной ясностью ощутил, что создан не для того, чтобы целыми днями склоняться над таким вот операционным столом, но как раз для того, чтобы с утра до вечера ездить по неогороженным проселкам среди холмов.

Да и в любом случае Беннета из меня не вышло бы. Вряд ли я мог соперничать с ним в хирургическом искусстве, и, уж конечно, у меня не было ни делового чутья, ни предвидения, ни жгучего честолюбия, о которых свидетельствовало все вокруг.

Мой коллега тем временем завершил операцию и занялся установкой капельницы с физиологическим раствором. Он ввел иглу в вену и обернулся ко мне.

— Ну вот, Джим! Остальное зависит от самой старушки.

Он взял меня за локоть и вывел из операционной, а я подумал, как приятно, наверное, вот так взять и просто уйти после операции. У себя в Дарроуби я начал бы сейчас мыть инструменты, потом оттер бы стол, а в заключение Хэрриот, великий хирург, вымыл бы пол, лихо орудуя ведром и шваброй. Нет, так было несравненно приятнее.

В приемной Беннет надел пиджак, извлек из бокового кармана гигантскую трубку и озабоченно ее осмотрел, словно опасаясь, что в его отсутствие над ней потрудились мыши. Что-то ему не понравилось, и он принялся с глубокой сосредоточенностью протирать ее мягкой желтой тряпочкой. Затем поднял, чуть-чуть покачивая и с наслаждением созерцая игру света на полированном дереве. В заключение он достал колоссальный кисет, плотно набил трубку, благоговейным дви-

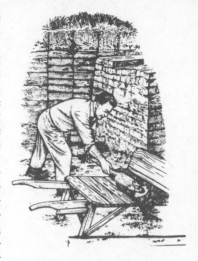

ПОГРУЗКА ТОРФА
Бруски мягкого торфа нарезали вертикальным нажимом совка, после чего совок подсовывали сразу под пять-шесть брусков и сбрасывали их на крепкую деревянную тачку. Когда она наполнялась, бруски отвозили сушиться, для чего их на неделю-другую укладывали на земле аккуратными рядами, а затем собирали в небольшие кучки. Так они сохли до конца июньского сенокоса, после которого их увозили на ферму.

жением поднес спичку к табаку и зажмурил глаза, выпуская струйки благоуханного дыма.

— Отличный запах! — заметил я. — Что это за табак?

— «Капитанский» экстра. — Он снова зажмурился. — Ну так и лизал бы этот дым!

Я засмеялся.

— Мне довольно просто «Капитанского»!

Он смерил меня жалостливым взглядом опечаленного Будды.

— Вот уж напрасно, юноша! Курить можно только этот табак. Крепость... Аромат... — Его рука описала в воздухе неторопливую дугу. — Вон, захватите с собой.

Он открыл ящик, и я беглым взглядом оглядел запасы, которые не посрамили бы и табачную лавку: бесчисленные жестянки табака, трубки, ершики, шильца, тряпочки.

— Ну-ка, попробуйте, — сказал он. — А потом судите, прав я или не прав.

Я взглянул на жестянку, которую он вложил мне в руку.

— Но я не могу ее взять. Тут же четыре унции!

— Вздор, юноша! Засуньте в карман и никаких разговоров! — Внезапно он оставил небрежный тон и заговорил энергично: — Конечно, вы предпочтете подождать, пока старушка Дина не очнется, так почему бы нам пока не пропустить по кружечке пивка? Я член очень уютного клуба, тут совсем рядом через дорогу.

— Что ж, с удовольствием!

Походка его для столь массивного человека была на редкость упругой и быстрой, так что я с трудом поспевал за ним, когда мы вышли из приемной и направились к зданию по ту сторону улицы.

Клуб дышал чисто мужским комфортом. Несколько его членов, люди по виду весьма преуспевающие, встретили Беннета радостными возгласами, а человек за стойкой — дружеским приветствием.

— Две пинты, Фред, — рассеянно распорядился Беннет, и перед нами с молниеносной быстротой возникли полные до краев два огромных бокала. Мой коллега разом опрокинул свой в рот, словно бы не глотая, а потом посмотрел на меня:

— Повторим, Джим?

Но я успел только смочить губы и теперь принялся, захлебываясь, судорожно проглатывать горький эль.

— С удовольствием, но только теперь мой черед угощать!

— Как бы не так, юноша! — Он поглядел на меня строго, но снисходительно. — Платить за напитки разрешается только членам. Повторите, Фред.

Передо мной теперь стояли два бокала, и ценой геркулесовых усилий я осушил начатый до дна. Переводя дух, робко оглядел второй и обнаружил, что бокал Бен-

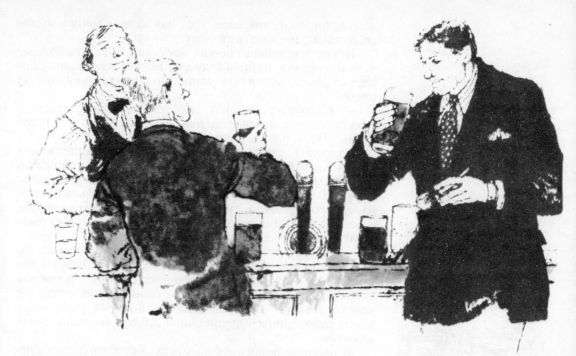

*Переводя дух, я робко
оглядел второй.*

нета уже на три четверти опустел. И тут же у меня на
глазах он без малейшего усилия допил его до дна.

— Копуша вы, Джим!—Он благодушно улыбнулся.—Фред, налейте-ка нам еще.

С некоторой тревогой я посмотрел, как бармен
взялся за рукоятку насоса, и решительно приступил ко
второй пинте. Как ни удивительно, я благополучно
влил ее в глотку и, отдуваясь, взялся за третью, а Беннет сказал весело:

— Ну, и еще одну на дорожку, Джим. Фред, будьте
так любезны...

Глупо, конечно, но мне не хотелось спасовать в самом начале нашего знакомства. С глухим отчаянием
я поднес к губам третью пинту и мелкими глоточками
кое-как выпил ее, а потом почти повис на стойке. Желудок мой грозил вот-вот лопнуть, лоб увлажнился.
Уголком глаза я заметил, что мой коллега направляется к двери — вернее, я увидел его ноги, твердо ступаю-
щие по ковру.

— Нам пора, Джим,— сказал он.— Допивайте же!

Поразительно, чего только не способен вытерпеть
человеческий организм, когда дело доходит до дела.
Я готов был побиться об заклад, что выпить эту четвертую пинту смогу только после часовой передышки,
желательно в горизонтальной позиции, но ботинок
Беннета нетерпеливо постукивал по ковру, и я принялся
отхлебывать пиво небольшими порциями, с изумлением обнаруживая, что, поплескавшись у задних зубов,
оно все-таки проскальзывает в глотку. Если не ошибаюсь, испанская инквизиция весьма уважала пытку во-

233

дой, и, ощущая, как нарастает давление у меня в животе, я начал понимать почему.

Когда я наконец кое-как поставил бокал на стойку и, поплескивая, побрел к двери, Беннет уже давно держал ее распахнутой. На улице он закинул руку мне на плечо.

— Старушка навряд ли успела прочухаться,— сказал он.— А потому заглянем ко мне домой и перекусим. Что-то есть хочется.

Утопая в мягком сиденье «бентли», поддерживая ладонями вздутый живот, я следил за мелькающими по сторонам яркими витринами, но вскоре их сменил мрак полей. Затем мы остановились перед красивым домом из серого камня в типичном йоркширском селении, и Беннет потащил меня внутрь, где подтолкнул к кожаному креслу и сказал:

— Чувствуйте себя как дома, юноша. Зои нет, но я что-нибудь соображу.— Он на мгновение исчез в направлении кухни и тотчас появился с большой миской в руках, которую поставил на столик возле меня.— А знаете, Джим,— провозгласил он, потирая руки,— нет после пивка ничего лучше пары-другой маринованных луковок.

Я пугливо покосился на миску. Все вокруг этого человека казалось больше натуральной величины — даже луковицы, каждая величиной с теннисный мяч, коричневато-белые, глянцевитые...

— Э... Спасибо, мистер Бен... Гранвилл.— Я взял одну двумя пальцами и уставился на этот внушительный овощ безнадежным взглядом. Ну куда мне ее?

Гранвилл протянул руку к миске, сунул в рот луковицу, пожевал, проглотил и сразу захрустел второй.

— Чертовски вкусно! Моя женушка великая кулинарка. Даже лук маринует не в пример прочим.

Дожевывая, он отошел к серванту, чем-то позвякивая, и в моей руке очутилась тяжелая хрустальная стопка, на три четверти полная неразбавленного виски. Сказать я ничего не мог, потому что как раз рискнул и затолкал в рот луковицу. Тут мне в ноздри ударили спиртные пары, я поперхнулся и, с трудом пригубив виски, уставился на Гранвилла слезящимися глазами. А он уже придвигал ко мне миску и, когда я покачал головой, поглядел на нее с мягким огорчением.

— Странно, что они вам не нравятся! Я всегда считал, что Зоя маринует лук, как никто.

— Да нет же, Гранвилл! Удивительно вкусно. Просто я еще не доел первую.

Но он ничего не сказал и устремил на миску взгляд, полный кроткой грусти. Я понял, что выхода нет. И взял вторую луковицу.

Чрезвычайно довольный, Гранвилл снова унесся на кухню. Теперь он притащил поднос, на котором покоился огромный кусок ростбифа в окружении хлеба, масла и горчицы.

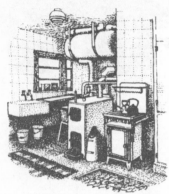

МОДЕРНИЗИРОВАННАЯ ДЕРЕВЕНСКАЯ КУХНЯ ОБРАЗЦА 1937 ГОДА
В зажиточных домах и на преуспевающих фермах северного Йоркшира в 30-х годах громоздкая печь с открытым очагом уступает место гигиеничному набору приспособлений, экономящих труд хозяйки. Закрытый эмалированный котел, эмалированная газовая плита вытесняют печь с ее дымом и копотью. Каменную мойку сменяет фаянсовая. Стиральная машина, мыльные порошки и хлопья изгоняют деревянную лохань, ребристую доску и жидкое мыло. Встраиваются шкафы, где хранят кухонную утварь, столовые приборы и все, что может быть необходимо для выпечки пирогов.

— По-моему, Джим, бутербродик с ростбифом будет в самый раз,—приговаривал он, водя ножом по
оселку. Но вдруг заметил, что виски в моей стопке убы-
ло только наполовину, и скомандовал с некоторым
раздражением: — Да пейте же, пейте! Чего вы ждете?

Благостным взором проследив, как я допиваю стоп-
ку, он тут же снова ее наполнил.— Так-то лучше. Возь-
мите-ка еще луковку.

Я вытянул ноги и откинулся на спинку, пытаясь уго-
монить разбушевавшуюся стихию внутри себя. Мой
желудок превратился в озеро раскаленной лавы, которая вздымалась и бурлила у края кратера, встречая кусочек луковицы, каждый глоточек виски угрожающим
всплеском. Я посмотрел на Гранвилла, и мне стало
дурно: он деловито кромсал ростбиф на дюймовые
ломти, шлепал на каждый ложку горчицы и вкладывал
его между двумя кусками хлеба. Груда росла, и он довольно напевал, иногда бросая в рот новую луковицу.

— Ну вот, юноша, уминайте на здоровье! — Он
придвинул ко мне тарелку с целой пирамидой своих
внушительных творений и с блаженным вздохом опустился в кресло напротив, придвигая к себе свою тарелку. Откусив чуть не половину сандвича, он продолжал
с набитым ртом: — Знаете, Джим, люблю вот так перекусить немножко. Зоя, если уходит, всегда оставляет
для меня что-нибудь.— Вторая половина последовала
за первой.— И вот что: не мне, конечно, говорить, но
ведь чертовски вкусные получились, а?

— О, да! — Расправив плечи, я откусил, проглотил
и затаил дыхание, пока еще одно совершенно лишнее
инородное тело погружалось в кипящую лаву.

Хлопнула входная дверь.

— А вот и Зоя! — сказал Гранвилл и привстал, но
в комнату вперевалку вошел непотребно жирный стаффордширский бультерьер и без приглашения вспрыгнул к нему на колени.— Фебунчик, детка, иди, иди к па-
почке! Мамуля вас гулятеньки водила?

За бультерьером вбежал йоркшир-терьер, и Гранвилл с неменьшим восторгом возопил:

— Виктория, ух ты, Виктория!

Виктория явно принадлежала к породе улыбчатых
собак. Оспаривать место на хозяйских коленях она не
стала, а удовлетворилась тем, что села рядом, каждые
несколько секунд радостно скаля зубы.

Страданиям вопреки я улыбнулся. Вот развеялся
и еще один миф — будто специалисты по мелким животным сами собак не терпят. Беннет исходил нежностью. Уже одно то, как он назвал Фебу «Фебунчик»,
выдавало его с головой.

Я услышал легкие шаги, приближающиеся к двери
и повернул голову. Я знал, кого я сейчас увижу —
типичную преданную жену, отличную хозяйку, не слишком следящую за собой, но умеющую создать мужу
уют. У таких динамичных мужчин чаще всего бывают

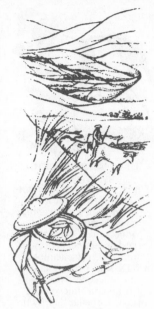

МЯСНОЙ ПАШТЕТ
Из дешевого куска говя-
дины йоркширцы готови-
ли вкуснейший паштет
для бутербродов. Такие
бутерброды неизменно
подавались к чаю,
устраивавшемуся мест-
ной молельней после
торжественной ежегод-
ной службы или процес-
сии учеников воскресной
школы в Духов день.
Чтобы приготовить па-
штет, нарежьте 0,5 кг го-
вядины для тушения на
мелкие куски и сложите
их в глиняный горшок
или стеклянную банку,
добавив чайную ложку
соли и 6 столовых ложек
воды. Закройте банку
фольгой и поставьте ее
в кастрюлю с горячей во-
дой. Кипятите 2,5 часа,
время от времени подли-
вая в кастрюлю горячую
воду. Затем выньте мясо,
добавьте специй по вкусу
и все мелко нарубите
или пропустите через
мясорубку. Плотно уло-
жите полученную массу
в небольшие горшочки
и залейте сверху тонким
слоем растопленного
масла.

235

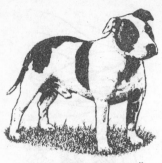

**СТАФФОРДШИРСКИЙ
БУЛЬТЕРЬЕР**
Сила, храбрость, сметли-
вость, быстрота и по-
требность в интенсивных
физических упражне-
ниях — вот свойства
стаффордширского буль-
терьера, выведенного
в XIX веке скрещиванием
английского бульдога
и староанглийского те-
рьера. Коренастый буль-
терьер, белый с коричне-
выми, рыжими или чер-
ными пятнами, безгра-
нично предан семье сво-
его хозяина и всегда го-
тов яростно броситься
на их защиту. Свире-
пость — его врожденное
свойство, так как выво-
дили его для драк с дру-
гими собаками. Собачьи
бои вошли в моду в 30-х
годах прошлого века,
когда травля быков бы-
ла запрещена законом;
они устраивались в Лон-
доне даже после их офи-
циального запрещения
в 1900 году. Толпы сто-
яли около углубленной
в земле арены иной раз
по два часа, пока одна
из собак не погибала
или обе совсем не обес-
силивали.

именно такие жены — услужливые рабыни, вполне до-
вольные своим жребием. И я не сомневался, что увижу
сейчас невзрачную маленькую хаусфрау*. И чуть не
уронил колоссальный сандвич. Зоя Беннет оказалась
редкой красавицей, а к тому же вся светилась теплой
жизнерадостностью. Вряд ли нашелся бы мужчина, который не поспешил бы посмотреть на нее еще раз: волна мягких каштановых волос, зеленовато-серые ласковые глаза, твидовый костюм, элегантно облегающий
стройную, тоненькую — а где надо, и округлую —
фигурку. Но главное — какой-то внутренний ясный
свет. Мне внезапно стало стыдно, что я хуже, чем мог
бы быть, или, во всяком случае, выгляжу намного хуже.
Внезапно я осознал, что мои башмаки нечищены, что
моя старая куртка и вельветовые брюки тут более чем
неуместны. Я ведь не стал тратить время на переодева-
ние и повез Дину в чем был, а моя рабочая одежда
сильно отличалась от той, которую носил Гранвилл,
но не мог же я ездить по фермам в таком же костюме,
как он!

— Любовь моя! Любовь моя! — весело завопил
Гранвилл, когда жена нагнулась и нежно его поцелова-
ла. — Разреши представить тебе Джима Хэрриота из
Дарроуби.

Красивые глаза посмотрели в мою сторону.

— Рада познакомиться с вами, мистер Хэрриот!

И действительно, казалось, что она рада мне не
меньше своего мужа, и вновь я устыдился своего непре-
зентабельного вида. Если бы хоть волосы у меня не были растрепаны, если бы я хоть не чувствовал, что вот-
вот взорвусь и разлечусь на тысячи кусков.

— Я собираюсь выпить чаю, мистер Хэрриот. Не
хотите ли чашечку?

— Нет-нет! Нет, благодарю вас. Но только не
сейчас, спасибо, нет-нет! — Я вжался в спинку кресла.

— Ах да, я вижу, Гранвилл уже угостил вас своими
бутербродиками! — Она засмеялась и ушла на кухню.

Вернулась она со свертком, который протянула мужу.

— Милый, я сегодня ездила по магазинам. И нашла твои любимые рубашки.

— Радость моя! Какая ты заботливая! — Он сорвал
оберточную бумагу, точно нетерпеливый мальчишка,
и извлек на свет три элегантные рубашки в целлофано-
вых пакетах. — Замечательные рубашки, моя прелесть.
Ты меня совсем избаловала. — Он посмотрел на
меня. — Джим, это удивительные рубашки! Возьмите
одну! — И он бросил мне на колени целлофановый пакет.

— Нет, право же, я не могу... — бормотал я, в изумлении глядя на пакет.

---

* Домашняя хозяйка (*нем.*).

236

— Можете, можете! Она ваша.

— Но, Гранвилл, рубашка? Это же слишком...

— Так ведь рубашка очень хорошая! — в его голосе зазвучала обида, и я сдался.

Оба они были так искренне любезны! Зоя села со своей чашкой чая справа от меня, поддерживая непринужденный разговор. Гранвилл улыбался мне из глубины кресла. Он уже доел последний сандвич и опять принялся за луковицы.

Соседство привлекательной женщины — вещь очень приятная, но есть в нем и обратная сторона. В теплой комнате мои вельветовые брюки уже щедро распространяли аромат скотных дворов, где проводили значительную часть своего существования. И хотя сам я люблю это благоухание, с такой элегантной обстановкой оно сочеталось не слишком удачно. И хуже того: стоило в разговоре наступить паузе, как становились слышны побулькивания и музыкальное урчание, гремевшие теперь у меня в животе. Самому мне прежде лишь раз довелось услышать подобные звуки — у коровы с тяжелейшим смещением сычуга. Но моя собеседница тактично изобразила глухоту, даже когда у меня вырвалось позорное рыгание, которое заставило жирного бультерьера испуганно приподняться. Но мне опять не удалось удержаться, а в окнах даже стекла зазвенели. Я понял, что пора откланяться.

Да и в любом случае в собеседники я не слишком годился. Пиво взяло свое, и я больше молчал, сияя глупой ухмылкой. А Гранвилл выглядел совершенно так же, как в момент нашей встречи: все такой же спокойный, благодушный, полный самообладания. Меня это совсем доконало.

Когда я вернулся в клинику к Дине, она подняла голову и сонно посмотрела на меня. Все было в полном, в удивительном порядке. Цвет слизистых нормальный, пульс — хороший. Искусство и быстрая работа моего коллеги во многом предотвратили послеоперационный шок, чему способствовала и капельница.

Я опустился на колени и погладил ее по ушам.

— А знаете, Гранвилл, по-моему, она выкарабкается.

Великолепная трубка над моей головой опустилась в утвердительном кивке.

— Разумеется, юноша. А как же иначе?

И он не ошибся. Гистерэктомия прямо-таки омолодила Дину, и она на радость своей хозяйке прожила еще много лет.

Когда мы ехали обратно, она лежала рядом со мной на переднем сиденье, высунув нос из окутывавшего ее одеяла. Порой она тыкала им в мою руку, переводившую рычаг скоростей, или тихонько ее лизала.

Да, она чувствовала себя прекрасно. Не то что я.

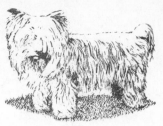

ЙОРКШИР-ТЕРЬЕР
Эту миниатюрную собачку часто превращают в комнатного баловня. Обожающие хозяйки не спускают ее с колен, расчесывают щеткой голубовато-стальную шерсть, почти закрывающую лапы, гребенкой приводят в порядок золотистые пряди на морде, которые полностью ее прячут, если только их не прихватывают бантом, открывая веселые смышленые глаза. Хотя йоркшир-терьер со времени своего появления в XIX веке успел стать в Англии наиболее распространенной комнатной собакой, выведена эта порода была для вполне практических целей. Рабочие йоркширских ткацких фабрик, перерабатывавших шерсть, держали их в цехах для уничтожения грызунов, а кроме того, устраивали крысиные травли, теперь запрещенные. Если бы такую изящную собачку забрали с колен млеющей над ней дамы, пустили в яму с 20 крысами и начали на них науськивать, она быстрыми укусами покончила бы с ними всеми за три минуты, обеспечив выигрыш тем, кто на нее поставил.

Маринад во спасение

Прежде я никогда женат не был, а потому материала для сравнения не имел, однако мало-помалу во мне укреплялось сознание, что я устроился весьма недурно. Естественно, я подразумеваю новое устройство моей жизни. Мне ведь, как и всякому влюбленному, вполне хватало взаимности той, кому я отдал свое сердце. О прочем я особенно не задумывался.

Как она, например, заботилась о моих удобствах! Я-то полагал, что у жен это давно вышло из моды, но Хелен, видимо, составляла исключение. Еще раз я убедился в этом, когда сел утром завтракать. Мы наконец-то обзавелись столом — я купил его на дешевой распродаже и с торжеством привез домой, водрузив на крышу машины,— и Хелен тотчас отказалась от стула, на котором сидела у скамьи, забрав в свое пользование высокий табурет. Вот и теперь она, примостившись на табурете, должна была тянуть руку вниз к тарелке, а мне предлагалось сибаритствовать на стуле. По-моему, от природы я не такая уж эгоистичная свинья, но изменить что-нибудь было не в моих силах.

И сколько еще таких, казалось бы, мелочей! Каждое утро меня ждала аккуратно сложенная одежда: чистая рубашка, носовой платок, носки — не смятые, не сваленные в беспорядочную груду, как в мои холостые дни! А когда я опаздывал к обеду или к ужину, что бывало часто, она не только подавала мне еду, но садилась напротив и смотрела, как я ем, вместо того чтобы продолжать заниматься своими делами. И я чувствовал себя по меньшей мере султаном.

Последнее обстоятельство и подсказало мне объяснение. Однажды я вспомнил, что точно так же она сидела и смотрела на отца, когда он ужинал поздно, и понял, что получаю проценты с ее отношения к отцу. Он был тихий добрый человек, но она охотно и по собственному почину старалась предупреждать каждое его желание в бессознательно счастливом убеждении, что глава семьи — главный в доме. И вот теперь она перенесла то же отношение на меня.

Это заставило меня вернуться к извечной загадке: как поведет себя девушка, став женой? Старик-фермер, наставлявший меня в искусстве выбора невесты, сказал: «Ты, парень, прежде к ее матери приглядись, да хорошенько!». И несомненно, он говорил дело. Но если мне будет разрешено добавить кое-что от себя, я посоветую: «Но не забудь присмотреться, как она ведет себя с отцом!».

И глядя, как Хелен соскользнула со своего насеста и начала снова наполнять мою тарелку, я опять поду-

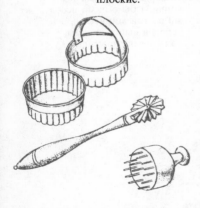

мал, что просто моя жена из тех, кто любит заботиться о муже, и мне стало блаженно тепло на душе — какой же я счастливчик!

От такой опеки я просто расцветал — и, пожалуй, даже чересчур. Я знал, что мне отнюдь не следует с жадностью накидываться на утопающую в сливках овсянку, особенно учитывая ту прелесть, которая шкварчала на сковородке. Хелен привезла с собой в Скелдейл-Хаус великолепное приданое — половину свиной туши! И с балок чердака свисали теперь копченый бок и величавый окорок — вечный соблазн и искушение. Некоторая их толика и попала на сковороду. Хотя я никогда не был сторонником плотных завтраков, но не стал особенно возражать, когда Хелен вылила на сковороду парочку крупных яиц, чтобы шкварки не скучали в одиночестве. И лишь слабо запротестовал, когда она бросила туда удивительно душистую копченую колбаску — их она покупала на рынке.

Разделавшись со всем этим, я поднялся из-за стола очень неторопливо и, надевая пиджак, обнаружил, что его стало что-то трудновато застегивать. Не то что раньше!

— Джим, бутерброды не позабудь! — сказала Хелен, вкладывая мне в руку объемистый пакет. Мне предстояло весь день проводить туберкулинизацию вместо Юэна Росса под Скарберном, и моя супруга опасалась, как бы я во время долгого пути не ослабел от голода.

Я поцеловал ее, грузно спустился по длинным лестничным маршам и вышел в боковую дверь. На полпути по саду я остановился и посмотрел на окно под черепичной крышей. В нем появилась рука и энергично замахала полотенцем. Я помахал в ответ и пошел дальше. Когда я вывел машину во двор, то заметил, что слегка пыхчу, и виновато положил пакет на заднее сиденье. Я же знал, что он содержит. Бутерброды бутербродами, но вдобавок к ним мясной пирог с луком, масляные лепешки и имбирная коврижка, чтобы еще дальше толкать меня по скользкому пути чревоугодия.

Безусловно, в те первые месяцы я безобразно растолстел бы, но моя работа меня спасала. Бесконечные прогулки по крутым склонам от одного каменного сарая к другому, прыжки в загон к телятам и обратно, борьба с коровами и регулярное напряжение всех сил, когда я помогал теленку или жеребенку появиться на свет. А потому я ускользал от участи, уготованной мне Хелен, — только воротничок стал немного тесен да порой какой-нибудь фермер говорил: «А корм вам, молодой человек, задают добрый, сразу видать!».

Выезжая за ворота, я в который раз подивился тому, как Хелен считается и с моей привередливостью. Я органически не выносил жира, и она тщательно срезала его со всех кусков предназначенного для меня мяса. Это патологическое отвращение к жиру стократ-

СРЕДНЯЯ БЕЛАЯ СВИНЬЯ
Полученная в результате скрещивания большой белой свиньи и ныне вымершей малой белой, эта порода быстро нагуливала тело. Рыло и туловище у нее короче, чем у большой белой, а защечные складки массивнее — признак тенденции, которая положила предел ее популярности, тенденции наращивать жир. Едва спрос на постную свинину стал возрастать, численность свиней этой породы начала быстро сокращаться.

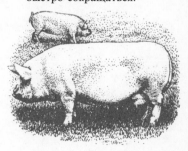

но усилилось, после того как я обосновался в Йоркшире — в тридцатых годах фермеры там словно бы только на нем и жили. Один старик, заметив мои вытаращенные глаза, когда он сел закусить жирнейшей жареной грудинкой, сообщил мне, что в жизни не ел постного мяса.

— Люблю, чтобы жирок так и стекал по бороде! — усмехнулся он, до того смакуя слово «жирок», что мне стало еще противнее. Но в свои восемьдесят лет он был крепок и румян, так что ему такая диета явно вреда не приносила, как сотням и сотням подобных же любителей жирка. Конечно, рассуждал я, они трудятся от зари до зари, и он сгорает в их организме полностью, но меня эта грудинка живо уложила бы в могилу.

Последнее, впрочем, было чистейшей фантазией, как мне пришлось убедиться в один прекрасный день.

Начался он с того, что в шесть утра меня поднял телефонный звонок: молодой корове мистера Хорнера, телящейся в первый раз, требовалась помощь, а когда я приехал на маленькую ферму старика, выяснилось, что теленок идет правильно, но только он слишком велик. Тянуть я не очень люблю, однако лежавшей на соломе корове справиться самой было явно трудновато. Каждые несколько секунд она напрягалась что есть мочи, и наружу высовывалась пара маленьких копыт — чтобы вновь исчезнуть, едва она расслаблялась.

— Ножки все-таки продвигаются? — спросил я.
— Нет. Битый час все вот также, — ответил старик.
— А когда прорвался пузырь?
— Часа два назад.

Сомневаться не приходилось: теленок застрял основательно и с каждой минутой подсыхал все больше. Умей роженица говорить, она, мне кажется, воскликнула бы: «Да освободите же меня от него!».

Мне очень бы пригодился сильный помощник, но мистер Хорнер, не говоря уж о его возрасте, ни ростом, ни дородством похвастать не мог. На соседей тоже рассчитывать не приходилось: ферма стояла на уединенном пригорке и до ближайшей деревни было несколько миль. Мне предстояло справляться, рассчитывая только на себя.

Возился я час. Завел тонкую веревочную петлю теленку за уши и вложил ему ее в рот, чтобы удерживать шею на месте, а потом принялся дюйм за дюймом извлекать маленькое существо на свет. Тянуть, собственно, почти не приходилось: только откидываться и помогать корове при потугах. Очень небольшая, она терпеливо лежала на боку с той покорностью обстоятельствам, которая вообще свойственна коровьему племени. Отелиться без посторонней помощи она не смогла бы, и мне все время было тепло от мысли, что я делаю именно то и именно так, как ей требуется. Я чувствовал, что мне следует позаимствовать у нее терпения и не торопить события, а дать им развиваться естественной чередой. Вот показался носишко, и ноздри его затрепетали, вливая успокоение в мою душу, затем последовали глаза, становившиеся вдруг очень серьезными при каждой потуге, затем уши и, наконец, почти разом — весь теленок целиком.

Молодая мать, по-видимому, не слишком утомилась — перекатившись на грудь, она сразу же предалась упоенному обнюхиванию новорожденного. Зато я, к своему удивлению, обнаружил, что отделался не так легко — я обливался потом, никак не мог отдышаться, руки и плечи устало ныли.

Фермер, чрезвычайно довольный, быстро обтер мне спину полотенцем, пока я наклонялся над ведром с теплой водой, а потом помог надеть рубашку.

— Прямо-таки чемпион, а? Чайку-то в дом попить зайдете?

На кухне миссис Хорнер поставила передо мной исходящую паром кружку и, ласково улыбаясь, спросила:

— Может, позавтракаете с моим муженьком?

Ничто так не возбуждает аппетита, как трудный отел рано поутру, и я благодарно кивнул.

— Вы очень любезны. С большим удовольствием.

После благополучного завершения трудных родов на душе всегда удивительно хорошо, и я с блаженным вздохом опустился в кресло, а старушка поставила передо мной масло и джем. Я прихлебывал чай, перебрасывался ленивыми замечаниями с фермером и не следил, что делает его жена. Внезапно пальцы ног у меня судорожно подогнулись: на тарелку передо мной легли два толстых ломтя чистого белого сала.

Съежившись в кресле, я увидел, что миссис Хорнер пилит ножом огромный кусище холодной вареной свинины, но свинины особой — сплошное сало без единого вкрапления мяса. Даже в шоковом состоянии я не мог не признать, что это был шедевр кулинарного искусства: сварено в самую меру, обжарено в золотистых хлебных крошках, водружено на сияющее белизной фаянсовое блюдо... но ведь это жир!!!

Старушка положила два таких же ломтя на тарелку мужа и выжидательно посмотрела на меня.

Положение было отчаянным: обидеть эту гостеприимную старую женщину я никак не хотел, но, с другой стороны, съесть то, чем она так радушно меня угощала, я тоже не мог!

Если бы они хоть были горячими, зажаренными до хруста, то кусочек-другой я, так уж и быть, проглотил бы, но холодные, но вареные, но липкие... нет! И какие огромные — не меньше, чем шесть дюймов на четыре, а толщина полдюйма! Полоска золотистых крошек по одному краю ситуации не спасала. Нет, не могу, немыслимо...

Миссис Хорнер села напротив меня. Седые волосы она убрала под высокий чепчик в цветочках и теперь, наклонив его набок, протянула руку и повернула блю-

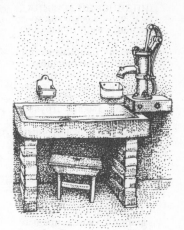

КУХОННАЯ МОЙКА
Широкая неглубокая мойка, вырезанная из каменной плиты и установленная на кирпичных подпорках, имелась в кухне каждой йоркширской фермы, пока в 30-х и 40-х годах не стала уступать место глазированным фаянсовым мойкам. Мыло и щетки хранились в ящичках, прикрепленных к стене над ней. Воду подавал железный насос, установленный сбоку. Кухня играла также роль ванной комнаты, и горячая вода черпалась из котла в кухонной печи.

ИНДИЙСКИЙ МАРИНАД

К чаю, заменявшему ранний ужин, подавалось мясо с различными приправами, например с индийским маринадом.

Чтобы его приготовить, мелко нарежьте 3 кг разных овощей: например, огурцов, тыквы, стручков фасоли, лука, цветной капусты и зеленых помидоров. Положите все это на блюдо, засыпьте 500 г столовой соли, накройте и оставьте стоять сутки, затем хорошенько промойте и слейте воду.

Подогрейте 1 л белого винного уксуса, предварительно отлив 3—4 столовые ложки. Размешайте 150 г сахара с 15 г куркумы, 30 г сухой горчицы и 30 г молотого имбиря в теплом уксусе, затем положите в него овощи и томите 15 минут. Смешайте 50 г муки с отлитым уксусом, добавьте в кастрюлю и размешивайте, пока не закипит. Оставьте томиться еще 30 минут. Разлейте готовый маринад в банки и закупорьте их.

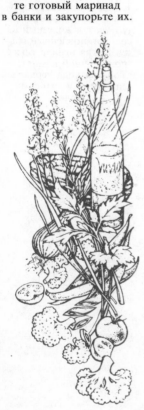

до чуть-чуть влево, чтобы глыба сала на нем смотрелась лучше. Потом она повернулась ко мне и улыбнулась такой доброй, такой гордой улыбкой!

В моей жизни выпадали минуты, когда, казалось бы, мне оставалось лишь сдаться на милость черной судьбы, как вдруг я обнаруживал в себе запас мужества и решимости, о котором и не подозревал. И вот, переведя дух, я схватил нож, вонзил вилку в ломоть и храбро отрезал кусочек. Но едва я поднес ко рту этот белый комок жира, по телу у меня пробежала дрожь и рука сама замерла в воздухе. Тут мой взгляд упал на миску с каким-то маринадом.

С лихорадочной торопливостью я вывалил себе на тарелку высокий холмик этой приправы. При ближайшем рассмотрении выяснилось, что она включает поразительное разнообразие овощей и фруктов — ломтики лука, яблок, огурцов и еще всякой всячины выглядывали из-под коричневой пелены крепкого горчично-уксусного соуса. В единый миг я наложил на вилку с жиром сколько удалось подцепить маринада, отправил его в рот, подвигал челюстью и проглотил. Во всяком случае, начало положено, а ощутил я только вкус маринада.

— Отличная свининка! — заметил мистер Хорнер.

— Удивительная! — согласился я, судорожно прожевывая вторую порцию.— Просто удивительная!

— И мой индийский маринад вам тоже по вкусу пришелся! — Старушка так и сияла улыбкой.— Вон как вы на него набросились! — Она весело засмеялась.

— Да-да! — Я поглядел на нее сквозь пелену слез.— Лучше мне редко доводилось пробовать.

Оглядываясь назад, я прихожу к выводу, что это был один из самых мужественных поступков в моей жизни. Я твердо шел к цели, то и дело зачерпывая еще маринада, старательно ни о чем не думая, упрямо отгоняя всякую мысль о том, что со мной происходит. Собственно, был только один опасный момент, когда маринад, на редкость острый и вовсе не предназначавшийся для того, чтобы его ели ложками, так обжег мне рот, что я поперхнулся и закашлялся. Но всему приходит конец. Последний героический глоток, щедро запитый чаем,— и моя тарелка опустела. Я выдержал!

И было ради чего. Старички нарадоваться не могли на мой аппетит. Мистер Хорнер хлопнул меня по плечу.

— До чего же приятно смотреть, как молодой парень уписывает завтрак за обе щеки! В молодости-то и я вот так же все сразу уминал, а теперь прыть не та стала.— Посмеиваясь, он продолжал жевать.

Его жена проводила меня до дверей.

— Так-то лучше, чем на словах хвалить! — Она оглянулась на стол и засмеялась.— Миску вы чуть не до дна вычерпали!

— Да, извините, миссис Хорнер,— сказал я сквозь

слезы, стараясь игнорировать жжение в желудке,— но я просто не мог удержаться.

Вопреки моим ожиданиям я не скончался в страшных муках, однако неделю меня поташнивало — готов признать, что это было чистейшим самовнушением.

Но в любом случае с тех пор, сколько помню, я больше в жизни не съел ни кусочка жира. Мое былое отвращение переросло в маниакальную ненависть.

Да и маринады я не слишком обожаю.

12

Джип обретает голос

— Вы про это мне и говорили? — спросил я.

Мистер Уилкин кивнул.

Я взглянул на большого пса, корчащегося в судорогах у моих ног, на выпученные глаза, на отчаянно бьющие в воздухе лапы. Фермер пожаловался, что у Джипа, его овчарки, время от времени случаются припадки, но свидетелем такого припадка я оказался лишь случайно — на ферму я приехал по другой причине.

— А потом, вы говорите, он выглядит и ведет себя совершенно нормально?

— Все как рукой снимает. Ну, сначала ходит, словно его чуть оглушило, а через час словно и не было ничего.— Фермер пожал плечами.— Сами знаете, собак через мои руки много прошло, и припадочных среди них хватало. Я-то думал, что знаю все, отчего собаку вдруг прихватывает,— глисты, корм неподходящий, чума. А тут просто ума не приложу. Чего только я не пробовал!

— И не пробуйте больше, мистер Уилкин,— сказал я.— Помочь Джипу вы толком не сможете. У него эпилепсия.

— Эпилепсия? Да ведь все остальное время он пес, каких поискать!

— Да, я знаю. Так и должно быть. Никаких повреждений у него в мозгу нет. Болезнь таинственная. Причины ее неизвестны, но, почти наверное, она наследственная.

Брови мистера Уилкина поползли вверх.

— Странно что-то. Коли наследственная, почему прежде ничего не бывало? Ему же почти два года, а началось все совсем недавно.

— Картина как раз типичная,— возразил я.— Эпилепсия обычно проявляется между полутора и двумя годами.

Тут нас перебил Джип. Он встал и, виляя хвостом, на нетвердых ногах подошел к хозяину. Случившееся как будто прошло для него совершенно незаметно.

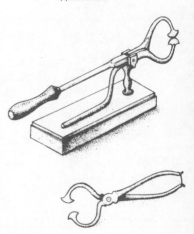

243

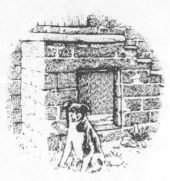

КОНУРА ДЛЯ ОВЧАРКИ
На фермах собаки обычно живут во дворе, и конурами обходятся самыми примитивными, так как времени проводят в них мало. Часто для этой цели просто используется пространство под каменной лестницей, ведущей на сеновал или в сарай над коровником. Кирпичная стенка с дырой для входа служит фасадом такой конуры. Собака привязана к конуре длинной веревкой и может свободно бродить по двору, сторожа его.

Впрочем, длился припадок минуты две. Мистер Уилкин нагнулся и потрепал косматую голову. Гранитные черты его лица приняли выражение глубокой задумчивости. Это был человек могучего сложения лет сорока с небольшим, и теперь, когда он прищурил глаза, его неулыбчивое лицо стало грозным. Мне не один фермер говорил, что с Сепом Уилкином лучше не связываться, и теперь я понял, почему. Но со мной он всегда держался приветливо, а так как ферма у него была большая — почти тысяча акров,— видеться нам приходилось часто.

Страстью его были овчарки. Многие фермеры любили выставлять собак на состязания, но мистер Уилкин бывал непременным их участником. Он выращивал и обучал собак, которые неизменно брали призы на местных состязаниях, а иногда и на национальных. И у меня стало беспокойно на сердце: ведь сейчас главной его надеждой был Джип.

Он выбрал двух лучших щенков одного помета — Джипа и Суипа — и занимался их воспитанием с упорством, которое делало его собак победителями. И пожалуй, я не видел прежде, чтобы собаки так любили общество друг друга. Всякий раз, когда я приезжал на ферму, видел я их только вместе — то их носы высовывались рядом над нижней половинкой двери стойла, где они спали, то они дружно ластились к хозяину, но чаще всего просто играли. Вероятно, они часы проводили в веселой возне — схватывались, рычали, пыхтели, нежно покусывали друг друга.

Несколько месяцев назад Джордж Кроссли, старейший друг мистера Уилкина и тоже страстный любитель собачьих состязаний, лишился своего лучшего пса, заболевшего нефритом, и мистер Уилкин уступил ему Суипа. Помню, я удивился, потому что Суип заметно опережал Джипа в обучении и обещал стать настоящим чемпионом. Но на родной ферме остался Джип. Вероятно, ему недоставало его приятеля, хотя вокруг были другие собаки и одиночество ему не угрожало.

Я увидел, что Джип совершенно оправился после припадка. Просто не верилось, что несколько минут назад он дергался в этих жутких судорогах. С некоторой тревогой я ждал, что скажет его хозяин.

Холодная логика подсказывала, что Джипа следует усыпить. Но, глядя на дружелюбно виляющего хвостом пса, я даже думать об этом не хотел. В нем было что-то необыкновенно симпатичное. Крупнокостное, с четким окрасом туловище было красиво, но особую прелесть придавала ему голова — одно ухо стояло торчком, и, когда второе повисало, его морда приобретала выражение забавного лукавства. Собственно говоря, Джип чем-то напоминал циркового клоуна, причем клоуна, излучающего добродушие и товарищеский дух.

Наконец, мистер Уилкин прервал молчание.

— А с возрастом ему лучше не станет?

— Почти наверное, нет.

— Так и будет жить с этими припадками?

— Боюсь, что да. Вы сказали, что они случаются каждые две-три недели, так скорее всего и будет продолжаться с некоторыми отклонениями.

— А случиться они могут в любую минуту?

— Да.

— Значит, и на состязаниях...— Фермер опустил голову на грудь и проворчал: — Значит, так.

Наступило долгое молчание, и с каждой проходящей секундой роковые слова казались все более и более неизбежными. Сеп Уилкин не мог поступиться главной своей страстью. Безжалостное выпалывание всех отступлений от нормы представлялось ему абсолютной необходимостью. И когда он кашлянул, сердце у меня сжалось от скверных предчувствий.

Но они меня обманули.

— Если я его оставлю, вы для него что-нибудь сделать можете? — спросил он.

— Есть таблетки, которые, вероятно, снизят частоту припадков,— ответил я, стараясь говорить безразличным тоном.

— Ну ладно... ладно... Я к вам за ними заеду,— буркнул он.

— Отлично. Но... э... потомства вы от него получать ведь не станете?

— Нет же, конечно,— отрезал он с раздражением, словно больше не хотел возвращаться к этой теме.

И я промолчал, интуитивно догадываясь, что он боится выдать свою слабость: он — и вдруг держит собаку просто из любви к ней! Забавно, как вдруг все само собой объяснилось и встало на свои места. Вот почему он отдал Суипа, обещавшего верные победы на состязаниях. Джип ему попросту нравился! Пусть Сеп Уилкин был высечен из гранита, но и он не устоял перед этим веселым обаянием.

Поэтому, направляясь к машине, я заговорил о погоде. Однако, когда я уже сел за руль, фермер вернулся к главному.

— Я вам про Джипа одной вещи не сказал,— начал он, наклоняясь к дверце.— Не знаю, может, это здесь и ни при чем, но только он ни разу в жизни не лаял.

Я с удивлением посмотрел на него.

— Как так? Ни единого раза?

— Вот-вот. Ни разу не гавкнул. Остальные собаки так и заливаются, если на ферму чужой кто заглянет, а Джип хоть бы тявкнул с самого первого дня, как родился.

Включив мотор, я впервые обратил внимание, что сука с двумя полувзрослыми щенками устроила мне прощальный концерт, но Джип только по-товарищески ухмылялся, открыв пасть и высунув язык, без единого звука. Пес-молчальник.

УКЛАДКА СНОПИКОВ
После перевязывания снопики ржи составлялись для сушки и только потом увозились на ферму. Работники или члены семьи фермера укладывали их вдвоем. Сначала ставили два снопика так, чтобы срезанные концы плотно входили в стерню. Затем к первой паре прислоняли еще восемь или десять снопиков в два ряда, но так, чтобы между ними свободно проходил воздух.

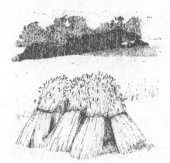

245

Это меня заинтриговало. Настолько, что приезжая на ферму в последующие месяцы, я старательно наблюдал за Джипом, чем бы он ни занимался. Но ничто не менялось. Между припадками, которые теперь повторялись примерно каждые три недели, он был нормальной, подвижной, веселой собакой. Но немой.

Видел я его и в Дарроуби, куда он приезжал с хозяином на рынок, уютно устроившись на заднем сиденье. Но если я в таких случаях заговаривал с мистером Уилкином, то про Джипа старательно не упоминал, храня твердое убеждение, что ему тяжелее, чем кому-нибудь другому, было бы признаться в подобной чувствительности даже себе — держать собаку просто так, без каких-либо практических целей!

Правда, я всегда лелеял подозрение, что на большинстве ферм собаки ценятся просто ради их общества. Бесспорно в овечьих хозяйствах собаки были незаменимыми помощниками, да и в других свою пользу приносили, например подсобляли пригонять коров. Однако во время объездов ко мне в душу то и дело закрадывались сомнения — слишком уж часто видел я, как они блаженно покачиваются на повозках в сенокос, как гоняются за крысами среди снопов во время жатвы, как шныряют между службами или трусят по лугам рядом с фермером. «Чем они, собственно, занимаются?» — невольно задавал я себе вопрос.

Подозрения мои укреплялись всякими мелкими случаями: например, я стараюсь загнать несколько бычков в угол, собака кидается помогать — покусывает ноги, хвосты, но тут же раздается: «Лежать, кому говорю!» или «А ну пошла отсюда!».

Вот почему я твердо и по сей день придерживаюсь своей теории: почти все собаки на фермах — обычные домашние любимцы, и они остаются там потому, что фермеру нравится чувствовать их рядом. Сам он разве что на дыбе в этом сознается, но я стою на своем. Собаки же в результате живут расчудесной жизнью. Им не приходится клянчить, чтобы их взяли погулять. Все дни они проводят на приволье и в обществе своего хозяина. Когда мне нужно отыскать кого-нибудь на ферме, я высматриваю его собаку. А, вот она! Значит, и он где-то рядом. Я стараюсь, чтобы и моим собакам жилось неплохо, но им остается только завидовать жребию собак на ферме.

Довольно долго животные Сепа Уилкина ничем не болели, и я не видел ни его, ни Джипа, а потом совершенно случайно встретился с ними на собачьих состязаниях.

Со мной была Хелен, потому что нас обоих эти состязания одинаково увлекали. Как замечательно хозяева руководили собаками, и с каким увлечением работали те, и какой сноровки и даже искусства требовала сама задача! Мы могли следить за этим часами.

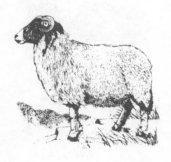

СУЭЙЛДЕЙЛСКАЯ ОВЦА Суэйлдейлская овца идеально подходит для жизни на открытых вересковых пустошах на вершинах холмов. Во всех северных графствах Англии можно встретить многочисленных представителей этой породы — их легко узнать по темной голове, серой морде и серому руну. Они умудряются прокормиться на самых скудных пастбищах, и ягнята получают вдоволь молока даже в самую тяжелую весну. Рога есть и у овец, и у баранов. У последних они эффектно изгибаются вниз и вперед, обеспечивая прекрасным сырьем резчиков по дереву, которые изготовляют трости и пастушьи посохи.

246

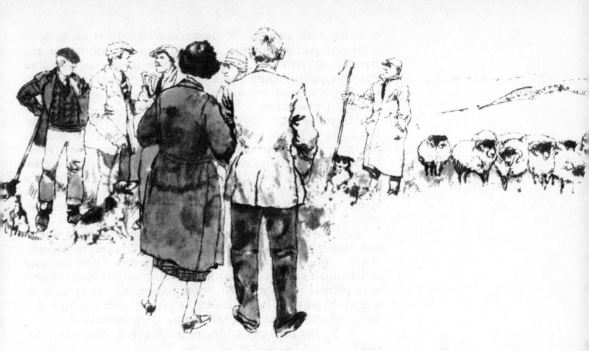

Хелен взяла меня под руку, и, пройдя в ворота, мы направились к полумесяцу машин у конца длинного луга, протянувшегося вдоль реки. За полоской деревьев солнце вспыхивало тысячами искр на мелких быстринах и придавало сверкающую белизну длинной полосе светлой гальки. Группы мужчин, главным образом участников, переговариваясь, следили за происходящим. Все загорелые дочерна, спокойные, неторопливые, но одетые по-разному, поскольку тут был представлен настоящий социальный срез сельского Йоркшира — от богатых фермеров до самых бедных работников. Вот почему вокруг виднелись кепки, фетровые шляпы, шапки, а то и ничем не прикрытые волосы. И одежда: твидовые пиджаки, парадные костюмы с негнущимися воротничками, расстегнутые у горла рубахи, дорогие галстуки — или же ни воротничка, ни галстука. Но почти все опирались на пастушьи посохи с изогнутыми ручками из бараньих рогов.

Со всех сторон доносились обрывки разговоров: «Все-таки, значит, выбрался сюда, Фред... А народу порядком съехалось... Одну-то он упустил, получит за это нолик... А овцы проворные подобрались... Да уж, будь здоров!».

И сквозь гомон прорывались свистки, которыми человек руководил собакой,— всех тональностей и степеней громкости, иногда подкреплявшиеся криками: «Сидеть!», «Вперед!». У каждого человека был свой язык с его собакой.

Собаки, ожидавшие своей очереди, были привязаны к забору, затененному живой изгородью. Их было

Группы мужчин, главным образом участников, переговариваясь, следили за происходящим.

семьдесят, не меньше. Удивительно приятное зрелище — длинный ряд виляющих хвостов и дружелюбных морд. Друг с другом они знакомы почти не были, но даже ушей не настораживали, а уж о драках и говорить нечего. Врожденная послушность в них явно сочеталась с приветливостью.

Последнее как будто объединяло и их владельцев. Никаких признаков враждебности, ни сердитой досады после неудачи, ни хвастливого торжества победителя. Если время оказывалось просроченным, человек спокойно отгонял своих овец за загородку и возвращался к приятелям с философской усмешкой на губах. Без шуточек, конечно, не обходилось, но они были беззлобными.

Сеп Уилкин стоял возле своей машины на удобном пригорке, шагах в пятидесяти от крайнего загона. Джип, привязанный к бамперу, обернулся и одарил меня своей косоухой улыбкой, и миссис Уилкин, сидевшая рядом на складном стуле, положила руку ему на плечо. Видимо, Джип завоевал уголок и ее сердца. Хелен отошла к ней, а я заговорил с ее мужем.

— У вас сегодня собака состязается, мистер Уилкин?

— Нет. Нынче я просто приехал посмотреть. Собак-то я тут многих хорошо знаю.

Некоторое время я стоял рядом с ним, наблюдая состязание, вдыхая запах потоптанной травы и жевательного табака. Прямо перед нами у столба стоял один из судей.

Минут через десять мистер Уилкин ткнул пальцем.

— Поглядите-ка, кто тут!

К столу неторопливо шел Джордж Кроссли, а за ним трусил Суип. Вдруг Джип выпрямился и весь напрягся, поставив ухо совсем уж торчком. Он много месяцев не видел своего брата и товарища. Казалось, он вряд ли может его вспомнить. Но интерес его бесспорно пробудился: когда судья махнул белым платком и у дальнего края выпустили трех овец, Джип медленно встал.

По знаку мистера Кроссли Суип помчался длинным радостным галопом по периметру луга, а приблизившись к овце, по свистку упал на брюхо. Дальнейшее представляло собой наглядной демонстрацию сотрудничества человека и собаки. Сеп Уилкин уже давно предсказывал, что быть Суипу чемпионом, и в эти минуты ничего другого и представить себе было нельзя, с такой точностью он вскакивал, бросался вперед и ложился по команде хозяина. Короткие пронзительные свистки, высокие жалобные переливы — он был настроен на каждый тон.

Ни одна другая собака за весь день состязаний не прогнала своих овец через трое ворот с такой легкостью, как Суип, и, когда он приблизился к загону перед нами, никто не сомневался, что он выиграет кубок, если не случится непредвиденной катастрофы. Но предстояла самая трудная часть. У других собак овцы не раз увертывались и убегали совсем уже рядом с жердями загона.

Джордж Кроссли широко распахнул ворота и вытянул посох горизонтально. Теперь любому непосвященному стало понятно, зачем они вооружались этими длинными клюками. Команды, которые он теперь отдавал стлавшемуся по траве Суипу, были еле слышны, но эти тихие слова направляли пса на дюйм в одну сторону, на два — в другую. Овцы даже у входа в загон все еще нерешительно оглядывались. Однако когда Суип почти незаметно подполз к ним чуть ближе, они вошли в ворота, которые мистер Кроссли тут же за ними и захлопнул.

Потом повернулся к Суипу с радостным воплем «МОЛОДЕЦ!», и пес быстро вильнул хвостом в ответ.

И тут Джип, который, вытянувшись в струнку, с необыкновенной сосредоточенностью следил за каждым его движением, вскинул голову и испустил оглушительное «ГАВ!».

— ГАВ! — повторил Джип, когда мы все в изумлении на него уставились.

— Вы слышали? — ахнула миссис Уилкин.

— Ух, черт! — Ее муж смотрел на свою собаку с открытым ртом. Джип словно не сознавал, что произошло что-то необыкновенное. Он был слишком поглощен встречей с братом — еще несколько секунд, и оба они покатились по траве, нежно друг друга покусывая, совсем как бывало.

Вероятно, Уилкины, как и я, полагали, что теперь Джип начнет лаять не хуже всех прочих собак, однако этого не случилось.

Шесть лет спустя, когда я был у них на ферме, я зашел в дом за горячей водой. Протягивая мне ведро, миссис Уилкин поглядела на Джипа, гревшегося на солнышке под кухонным окном.

— Вон ты где, чудачок! — сказала она ему.

— Он так с того дня и не лаял? — осведомился я со смехом.

Миссис Уилкин покачала головой.

— Нет. Даже не тявкнул. Я долго ждала, но теперь уверена, что он уже не залает.

— Ну что же, не так уж это и важно, — сказал я. — И все-таки, я тех состязаний никогда не забуду!

— И я тоже! — Она опять посмотрела на Джипа, и взгляд ее стал задумчивым и чуть грустным. — Бедняга! Ему уже восемь лет, и только один раз в жизни гавкнул!

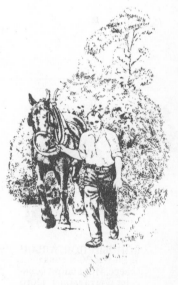

УБОРКА ПАПОРОТНИКА Вересковые пустоши, не поражающие богатством растительности, тем не менее приносят разнообразные «урожаи» — торф, чернику, вереск, мох и папоротник. И собирать эти «урожаи» можно бесплатно. Осенью сухой порыжелый папоротник увозили на фермы и в деревни как подстилку для скотины или материал для кровли.

13

Легкое чудо

Пожалуй, в том, что я получил призывную повестку в день моего рождения, был свой юмор, но тогда я его не почувствовал.

В моей памяти запечатлена картина, такая же яркая и сейчас, как в ту минуту, когда, войдя в нашу «столовую», я увидел, что Хелен сидит на своем высоком табурете у конца стола, опустив глаза, а рядом с моей тарелкой лежит подарок ко дню моего рождения, жестянка дорогого табака, и еще — длинный конверт. Мне не нужно было спрашивать, что в нем.

Ожидал я его уже давно, и все-таки меня словно врасплох застала мысль, что мне остается ровно неделя до того, как я уеду в Лондон. И неделя эта промчалась как минута: я принимал последние решения, приводил в порядок дела с практикой, заполнял очередные анкеты Министерства сельского хозяйства и организовывал перевозку нашего скудного имущества на ферму отца Хелен, где ей предстояло жить до моего возвращения.

Последний свой профессиональный визит я наметил на вторую половину дня в пятницу, и когда этот день настал, мне около трех часов позвонил старый Арнольд Саммергилл. И тут я понял, что на этом все действительно кончается: ведь мне предстояло совершить настоящее путешествие. Маленькая ферма Арнольда одиноко ютилась на поросшем кустарником склоне в самом сердце холмов. Звонил, собственно, не он, а мисс Томпсон, почтмейстерша в деревне Хейнби.

— Мистер Саммергилл просит, чтобы вы приехали посмотреть его собаку,— сказала она на этот раз.

— А что случилось?

Я услышал бормотание голосов на том конце провода.

— Он говорит, нога у нее не того.

— Не того? В каком смысле?

Вновь в трубке забормотали голоса.

— Он говорит, она наружу торчит.

— Ну хорошо,— ответил я.—Сейчас еду.

Просить, чтобы собаку привезли в Дарроуби, не имело смысла: машины у Арнольда не было. Он и по телефону-то сам никогда не разговаривал. Все наши объяснения на расстоянии велись через мисс Томпсон. При необходимости Арнольд влезал на проржавелый велосипед, катил в Хейнби и поверял ей свои неприятности. Симптомы всегда описывались очень приблизительно, и я не ждал, что нога, и правда, окажется «не того» и будет «торчать наружу».

Пожалуй, размышлял я, выезжая на шоссе, даже и неплохо посмотреть на прощание именно Бенджами-

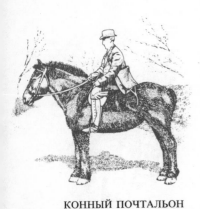

КОННЫЙ ПОЧТАЛЬОН
В 20-х и 30-х годах на севере Йоркшира сельские почтальоны часто ездили на местных мелких лошадках, которые помогали им добраться — вместе с тяжелыми сумками — по узким проселкам и крутым тропам на самые отдаленные фермы. Многие фермеры предпочитали, чтобы газеты доставлялись к ним домой. Кроме того, почтальон никогда не отказывался передать и какие-нибудь устные поручения.

на. Для пса мелкого фермера имя было пышноватое, но я так никогда и не узнал, за какие свои качества он его получил. Впрочем, он вообще не очень подходил для этой обстановки — плотному бобтейлу больше пристало бы важно прогуливаться по ухоженным газонам аристократического поместья, а не трусить рядом с Арнольдом по каменистым лугам. Это был классический образчик свернутого в трубку мохнатого ковра на четырех лапах, и с первого взгляда трудно было понять, где у него передний конец, а где — задний. Но, умудрившись определить, что вот это — голова, вы обнаруживали, что сквозь плотную завесу шерсти на вас поглядывают удивительно добродушные глаза.

По правде говоря, дружелюбие Бенджамина порой бывало слишком уж бурным, особенно зимой, когда, донельзя обрадованный моим нежданным появлением, он клал мне на грудь широченные лапы, щедро облепленные грязью и навозом. Те же знаки нежного внимания он оказывал и моей машине (обычно после того, как я отмывал ее до блеска) и, обмениваясь дружескими шуточками с Сэмом внутри нее, изукрашивал стекла и кузов глинистыми отпечатками. Уж когда Бенджамин брался наводить беспорядок, он делал это основательно.

Но на последнем отрезке моего путешествия всякие размышления пришлось оставить. Отчаянно сжимая дергающийся, рвущийся из рук руль, слушая скрипы и стоны рессор и амортизаторов, я против воли ловил себя на мысли — она меня неизменно осеняла, едва я добирался до этого места, — что визиты на ферму мистера Саммергилла обходятся нам в порядочные суммы. Во всяком случае, никакой прибыли остаться не могло, поскольку такая зубодробительная дорога каждый раз обесценивала машину по крайней мере на пять фунтов. Не будучи автовладельцем, Арнольд не видел причин нарушать ее первозданное состояние.

Она представляла собой полоску земли и камней, шириной шесть футов, прихотливо петлявшую и кружившую по склонам. Трудность заключалась в том, что добраться до фермы можно было, только сначала спустившись в глубокую лощину, а затем поднявшись по лесистому склону, где стоял дом. Особенно жутким был спуск: машина, дрожа, повисала на каждом гребне, прежде чем ухнуть в глубокие колеи за ним. И каждый раз, слыша, как твердые камни скребут по днищу и глушителю, я тщетно пытался не высчитывать, во сколько фунтов, шиллингов и пенсов может это обойтись.

А когда, выпучив глаза, с трудом удерживаясь, чтобы не разинуть рот, разбрызгивая колесами камешки, я наконец на нижней передаче одолел последний подъем перед домом, то, к своему большому удивлению, увидел, что Арнольд ждет меня на крыльце в одиночестве. Я как-то не привык видеть его без Бенджамина.

Он правильно истолковал мой недоумевающий

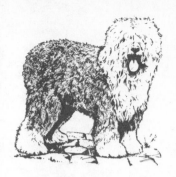

БОБТЕЙЛ
Косматого серого с белым бобтейла узнают с первого же взгляда и по общей несуразности, и по особой раскачивающейся походке, своеобразие которой объясняется тем, что собака выбрасывает вперед одновременно переднюю и заднюю ноги: то левые, то правые. Прячущиеся в густой шерсти глаза часто бывают разного цвета. Эти собаки стерегли овечьи стада еще 500 лет тому назад, но тогда шерсть у них была короче, а хвост длиннее, то есть до того, как возник обычай его обрубать.

взгляд и ткнул большим пальцем через плечо.

— В доме он! — В глазах у него пряталась тревога, но стоял он в обычной своей позе, расправив широкие плечи, откинув голову.

Я назвал его «старый» (и ему уже перевалило за семьдесят), но черты под вязаным колпаком, который он всегда натягивал на уши, были правильными и сильными, а высокая фигура — худощавой и прямой. На него и сейчас было приятно смотреть, а в молодости он, несомненно, мог считаться красавцем, однако он так и не женился. Мне часто казалось, что тут не обошлось без какой-то романтической истории, но его как будто ничуть не удручало, что он живет совсем один, «на отшибе», как говорили в деревне. То есть один, если не считать Бенджамина.

Мы вошли на кухню, и он небрежно согнал с запыленного шкафчика двух кур, но тут я увидел Бенджамина и остановился как вкопанный.

Большой пес сидел неподвижно возле стола — глаза за бахромой шерсти были широко открыты и мутны от страха. Он словно боялся пошевелиться, и, увидев его переднюю левую ногу, я понял почему. На этот раз Арнольд был точен. Она действительно торчала наружу и как! Под углом, да таким, что сердце у меня забилось с перебоями. Горизонтальный вывих локтевого сустава. Лучевая кость отходила от плечевой в немыслимую сторону.

Я осторожно сглотнул.

— Когда это случилось, мистер Саммергилл?

— Да час назад. — Он растерянно подергал свой смешной головной убор. — Я коров на другой луг перегонял, а старик Бенджамин любит их сзади куснуть разок-другой за ноги. Ну и докусался. Одна его лягнула, да прямо по ноге.

— Ах, так... — Мысли вихрем неслись у меня в голове. Я никогда еще не видел такого жуткого вывиха. И теперь, тридцать лет спустя, он остается единственным в моей практике. Как я ухитрюсь вправить его тут, в холмах? Без общей анестезии не обойтись, да и умелый помощник не помешал бы...

— Старина, старина, — сказал я, кладя руку на лохматую голову и лихорадочно соображая, — что же нам с тобой делать?

В ответ хвост заерзал по каменным плитам, дыхание стало пыхтящим, рот полуоткрылся и блеснули безупречно белые зубы.

Арнольд хрипло кашлянул.

— Вправить-то сумеете?

Но в том и заключалась вся суть! Небрежный кивок мог лишь напрасно обнадежить, но и тревожить старика своими сомнениями я не хотел. Отвезти такого гигантского пса в Дарроуби будет сложно. От него и в кухне тесновато, так как же он поместится в машине? И ведь там Сэм, ему тоже нужно место. Да еще нога торчит... И где гарантия, что и в операционной я сумею справиться с подобным вывихом? Но даже в самом лучшем случае его придется везти назад сюда. Мне и до ночи не успеть...

Я осторожно провел пальцами по суставу, напряженно вспоминая все, что мне было известно о строении локтя. Раз нога в таком положении, значит, мышца полностью сместилась с мыщелка, и для того, чтобы вернуть ее на место, сустав придется сгибать, пока она не соскочит со второго мыщелка.

— Ну-ка, ну-ка,— бормотал я про себя.— Если бы этот пес лежал под наркозом на столе, я бы мог взять ногу вот так! — Я ухватил ее над самым локтевым суставом и начал медленно отгибать лучевую кость вверх. Бенджамин быстро взглянул на меня и отвернул голову: обычное движение, каким добродушные собаки дают вам понять, что будут терпеливо сносить все ваши манипуляции.

Я отогнул кость еще выше, а тогда, удостоверившись, что локтевая мышца высвободилась, осторожно начал поворачивать лучевую и локтевую кости внутрь.

— Да... да...— бормотал я,— примерно так...— Но мой монолог оборвался, потому что кости под моей рукой вдруг чуть спружинили.

Я с изумлением уставился на ногу: она приняла абсолютно нормальный вид.

Бенджамин, по-видимому, тоже не сразу поверил: он робко прищурился из-за своей занавески и обнюхал локтевой сустав. Но тут же, убедившись, что все в порядке, встал и подошел к хозяину.

И шел он, даже не прихрамывая!

Губы Арнольда растянулись в улыбке.

— Вправили, значит!

— Кажется, вправил, мистер Саммергилл! — Я пытался говорить небрежно, но лишь с трудом удерживался, чтобы не испустить ликующего вопля или истерически не захохотать. Я же только ощупывал, чтобы разобраться, а сустав взял и встал на место. Случайность, но какая счастливая!

— Вот и хорошо,— сказал фермер.— А, старина? — Он нагнулся и почесал Бенджамину ухо.

Анатомический театр, полный рукоплещущих студентов,— вот что требовалось для достойного завершения этого эпизода. Или чтобы произошел он в гостиной какого-нибудь миллионера с его обожаемой собакой в разгар званого вечера. Но нет, подобного со мной не случалось! Я поглядел вокруг, на захламленный кухонный стол, на груду немытой посуды в раковине, на обтрепанные рубашки Арнольда, сохнущие перед огнем, и улыбнулся про себя. Именно в такой обстановке я и добивался самых эффектных результатов. И видели это помимо Арнольда только две курицы, вновь восседавшие на шкафчике, но они сохранили полное равнодушие.

РОД-АЙЛАНДЫ
У кур этой американской породы, распространившейся по всему миру, каштаново-палевое оперение, а хвост петуха украшен ниспадающими черными перьями с зеленым отливом. Петух в среднем весит 4—5 кг, курица — около 3 кг. Род-айланды неприхотливы, сами отыскивают себе корм, и разводят их с двоякой целью: крупные размеры и мясистая грудка делают их желанным добавлением к столу, но при этом они и прекрасные несушки. Яйца род-айландов одеты коричневатой скорлупой.

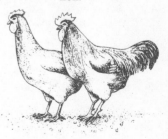

253

— Ну мне пора,—сказал я, и Арнольд пошел со мной через двор к машине.

— Слышал я, вы в армию идете?—сказал он, когда я открыл дверцу.

— Да. Завтра уезжаю, мистер Саммергилл.

— Завтра, э?—Он поднял брови.

— Да, в Лондон. Вам там бывать не приходилось?

— Нет, черт не попутал!—Он так мотнул головой, что колпак переместился на затылок.—Это не для меня.

Я засмеялся.

— Что так?

— А оно вот как.—Он задумчиво поскреб подбородок.—Был я разок в Бротоне, ну и хватит с меня. Ходить по улицам не могу, и все тут.

— Ходить?

— Угу. Народу тьма-тьмущая. То большой шаг делай, то маленький, то большой, то маленький. Ну не идут ноги, и конец!

Я часто видел, как Арнольд ходил по лугам широким ровным шагом горца, которому никто не становится поперек дороги, и прекрасно понял, каково ему пришлось. «То большой шаг, то маленький» — лучше это выразить было невозможно.

Я помахал на прощание, а старик сказал мне вслед:

— Береги себя, малый!

Из-за двери кухни высунулся нос Бенджамина. В любой другой день он бы вышел проводить меня вместе с хозяином, но нынче все было не как всегда, а в заключение я внезапно накинулся на него и стал крутить ему ногу. Лучше не рисковать!

Я на цыпочках свел машину по лесу внизу, но прежде, чем начать подъем, остановил ее и вылез. Сэм радостно прыгнул за мной.

Это была узкая долинка, зеленая расселина, укрытая от суровых вершин. Одно из преимуществ деревенского ветеринара заключается в том, что ему открываются вот такие потаенные уголки. Здесь не ступала ничья нога, кроме старого Арнольда,—ведь даже почтальон оставлял редкие письма в ящике на столбе у начала дороги—и никто не видел ослепительного багрянца и золота осенних деревьев, никто не слышал лепет и смешки ручья на им же чисто вымытых камнях.

Я пошел по берегу, глядя, как крохотные рыбешки молниями мелькают в прохладной глубине. Весной эти берега пестрели первоцветами, а к маю между стволами разливалось синее море колокольчиков, но сегодня под ясным прозрачным небом свежий воздух был тронут сладостью умирающего года.

Я поднялся по откосу и сел среди уже забронзовевшего папоротника. Сэм по обыкновению улегся рядом со мной, и я гладил шелк его ушей. Склон напротив круто поднимался к поблескивающей обнажившейся

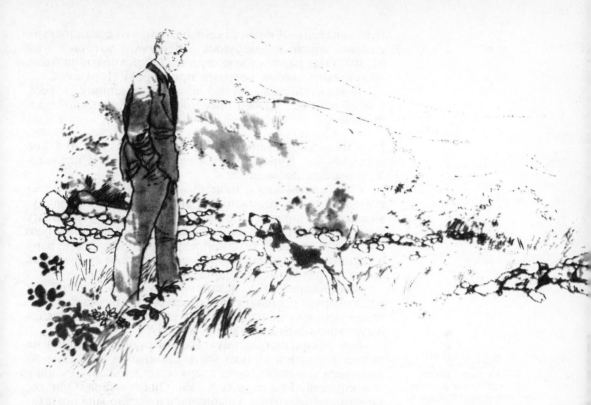

полосе известняка у верхнего края обрыва, над которым солнце золотило вереск.

*Свежий воздух был тро-
нут сладостью умираю-
щего года.*

Я оглянулся назад, туда, где из трубы прозрачная
струйка дыма поднималась над взлобьем холма, и во
мне окрепла уверенность, что эпизод с Бенджамином,
заключивший мою деятельность в Дарроуби, стал самым лучшим к ней эпилогом. Маленькая победа, даря-
щая глубокое удовлетворение, хотя отнюдь не потря-
сающая мир, как все остальные маленькие победы
и маленькие катастрофы, из которых слагается жизнь
ветеринара и которые остаются неизвестными и никем
не замеченными.

Накануне вечером, когда Хелен укладывала мой чемодан, я засунул под рубашки и носки «Ветеринарный
словарь» Блэка. Том весьма объемистый, но меня ожег
страх, что я могу забыть, чему учился, и я тут же придумал взять его с собой, чтобы прочитывать каждый день
страницы две, освежая память. И здесь, в папоротнике,
я вновь подумал, какое мне выпало счастье — не только
любить животных, но и многое знать о них. Внезапно
знания эти стали чем-то драгоценным.

Я вернулся к машине и открыл дверцу. Сэм вспрыгнул на сиденье, а я поглядел в другую сторону, туда,
где долинка кончалась и между двумя склонами виднелась внизу далекая равнина. Безграничное разнообразие нежных оттенков, золото стерни, темные мазки
рощ, неровная зелень лугов — все это слагалось в чудес-

255

ную акварель. Я поймал себя на том, что с жадностью, словно впервые, любуюсь пейзажем, который уже столько раз радовал мое сердце,— огромным, чистым, обдуваемым всеми ветрами простором Йоркшира.

Я вернусь сюда, думал я, трогая машину. Назад, к моей работе... к моей тяжелой, честной, чудесной профессии.

Мне надо было успеть на утренний поезд, и дряхлое такси Боба Купера остановилось перед Скелдейл-Хаусом еще до восьми.

Сэм, как всегда с надеждой, проводил меня через комнату, но я осторожно закрыл дверь перед его недоумевающей мордой. Сбегая по длинному лестничному маршу, я смотрел в окно на сад, где солнечные лучи разгоняли осенний туман, превращали росистую траву в расшитое алмазами покрывало, блестели на румяных яблоках, озаряли последние розы.

В коридоре я было остановился у боковой двери, через которую столько раз отправлялся по вызовам, но затем побежал дальше: на этот раз я покину Скелдейл-Хаус через парадный ход.

Боб распахнул дверцу такси, я бросил чемодан на заднее сиденье и только тогда скользнул взглядом по заросшей плющом стене вверх к маленькому окошку под крышей. Там стояла Хелен. Она плакала. Однако, заметив меня, тотчас улыбнулась и весело мне помахала. Но улыбка получилась кривой, потому что слезы продолжали катиться по ее щекам. Такси свернуло за угол, и, сглотнув стоявший в горле комок, я принял незыблемое решение. Да, сейчас по всей стране мужья расстаются с женами, и я должен покинуть Хелен. Это война. Но уж потом я никогда больше не расстанусь с ней — никогда, никогда, никогда!

Лавки были еще закрыты, безлюдную рыночную площадь окутывала тишина. Когда она осталась позади, я оглянулся на булыжную мостовую, на башенку с часами, на ярусы крыш и мирные зеленые склоны холмов над ними... Мне казалось, что я теряю что-то навсегда и безвозвратно.

Знай я тогда, что это еще не конец всему! Знай я тогда, что это лишь начало! Но в ту секунду я знал только, что вскоре окажусь далеко-далеко отсюда. В Лондоне. И пойду куда-то сквозь толпы людей, делая то большой шаг, то маленький. То большой, то маленький.

ОРИГИНАЛЬНЫЙ ЭКИПАЖ
В 30-х годах некий суэйлдейлский фермер обзавелся оригинальным бесколесным экипажем по собственному проекту, установив на санях деревянное кресло с верхом от детской коляски и упором для ног. Веревки, продернутые сквозь железные стойки на передке, крепились к лошадиной сбруе, и обитые железом полозья скользили по короткой траве с той же легкостью, как и по снегу, хотя и не смягчали толчков.

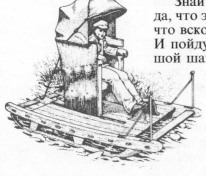

ДЖЕЙМС ХЭРРИОТ

ИЗ ВОСПОМИНАНИЙ СЕЛЬСКОГО ВЕТЕРИНАРА

Том второй

ЧАСТЬ ТРЕТЬЯ
Воспоминания ветеринара в летной форме

Даже не верилось: я еду в Скарборо!
Конечно, я знал, что это красивый курортный город на море.
Но возликовал я по другой причине —
он же в Йоркшире!

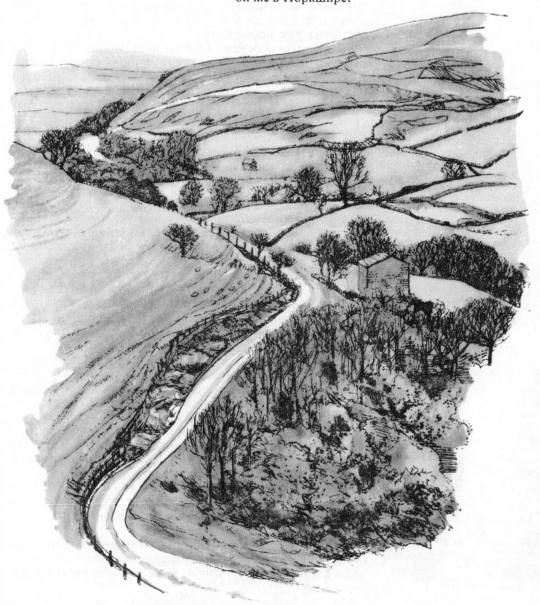

1

Незабудка возвращается домой

— Живей-живей! — рявкнул капрал.— П-о-однажми!

Он без малейших усилий по-спринтерски забежал в тыл пыхтящей, хрипящей вереницы и начал понукать нас сзади.

Я находился где-то в середке, старательно рысил более или менее наравне с другими, а про себя прикидывал, долго ли я еще продержусь. Грудная клетка мучительно вздымалась, ножные мышцы протестующе ныли, и для отвлечения я пытался подсчитать, сколько миль мы уже пробежали.

Когда нас построили перед нашим временным жильем, у меня не было никаких дурных предчувствий. Шерстяные свитера и тренировочные брюки, которые нам приказали надеть, ничего зловещего вроде бы не предвещали. К тому же капрал, бодрый низкорослый уроженец лондонской окраины, казалось, смотрел на нас братским взглядом. Да и лицо у него было доброе.

— Вот что, ребята,— закричал он, озаряя улыбкой пятьдесят новоиспеченных летчиков.— Мы с вами немножко побегаем по парку, я впереди, а вы за мной. Нале-е-ево! Впе-е-е-ред марш! Лев-прав, лев-прав, лев-прав...

Скомандовал он давным-давно, но мы все еще, пошатываясь, кружили по лондонским улицам, а никакого парка в помине не было. Мозг сверлила горькая мысль: а я-то думал, что я в хорошей форме! Сельский ветеринар, особенно среди йоркширских холмов, просто не может не быть в великолепной форме! Он ведь все время в движении, приструнивает крупных животных, карабкается по крутым склонам от сарая к сараю. Естественно, что он крепок и закален! Вот какими иллюзиями я себя тешил.

И тут предательский голосок начал нашептывать мне на ухо, что моя недолгая семейная жизнь с Хелен шла под знаком неумеренного обжорства. Уж слишком искусно она готовила, уж слишком я верный поклонник этого ее таланта! А каким блаженством было вольготно развалиться перед камином в нашей комнатке! Вот я и делал вид, будто не замечаю, как зарастает жирком мой брюшной пресс, как начинают дрябнуть грудные мышцы... И вот мне пришлось про них вспомнить.

— Уже близко, ребята,— бодро прочирикал капрал позади, но ответом ему было унылое пыхтение: он заверял нас в этом отнюдь не в первый раз и мы несколько утратили доверие к нему.

Но теперь он против обыкновения, видимо, все-таки сказал правду, потому что мы завернули за угол и я узрел в конце улицы чугунную решетку и деревья. Ах, ка-

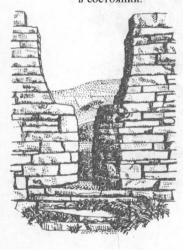

ФИГУРНЫЙ ПЕРЕЛАЗ Этот перелаз создал какой-то уэнслидейлский мастер, обладавший важнейшим талантом каменщика — точным глазомером и умением подбирать камни. Аккуратные ряды оббитых камней уложены симметрично и ровно, загругленные края по сторонам узкой щели позволяют человеку спокойно поставить в нее ногу, а бочкообразное расширение обеспечивает достаточный простор для туловища, но овца, и уж тем более корова, протиснуться сквозь узкий проход не в состоянии.

кое облегчение! До ворот я, пожалуй, дотяну, а там отдохнем, покурим и чертовы икры перестанет сводить судорога.

Мы все как один человек остановились под сводом ветвей, на которых еще кое-где болтались осенние листья. Но капрал махнул нам.

— Вперед, ребята, по дорожке! — рявкнул он и указал на широкую аллею, которая охватывала парк по периметру.

Шутит он, что ли? Мы вытаращили на него глаза и разразились бурей протестов:

— Не-е-т, капрал! Имейте жалость, капрал!..

Улыбка исчезла с лица коротышки.

— А ну бегом, кому говорят! Поживей, поживей! Раз-два, раз-два...

Спотыкаясь на темной полосе голой земли, окаймленной пожухлым газоном и покрытыми сажей рододендронами, я не мог поверить, что это происходит на самом деле. Слишком уж внезапно все произошло. Еще три дня назад я был в Дарроуби, и часть моей души еще пребывала там с Хелен, а другая часть еще глядела сквозь заднее стекло такси на зеленые холмы, которые уходили за черепичными крышами в солнечное сияние; еще стояла у окна вагона: за стеклом убегали назад плоские равнины южной Англии, а в груди у меня нарастала свинцовая тяжесть.

Мое первое соприкосновение с ВВС произошло на огромном лондонском стадионе. Бесчисленные анкеты. Медицинский осмотр, получение обмундирования и всяческого снаряжения. Нас разместили в пустых квартирах в Сент-Джонс-Вуде — очень роскошных, но только оттуда забрали все, что можно было забрать. Однако ванна оказалась, видимо, неподъемной, и мы наслаждались, наполняя горячей водой ее дорогое нутро.

Когда первый суматошный день все-таки подошел к концу, я удалился в это отделанное зеленоватой плиткой святилище и намылился свежим куском знаменитого туалетного мыла, который Хелен сунула мне в чемодан. С тех пор я никогда не покупаю его. Запахи пробуждают память, и стоит мне вдохнуть этот аромат, как меня вновь охватывает тоска первой разлуки с женой, тупая ноющая боль, которая только затихала, но совсем не исчезала никогда.

На второй день мы все время маршировали. А в промежутках — лекции, обед, прививки. Я свыкся со шприцами, но многих моих товарищей один их вид приводил в трепет. А когда врач начал брать кровь для анализов, молодые люди, увидев темную жидкость, вытекающую из их вен, сползали в обмороке со стула, иногда по четверо, по пятеро подряд, и санитары уносили их, весело ухмыляясь.

Кормили нас в Зоопарке, где болтовня обезьян и рыканье льва на заднем плане придавали особый ин-

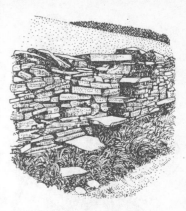

СТУПЕНЧАТЫЙ ПЕРЕЛАЗ
Простейший перелаз нередко лучше всего отвечает своему назначению — обеспечить людям и собакам возможность легко перебираться через стенку, оставаясь недоступным для овец и коров. Ловкая овца может все-таки воспользоваться расширением в фигурном перелазе, но какой бы искусной акробаткой она ни была, подняться и спуститься по узким ступенькам, образованным длинными плоскими камнями, концы которых выступают по обе стороны стенки, ей не по силам.

261

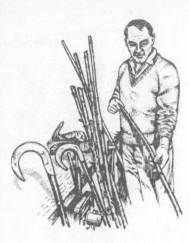

ПАЛКИ И ТРОСТИ
Ровный ствол лещины с отходящим под прямым углом побегом или корнем у одного конца, который обрезался под ручку, служил фермеру отличной палкой, чтобы легче было взбираться по крутым склонам или гнать скотину по узким тропам. Однако многие предпочитали изделия местных мастеров, которые можно было приобрести в базарный день или на ярмарках и выставках. Ими торгуют и сейчас: отполированный, на славу высушенный ореховый стволик увенчивает ручка из рога барана. Овечьи рога не используются, так как они меньше и более хрупки. Рог кипятят, пока он не размягчится, изгибают, подпиливают и просверливают, чтобы надеть на палку, а часто и вырезают на нем птицу, лису или какой-нибудь узор.

терес принятию пищи. Но главным образом мы маршировали, маршировали, маршировали, а новые сапоги причиняли нам невыразимые мучения.

И на третий день все вокруг еще было словно в тумане. Разбудил нас, как и в первое утро, адский грохот захлопывающихся крышек мусорных баков. Честно говоря, я не ожидал, что пробуждаться мы будем под бодрые звуки горна, но от этого лязга хотелось взвыть. Впрочем, сейчас я думал только о том, что круг почти завершен — вон они, ворота парка! Спотыкаясь, я добрел до них и остановился в гуще стонущих товарищей.

— Еще кружок, ребята! — завопил капрал, а когда мы в ужасе уставились на него, он ласково улыбнулся. — По-вашему, это тяжело? Погодите, вот начнутся настоящие строевые учения! Это так, разминка для затравки. Вы еще мне спасибо скажете. Впе-е-еред! Раз-два, раз-два!

И вновь я спотыкаюсь на подгибающихся ногах, весь во власти горьких мыслей. Еще один круг по парку меня убьет. Тут никаких сомнений быть не может. Человек покинул любящую жену и счастливый дом, чтобы служить королю и отечеству, а они вон с ним как! Это нечестно!

Накануне мне приснился Дарроуби. Вновь я стоял с мистером Дейкином у него в коровнике. Старик, ссутулившись, смотрел на меня с высоты своего роста. Глаза на длинном лице с обвислыми усами были полны терпеливой грусти.

— Значит, Незабудке конец приходит, — сказал он, и на мгновение его заскорузлая ладонь легла на спину коровы. Худ он был как щепка, большие натруженные руки с узловатыми распухшими пальцами свидетельствовали о жизни, полной тяжелой работы.

Я вытер иглу и опустил ее в жестяной ящик, в котором возил ланцеты, скальпели, а также перевязочный и шовный материал.

— Решать, конечно, вам, мистер Дейкин, но ведь я зашиваю ей соски в третий раз и, боюсь, далеко не в последний.

— Оно, конечно, у нее тут все пообвисло. — Старик нагнулся, разглядывая ряд узлов по шву в ладонь длиной. — И всего-то другая корова наступила, а вид страшней некуда.

— Коровьи копыта очень остры, — сказал я. — И при движении сверху вниз режут почти как нож.

Вечная беда старых коров! Вымя у них отвисает, соски увеличиваются, становятся дряблыми, и, когда такая корова ложится в стойле, вымя, несравненный молокотворный орган, распластывается и попадает под ноги соседок. Если не Ромашке справа, так Мейбл слева.

В маленьком, вымощенном булыжником коровнике

262

с низкой кровлей и деревянными перегородками стояло всего шесть коров, и у каждой была кличка. Теперь коров с кличками вы не встретите; исчезли и такие фермеры, как мистер Дейкин, у которого было всего шесть дойных коров, три-четыре свиньи и несколько кур, так что он еле сводил концы с концами. Конечно, коровы приносили телят, но...

— Ну что же,—сказал мистер Дейкин.—Старушка со мной в полном расчете. Я помню, как она родилась, ночью, двенадцать лет тому назад. Еще у той Ромашки. И я вытащил ее на мешковине из этого самого коровника, а снег так и валил. А уж сколько тысяч галлонов молока она с тех пор дала, и считать не стану — она и посейчас четыре галлона дает. Да-да, она со мной в полном расчете.

Незабудка, словно понимая, что речь идет о ней, повернула голову и посмотрела на него. Она являла собой классическую картину одряхлевшей коровы — такая же тощая, как ее хозяин, с выпирающими тазовыми костями, с разбитыми разросшимися копытами, со множеством кольцевых перехватов на кривых рогах. Вымя, некогда упругое и тугое, жалко свисало почти до пола.

Походила она на своего хозяина и терпеливым спокойствием. Прежде чем зашить сосок, я сделал местную анестезию, но мне кажется, она и без того не шевельнулась бы. Когда ветеринар зашивает соски, он наклоняет голову перед самыми задними ногами, и его очень удобно лягнуть. Правда, от Незабудки такой подлости можно было не опасаться: она ни разу в жизни никого не лягнула.

Мистер Дейкин вздохнул:

— Ну что поделаешь! Придется поговорить с Джеком Додсоном: пусть заберет ее в четверг на мясной рынок. Жестковата, она, конечно, но на фарш сгодится.

Он попытался шутить, но, глядя на старую корову, не сумел выдавить улыбку. Позади него, за открытой дверью, зеленый склон сбегал к реке и весеннее солнце зажигало на ее широких отмелях миллионы танцующих искр. Дальше светлая полоса выбеленной солнцем гальки смыкалась с лугом, протянувшимся по долине.

Я часто думал, как, должно быть, приятно жить на этой маленькой ферме. Всего миля до Дарроуби, но полное уединение, и чудесный вид на реку, и холмы за ней. Однажды я даже сказал об этом мистеру Дейкину, и старик поглядел на меня с невеселой улыбкой.

— Так-то так, да только видом сыт не будешь,— сказал он.

В четверг мне снова пришлось заехать туда «почистить» одну из коров, и тут за Незабудкой явился Додсон, гуртовщик. Он уже собрал порядочное число откормленных бычков и коров с других ферм и оставил их на дороге под присмотром работника.

— Ну, мистер Дейкин!—воскликнул он, вбегая

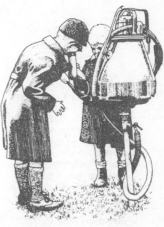

ЭЛЕКТРОДОИЛКА
Эта доильная машина, экспонат на Большой йоркширской выставке в Галифаксе в июле 1939 года, была просто диковинкой, возбуждавшей любопытство не только у школьников, но и у фермеров с холмов, которые жертвовали целым рабочим днем, чтобы посетить выставку. Машина была электрической, а электричество добралось в йоркширские холмы только на исходе 40-х, в 50-е годы, а то и позже. Доилка имитировала сосущего теленка: надетые на соски стаканы сжимали их и отпускали, электронасос создавал вакуум в трубках, и молоко стекало в герметически закрытый бидон. Машина выдаивала одну корову минут за восемь, как при ручной дойке, но зато — до пяти коров одновременно.

263

в коровник.— Сразу видно, которую вы отсылаете. Вон ту скелетину.

Он ткнул пальцем в Незабудку, и действительно нелестное слово вполне соответствовало ее костлявости, особенно заметной рядом с упитанными соседками.

Фермер молча прошел между коровами, ласково почесал Незабудке лоб и только тогда ответил:

— Верно, Джек. Эту.— Он постоял в нерешительности, потом отомкнул цепь на ее шее и пробормотал:— Ну, иди, иди, старушка!

Старая корова повернулась и с безмятежным спокойствием вышла из стойла.

— А ну, пошевеливайся!— крикнул гуртовщик и ткнул ее палкой.

— Ты ее не бей, слышишь!— рявкнул мистер Дейкин.

Додсон с удивлением оглянулся на него:

— Я их никогда не бью, сами знаете. Подгоню немножечко, и все.

— Знаю, знаю, Джек. Только эту и подгонять не нужно. Она сама пойдет, куда ты ее поведешь. Никогда не упирается.

Незабудка подтвердила этот отзыв: выйдя из коровника, она послушно побрела по тропе.

Мы со стариком смотрели, как она не спеша поднимается по склону. За ней шагал Джек Додсон. Тропа свернула в рощицу, корова и порыжелый комбинезон гуртовщика скрылись из виду, но мистер Дейкин все еще глядел им вслед, прислушиваясь к затихающему стуку копыт по твердой земле.

Когда звук замер в отдалении, мистер Дейкин быстро повернулся ко мне:

— Пора и за дело браться, мистер Хэрриот, а? Сейчас я вам принесу горячей воды.

Мистер Дейкин хранил молчание все время, пока я намыливал руку и вводил ее в корову. Извлекать послед достаточно противно, но еще противнее наблюдать, как это делает кто-то другой, а потому в таких случаях я всегда пытаюсь отвлекать хозяина разговором. Однако на сей раз задача оказалась не из легких: я испробовал погоду, крикет и цены на молоко, но мистер Дейкин только невнятно буркал в ответ.

Он держал хвост коровы, опирался на шершавую спину и, глядя перед собой пустыми глазами, глубоко затягивался трубкой, которую, как и все фермеры, благоразумно закурил перед началом чистки. Ну и конечно, раз обстановка сложилась тяжелая, то и работа затянулась. Иногда плаценту удается извлечь целиком, но на этот раз мне приходилось отделять буквально карункул * за карункулом, и каждые несколько минут

---

* Места соединений оболочек плода с материнским организмом, через которые осуществляется перенос питательных веществ и кислорода от матери к эмбриону.

МОЛОЧНЫЙ ГРУЗОВИК
В 20-х и 30-х годах маршруты грузовиков, собиравших удои коров, все больше углублялись в йоркширские холмы, пока не охватили практически все деревни. Полные бидоны перегружались на грузовик с придорожных помостов и доставлялись на местные сыроварни и маслодельные фабрики, а также на железнодорожные станции, откуда утренние «молочные» поезда отвозили их в промышленный Тиссайд или Уэст-Райдинг, чтобы удовлетворить спрос на натуральное молоко. Теперь молочные фермы объезжает машина с цистерной, в которую перекачивают молоко по шлангу из большого бака, установленного на таких фермах.

я возвращался к ведру, чтобы снова продезинфицировать и намылить ноющие руки.

Но всему приходит конец. Я вложил пару пессариев, снял мешок, заменявший мне фартук, и натянул рубашку. Разговор давно иссяк, и молчание становилось совсем уж тягостным. Мистер Дейкин открыл дверь коровника и вдруг остановился, не снимая руки с щеколды.

— Что это? — спросил он негромко.

Где-то на склоне раздавался перестук коровьих копыт. К ферме вели две дороги, и он доносился со второй — с узкого проселка, который в полумиле от ворот выходил на шоссе. Мы все еще прислушивались, когда из-за каменистого пригорка появилась корова и затрусила к нам.

Это была Незабудка. Она бежала бодро, огромное вымя моталось из стороны в сторону, а взгляд был решительно устремлен на раскрытую дверь у нас за спиной.

— Что за... — мистер Дейкин не договорил. Старая корова проскочила между нами и без колебаний вошла в стойло, которое занимала десять с лишним лет. Недоуменно понюхав пустую кормушку, она поглядела через плечо на своего хозяина.

Мистер Дейкин уставился на нее. Глаза на дубленом лице ничего не выражали, но из его трубки быстро вырывались клубы дыма. За дверью послышался топот кованых сапог, и в дверь, запыхавшись, влетел Джек Додсон.

— Так ты тут, подлюга старая! — еле выговорил он. — А я уж думал, что не отыщу тебя! — Он повернулся к фермеру: — Извиняюсь, мистер Дейкин. Она, надо быть, свернула на вторую вашу дорогу, а я и не заметил.

Старый фермер пожал плечами:

— Ладно, Джек. Ты тут ни при чем. Я ж тебя не предупредил.

— Ну, дело поправимое! — Гуртовщик ухмыльнулся и шагнул к Незабудке: — Давай, милка, пошли.

Но мистер Дейкин неожиданно преградил ему путь. Наступило долгое молчание; мы с Додсоном недоуменно смотрели на фермера, а он не спускал глаз с коровы, которая стояла у подгнившей перегородки, терпеливая и кроткая. В старом животном было какое-то трогательное достоинство, заставлявшее забыть безобразные расплющенные копыта, выпирающие ребра, дряблое вымя, метущее пол.

Все так же молча мистер Дейкин неторопливо прошел между коровами и, лязгнув цепью, застегнул ее на шее Незабудки. Потом он направился в дальний конец коровника, принес навитую на вилы охапку сена и ловко сбросил его в кормушку.

Незабудке только того и надо было. Она выдернула

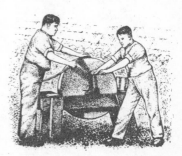

265

внушительный клок и с тихим удовольствием принялась его пережевывать.

— Чего это вы, мистер Дейкин?— с недоумением спросил гуртовщик.— Меня же на рынке дожидаются.

Фермер выбил трубку о нижнюю половину двери и начал набивать ее дешевым табаком из жестяной банки.

— Ты уж извини, Джек, что я тебя затруднил, но только пойдешь ты без нее.

— Без нее?.. Как же?..

— Ты, конечно, подумаешь, что я свихнулся, но я тебе вот что скажу: старушка пришла домой и останется дома.— Он посмотрел на гуртовщика прямо и твердо.

Додсон раза два кивнул и вышел из коровника. Мистер Дейкин высунулся в дверь и крикнул ему вслед:

— За хлопоты я тебе заплачу, Джек. Припиши к моему счету.

Вернувшись, он поднес спичку к трубке, затянулся и сказал сквозь завивающийся дым:

— Вам, мистер Хэрриот, доводилось чувствовать, что вот как случилось, то так и надо, так и к лучшему?

— Да, мистер Дейкин. И не один раз.

— Вот когда Незабудка спустилась с холма, я это самое и почувствовал.— Он протянул руку и почесал ей крестец.— Всегда она была самой из них лучшей, и я рад, что она вернулась.

— Но как быть с ее выменем? Я, конечно, готов зашивать соски, но...

— Э, я кое-что придумал. Вы вот чистили, а я тут и сообразил, только пожалел, что поздно.

— Придумали?

— Ага!— Старик кивнул и прижал табак пальцем.— Чем ее доить, подпущу к ней парочку телят, а поставлю в старую конюшню: там на нее некому будет наступать.

— Отличная мысль, мистер Дейкин.— Я засмеялся.— В конюшне с ней ничего не случится, а выкормит она и трех телят без особого труда.

— Ну да это дело десятое, я уж говорил. После стольких лет она мне ничего не должна.— Морщинистое лицо озарила мягкая улыбка.— Главное-то, что она домой вернулась.

Теперь я ковылял по парку, жмурясь, а если приоткрывал глаза, то видел только клубящийся красный туман. Ну просто невероятно, на что способно человеческое тело, и я даже заморгал от изумления, когда увидел совсем близко ворота под сводом покрытых сажей ветвей.

Я выдержал второй круг! Но простой передышкой мне теперь не обойтись. Лечь, лечь поскорее! Меня мутило.

— Молодцы!— крикнул капрал с прежней бодростью.—Все у вас, ребята, отлично получается. А теперь мы немножко попрыгаем на месте.

Наша вконец деморализованная орава взвыла, но капрал и бровью не повел.

— Ноги сдвинуть! Раз! Раз! Раз! Э-эй, так не годится. Повыше! Повыше! Раз! Раз!

Завершающая нелепость! Грудь моя превратилась в огненную печь. Вроде бы инструкторам положено нас тренировать, а мои легкие и сердце уже безвозвратно погублены.

— Вы мне потом спасибо скажете, ребята. Уж поверьте. ДА ОТОРВИТЕСЬ ОТ ЗЕМЛИ! РАЗ! РАЗ!

Сквозь дымку боли я разглядел физиономию капрала. Он смеялся! Явный садист. Такого не разжалобишь.

И когда из последних сил я подпрыгнул, то вдруг понял, почему мне приснилась Незабудка.

Я тоже хотел вернуться домой.

2

Редкостная пара

Женщины нравятся мне больше, чем мужчины.

Нет-нет, ничего дурного о мужчинах я сказать не хочу: как-никак я ведь тоже мужчина—но только слишком уж много их было в ВВС. В буквальном смысле тысячи и тысячи их толкались, орали, ругались, и скрыться от них было некуда. Некоторые стали моими друзьями, и дружба эта продолжается по сей день, но общее отнюдь не поэтичное их множество открыло мне глаза на то, как изменили меня несколько месяцев семейной жизни.

Женщины много нежнее, ласковее, чистоплотнее, во всех отношениях приятнее, и я, всегда считавший себя своим в мужской компании, внезапно пришел к изумившему меня выводу: что мне куда милее общество женщины—одной женщины...

Ощущение, что я внезапно очутился в куда более грубом мире, особенно усугублялось в начале каждого нового дня, а наибольшей остроты оно достигло в то утро, когда я дежурил на пожарном посту и мне на долю выпало садистское удовольствие бежать по коридору, стуча крышками мусорных бачков и вопя: «Подъем, подъем!». Особенно ошеломляли меня не проклятия и нехорошие слова, доносившиеся из темных спален, а удивительные утробные звуки. Они привели мне на память Седрика, одного моего пациента, и я мгновенно очутился в Дарроуби с телефонной трубкой в руке.

Голос в ней был каким-то странно нерешительным.

— Мистер Хэрриот... Я была бы очень вам благодарна, если бы вы приехали посмотреть мою собаку...

Женщина, вернее, дама.

НА НОЧЬ
Этих телушек загоняют на ночь в коровник. Поскольку молока они еще не дают и достаточно закалены, то могли бы спокойно оставаться на лугу всю ночь; однако в коровнике можно собрать их навоз для удобрения тех участков, которые в этом особенно нуждаются. Зимой телят содержат в стойлах — также отчасти ради навоза.

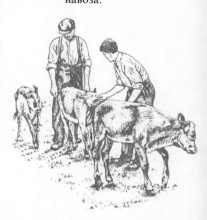

267

— Разумеется. А в чем дело?

— Ну-у... он... э... у него... он страдает некоторым метеоризмом...

— Прошу прощения?

Долгая пауза.

— У него сильный метеоризм.

— А конкретнее?

— Ну... полагаю... вы понимаете... газы...— Голос жалобно дрогнул.

Мне показалось, что я уловил суть.

— Вы хотите сказать, что его желудок...

— Нет-нет, не желудок. Он выпускает... э... порядочное количество... э... газов из... из...— В голосе появилось отчаяние.

— А-а! — Все прояснилось.— Понимаю. Но ведь ничего серьезного как будто нет? Он плохо себя чувствует?

— Нет. Во всех других отношениях он совершенно здоров.

— Ну и вы все-таки считаете, что мне нужно его посмотреть?

— Да-да, мистер Хэрриот! И как можно скорее. Это становится... стало серьезной проблемой...

— Хорошо,— сказал я.— Сейчас приеду. Будьте так добры, мне надо записать вашу фамилию и адрес.

— Миссис Рамни. «Лавры».

«Лавры» оказались красивым особняком на окраине Дарроуби, стоявшем посреди большого сада. Дверь мне открыла сама миссис Рамни, и я был ошеломлен. Не столько даже ее поразительной красотой, сколько эфирностью ее облика. Вероятно, ей было под сорок, но она словно сошла со страниц викторианского романа — высокая, стройная, вся какая-то неземная. И я сразу же понял ее телефонные страдания. Такое воплощение изысканности, деликатности — и вдруг!..

— Седрик на кухне,— сказала она.— Я провожу вас.

Поразил меня и Седрик. Огромный боксер в диком восторге прыгнул ко мне и принялся дружески скрести мою грудь такими огромными задубелыми лапами, каких мне давно видеть не приходилось. Я попытался сбросить его, но он повторил свой прыжок, восхищенно пыхтя мне в лицо и виляя всем задом.

— Сидеть! — резко сказала дама, а когда Седрик не обратил на нее ни малейшего внимания, добавила нервно, обращаясь ко мне: — Он такой ласковый.

— Да,— еле выговорил я.— Это сразу заметно.— И, сбросив наконец могучую псину, попятился для безопасности в угол.— И часто этот... э... метеоризм имеет место?

Словно в ответ, почти осязаемая сероводородная волна поднялась от собаки и захлестнула меня. Видимо, радость от встречи со мной активизировала какие-

268

то внутренние процессы в организме Седрика. Я упирался спиной в стену, а потому не мог подчиниться инстинкту самосохранения и бежать, а только заслонил лицо ладонью.

— Вы имели в виду это?

Миссис Рамни помахала перед носом кружевным платочком, и матовую бледность ее щек окрасил легкий румянец.

— Да...— ответила она еле слышно.— ... Это.

— Ну что же,— произнес я деловито.— Причин для беспокойства нет никаких. Пойдемте куда-нибудь, поговорим о том, как он питается, и обсудим еще кое-что.

Выяснилось, что Седрик получает довольно много мяса, и я составил меню, снизив количество белка и добавив углеводов. Затем прописал ему принимать по утрам и вечерам смесь белой глины с активированным углем и отправился восвояси со спокойной душой.

Случай был пустяковый, и он совсем изгладился у меня из памяти, когда снова позвонила миссис Рамни.

— Боюсь, Седрику не лучше, мистер Хэрриот.

— Очень сожалею. Так он... э... все еще... да... да...— Я задумался.— Вот что. По-моему, снова его смотреть сейчас мне смысла нет, а вы неделю-другую совсем не давайте ему мяса. Кормите его сухарями и ржаным хлебом, подсушенным в духовке. Ну, и еще овощи. Я дам вам порошки подмешивать ему в еду. Вы не заехали бы?

Порошки эти обладали значительным абсорбционным потенциалом, и я не сомневался в их действенности, однако неделю спустя миссис Рамни позвонила опять.

— Ни малейшего улучшения, мистер Хэрриот.— В голосе ее слышалась прежняя дрожь.— Я... мне бы хотелось, чтобы вы еще раз его посмотрели.

Особого смысла в том, чтобы снова осматривать абсолютно здоровую собаку, я не видел, но заехать обещал. Вызовов у меня было много, и в «Лавры» я добрался после шести. У подъезда стояло несколько автомобилей, а когда я вошел в дом, то очутился среди гостей, приглашенных на коктейль,— людей одного круга с миссис Рамни и таких же утонченных. По правде говоря, я в своем рабочем костюме выглядел в этом элегантном обществе деревенским пентюхом.

Миссис Рамни как раз намеревалась проводить меня на кухню, но тут дверь распахнулась, и в нее, извиваясь от восторга, влетел Седрик. Секунду спустя джентльмен с лицом эстета уже отчаянно отбивался от огромных лап, весело царапавших его жилет. Это ему удалось ценой потери двух пуговиц, и боксер принялся ластиться к одной из дам. Еще мгновение, и он сдернул бы с нее платье, но тут я его оттащил.

В изящной гостиной воцарился хаос. Жалобные уговоры хозяйки вплетались в испуганные возгласы при каждой новой атаке дюжего пса, но вскоре я обна-

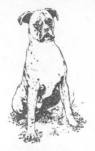

БОКСЕР
Этот немецкий родич английского бульдога с короткой смешной мордой был, как и бульдог, выведен для жестокой средневековой забавы — травли быков. С ее исчезновением сократилась и численность боксеров, пока немецкая полиция не стала их дрессировать как служебных собак. Боксер смышлен и склонен отстаивать свою территорию. Он свято следует правилам, внушенным ему дрессировкой, а потому крайне надежен и как служебная собака, и как сторож, и как добродушный товарищ детских игр.

ружил, что ситуация осложняется новым элементом. По комнате быстро разливался всепроникающий запах — злополучный недуг Седрика не замедлил дать о себе знать.

Я всячески старался забрать пса из гостиной, но он понятия не имел о послушании, и все мои попытки завершились жалким фиаско.

Одна неловкая минута сменялась другой... Тут-то я и постиг во всей полноте ужас положения миссис Рамни. Нет собаки, которая иногда не пускала бы газы, но Седрик был особая статья: он пускал их непрерывно. И звуки, сопровождавшие этот процесс, хотя сами по себе были вполне безобидны, в таком обществе вызывали даже большее смущение, чем дальнейшее бесшумное распространение газов.

А Седрик еще подливал масло в огонь: всякий раз, когда раздавался очередной взрыв, он вопросительно поглядывал на свой тыл и принимался выделывать курбеты по всей комнате, словно его взгляд ясно различал веющие по ней зефиры, а он ставил себе целью тут же их изловить.

Казалось, миновал год, прежде чем мне удалось изгнать его из гостиной. Миссис Рамни придерживала дверь открытой, когда я начал оттеснять Седрика в направлении кухни, но могучий боксер еще не истощил свои ресурсы: по дороге он внезапно задрал заднюю ногу и мощная струя оросила острую, как бритва, складку модных брюк одного из элегантных джентльменов.

После этого вечера я ринулся в бой ради миссис Рамни. Ведь ей моя помощь была необходима как воздух, и я наносил Седрику визит за визитом, пробуя все новые и новые средства. Я проконсультировался у Зигфрида, и он рекомендовал диету из сухарей с древесным углем. Седрик поглощал их с видимым наслаждением, но и они ни на йоту не помогли.

А я все это время ломал голову над загадкой миссис Рамни. Она жила в Дарроуби уже несколько лет, но никто о ней ничего не знал. Неизвестно было даже, вдова она или разъехалась с мужем. Но меня такие подробности не интересовали. Интриговала меня куда более жгучая тайна: каким образом она оказалась владелицей такого пса, как Седрик?

Трудно было вообразить собаку, менее гармонировавшую с ее личностью. Даже не считая его недуга, он во всем являлся полной ее противоположностью: дюжий, буйный, туповатый душа-парень, совершенно неуместный в ее утонченном доме. Я так и остался в неведении, что и почему их связало, но во время моих визитов я узнал, что и у Седрика есть свой поклонник — бывший батрак, Кон Фентон, подрабатывавший как приходящий садовник и три дня в неделю трудившийся в «Лаврах». Боксер кинулся провожать меня к воротам, и старик с восхищением уставился на него.

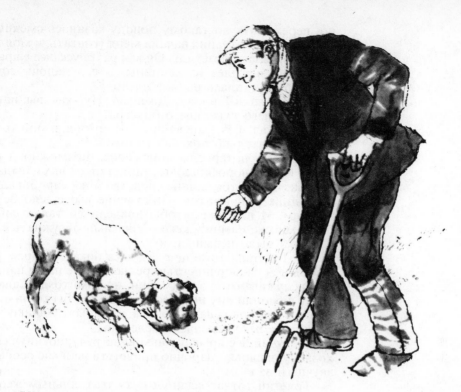

— Ух, черт! — сказал он. — Отличный пес!

— Вы правы, Кон, — ответил я. — Очень симпатичный.

И я не кривил душой. При более близком знакомстве устоять перед дружелюбием Седрика было трудно. На редкость ласковый — ни злости, ни капли подлости, он был постоянно окружен ореолом не только зловония, но и искренней доброжелательности. Когда он отрывал у людей пуговицы или орошал их брюки, двигало им исключительно желание излить на них свою симпатию.

— Вот уж ляжки, так ляжки! — благоговейно прошептал Кон, с восторгом глядя на мускулистые ноги пса. — Ей-богу, он перемахнет через эту калитку и даже ее не заметит. Одно слово, стóящая собака.

И вдруг меня осенило, почему боксер так ему понравился. Между ним и Седриком было явное сходство — тоже не слишком обременен мозгами, сложён как бык, могучие плечи, широкая, вечно ухмыляющаяся физиономия — ну просто два сапога пара.

— Люблю я, когда хозяйка его в сад выпускает, — продолжал Кон, как обычно посапывая. — Уж с ним не соскучишься.

Я внимательно в него всмотрелся. Впрочем, он мог и не заметить особенности Седрика — ведь виделись они под открытым небом.

Всю дорогу домой я уныло размышлял над тем, что от моего лечения пользы Седрику нет никакой. Конечно, переживать по такому поводу казалось смешным, тем не менее ситуация начала меня угнетать, и моя тревога передалась Зигфриду. Он как раз спускался с крыльца, когда я вылез из машины, и его ладонь сочувственно опустилась на мое плечо.

— Вы из «Лавров», Джеймс? Ну, как вы нашли нынче вашего пукающего боксера?

— Боюсь, без изменений,— ответил я, и мой коллега сострадательно покачал головой.

Мы оба потерпели поражение. Возможно, существуй тогда хлорофилловые таблетки, от них и была бы польза, но все тогдашние средства я перепробовал без малейших результатов. Положение выглядело безвыходным. И надо же, чтобы владелицей такой собаки была миссис Рамни! Даже обиняками обсуждать с ней Седрика было невыносимо.

От Тристана тоже не оказалось никакого проку. Он с большой разборчивостью решал, какие наши пациенты заслуживают его внимания, но симптомы Седрика сразу внушили ему интерес, и он во что бы то ни стало захотел сопровождать меня в «Лавры». Однако этот визит для него оказался последним.

Могучий пес прыгнул нам навстречу, покинув свою хозяйку, и словно нарочно приветствовал нас особенно звучным залпом.

Тристан тотчас вскинул руку театральным жестом и продекламировал:

— О, говорите вы, губы нежные, что никогда не лгали!

Больше я Тристана с собой не брал: мне и без него было тошно.

Тогда я еще не знал, что впереди меня поджидает еще более тяжкий удар. Несколько дней спустя опять позвонила миссис Рамни.

— Мистер Хэрриот, моя приятельница хочет привезти ко мне свою прелестную боксершу, чтобы повязать ее с Седриком.

— А?

— Она хочет повязать свою суку с Седриком.

— С Седриком?..— Я уцепился за край стола. Не может быть! — И вы согласились?

— Ну конечно.

Я помотал головой, проверяя, не снится ли мне это. Неужто кто-то хочет получить от Седрика потомство? Я уставился на телефон, и перед моим невидящим взором проплыли восемь маленьких Седриков, которые все унаследовали особенность своего родителя... Да что это я? По наследству это не передается... Я кашлянул, взял себя в руки и сказал твердым голосом:

— Что же, миссис Рамни, раз вы так считаете.

Наступила пауза.

— Но, мистер Хэрриот, я хотела бы, чтобы это произошло под вашим наблюдением.

— Право, не вижу зачем! — Я сжал кулак так, что

ногти впились в ладонь.— Мне кажется, все будет хорошо и без меня.

— Ах, я буду гораздо спокойнее, если вы приедете. Ну пожалуйста!— умоляюще сказала она.

Вместо того чтобы испустить заунывный стон, я судорожно втянул воздух в грудь.

— Хорошо. Утром приеду.

Весь вечер меня терзали дурные предчувствия. Впереди предстояло еще одно мучительнейшее свидание с этой прелестной дамой. Ну почему мне все время выпадает на долю делить с ней эпизоды один другого непристойнее? И я искренне страшился худшего. Даже самый глупый кобель при виде сучки с течкой инстинктивно знает, что от него требуется. Но такой призовой идиот, как Седрик... Да, на душе у меня было смутно.

На следующее утро все худшие мои страхи оправдались. Труди, боксерша, оказалась изящным, относительно миниатюрным созданием и выражала полную готовность выполнить свою роль. Однако Седрик, хотя и впал при виде ее в неистовый восторг, на этом и остановился. Хорошенько ее обнюхав, он с идиотским видом затанцевал вокруг, высунув язык. После чего покатался по траве, затем ринулся к Труди, резко затормозил перед ней, раздвинув широкие лапы и наклонив голову, готовый затеять веселую возню. У меня вырвался тяжелый вздох. Так я и знал! Этот балбес-переросток представления не имел, что ему делать дальше.

Пантомима продолжалась, и, естественно, эмоциональное напряжение возымело обычный эффект. Теперь Седрик то и дело оглядывался с изумлением на свой хвост, будто в жизни ничего подобного не слышал.

Свои танцы он перемежал стремительными пробежками вокруг газона, но после десятой, видимо, решил, что ему все-таки следует заняться сукой. Он решительно направился к ней, и я затаил дыхание. К несчастью, зашел он не с того конца. Труди сносила его штучки с кротким терпением, но теперь, когда он лихо принялся за дело около левого ее уха, она не выдержала и, пронзительно тявкнув, куснула его заднюю ногу, так что он в испуге отскочил.

После этого при каждом его приближении она угрожающе скалила зубы, явно разочаровавшись в своем нареченном, и с полным на то основанием.

— Мне кажется, миссис Рамни, с нее достаточно,— сказал я.

С меня тоже было более чем достаточно, как и с миссис Рамни, судя по ее прерывистому дыханию, заалевшим щекам и колышущемуся у носа платочку.

— Да... конечно... Вероятно, вы правы,— ответила она.

Труди увезли домой, на чем карьера Седрика как производителя и окончилась.

18—932

СВИНЬЯ
СЭДДЛБЕКСКОЙ
ПОРОДЫ

Окраска этих свиней несколько варьирует в зависимости от того, к какой линии они принадлежат — эссекской или уэссекской. У эссекской свиньи белая полоса на плечах заметно шире, не только передние, но и задние ноги белые, на хвосте и на рыле есть белые отметины. Несмотря на южное происхождение, эта порода отлично прижилась в йоркширских холмах и широко разводилась там на мясо и сало, пока ее не вытеснили большие белые свиньи и ландрасы.

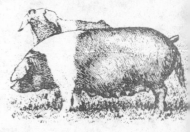

А я решил, что настало время поговорить с миссис Рамни, и несколько дней спустя заехал в «Лавры» без приглашения.

— Возможно, вы сочтете, что я слишком много на себя беру,— сказал я,— но, по моему глубокому убеждению, Седрик для вас не подходит. Настолько, что просто портит вам жизнь.

Глаза миссис Рамни расширились.

— Ну-у... Конечно, в некоторых отношениях с ним трудно... но что вы предлагаете?

— По-моему, вы должны завести другую собаку. Пуделя или корги. Небольшую. Чтобы вам просто было с ней справляться.

— Но, мистер Хэрриот, я подумать не могу, чтобы Седрика усыпили! — На глаза у нее навернулись слезы.— Я ведь очень к нему привязалась, несмотря на его... Несмотря ни на что.

— Ну что вы! Мне он тоже нравится. В общем-то он большой симпатяга. Но я нашел выход. Почему бы не отдать его Кону?

— Кону?..

— Ну да. Он от Седрика просто без ума, а псу у старика будет житься неплохо. За домом там большой луг, Кон даже скотину держит. Седрику будет где побегать. А Кон сможет приводить его с собой сюда, и три раза в неделю вы будете с ним видеться.

Миссис Рамни некоторое время молча смотрела на меня, но ее лицо озарилось надеждой.

— Вы знаете, мистер Хэрриот, это было бы отлично. Но вы уверены, что Кон его возьмет?

— Хотите держать пари? Он же старый холостяк и, наверное, страдает от одиночества. Вот только одно... обычно они встречаются в саду. Но когда Седрик в четырех стенах начнет... когда с ним случится...

— Думаю, это ничего,— быстро перебила миссис Рамни.— Кон брал его к себе на неделю-другую, когда я уезжала отдыхать, и ни разу не упомянул... ни о чем таком...

— Вот и прекрасно! — Я встал, прощаясь.— Лучше поговорите со стариком не откладывая.

Миссис Рамни позвонила мне через два-три дня. Кон уцепился за ее предложение, и они с Седриком как будто очень счастливы вместе. А она последовала моему совету и взяла щенка пуделя.

Увидел я этого пуделя только через полгода, когда понадобилось полечить его от легкой экземы. Сидя в элегантной гостиной, глядя на миссис Рамни, подтянутую, безмятежную, изящную, с белым пуделькой на коленях, я невольно восхитился гармоничностью этой картины. Пышный ковер, бархатные гардины до полу, хрупкие столики с дорогими фарфоровыми безделушками и миниатюрами в рамках. Нет, Седрику тут было нечего делать.

Кон Фентон жил всего в полумиле оттуда, и я, вместо того чтобы прямо вернуться в Скелдейл-Хаус, свернул к его дому, поддавшись минутному импульсу. Я постучал. Старик открыл дверь, и его широкое лицо стало еще шире от радостной улыбки.

— Входи, парень! — воскликнул он с обычным своим странным посапыванием. — Вот уж гость так гость!

Я не успел переступить порога тесной комнатушки, как в грудь мне уперлись тяжелые лапы. Седрик не изменил себе, и я с трудом добрался до колченогого кресла у очага. Кон уселся напротив, а когда боксер прыгнул, чтобы облизать ему лицо, дружески стукнул его кулаком между ушами.

— Сидеть, очумелая твоя душа! — прикрикнул Кон с нежностью, и Седрик блаженно опустился на ветхий половичок, с обожанием глядя на своего нового хозяина.

— Что же, мистер Хэрриот, — продолжал Кон, начиная набивать трубку крепчайшим на вид табаком, — очень я вам благодарен, что вы мне такого пса сподобили. Одно слово, редкостный пес, и я его ни за какие деньги не продам. Лучшего друга днем с огнем не сыщешь.

— Вот и прекрасно, Кон, — ответил я. — И, как вижу, ему у вас живется лучше некуда.

Старик раскурил трубку, и к почерневшим балкам низкого потолка поднялся клуб едкого дыма.

— Ага! Он ведь все больше снаружи околачивается. Такому большому псу надо же выход силе давать.

Но Седрик в эту минуту дал выход отнюдь не силе, потому что от него повеяло знакомой вонью, заглушившей даже вонь табака. Кон сохранял полное равнодушие, но мне в этом тесном пространстве чуть не стало дурно.

— Ну что же! — с трудом просипел я. — Мне пора. Я только на минутку завернул поглядеть, как вы с ним устроились.

Торопливо поднявшись с кресла, я устремился к двери, но душная волна накатила на меня с новой силой. Проходя мимо стола с остатками обеда, я увидел единственное украшение этого убогого жилища: надтреснутую вазу с великолепным букетом гвоздик. Чтобы перевести дух, я уткнулся лицом в их благоуханную свежесть.

Кон одарил меня одобрительным взглядом.

— Хороши, а? Хозяйка в «Лаврах» позволяет мне брать домой хоть цветы, хоть что там еще, а гвоздики — они самые мои любимые.

— И делают вам честь! — искренне похвалил я, все еще пряча нос среди душистых лепестков.

— Так-то так, — произнес он задумчиво, — только вот радости мне от них меньше, чем вам.

— Почему же, Кон?

Он попыхтел трубкой.

— Замечали, небось, как я говорю? Не по-человечески вроде?

— Да нет... нет... нисколько.

— Что уж там! Это у меня с детства так. Вырезали мне полипы, ну и подпортили малость.

— Вот как...

— Оно, конечно, пустяки, только кое-чего я лишился.

— Вы хотите сказать, что...—У меня в мозгу забрезжил свет: вот каким образом человек и собака обрели друг друга, вот почему им так хорошо друг с другом, и счастливое совместное будущее им обеспечено. Перст судьбы, не иначе.

— Ну да,—грустно докончил старик.—Обоняния у меня нет. Ну прямо никакого.

3

Трудная жизнь Уэсли Бинкса

Я увидел, как лондонский полицейский грозит пальцем угрюмому оборвышу, и мне вдруг вспомнился Уэсли Бинкс — тот случай, когда он сунул шутиху в щель для писем. Я побежал на звонок по темному коридору, и тут она взорвалась у самых моих ног, так что я от неожиданности просто взвился в воздух.

Распахнув дверь, я посмотрел по сторонам. Улица была пуста, но на углу, где фонарь отражался в витрине Робсона, мелькнула неясная фигура, и до меня донеслись отголоски ехидного смеха. Сделать я ничего не мог, хотя и знал, что где-то там прячется Уэсли Бинкс.

Я уныло вернулся в дом. Почему этот паренек с таким упорством допекает меня? Чем я мог так досадить десятилетнему мальчишке? Я никогда его не обижал, и тем не менее он явно вел против меня продуманную кампанию.

Впрочем, тут, возможно, не было ничего личного. Просто в его глазах я символизировал власть, установленный порядок вещей — или же просто оказался удобным объектом.

Бесспорно, я был прямо-таки создан для его излюбленной шуточки со звонком: ведь не пойти открывать я не мог — а вдруг это клиент? От приемной и от операционной до прихожей было очень далеко, и он знал, что всегда успеет удрать. К тому же он иногда заставлял меня спускаться из нашей квартирки под самой крышей. И как было не вспылить, если, проделав длиннейший путь до входной двери и открыв ее, я видел только гримасничающего мальчишку, который злорадно приплясывал на безопасном расстоянии!

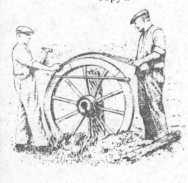

РЕМОНТ НА МЕСТЕ
При старом способе железная шина прибивалась к ободу колеса отдельными изогнутыми полосами. В случае необходимости фермер мог сам заменить полосу. Легкие неровности на стыке полос обеспечивали колесу лучшую сцепляемость с поверхностью грунта на крутых подъемах и спусках, однако в конце XIX века этот способ был оставлен и на все колеса стали надевать сплошной железный обруч.

Иногда он менял тактику и просовывал в щель для писем всякий мусор, или обрывал цветы, которые мы выращивали в крохотном палисаднике, или писал мелом на моей машине всякие слова.

Я знал, что кроме меня есть и другие жертвы. Мне приходилось слышать их жалобы — хозяина фруктовой лавки, чьи яблоки исчезали из лотка в витрине, бакалейщика, против воли угощавшего его печеньем.

Да, бесспорно, он был городской язвой, и непонятно, почему его нарекли в честь Уэсли, добродетельнейшего основателя методизма. В его воспитании явно не проглядывало никаких следов методистских заповедей. Впрочем, о его семье я ничего не знал. Жил он в беднейшей части Дарроуби, во «дворах», где теснились ветхие домишки, многие из которых стояли пустыми, потому что могли вот-вот рухнуть.

Я часто видел, как он бродит по лугам и проселкам или удит рыбу в тихих речных заводях в то время, когда должен был бы сидеть в школе на уроках. Стоило ему заметить меня, как он выкрикивал ядовитую насмешку, и если с ним были приятели, все они покатывались от хохота. Неприятно, конечно, но я напоминал себе, что ничего личного тут нет, — просто я взрослый, и этого достаточно.

Решающую победу Уэсли, бесспорно, одержал в тот день, когда снял защитную решетку с люка нашего угольного подвала. Она находилась слева от входной двери, а под ней был крутой скат, по которому в подвал ссыпали уголь из мешков.

Не знаю, была ли это случайность или тонкий расчет, но решетку он убрал в день местного праздника. Торжества начинались шествием через весь городок, и во главе шел Серебряный оркестр, приглашавшийся из Хоултона.

Выглянув в окно нашей квартирки, я увидел, что шествие выстраивается на улице внизу.

— Погляди-ка, Хелен, — сказал я. — Они, по-видимому, пойдут отсюда. Там полно знакомых лиц.

Хелен нагнулась через мое плечо, разглядывая длинные шеренги школьников, школьниц и ветеранов. На тротуарах теснилось чуть ли не все население городка.

— Очень интересно! Давай спустимся и посмотрим, как они пойдут.

Мы сбежали по длинным лестничным маршам, и вслед за ней я вышел на крыльцо. И тут же оказался в центре общего внимания. Зрителям на тротуарах представилась возможность в ожидании шествия поглазеть на что-то еще. Маленькие школьницы принялись махать мне из стройных рядов, люди вокруг и на противоположной стороне улицы улыбались и кивали.

Я без труда догадывался об их мыслях: «А вон из дома вышел новый ветеринар. Он на днях женился. Вон его хозяйка рядом с ним».

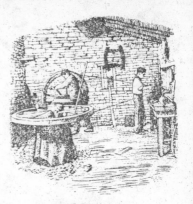

МАСТЕРСКАЯ КОЛЕСНИКА
Приготовив обитую железом ступицу из вяза, колесник вставляет в нее дубовые спицы. Обод собирается из нескольких ясеневых, вязовых или буковых косяков. При подгонке косяков две спицы немного стягиваются при помощи особого захвата с длинной ручкой. Чтобы колесо получилось крепкое, все пазы, шипы и штыри должны быть выточены с большой точностью. Когда все косяки установлены, на колесо можно надевать железную шину.

Меня охватило удивительно приятное чувство. Не знаю, все ли молодые мужья его испытывают, но в те первые месяцы меня не оставляло ощущение тихой и прочной радости. И я гордился тем, что я «новый ветеринар» и стал в городке своим. Возле на решетке как символ моей значимости висела дощечка с моей фамилией. Теперь я прочно стоял на ногах, я получил признание!

Поглядывая по сторонам, я отвечал на приветствия легкими, полными достоинства улыбками или любезно помахивал рукой, точно особа королевской крови во время торжественного выезда. Но тут я заметил, что мешаю Хелен смотреть, а потому сделал шаг влево, ступил на исчезнувшую решетку — и изящно скатился в подвал.

Эффектнее было бы сказать, что я внезапно исчез из виду, словно земля разверзлась и поглотила меня. Но, к большому моему сожалению, этого не случилось. Тогда я просто отсиделся бы в подвале и был бы избавлен от дальнейших испытаний. Увы, скат оказался коротким, и мои голова и плечи остались торчать над тротуаром.

Мое небольшое злоключение вызвало огромное оживление среди зрителей. Шествие было на время забыто. На некоторых лицах отразилась тревога, но вскоре хохот стал всеобщим. Взрослые хватались друг за друга, а маленькие школьницы, расстроив ряды, буквально валились с ног, и распорядители тщетно пытались восстановить порядок.

Маленькие школьницы, расстроив ряды, буквально валились с ног.

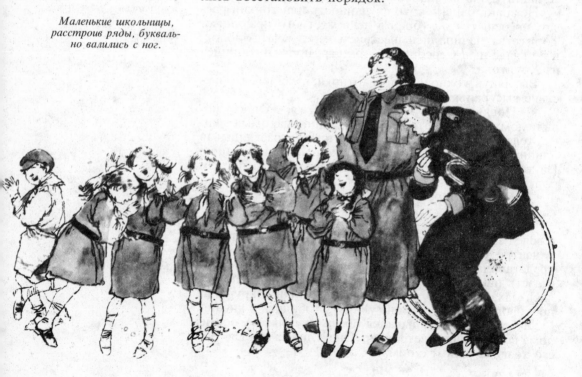

Я парализовал и музыкантов Серебряного оркестра, которые уже подносили к губам мундштуки своих труб, чтобы дать сигнал к выступлению. Им на время пришлось отказаться от этой идеи: вряд ли хоть у кого-нибудь хватило бы сил подуть даже в детскую свистульку.

Собственно говоря, на свет божий меня извлекли именно два музыканта, подхватив под мышки. А моя жена, вместо того чтобы протянуть мне руку помощи, изнемогала от смеха у дверного косяка под моим укоризненным взглядом, утирая глаза платочком.

Что произошло, я понял, когда вновь достиг уровня тротуара и начал с небрежным видом отряхивать брюки от угольной пыли. Вот тут я и увидел Уэсли Бинкса: согнувшись от хохота в три погибели, он показывал пальцем на меня и на угольный люк. Он был совсем близко, и я впервые мог как следует рассмотреть злобного бесенка, который так меня допекал. Наверное, я бессознательно шагнул в его сторону, потому что он мгновенно исчез в толпе, ухмыльнувшись напоследок по моему адресу.

Вечером я спросил про него у Хелен. Но она знала только, что отец Уэсли бросил семью, когда мальчику было лет шесть, а его мать потом снова вышла замуж, и он живет с ней и отчимом.

По странному стечению обстоятельств мне вскоре представился случай познакомиться с ним покороче. Примерно неделю спустя после этого падения в угольный подвал, когда рана, нанесенная моему самолюбию, еще не зажила, я, заглянув в приемную, увидел, что там в одиночестве сидит Уэсли, то есть в одиночестве, если не считать тощей черной собачонки у него на коленях.

Я просто не поверил своим глазам. Сколько раз отшлифовывал я фразы, приготовленные именно на этот случай! Однако из-за собаки я сдержался: если ему требовалась моя профессиональная помощь, я не имел права начинать с нотаций. Может быть, потом...

Я надел белый халат и вышел к нему.

— Чем могу служить?—спросил я холодно.

Мальчик встал, и выражение вызова, смешанного с отчаянием, сказало, чего ему стоило прийти сюда.

— С собакой у меня неладно,—буркнул он.

— Хорошо. Неси ее сюда.—Я пошел впереди него в смотровую.

— Пожалуйста, положи ее на стол,—сказал я и, пока он укладывал собачонку на столе, решил, что не стоит упускать случая. Осматривая собаку, я небрежно коснусь недавних событий. Нет, никаких упреков, никаких язвительных уколов, а просто спокойный разбор ситуации. И я уже собрался сказать: «Почему ты все время устраиваешь мне пакости?»—но взглянул на собаку, и все остальное вылетело у меня из головы.

Собственно, это был полувзрослый щенок самых

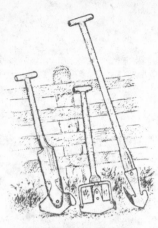

ТОРФЯНЫЕ ЛОПАТЫ
Форма лопат для выка-
пывания торфа варьи-
рует от местности
к местности, но у всех
обязательно есть фланец,
который расположен под
прямым углом к лезвию;
он обрезает кусок торфа
сбоку, когда лезвие вон-
зается снизу. Деревянная
ручка книзу расширяется,
чтобы вырезанный кусок
не соскочил с лопаты,
пока ее заносят над тач-
кой. С такой лопатой
опытный работник наре-
зал до двух тысяч кусков
торфа в день.

смешанных кровей. Свою черную глянцевитую шерсть
он, наверное, получил от ньюфаундленда, а острый нос
и небольшие вздернутые уши говорили, что среди его
предков присутствовал терьер, но длинный, тонкий,
как веревочка, хвост и кривые передние ноги поставили
меня в тупик. Тем не менее он был очень симпатичным,
с доброй выразительной мордочкой.

Но все мое внимание поглотили желтые комочки
гноя в уголках его глаз и гнойная слизь, текущая из носа. И боязнь света: болезненно зажмурившись, песик
отвернулся от окна.

Классический случай собачьей чумы определить
очень просто, но удовлетворения при этом не испыты-
ваешь ни малейшего.

— А я и не знал, что ты обзавелся щенком. Давно
он у тебя?

— С месяц. Один парень спер его из живодерни
в Хартингтоне и продал мне.

— Ах так! — Я смерил температуру и нисколько не
удивился, увидев, что столбик ртути поднялся до 40
градусов.

— Сколько ему?

— Девять месяцев.

Я кивнул — самый скверный возраст.

И начал задавать все положенные вопросы, хотя
знал ответы заранее. Да, последние недели песик вроде
бы попритих. Да нет, не болел, а как-то заскучал
и иногда кашлял. Ну и, разумеется, мальчик забеспо-
коился и принес его ко мне, только когда начались
гнойные выделения из глаз и носа. Именно на этой стадии нам обычно и доводится осматривать чумных животных — когда уже поздно.

Уэсли отвечал настороженно и насупленно поглядывал на меня, словно в любую секунду ожидал получить затрещину. Но теперь, когда я рассмотрел его
поближе, моя враждебность быстро рассеялась. Адский бесенок оказался просто ребенком, до которого
никому не было дела. Грязный свитер с протертыми
локтями, обтрепанные шорты и кисловатый запах дет-
ского, давно не мытого тела, который особенно меня
ужаснул. Мне и в голову не приходило, что в Дарроуби
могут быть такие дети.

Кончив отвечать мне, он собрался с духом и выпалил свой вопрос:

— Что с ним такое?

После некоторого колебания я ответил:

— У него чума, Уэс.

— Это что же?

— Тяжелая заразная болезнь. Наверное, он подхватил ее у другой, уже больной собаки.

— А он выздоровеет?

— Будем надеяться. Я сделаю все что можно. — У
меня не хватило мужества сказать мальчику, что его
четвероногий друг скорее всего погибнет.

Я набрал в шприц «мактериновую смесь», которую мы тогда применяли при чуме от возможных осложнений. Большого проку от нее не было, но ведь и теперь со всеми нашими антибиотиками мы почти не можем повлиять на окончательный исход. Если удается захватить болезнь на ранней стадии, инъекция гипериммунной сыворотки может дать полное излечение, но хозяева собак редко обращаются к ветеринару так рано.

От укола щенок заскулил, и мальчик ласково его погладил.

— Не бойся, Принц,— сказал он.

— Значит, ты его так назвал? Принцем?

— Ну да.

Он потрепал шелковистые уши, а песик повернулся, взмахнул нелепым хвостом-веревочкой и быстро лизнул его пальцы. Уэс улыбнулся, поглядел на меня, и вдруг с чумазого лица исчезла угрюмая маска, а в темных ожесточенных глазах я прочел выражение восторженной радости. Я выругался про себя: значит, будет еще тяжелее.

Я отсыпал в коробочку борной кислоты и протянул ее мальчику.

— Растворяй в воде и промывай ему глаза и нос. Видишь, ноздри у него совсем запеклись. Ему сразу станет полегче.

Уэс молча взял коробочку и почти тем же движением положил на стол три с половиной шиллинга — наш обычный гонорар за консультацию.

— А когда мне с ним опять прийти?

Я нерешительно посмотрел на мальчика. Конечно, можно было повторить инъекцию, но что она даст? Он истолковал мои колебания по-своему:

— Я заплачу!— воскликнул он.— Я заработаю сколько нужно!

— Да нет, Уэс. Я просто прикидывал, когда будет удобнее. Как насчет четверга?

Он радостно закивал и ушел.

Дезинфицируя стол, я испытывал гнетущее чувство беспомощности. Современный ветеринар реже сталкивается с собачьей чумой просто потому, что теперь люди стараются сделать щенку предохранительные прививки как можно раньше. Но в тридцатые годы такие счастливцы среди собак были редкостью. Чуму легко предупредить, но почти невозможно вылечить.

За следующие три недели Уэсли Бинкс преобразился самым волшебным образом. У него уже была прочная репутация заядлого бездельника, теперь же он стал образцом трудолюбия и усердия — разносил газеты по утрам, вскапывал огороды, помогал гуртовщикам гнать скот на рынок. Но, вероятно, только я знал, что делает он все это ради Принца.

Каждые два-три дня он являлся с щенком на прием и платил с щепетильной точностью. Разумеется, я брал с него чисто символическую сумму, но все остальные

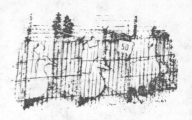

его деньги тоже уходили на Принца — на свежее мясо, молоко и сухарики.

— Принц сегодня выглядит настоящим щеголем, — сказал я, когда Уэс пришел в очередной раз. — А, да ты купил ему новый ошейник с поводком?

Мальчик застенчиво кивнул и напряженно посмотрел на меня:

— Ему лучше?

— Не лучше и не хуже, Уэс. Такая уж это болезнь — тянется и тянется без особых перемен.

— А когда... Вы это заметите?

Я задумался. Может быть, ему станет легче, если он поймет настоящее положение вещей.

— Видишь ли, дело обстоит так: Принц поправится, если ему удастся избежать нервных осложнений.

— А это что?

— Припадки, паралич и еще хорея — когда мышцы сами дергаются.

— Ну а если они начнутся?

— Тогда худо. Но ведь осложнения бывают не всегда. — Я попытался ободряюще улыбнуться. — И у Принца есть одно преимущество: он полукровка. У собак смешанных пород есть такая штука — гибридная стойкость, которая помогает им бороться с болезнями. Он же ест неплохо и не куксится, верно?

— Ага!

— Ну так будем продолжать. Сейчас я сделаю ему еще одну инъекцию.

Мальчик вернулся через три дня, и по его лицу я догадался, что ему не терпится сообщить замечательную новость.

— Принцу куда лучше! Глаза и нос у него совсем сухие, а ест, что твоя лошадь! — Он даже задыхался от волнения.

Я поднял щенка на стол. Да, действительно, он выглядел намного лучше, и я постарался поддержать ликующий тон.

— Просто замечательно, Уэс! — сказал я, а мозг мне сверлила тревожная мысль: если начнет развиваться нервная форма, то именно сейчас, когда собака как будто пошла на поправку. Я отогнал ее. — Ну, раз так, вам можно больше сюда не ходить, но внимательно следи за ним и, чуть заметишь что-нибудь необычное, сразу же веди его ко мне.

Маленький оборвыш сиял от восторга. Он буквально приплясывал в коридоре, а я до глубины души надеялся, что больше его и Принца не увижу.

Это произошло в пятницу вечером, а в понедельник вся история уже отодвинулась в прошлое, в категорию приятных воспоминаний. Но тут в приемную вошел Уэс, ведя на поводке Принца. Я сидел за письменным столом и заполнял ежедневник.

— Что случилось, Уэс? — спросил я, поднимая голову.

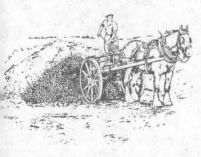

— Его дергает.

Я не пошел с ним в смотровую, а тут же сел на пол и стал вглядываться в щенка. Сначала я ничего не обнаружил, но потом заметил, что голова у него чуть-чуть подрагивает. Я положил ладонь ему между ушами и выждал. Да, вот оно: очень легкое, но непрерывное подергивание височных мышц, которого я так опасался.

— Боюсь, у него хорея, Уэс,— сказал я.

— А это что?

— Помнишь, я тебе говорил. Иногда ее называют пляской Святого Витта. Я надеялся, что она у него не начнется.

Мальчик неожиданно стал очень маленьким, очень беззащитным. Он стоял понурившись и вертел в пальцах новый поводок. Заговорить ему было так трудно, что он даже закрыл глаза.

— Он что, умрет?

— Иногда собаки выздоравливают от хореи, Уэс.— Но я не сказал ему, что сам видел только один такой случай.— У меня есть таблетки, которые могут ему помочь. Сейчас я тебе их дам.

Я отсыпал ему горсть таблеток с мышьяком, которые давал той единственной вылеченной мной собаке. Я даже не был уверен, что ей помогли именно они. Но никакого другого средства все равно не было. Следующие две недели хорея у Принца протекала точно по учебнику. Все, чего я так боялся, происходило с беспощадной последовательностью. Подергивание распространилось с головы на конечности, потом при ходьбе он начал вилять задом.

Уэсли чуть ли не каждый день приводил его ко мне, и я что-то делал, одновременно стараясь показать, что положение безнадежно. Но мальчик упрямо не отступал. Он с еще большей энергией разносил газеты, брался за любую работу и обязательно мне платил, хотя я не хотел брать денег. Потом он пришел один.

— Принца я не привел,— пробормотал он.— Он ходить не может. Вы бы не съездили посмотреть его?

Мы сели в машину. Было воскресенье, и, как всегда, к трем часам улицы обезлюдели. Уэс провел меня через мощенный булыжником двор и открыл дверь. В нос ударил душный запах. Сельский ветеринар быстро отучается от брезгливости, и все-таки меня затошнило. Миссис Бинкс, неряшливая толстуха в каком-то бесформенном балахоне, с сигаретой во рту читала журнал, положив его на кухонном столе между грудами грязных тарелок, и только тряхнула папильотками, когда мы вошли.

На кушетке под окном храпел ее муж, от которого разило пивом. Раковину, тоже заваленную грязной посудой, покрывал какой-то отвратительный зеленый налет. На полу валялись газеты, одежда и разный непо-

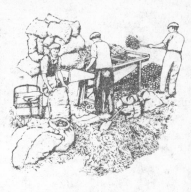

УКЛАДКА КАРТОФЕЛЯ
В МЕШКИ

На протяжении зимы картофель время от времени забирают из бурта для продажи. Клубни пропускают через сортировочную машину, отделяющую крупные от более мелких и ссыпающую их в мешки для доставки на рынок. К весне картофеля в буртах почти не остается да и клубни прорастают и уже не годятся для продажи.

283

нятный хлам, и над всем этим в полную мощь гремело радио.

Чистой и новой здесь была только собачья корзинка в углу. Я прошел туда и нагнулся над щенком. Принц бессильно вытянулся, его исхудавшее тело непрерывно дергалось. Ввалившиеся глаза, вновь залитые гноем, безучастно смотрели прямо перед собой.

— Уэс,— сказал я.— Его лучше усыпить.

Он ничего не ответил, а ревущее радио заглушило мои слова, когда я попытался объяснить. Я повернулся к его матери.

— Вы не могли бы выключить радио?

Она кивнула сыну, он подошел к приемнику и повернул ручку. В наступившей тишине я сказал Уэсли:

— Поверь мне, ничего другого не остается. Нельзя же допустить, чтобы он вот так мучился, пока не умрет.

Мальчик даже не посмотрел на меня, его взгляд был устремлен на щенка. Потом он поднес руку к лицу, и я услышал тихий шепот:

— Ладно...

Я побежал в машину за нембуталом.

— Не бойся, ему совсем не будет больно,— сказал я, наполняя шприц. И действительно, щенок только глубоко вздохнул. Потом он вытянулся, и роковая дрожь утихла навсегда. Я положил шприц в карман.

— Я его заберу, Уэс?

Он поглядел на меня непонимающими глазами, но тут вмешалась его мать:

— Забирайте, забирайте его! Я с самого начала не хотела эту дрянь в дом пускать! — И она снова погрузилась в свой журнал.

Я быстро поднял обмякшее тельце и вышел. Уэс вышел следом за мной и смотрел, как я бережно кладу Принца в багажник на мой черный сложенный халат. Когда я захлопнул крышку, он прижал кулаки к глазам и весь затрясся от рыданий. Я обнял его за плечи, и, пока он плакал, прижавшись ко мне, я подумал, что, наверное, ему еще никогда не доводилось плакать вот так — как плачут дети, когда их есть кому утешать.

Но вскоре он отодвинулся и размазал слезы по грязным щекам.

— Ты вернешься домой, Уэс? — спросил я.

Он замигал и взглянул на меня с прежним хмурым выражением.

— Не-а,— ответил он, повернулся и зашагал через улицу. Я смотрел, как он, не оглянувшись, перелез через ограду и побрел по лугу к реке.

И мне почудилось, что я вижу, как он возвращается к своему прежнему существованию. С тех пор он уже не разносил газет и никому не помогал в огороде. Меня он больше не допекал, но поведение его становилось все более ожесточенным. Он поджигал сараи, был арестован за кражу, а в тринадцать лет начал угонять автомобили.

В конце концов его отправили в специальную школу, и он навсегда исчез из наших краев. Никто не знал, что с ним сталось, и почти все забыли его. Среди тех, кто не забыл, был наш полицейский.

— Этот парнишка, Уэсли Бинкс, помните? — как-то сказал он мне задумчиво.— Второго такого закоренелого я еще не встречал. По-моему, он в жизни никого и ничего не любил. Ни единого живого существа.

— Я понимаю вас,— ответил я.— Но вы не вполне правы. Было одно живое существо...

4

Рождественский котенок

Этот Сочельник я встречал в большой компании. Нас расквартировали в «Гранд-отеле», по-викториански массивное здание которого, все в башенках и шпилях, царило над Скарборо, так как воздвигнуты эти великолепные чертоги были на холме. В огромном банкетном зале орали и хохотали несколько сотен будущих летчиков. Суровая дисциплина на несколько часов была смягчена, чтобы не стеснять дух веселого Рождества. Так Рождество мне праздновать не приходилось ни до, ни после, и, казалось бы, оно должно было запомниться мне особенно ярко. Но нет! Стоит мне подумать о Рождестве, и на память приходит совсем другое, неразрывно связанное с одной кошечкой.

В первый раз я увидел ее однажды осенью, когда приехал посмотреть какую-то из собак миссис Эйнсворт и с некоторым удивлением заметил на коврике перед камином пушистое черное существо.

— А я и не знал, что у вас есть кошка,— сказал я.

Миссис Эйнсворт улыбнулась:

— Она вовсе не наша. Это Дебби.

— Дебби?

— Да. То есть это мы так ее называем. Она бездомная. Приходит к нам раза два-три в неделю, и мы ее подкармливаем. Не знаю, где она живет, но, по-моему, на одной из ферм дальше по шоссе.

— А вам не кажется, что она хотела бы у вас остаться?

— Нет,— миссис Эйнсворт покачала головой,— это очень деликатное создание. Она тихонько входит, съедает, что ей дают, и тут же исчезает. В ней есть что-то трогательное, но держится она крайне независимо.

Я снова взглянул на кошку.

— Но ведь сегодня она пришла не только, чтобы поесть?

— Вы правы. Как ни странно, она время от времени проскальзывает в гостиную и несколько минут сидит перед огнем. Так, словно устраивает себе праздник.

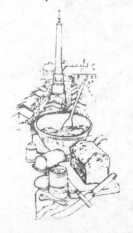

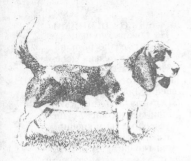

— Да... понимаю...

Несомненно, в позе Дебби было что-то необычное. Она сидела совершенно прямо на мягком коврике перед камином, в котором рдели и полыхали угли. Она не свернулась клубком, не умывалась — вообще не делала ничего такого, что делают в подобном случае все кошки,— а лишь спокойно смотрела перед собой. И вдруг тусклый мех, тощие бока подсказали мне объяснение. Это было особое событие в ее жизни, редкое и чудесное: она наслаждалась уютом и теплом, которых обычно была лишена.

Пока я смотрел на нее, она встала и бесшумно выскользнула из комнаты.

— Вот так всегда,— миссис Эйнсворт засмеялась.— Дебби сидит тут не более десяти минут, а потом исчезает.

Миссис Эйнсворт — полная симпатичная женщина средних лет — была таким клиентом, о каких мечтают ветеринары: состоятельная заботливая владелица трех избалованных бассетов. Достаточно было, чтобы привычно меланхолический вид одной из собак стал чуть более скорбным, и меня тут же вызывали. Сегодня какая-то из них раза два почесала лапой за ухом, и ее хозяйка в панике бросилась к телефону.

Таким образом, мои визиты к миссис Эйнсворт были частыми, но не обременительными, и мне представлялось много возможностей наблюдать за странной кошечкой. Однажды я увидел, как она изящно лакала из блюдечка, стоявшего у кухонной двери. Пока я разглядывал ее, она повернулась и легкими шагами почти проплыла по коридору в гостиную.

Три бассета вповалку похрапывали на каминном коврике, но, видимо, они уже давно привыкли к Дебби: два со скучающим видом обнюхали ее, а третий просто сонно покосился в ее сторону и снова уткнул нос в густой ворс.

Дебби села между ними в своей обычной позе и сосредоточенно уставилась на полыхающие угли. На этот раз я попытался подружиться с ней и, осторожно подойдя, протянул руку, но она уклонилась. Однако я продолжал терпеливо и ласково разговаривать с ней, и в конце концов она позволила мне тихонько почесать ее пальцем под подбородком. В какой-то момент она даже наклонила голову и потерлась о мою руку, но тут же ушла. Выскользнув за дверь, она молнией метнулась вдоль шоссе, юркнула в пролом в изгороди, раза два мелькнула среди гнущейся под дождем травы и исчезла из виду.

— Интересно, куда она ходит? — пробормотал я.

— Вот этого-то нам так и не удалось узнать,— сказала миссис Эйнсворт, незаметно подойдя ко мне.

Миновало, должно быть, три месяца, и меня даже стала несколько тревожить столь долгая бессимптомность бассетов, когда миссис Эйнсворт вдруг мне позвонила.

Было рождественское утро, и она говорила со мной извиняющимся тоном:

— Мистер Хэрриот, пожалуйста, простите, что я беспокою вас в такой день. Ведь в праздники всем хочется отдохнуть.

Но даже вежливость не могла скрыть тревоги, которая чувствовалась в ее голосе.

— Ну что вы,—сказал я.—Которая на сей раз?

— Нет-нет, это не собаки... а Дебби.

— Дебби? Она сейчас у вас?

— Да, но с ней что-то очень неладно. Пожалуйста, приезжайте сразу же.

Пересекая рыночную площадь, я подумал, что рождественский Дарроуби словно сошел со страниц Диккенса. Снег толстым ковром укрыл булыжник опустевшей площади, фестонами свешивается с крыш поднимающихся друг над другом домов, лавки закрыты, а в окнах цветные огоньки елок манят теплом и уютом.

Дом миссис Эйнсворт был щедро украшен серебряной мишурой и остролистом; на серванте выстроились ряды бутылок, а из кухни веяло ароматом индейки, начиненной шалфеем и луком. Но в глазах хозяйки, пока мы шли по коридору, я заметил жалость и грусть.

В гостиной я действительно увидел Дебби, но на этот раз все было иначе. Она не сидела перед камином, а неподвижно лежала на боку, и к ней прижимался крохотный, совершенно черный котенок.

Я с недоумением посмотрел на нее:

— Что случилось?

— Просто трудно поверить,—ответила миссис Эйнсворт.—Она не появлялась у нас уже несколько недель, а часа два назад вдруг вошла на кухню с котенком

Рождественский Дарроуби словно сошел со страниц Диккенса.

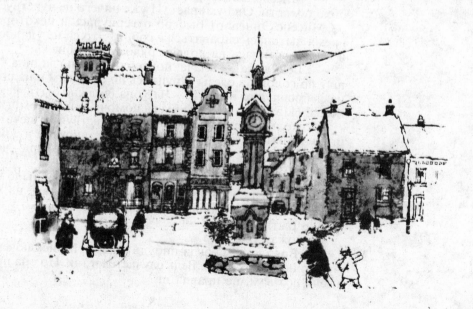

в зубах. Она еле держалась на ногах, но донесла его до гостиной и положила на коврик. Сначала мне это даже показалось забавным. Но она села перед камином и против обыкновения просидела так целый час, а потом легла и больше не шевелилась.

Я опустился на колени и провел ладонью по шее и ребрам кошки. Она стала еще более тощей, в шерсти запеклась грязь. Она даже не попыталась отдернуть голову, когда я осторожно открыл ей рот. Язык и слизистая были ненормально бледными, губы — холодными как лед, а когда я оттянул веко и увидел совершенно белую конъюнктиву, у меня в ушах словно раздался похоронный звон.

Я ощупал ее живот, заранее зная результат, и поэтому, когда мои пальцы сомкнулись вокруг дольчатого затвердения глубоко внутри брюшной полости, я ощутил не удивление, а лишь грустное сострадание. Обширная лимфосаркома. Смертельная и неизлечимая. Я приложил стетоскоп к сердцу и некоторое время слушал слабеющие частые удары. Потом выпрямился и сел на коврик, рассеянно глядя в камин и ощущая на своем лице тепло огня.

Голос миссис Эйнсворт донесся словно откуда-то издалека:

— Мистер Хэрриот, у нее что-нибудь серьезное?

Ответил я не сразу.

— Боюсь, что да. У нее злокачественная опухоль.— Я встал.— К сожалению, я ничем не могу ей помочь.

Она ахнула, прижала руку к губам и с ужасом посмотрела на меня.

Потом сказала дрогнувшим голосом:

— Ну так усыпите ее. Нельзя же допустить, чтобы она мучилась.

— Миссис Эйнсворт,— ответил я,— в этом нет необходимости. Она умирает. И уже ничего не чувствует.

Миссис Эйнсворт быстро отвернулась и некоторое время пыталась справиться с собой. Это ей не удалось, и она опустилась на колени рядом с Дебби.

— Бедняжка! — плача, повторяла она и гладила кошку по голове, а слезы струились по ее щекам и падали на свалявшуюся шерсть.— Что она, должно быть, перенесла! Наверное, я могла бы ей помочь — и не помогла.

Несколько секунд я молчал, сочувствуя ее печали, столь не вязавшейся с праздничной обстановкой в доме.

— Никто не мог бы сделать для нее больше, чем вы. Никто не мог быть добрее.

— Но я могла бы оставить ее здесь, где ей было бы хорошо. Когда я подумаю, каково ей было там, на холоде, безнадежно больной... И котята... Сколько у нее могло быть котят?

Я пожал плечами.

— Вряд ли мы когда-нибудь узнаем. Не исключено, что только этот один. Ведь случается и так. Но она принесла его вам, не правда ли?

— Да, верно... Она принесла его мне... она принесла его мне.

Миссис Эйнсворт наклонилась и подняла взъерошенный черный комочек. Она разгладила пальцем грязную шерстку, и крошечный ротик раскрылся в беззвучном «мяу».

— Не правда ли, странно? Она умирала и принесла своего котенка сюда. Как рождественский подарок.

Наклонившись, я прижал руку к боку Дебби. Сердце не билось.

Я посмотрел на миссис Эйнсворт:

— Она умерла.

Оставалось только поднять тельце, совсем легкое, завернуть его в расстеленную на коврике тряпку и отнести в машину.

Когда я вернулся, миссис Эйнсворт все еще гладила котенка. Слезы на ее щеках высохли, и, когда она взглянула на меня, ее глаза блестели.

— У меня еще никогда не было кошки,—сказала она.

Я улыбнулся:

— Мне кажется, теперь она у вас есть.

И в самом деле, у миссис Эйнсворт появилась кошка. Котенок быстро вырос в холеного красивого кота с неуемным веселым нравом, а потому и получил имя Буян. Он во всем был противоположностью своей робкой, маленькой матери. Полная лишений жизнь бродячего кота была не для него — он вышагивал по роскошным коврам Эйнсвортов как король, а красивый ошейник, который он всегда носил, придавал ему особую внушительность.

Я с большим интересом наблюдал за его судьбой, но случай, который особенно врезался мне в память, произошел на Рождество, ровно через год после его появления в доме.

У меня, как обычно, было много вызовов. Я не припомню ни единого Рождества без них — ведь животные не считаются с нашими праздниками... Но с годами я перестал раздражаться и философски принял эту необходимость. Как-никак после такой вот прогулки на морозном воздухе по разбросанным на холмах сараям я примусь за свою индейку с куда большим аппетитом, чем миллионы моих сограждан, посапывающих в постелях или дремлющих у каминов. Аппетит подогревали и бесчисленные аперитивы, которыми усердно угощали меня гостеприимные фермеры.

Я возвращался домой, уже несколько окутанный розовым туманом. Мне пришлось выпить не одну рюмку виски, которое простодушные йоркширцы наливают словно лимонад, а напоследок старая миссис Эрншо преподнесла мне стаканчик домашнего вина из ревеня, которое прожгло меня до пят. Проезжая мимо дома миссис Эйнсворт, я услышал ее голос:

ПИВНОЙ ПУНШ

На Рождество йоркширские фермеры радушно встречают всех, кто заглядывал к ним на ферму в течение года. Гостям предлагается рождественское угощение — хлеб со специями, сыр и горячий пивной пунш. В Ричмонде в эль добавляли мякоть печеных яблок, которую называли «шерсткой агнца».

Чтобы приготовить пивной пунш на шестерых, подогрейте полтора литра крепкого темного эля в большой кастрюле, добавив 120 г нерафинированного тростникового сахара, 3 стакана рома или коньяка, чайную ложку толченого имбиря и по полчайной ложки толченой гвоздики, корицы и мускатного ореха. Когда смесь начнет закипать, перелейте ее в большую жароупорную чашу, предварительно положив туда горячую мякоть трех печеных яблок.

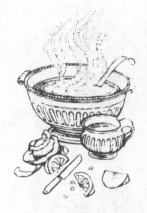

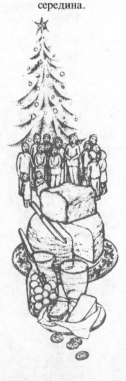

— Счастливого Рождества, мистер Хэрриот!

Она провожала гостя и весело помахала мне рукой с крыльца:

— Зайдите, выпейте рюмочку, чтобы согреться.

В согревающих напитках я не нуждался, но сразу же свернул к тротуару. Как и год назад, дом был полон праздничных приготовлений, а из кухни доносился тот же восхитительный запах шалфея и лука, от которого у меня сразу засосало под ложечкой. Но на этот раз в доме царила не печаль — в нем царил Буян.

Поставив уши торчком, с бесшабашным блеском в глазах он стремительно наскакивал на каждую собаку по очереди, слегка ударял лапой и молниеносно удирал прочь.

Миссис Эйнсворт засмеялась:

— Вы знаете, он их совершенно замучил! Не дает ни минуты покоя!

Она была права. Для бассетов появление Буяна было чем-то вроде вторжения жизнерадостного чужака в чопорный лондонский клуб. Долгое время их жизнь была чинной и размеренной: неторопливые прогулки с хозяйкой, вкусная обильная еда и тихие часы сладкого сна на ковриках и в креслах. Один безмятежный день сменялся другим... И вдруг появился Буян.

Я смотрел, как он бочком подбирается к младшей из собак, поддразнивая ее, но когда он принялся боксировать обеими лапами, это оказалось слишком даже для бассета. Пес забыл свое достоинство, и они с котом сплелись, словно два борца.

— Я сейчас вам кое-что покажу.

С этими словами миссис Эйнсворт взяла с полки твердый резиновый мячик и вышла в сад. Буян кинулся за ней. Она бросила мяч на газон, и кот помчался за ним по мерзлой траве, а мышцы так и перекатывались под его глянцевой черной шкуркой. Он схватил мяч зубами, притащил назад, положил у ног хозяйки и выжидательно посмотрел на нее.

Я ахнул. Кот, носящий поноску!

Бассеты взирали на все это с презрением. Ни за какие коврижки не снизошли бы они до того, чтобы гоняться за мячом. Но Буян неутомимо притаскивал мяч снова и снова.

Миссис Эйнсворт обернулась ко мне:

— Вы когда-нибудь видели подобное?

— Нет, — ответил я. — Никогда. Это необыкновенный кот.

Миссис Эйнсворт схватила Буяна на руки, и мы вернулись в дом. Она, смеясь, прижалась к нему лицом, а кот мурлыкал, изгибался и с восторгом терся о ее щеку.

Он был полон сил и здоровья, и, глядя на него, я вспомнил его мать. Неужели Дебби, чувствуя приближение смерти, собрала последние силы, чтобы отнести своего котенка в единственное известное ей место, где было тепло и уютно, надеясь, что там о нем позаботятся? Кто знает...

По-видимому, не одному мне пришло в голову такое фантастическое предположение. Миссис Эйнсворт взглянула на меня, и, хотя она улыбалась, в ее глазах мелькнула грусть.

— Дебби была бы довольна,— сказала она.

Я кивнул:

— Конечно. И ведь сейчас как раз год, как она принесла его вам?

— Да.— Она снова прижалась к Буяну лицом.— Это самый лучший подарок из всех, какие я получала на Рождество.

5

Такой красивый мальчик!

Наши недели в Лондоне были на исходе. Общую подготовку мы почти завершили и ждали отправления в учебно-тренировочное авиационное крыло (УАК).

Один слух сменялся другим. Нас посылают в Аберистуит в Уэльсе. Нет, для меня далековато. Мне бы где-нибудь на севере. Очередная новость: Ньюки в Корнуолле. Еще хуже! Я отдавал себе полный отчет в том, что надвигающееся рождение первенца у рядового второго класса ВВС Джеймса Хэрриота на ход войны никак не влияет, тем не менее мне хотелось быть как можно ближе к Хелен, когда подойдет ее время.

Лондонский период окружен в моей памяти густым туманом. Возможно, все было настолько новым и необычным, что толком не воспринималось, а возможно, меня придавила неимоверная усталость. И не только меня, но всех нас. Мало кто был подготовлен к тому, чтобы ежедневно вскакивать с постели в шесть утра, а потом до вечера непрерывно заниматься всяческими физическими упражнениями. В перерывах нас строем вели в столовую, на занятия, на беседы. Последние годы я провел главным образом в автомобиле и теперь заново привыкал пользоваться ногами, что оказалось довольно-таки мучительным процессом.

Временами к тому же я испытывал тягостное недоумение: что, собственно, происходит и зачем все это нужно? Подобно любому мальчишке, я воображал, что после очень недолгой, но очень интересной предварительной подготовки сразу сяду за штурвал самолета и буду учиться летать, но теперь выяснилось, что о штурвале пока лучше забыть — в таком отдаленном будущем он маячил. В УАК нам прежде предстояло изучить штурманское дело, принципы полета, азбуку Морзе и еще много всякой всячины.

УЭЛЬСКАЯ СВИНЬЯ
Эта белая порода, произошедшая от неприхотливых свиней, которых в старину держали жители уэльских холмов, очень напоминает ландрасов длинным туловищем и длинным рылом, прикрытым опущенными на него ушами. Как и у других пород, опорос бывает дважды в год. Свиноматка приносит до десяти поросят и кормит их два месяца. Когда свинью откармливают на продажу, в ее рацион вводят большое количество отходов молочного производства, и прежде всего сыворотку.

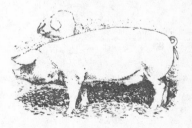

291

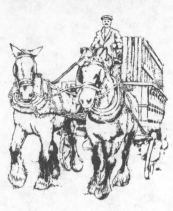

ФУРГОН ВОЕННОГО
ВРЕМЕНИ
Во время второй мировой войны на бензин были введены строжайшие нормы и на улицах вновь появились конные экипажи. Этот фургон, запряженный парой шайров, обслуживал одну из лондонских товарных станций в 1942 году. Возникший спрос на лошадей привел к повышению цен на них с 40 фунтов стерлингов до 60.

Но одно меня радовало. Экзамен по математике был уже позади! Я всегда считал (и считаю) на пальцах и до того боялся этого экзамена, что перед призывом посещал в Дарроуби открытые ВВС подготовительные курсы, возобновляя жуткое знакомство школьных лет с поездами, мчащимися навстречу друг другу на разных скоростях, и водой, втекающей и вытекающей по трубам бассейна. Но экзамен я все-таки сдал и теперь был готов к чему угодно.

В Лондоне неприятных сюрпризов хватало. Я уж никак не предполагал, что буду целыми днями возиться в одном из самых грязных свинарников, какие только видел за свою жизнь. Видимо, кому-то в голову пришла блестящая мысль превращать все пищевые отходы ВВС в ветчину и бекон, тем более что даровой рабочей силы было хоть отбавляй. И вот точно в дурном сне я и другие кандидаты в летчики-истребители час за часом убирали навоз и разливали пойло по корытам.

Это же чувство мне довелось испытать и по другому поводу. Как-то вечером мы с двумя приятелями сговорились сходить в кино. Чтобы успеть к началу фильма, мы сумели занять место во главе очереди ожидавших ужина. Когда распахнулись двери огромной столовой в Зоопарке, мы влетели в них первыми, и нас тут же перехватил сержант-повар со словами:

— Мне требуются три добровольца мыть посуду! Ты, ты и ты — ткнул он в нас пальцем. Но, видимо, сердце у него было доброе, так как он поспешил утешить нас, когда мы грустно напяливали засаленные комбинезоны: — Ничего, ребятки, зато уж потом накормлю вас до отвала!

Моих приятелей он куда-то увел, и я остался в одиночестве в узкой темнице у нижнего конца жестяного желоба. Вскоре по нему заскользили грязные тарелки — я должен был очищать их от объедков и укладывать в механическую мойку.

На ужин в этот вечер был деревенский рулет с картофельной соломкой — комбинация, которая запечатлелась в моей памяти навеки. Битых два часа на меня обрушивался нескончаемый каскад тысяч и тысяч фаянсовых тарелок с крошками рулета, застывшими следами мясного соуса и прилипшими к нему обломками картофельной соломки.

Я как маятник покачивался в клубах пара, попахивающего мясным бульоном, а в голове у меня звенели строки песенки, которую мы с Зигфридом постоянно мычали, дожидаясь призыва в ВВС, — модной песенки, описывающей, как нам по простоте душевной казалось, ожидающую нас новую жизнь.

Если б крыльями я мог обзавестись,
До чего ж прекрасной стала б жизнь!
В синем небе целый день кружил бы,
С птичками веселыми дружил бы!

Но как далеки от меня были эти птички здесь, в душной пещере, где мои руки, лицо, волосы, каждая пора кожи все больше пропитывались запахом деревенского рулета и картофельной соломки!

Но всему наступает конец: каскад заметно поиссяк, а затем и вовсе прекратился. Вошел, сияя улыбкой, сержант, похвалил меня за отличную работу и отвел в обеденный зал, огромный и совсем пустой, если не считать двух моих приятелей. Вид у них был несколько обалделый, как, наверное, и у меня.

— Садитесь, ребятки,—сказал сержант, и мы уселись в углу перед пустым, уходящим в бесконечность столом.— Я же обещал накормить вас до отвала, верно? Ну, так, навались! — И он поставил перед нами три полные доверху тарелки.

— Кушайте на здоровье,—докончил он.— Деревенский рулет с картофельной соломкой. Двойная порция.

Мое разочарование, возможно, перешло бы все границы, но на следующий день нам объявили официально, куда нас отправляют, и все остальное вылетело у меня из головы. Даже не верилось: я еду в Скарборо! Конечно, я знал, что это красивый курортный город на море. Но возликовал я по другой причине — он же в Йоркшире!

Вероятно, вести преступную жизнь раз от разу становится все легче. Лиха беда — начало, а потом совесть умолкает навсегда.

Так, во всяком случае, казалось мне, когда я, улизнув в самоволку, сел в автобус. Уйти из казарм не составило ни малейшего труда, на улицах Скарборо — ни единого военного полицейского, и, когда я небрежной походкой вошел в помещение автобусного вокзала, никто не обратил на меня ни малейшего внимания.

Была суббота, 13 февраля. Роды у Хелен могли начаться с минуты на минуту, так как же я мог усидеть на месте всего в нескольких милях от нее? Ни в субботу, ни в воскресенье занятий у нас не было, значит, я ничего не пропущу и меня никто не хватится. Это чисто формальное нарушение дисциплины, убеждал я себя, но все равно выбора у меня не было: любой ценой мне надо увидеться с Хелен!

Да и ждать долго не придется, думал я, взбегая на знакомое крыльцо Хестон-Грейнджа. Я ворвался в кухню и обвел ее разочарованным взглядом. Никого! А я почему-то был уверен, что Хелен ждет меня здесь с заранее распростертыми объятиями. Я во весь голос окликнул ее по имени — никакого ответа. Я застыл на месте, напряженно прислушиваясь, но тут из внутренней двери появился ее отец.

— Сын у тебя,—сказал он.

Я уцепился рукой за спинку стула.

— Как...

— Сын у тебя.

До чего же он спокоен!

— Когда?..

— Минут десять назад. Сестра Браун как раз позвонила. Интересно, что ты так сразу и вошел.

Я все еще держался за стул, и он внимательно на меня посмотрел.

— Плеснуть тебе виски?

— Виски? А зачем?

— Да так. Очень ты побелел. Ну уж перекусить тебе надо обязательно.

— Нет, нет, нет! Спасибо. Я сейчас же туда.

Он улыбнулся.

— Торопиться некуда. И не до тебя им сейчас. Лучше сначала поешь.

— Спасибо, не хочу. Можно... можно я возьму вашу машину?

Выруливая на дорогу, я все еще дрожал. Ну почему мистер Олдерсон не подготовил меня постепенно? Сказал бы для начала: «А у меня для тебя новость» или еще что-нибудь такое, вместо того чтобы оглушить с места в карьер. Когда я остановил машину перед домом сестры Браун, то все еще по-настоящему не понял, что я — отец.

Гринсайдский родильный дом — название звучное и внушительное, хотя на самом деле это было просто жилище сестры Браун. На свою практику она имела официальное разрешение, и случалось, что у нее одновременно лежали две-три роженицы из Дарроуби и его окрестностей.

Дверь мне открыла она и всплеснула руками.

— Мистер Хэрриот! Ну, за вами дело не стало! Откуда вы взялись?

Была она бодрой энергичной женщиной невысокого роста с насмешливыми глазами.

Я смущенно улыбнулся:

— Да вот... Заехал к мистеру Олдерсону, а он мне и сказал.

— Могли бы дать нам все-таки время искупать маленького, — заметила она. — Ну что поделаешь, подниметесь, посмотрите на него. Просто молодчага — девять фунтов!

По-прежнему словно во сне я поднялся следом за ней в маленькую спальню. Хелен лежала на кровати, лицо у нее раскраснелось.

— Здравствуй, — сказала она.

Я подошел и поцеловал ее.

— Как это было? — спросил я боязливо.

— Ужасно, — ответила Хелен без особого удовольствия и кивнула на колыбель рядом с кроватью.

И я впервые узрел моего сына. Малютка Джимми был кирпично-красного цвета, лицо у него выглядело оплывшим, как у пропойцы. Пока я наклонялся над

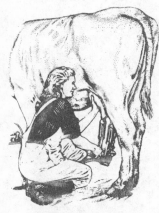

ЗЕМЛЕДЕЛЬЧЕСКАЯ
АРМИЯ
На протяжении второй
мировой войны повсюду
в йоркширских холмах
по 50 часов в неделю
трудились одетые в комбинезоны и зеленые
джемперы молодые женщины и девушки —
доили, пахали, жали, косили сено и выполняли
всякие другие сельскохозяйственные работы. Это
были члены Женской земледельческой армии,
насчитывавшей к 1943
году 80 тысяч человек.
Они заменили работников, призванных в армию. Более трети составляли горожанки — и
призванные, и уехавшие
в деревню добровольно.
Опыта у них не было
никакого; одни прошли
краткосрочные курсы,
другие учились в процессе работы. Они ехали туда, куда их посылали, но
оставались гражданской
организацией, и труд их
оплачивали фермеры, которым требовалась их
помощь.

294

ним, он стиснул крохотные кулачки под подбородком, казалось, в нем происходит отчаянная внутренняя борьба. Лицо его раздулось и побагровело — такие гримасы он строил. Затем из глубины складочек в меня злобным взглядом впились его глаза, и он высунул кончик языка из уголка губ.

— Господи! — вскричал я.

Сестра Браун с недоумением посмотрела на меня:

— Что с вами?

— Он какой-то страшненький...

— Что-о?! — Она смерила меня свирепым взглядом. — Мистер Хэрриот! Да как у вас язык повернулся? Такой красивый мальчик!

Я снова заглянул в колыбель. Джимми приветствовал меня кривой злоехидной усмешкой, полиловел и пустил несколько пузырей.

— Вы уверены, что с ним ничего такого нет?

С кровати донесся слабый смешок, но сестра Браун не сочла мои слова сколько-нибудь забавными.

— Такого? Что, собственно, вы имеете в виду? — Она негодующе выпрямилась.

— Ну, э... — сказал я, переминаясь с ноги на ногу. — Может быть, с ним что-то не так?

Мне почудилось, что она вот-вот меня ударит.

— Что-то... Да как вы смеете! О чем вы говорите? В жизни не слышала подобной чепухи! — Она умоляюще оглянулась на кровать, но глаза Хелен были закрыты, хотя она чуть-чуть улыбалась.

Я отвел взбешенную хозяйку дома в сторону.

— Сестра Браун, а у вас случайно еще одного тут нет?

— Одного — чего? — спросила она ледяным тоном.

— Ну младенца. Так сказать, новорожденного. Мне хотелось бы сравнить Джимми с каким-нибудь таким же.

Глаза у нее полезли на лоб:

— Сравнить его? Мистер Хэрриот, я не хочу вас больше слушать. Вы святого выведете из терпения!

— Но я же вас прошу, — повторил я. — Еще одного у вас не найдется?

Она молча уставилась на меня, как на нечто доселе неведомое и немыслимое.

— Ну... в соседней спальне лежит миссис Дьюберн. Малютка Сидни родился почти одновременно с Джимми.

— Можно я на него посмотрю? — умоляюще воззвал я к ней.

Она заколебалась, но ее губы сложились в сострадательную улыбку:

— Вы... вы... Хорошо, погодите минутку.

Сестра Браун вышла в соседнюю комнату, и до меня донеслись неясные голоса, потом она вернулась и сделала мне знак войти.

С миссис Дьюберн, супругой мясника, я был давно

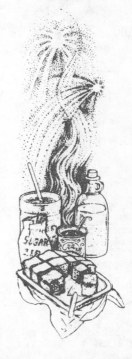

295

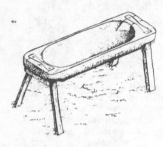

знаком. Ее обрамленное подушкой лицо было усталым и раскрасневшимся, как у Хелен.

— Мистер Хэрриот, вот уж не ждала вас увидеть! Я думала, вы в армии.

— Точнее говоря, в ВВС, миссис Дьюберн. У меня... э... увольнительная.

Я заглянул в колыбель. Сидни тоже был темно-красный и оплывший, и в нем тоже происходила какая-то внутренняя борьба, выражавшаяся в нелепых грима-сах, которые завершились оскалом беззубых десен. Я невольно попятился и сказал:

— Какой красивый мальчик!

— Да, ведь правда ужасно миленький? — с нежностью произнесла его мать.

— Нет, просто чудесный, — подхватил я, еще раз ошарашенно заглядывая в колыбель. — Большое спаси-бо, миссис Дьюберн, что вы разрешили мне посмо-треть на него.

— Ну что вы, мистер Хэрриот. Я так тронута, что вам захотелось на него взглянуть.

За дверью я перевел дух и вытер мокрый лоб. С меня точно гора свалилась — Сидни был даже по-страшнее Джимми.

Когда я вернулся к Хелен, сестра Браун сидела рядом с ней на кровати и обе они явно потешались на мой счет. (Разумеется, задним числом я должен согла-ситься, что мог показаться смешным. Теперь Сидни Дьюберн и мой сын высокие, широкоплечие, очень кра-сивые молодые мужчины, так что мои страхи оказа-лись беспочвенными.)

Сестра Браун поглядела на меня с веселой усмешкой, видимо даровав мне свое прощение:

— Наверное, вы считаете своих телят и жеребят красавцами уже в ту минуту, когда они появляются на свет?

— Ну да, — ответил я. — Не буду отрицать. По-моему, они удивительно красивы.

Как мне не раз приходилось упоминать, находчиво-стью я не отличаюсь, но на обратном пути в Скарборо у меня в уме начал складываться адский план.

Роды жены давали мне право на отпуск, но для чего он мне сейчас? Хелен пробудет у сестры Браун еще две недели. Так какой толк томиться в Дарроуби одному, а с ней видеться урывками? Нет, лучше через две недели послать себе телеграмму с извещением, что у меня ро-дился сын, и тогда отпуск мы проведем вместе.

Небезынтересно, как мои нравственные принципы не выдерживали соблазна. Но, сказал я себе, кому от этого какой вред? Я ведь ничего лишнего не присваи-ваю, а просто меняю время. Ни ВВС, ни положение на фронтах не понесут никакого морального ущерба. За-долго до того, как затемненный автобус въехал на за-темненные улицы Скарборо, я уже твердо знал, что не отступлю. На следующее же утро я написал в Дарроуби одному приятелю и объяснил ему, что и как следует сделать.

Однако выяснилось, что я все-таки не такой закоснелый преступник, каким считал себя, ибо день ото дня меня все сильнее мучили сомнения. Правила в УАК были строгими, и, попадись я на таком обмане, мне пришлось бы туго. Но надежда на отпуск, проведенный с Хелен, заслоняла все остальное.

В роковой день мы после обеда валялись на койках, как вдруг в коридоре загремел зычный голос:

— Рядовой второго класса Хэрриот! Ну-ка, Хэрриот, давай сюда!

У меня сердце ушло в пятки. Я как-то не думал, что мне придется иметь дело с самим старшим сержантом Блакеттом. Ну, там со старшим рядовым, с капралом, на худой конец с кем-нибудь из младших сержантов, но не с таким же начальством!

Старший сержант Блакетт был беспощадным блюстителем дисциплины, никогда не улыбался и обладал внутренней внушительностью, которую усугубляли высокая сухопарая фигура, широкие костлявые плечи и рубленая физиономия. Обычно нашими дисциплинарными проступками занимались младшие сержанты, но уж если воздаяние исходило от старшего сержанта Блакетта, оно запоминалось надолго.

И вновь я услышал зычный голос, раскатывавшийся над нашими головами на плацу каждое утро:

— Хэрриот! Давай-давай сюда, Хэрриот!

Я уже выскочил из спальни и рысил по натертому полу коридора. Перед высокой фигурой я остановился как вкопанный и вытянулся.

— Есть, старший сержант!

— Ты Хэрриот?

— Да, старший сержант.

Он помахивал рукой, и зажатая в его пальцах телеграмма зашуршала о голубую шерсть его брюк.

Я ждал, а сердце у меня колотилось все отчаяннее.

— Так вот, рад тебе сказать, что твоя жена разрешилась благополучно.— Он поднес телеграмму к глазам.—Значит, так: «Мальчик, оба чувствуют себя хорошо. Сестра Браун». Позволь, я тебя первый поздравлю.—Он протянул мне руку, а когда я ее пожал, вдруг улыбнулся. И внезапно стал удивительно похож на Гэри Купера, тогдашнего короля американского экрана.

— Теперь, конечно, тебе не терпится помчаться к ним, а?

Я тупо кивнул и, наверное, показался ему на редкость бесчувственным отцом и мужем. Тем не менее он положил мне руку на плечо и повел меня в канцелярию.

— Ну-ка, ребята, пошевеливайтесь!—Басовые органные ноты обрушились на писарей за столами.—

Сверхсрочное дело. Вот новоиспеченный папаша. Увольнительная, железнодорожный пропуск, жалованье — и поживей!

— Есть, старший сержант! Сию минуту, старший сержант!

А он отошел к железнодорожному расписанию на стене и начал его изучать.

— Ехать тебе ведь недалеко. Ну-ка, посмотрим. Дарроуби... Дарроуби... Ага! Поезд на Йорк отходит в три двадцать.— Он взглянул на свои часы.— Можешь успеть, если поторопишься.

Когда он снова заговорил, нарастающие волны стыда уже захлестывали меня почти с головой.

— Бегом марш собираться! А мы тем временем закончим с документами.

Я переоделся в парадную форму, кое-как запихал все необходимое в вещмешок, вскинул его на плечо и кинулся назад в канцелярию.

Старший сержант уже ждал меня с длинным конвертом в руке.

— Тут все, сынок, и времени у тебя полно.— Он оглядел меня с ног до головы, потом обошел со всех сторон и поправил белую эмблему на моей фуражке.— Так-то лучше. Надо ведь, чтобы твоей хозяйке тебя не стыдно было, верно? — Он снова одарил меня гэрикуперовской улыбкой. Как это я раньше не замечал, что он очень красивый мужчина, а глаза у него добрые?

Мы пошли по коридору к выходу.

— Это у тебя первый, так?

— Да, старший сержант.

Он кивнул:

— Знаменательный для тебя день. У меня их трое. Совсем уже взрослые стали, но все равно я по ним стосковался. Чертова война! Знаешь, я тебе завидую: войдешь вечером в дверь и увидишь своего сына, в самый что ни на есть первый раз.

У меня даже уши горели, таким виноватым я себя почувствовал. Мы остановились на верхней площадке лестницы, и я не сомневался, что бегающие глаза и смущенный вид выдадут меня с головой. Но старший сержант Блакетт смотрел куда-то поверх моей головы.

— Знаешь, малый,— сказал он негромко,— самое лучшее время в твоей жизни подошло.

По парадной лестнице нам ходить не разрешалось, и, сбегая по узким каменным ступенькам черного хода, я снова услышал зычный голос:

— Кланяйся от меня обоим!

Мне было донельзя хорошо с Хелен. Мы отправлялись на долгие прогулки, и я узнал, какое это удовольствие — катить перед собой коляску. А Джимми каким-то чудом преобразился в очень даже симпатичного младенца. Получи я отпуск в положенное время, всего

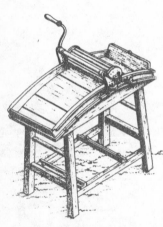

ОТЖИМ ПАХТЫ
Из только что сбитого масла можно было относительно легко удалить пахту, если пропустить его через отжим. Выгнутый лоток (длиной в метр) снабжен деревянным в желобках катком, который, когда его вращают за ручку, движется по лотку взад-вперед, отжимая масло. Пахта стекает к обоим концам лотка. Ее сливают в маслобойку к остальной пахте, которая идет на корм свиньям или добавляется в тесто для лепешек и овсяного хлеба.

этого счастья мне не видать бы, так что мой план увенчался бесспорным успехом.

Но никакого торжества я не испытывал. Что-то меня грызло. И грызет по сей день.

Старший сержант Блакетт испортил мне всю радость.

6

Миссис Бек не упускает своего

Миниатюрная старушка протянула мне чашку с чаем, а меня пробрала холодная дрожь: ну вылитая миссис Бек!

Соседняя церковь устроила званый чай для нас, будущих летчиков, скучающих по родному дому. Я поблагодарил, взял чашку и машинально сел, не в силах отвести глаз от лица милой старушки.

Миссис Бек! Вот она стоит в приемной у окна.

— О-хо-хонюшки! Вот уж не думала, что вы такой бессердечный, мистер Хэрриот!—Подбородок у нее задрожал, и она посмотрела на меня с кротким упреком.

— Миссис Бек! Вовсе я не бессердечен, поверьте, но я не могу сделать полостную операцию вашей кошке за десять шиллингов.

— А я-то думала, что уж бедной вдове вы не откажете.

Я окинул взглядом кругленькую, крепко сбитую фигурку, румяные щечки, седые волосы, стянутые на затылке в аккуратный пучок. Вдова-то она вдова, но вот бедная ли? Основания сомневаться у меня кое-какие были. Например, ее сосед в деревушке Рейтон относился к такой идее весьма скептически.

— Одна брехня, мистер Хэрриот,— объявил он.— Ее только послушать! А у самой чулок битком набит. Одной недвижимости у нее тут сколько!

Я набрал в грудь побольше воздуха.

— Миссис Бек, мы часто делаем скидку тем, кому нечем заплатить. Но ведь эта операция не первой необходимости...

— Как так, не первой?—возмутилась старушка.— Я же вам толкую: Джорджина то и дело котится. Только одними разродится, а уж глядишь, вот-вот других принесет. Я прямо сна лишилась: все жду, когда опять...—Она утерла глаза.

— Я все понимаю и очень вам сочувствую. Но могу только повторить: есть лишь один выход— стерилизовать вашу кошку, и стоит это один фунт.

— Столько у меня нету.

Я развел руками.

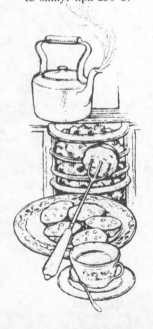

— Вы же просите меня прооперировать ее за полцены. Это смешно. Надо удалить матку и яичники. Под общей анестезией. И за все — десять шиллингов? Абсурд.

— Жестокий вы человек! — Она отвернулась к окну, и плечи у нее затряслись. — Бедной вдовы не жалеете!

Продолжалось это уже десять минут, и я более не сомневался, что имею дело с волей куда более твердой, чем моя. Взгляд на часы сказал мне, что я опаздываю на вызовы, выйти же победителем из этого спора надежды не было никакой. Я вздохнул. А вдруг она и правда бедная вдова?

— Ну хорошо, миссис Бек, я прооперирую ее за десять шиллингов. В виде исключения. Днем во вторник вам удобно?

Она мгновенно отвернулась от окна, уже сияя улыбкой.

— Удобно, как не удобно? Вот одолжили, так одолжили!

Она просеменила мимо меня в коридор. Я последовал за ней.

— Только вот что, — сказал я, распахивая перед ней парадную дверь. — С середины дня понедельника Джорджину не кормите. Желудок у нее, когда вы ее привезете, должен быть совершенно пустым.

— Как так — привезу? — Недоумение ее было неописуемым. — У меня автомобиля нету. Я думала, вы за ней заедете.

— Заеду? Но ведь до Рейтона пять миль!

— Ну да. И назад потом привезете. Мне ведь не на чем.

— Заехать... прооперировать... отвезти назад — и все за десять шиллингов?

Миссис Бек еще улыбалась, но в глазах у нее появился стальной блеск.

— Цену-то вы сами назначили. Десять шиллингов.

— Но... но...

— Вот вы опять за свое! — Улыбка погасла окончательно, и миссис Бек наклонила голову набок. — Я ведь бедная вдова...

— Хорошо, хорошо, — поспешно перебил я. — Во вторник заеду.

А днем во вторник я клял себя за мягкотелость. Будь кошка в операционной в два, в половине третьего, я бы с ней разделался и поехал по вызовам. Поработать полчаса в убыток еще так-сяк, но сколько времени отнимет вся эта возня?

Проходя по коридору, я заглянул в открытую дверь гостиной. Тристан крепко спал в своем любимом кресле, вместо того чтобы штудировать учебники. Я вошел и залюбовался безмятежной расслабленностью, которая отличает любителей поспать. Лицо у него было ясным и беззаботным, как у младенца, поперек его груди лежала «Дейли миррор», раскрытая на странице с комиксами, пальцы свесившейся руки сжимали окурок сигареты. Я осторожно подергал его за плечо.

— Хочешь со мной, Трис? Мне надо съездить за кошкой.

Очнулся он не сразу, долго потягивался, морщился, но природная доброта взяла верх.

— Само собой, Джим,— выговорил он на заключительном зевке.— С большим удовольствием.

Дом миссис Бек стоял посредине Рейтона слева от шоссе. На свежевыкрашенной калитке я прочел название «Жасмины». Мы пошли по дорожке к крыльцу, дверь распахнулась, и кругленькая старушка приветливо помахала нам.

— Добрый день, добрый день! Рада видеть вас обоих.

Она проводила нас в гостиную, обставленную хорошей мебелью, которая никак не свидетельствовала о бедности. За открытой нижней дверцей буфета я увидел рюмки и строй бутылок. Прежде чем миссис Бек небрежным движением колена захлопнула дверцу, я успел разглядеть этикетки дорогого шотландского виски, черри-бренди и хереса.

Кивнув на картонную коробку, обвязанную веревкой, я сказал:

— Отлично! Можно ее забрать?

— Господь с вами! Она в садике. У нее так уж заведено: днем там гулять.

— В садике? — повторил я нервно.— Будьте добры, сходите за ней, мы торопимся.

Через выложенную плиткой кухню мы вышли на заднее крыльцо. К деревенским домам часто примыкают обширные участки, и у миссис Бек он был очень ухожен. Цветочные бордюры окаймляли газон, на который ложились золотистые отблески яблок и груш, отягощавших ветви деревьев.

— Джорджина! — сладко пропела миссис Бек.— Где ты, дусенька?

Зов ее остался безответен, и она оглянулась на меня с лукавой улыбкой: — Видно, чертовочка затеяла с нами в прятки поиграть. Она это страх как любит.

— Неужели? — сказал я без всякого умиления.— Но лучше бы она вышла к нам. У меня совершенно нет...

Вдруг из хризантем выскочила на редкость толстая кошка и устремилась через газон к рододендронам. Тристан рванулся в погоню. Едва он скрылся за зеленой купой, как кошка стремглав вылетела назад на газон, дважды обежала его и вскарабкалась по корявому стволу на длинный сук. Тристан, чьи глаза азартно блестели, поднял с земли пару паданцев.

— Она у меня сейчас оттуда слезет, Джим,— шепнул он и прицелился.

Я ухватил его за руку и прошипел:

— Ты с ума сошел, Трис! Ни в коем случае. Брось сейчас же!

— Так ведь... Ну ладно, ладно.—Он уронил паданцы и направился к дереву.—Не беспокойся, я ее и так сниму.

— Погоди!—Я вцепился ему в пиджак.—Я сам! А ты стой тут и хватай ее, если она спрыгнет.

Тристан посмотрел на меня с горькой укоризной, но получил в ответ свирепый взгляд. Судя по резвости Джорджины, она, дай Тристан волю своему энтузиазму, мигом оказалась бы в соседнем графстве.

Я начал карабкаться на дерево. Кошек я люблю и всегда любил, а так как животные, по моему твердому убеждению, инстинктивно понимают, кто к ним относится с симпатией, то мне обычно удается справиться с самыми сварливыми представителями кошачьего племени. Откровенно говоря, я гордился своим умением приводить кошек к одному знаменателю и никаких затруднений не предвидел. Слегка отдуваясь, я добрался до сука и протянул руку к припавшей к нему Джорджине.

— Кисонька-киса!—проворковал я самым обольстительным своим кошачьим тоном.

Она холодно поглядела на меня и круче выгнула спину.

Я протянул руку как мог дальше.

— Кис-кис-кис!—Мой голос лился жидким медом, а пальцы уже подобрались к ее мордочке. Вот сейчас я легонько почешу у нее под подбородком, и она будет моя. Беспроигрышный прием!

— Пф!—предостерегающе произнесла Джорджина, но я ничтоже сумняшеся коснулся ее шеи.

— Пф-пф!—фыркнула Джорджина, и молниеносный удар левой лапой оставил кровавую борозду на тыльной стороне моей руки.

Я отступил, бормоча себе под нос не слишком лестные эпитеты, и вытер кровь. Снизу донесся веселый смех миссис Бек.

— Вот плутовка! Уж такая игрунья, такая игрунья!

Я выпустил воздух сквозь стиснутые зубы и вновь начал тянуть руку по суку. На этот раз, угрюмо решил я, обойдемся без тонкостей. Ухвачу за шкирку — и дело с концом. Словно прочитав мои мысли, Джорджина попятилась на тонкую ветку, которая прогнулась под ее тяжестью, и грациозно соскочила на землю.

Тристан тигром бросился на нее и ухватил за заднюю ногу. Джорджина умело извернулась и погрузила зубы в подушечку его большого пальца. И вот тут Тристан показал, чего он стоит. Испустив истошный, но краткий вопль, он выпустил ногу и сразу же поймал Джорджину за шкирку. Секунду спустя он выпрямился: в его высоко поднятой руке извивалась мохнатая фурия.

— Все в порядке, Джим. Вот она!

— Молодчага! Только не упусти!—пропыхтел я и соскользнул по стволу как мог быстрее. Даже черезчур быстро: зловещий треск возвестил, что мой рукав украсился треугольной прорехой. Но мне было не до пустяков — я галопом увлек Тристана в дом и открыл картонку. В те дни еще не изобрели специальных корзин для перевозки кошек, и запихнуть в картонку Джорджину, которая била во все стороны лапами и протестующе выла отвратным голосом, было нелегкой задачей.

Упаковывали мы ее минут десять, и, направляясь к машине с хлипкой картонкой, пусть и обмотанной шпагатом, я отнюдь не испытывал спокойствия.

Мы уже собрались ехать, но тут миссис Бек махнула нам, и, воспользовавшись паузой, прежде чем она заговорила, я снова стер кровь с руки, а Тристан пососал большой палец.

— Мистер Хэрриот,— проникновенно сказала миссис Бек,— вы уж с ней поласковее, она же у меня такая робкая.

Мы не проехали и полумили, как у меня за спиной послышалась отчаянная возня.

— Назад! Кому говорят! Назад, дрянь ты эдакая.

Я оглянулся. Тристану приходилось туго. Видимо, ездить в машине Джорджине не нравилось, и из всех щелей картонки высовывались когтистые лапы. А один раз почти целиком протиснулась разъяренная мордочка. Тристан упорно запихивал назад все, что возникало из щелей, но в его криках нарастала безнадежность — он явно проигрывал неравный бой.

Заключительный вопль я принял как фатальную неизбежность:

— Джим, она выбралась! Выбралась, сволочь!

Чудесно! Тот, кому доводилось водить машину, когда в ней мечется ополоумевшая кошка, сумеет оценить мое положение по достоинству. Я припал к баранке, а мохнатый комок прыгал на дверцы, царапал крышу, ударялся о ветровое стекло. Тристан тщетно пытался его ухватить, привставая и изгибаясь самым невероятным образом.

Однако судьбе-злодейке и этого показалось мало. Выкрики и охи у меня за спиной внезапно оборвались, и тут же Тристан взвыл:

— Джим, чертова бестия обгадилась! И продолжает!

Кошка явно пускала в ход все виды оружия, какими располагала, о чем Тристан мог бы и не сообщать: мой нос его опередил, и я поспешно опустил стекло — для того лишь, чтобы поднять его вдвое быстрее: перед моим умственным взором проплыл образ Джорджины, выпрыгивающей в окно и исчезающей в неизвестном направлении.

У меня нет желания подробно вспоминать конец поездки. Я старался дышать ртом, Тристан усердно дымил одной сигаретой за другой, но эти меры мало что меняли. Завидев Дарроуби, я остановил машину,

РЕЗАК

Пастух, обходясь без помощи ветеринара, производил над каждым ягненком небольшую операцию — обрубал ему хвост до 5-сантиметровой длины. Длинный хвост пачкался в экскрементах, его облепляли мухи, откладывавшие яйца в шерсти. Личинки внедрялись в кожу, и ягненок серьезно заболевал. Перед тем как ампутировать хвост, пастух нагревал железный или стальной резак на рукоятке длиной около 30 см и затем нажимал им на хвост, положенный на чурбак. Горячий металл рассекал хвост мгновенно.

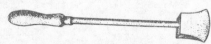

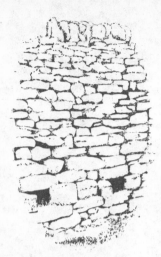

и мы дружными усилиями, а также ценой еще нескольких ран, включая на редкость болезненную царапину
по всей длине моего носа, все-таки водворили Джорджину назад в картонку.

Даже на операционном столе Джорджина так просто не сдалась. Для анестезии мы пользовались эфиром
с кислородом, но эта киса умудрялась под маской не
дышать и, когда мы решали, что она все-таки уснула,
вновь принималась буйствовать. В конце концов мы
кое-как ее усыпили, но оба были насквозь мокры от пота.

Овариогистерэктомия *— операция не очень сложная, когда речь идет о кошке, и теперь мы проделы-
ваем их сотни без малейших осложнений, но в тридцатые годы к ней прибегали редко, а уж тем более в сельских краях, так что я еще не успел набить руку.

Однако свои предпочтения и идиосинкразии у меня
уже выработались: например, с худыми кошками
я управлялся легко и просто, но толстые доставляли
мне много хлопот. Джорджина же была на редкость
толстой.

Когда я вскрыл ее брюшную полость, оттуда, скрыв
под собой все, поднялась океанская волна жира. И уж
не знаю, сколько времени я, изнемогая от нервного напряжения, приподнимал пинцетом то петлю кишки, то
сальник, уныло их разглядывал и убирал обратно.
Мной все больше овладевала томительная слабость, но
тут наконец-то металлические кончики подцепили розовый яичник и вытянули наружу узкую ленточку матки. Дальше все пошло как по маслу, но странную мою
слабость не рассеял даже последний стежок.

Я уложил спящую кошку в картонку и кивнул Тристану.

— Поехали, пока она не проснулась,— и направился к двери, как вдруг он меня остановил.

— Джим,— произнес он торжественно,— ты же
знаешь, что я твой друг.

— Естественно, Трис.

— Я для тебя на все готов, Джим.

— Верю.

— За одним исключением: в эту чертову машину
я больше не сяду!

Я устало кивнул: ах, как я его понимал!

— Твоя воля,— ответил я.— Ну а мне пора.

Прежде чем сесть за руль, я обрызгал машину внутри обеззараживающей жидкостью с сосновым ароматом, но толку от нее было мало. Впрочем, уповал я только на то, что Джорджина проспит до самого Рейтона, но и эта надежда разлетелась прахом еще до того,
как я пересек рыночную площадь. Из картонки на заднем сиденье донесся зловещий звук, словно где-то в от-

---

* Хирургическое удаление матки и яичников.

далении гудел пчелиный рой. Я знал, что сие означает: действие анестезии подходило к концу.

Выбравшись на шоссе, я выжал газ, что делал крайне редко — ведь стоило моему драндулету набрать скорость свыше сорока миль в час, как и мотор, и кузов поднимали такой протестующий грохот, что казалось, они вот-вот рассыплются на части. Но в эту минуту мне было все равно: пусть себе рассыпаются. Стиснув зубы, выпучив глаза, я мчался по шоссе, но не видел ни полосы асфальта впереди, ни убегающих по сторонам каменных стенок. Мое внимание было сосредоточено у меня за спиной: гудение пчелиного роя там словно бы приближалось, становилось все более гневным.

Когда оно перешло в злобное мяуканье, сопровождавшееся треском картона под рвущими его когтями, я затрепетал. И как только с лязганьем влетел в Рейтон, рискнул покоситься через плечо. Джорджина наполовину выбралась из картонки. Закинув руку назад, я сдавил ей шею, а когда добрался до «Жасминов», свободной рукой вытянул тормоз, Джорджину же водворив к себе на колени.

Сгорбившись, я испустил невероятный вздох облегчения, и мои окостеневшие губы почти разошлись в улыбке, когда я увидел, что к нам по садовой дорожке семенит миссис Бек.

С радостным возгласом она выхватила у меня Джорджину, но тут же охнула от ужаса, узрев на ее боку выбритый участок кожи и два стежка.

— У-у-у, дусенька моя! Что с тобой сделали эти гадкие дядьки? — Прижав кошку к груди, она смерила меня негодующим взглядом.

— Она прекрасно себя чувствует, миссис Бек,— сказал я.— Вполне нормально. На ночь дайте ей немного молока, а завтра она уже может есть твердую пищу. Никаких причин тревожиться нет.

— Ну что же... — Она нахмурилась.— А теперь вы небось хотите деньги получить? — добавила она, косо взглянув на меня.

— Собственно говоря... э....

— Ладно, погодите, сейчас схожу.— Она повернулась и ушла в дом. Я стоял, прислонясь к смрадной машине, чувствовал, как саднят царапины на руках и на носу, поглаживал прореху на рукаве и ощущал себя полностью вымотанным — и физически, и морально. За всю вторую половину дня я всего-то стерилизовал одну-единственную кошку, но ни на что больше у меня не осталось сил. Я тупо смотрел на приближающуюся миссис Бек. В руке она держала кошелек и, выйдя за калитку, встала прямо напротив меня.

— Десять шиллингов, так, что ли?

— Совершенно верно.

Она пошарила в кошельке, после паузы извлекла из него на свет десятишиллинговую бумажку и устремила на нее грустный взгляд.

20—932

— Ах, Джорджина, Джорджина, дорого же ты мне стоишь! — произнесла она печально.

Я робко протянул руку, но миссис Бек отдернула бумажку.

— Минутку! Я было и не вспомнила. Вы же будете швы снимать?

— Да. Через десять дней.

— Вот тогда и рассчитаемся. Ведь вам все равно еще раз приезжать. — Она сурово поджала губы.

— Как... еще раз? Не можете же вы требовать...

— Платить за неоконченную работу — это несчастье накликать, я так считаю. Я вам деньги, а с Джорджиной беда случится?

— Но... но...

— Нет уж, мое слово твердое, — сказала она, убрала бумажку в кошелек и защелкнула его с неумолимым видом. А потом повернулась и засеменила к дому. Но на полпути посмотрела на меня через плечо, улыбнулась и сказала:

— Вот так и сделаем. Уплачу, как вы приедете швы снимать.

7

Вопли и шепотки

По-моему, сержанты всегда вопят. Если орали не на меня, так на кого-нибудь другого. И все-таки ни один сержант не мог бы потягаться мощью голоса с Леном Хэмпсоном.

По дороге на ферму Лена мне захотелось остановиться. Я свернул к обочине и положил локти на руль. День выдался жаркий и тихий, а этот удивительно красивый уголок был защищен холмами от резких ветров, которые иссушали на вершинах все, кроме вереска и жесткой травы пустошей.

Тут в зеленых ложбинах и овражках поднимали к небу свои могучие ветви величавые дубы, вязы, тополя, и их пышная листва даже не трепетала — таким неподвижным был воздух.

В зеленых просторах вокруг — ни единого движения, тишину нарушают только жужжание пролетающей пчелы и блеяние овец где-то вдали.

В открытые окна машины лились запахи лета — дыхание нагретой травы и клевера, ароматы невидимых цветов. Но в машине им приходилось вступать в соперничество с густым коровьим запахом. Перед этим я целый час вакцинировал вольно пасущееся стадо в пятьдесят голов и теперь сонно взирал на безмятежный пейзаж, сидя в замызганных брюках и заскорузлой от пота рубашке.

Я открыл дверцу. Сэм, наш с Хелен пес, радостно спрыгнул на землю и скрылся в лесочке. Я последовал за ним в прохладную тень, где среди толстых темных стволов веяло сосновой хвоей и сыростью опавших листьев. Откуда-то сверху, из сплетения ветвей, доносилось воркование горлицы — самые мирные звуки в мире.

И вот тут, хотя от фермы нас отделяли два луга, я услышал голос Лена Хэмпсона. Нет, он не скликал разбредшихся коров, а просто беседовал с членами своей семьи — как обычно, на пределе мощности своих неутомимых голосовых связок.

Когда я подъехал к ферме, Лен открыл мне ворота.

— Доброе утро, мистер Хэмпсон, — сказал я.

— ВАША ПРАВДА, МИСТЕР ХЭРРИОТ, — загремел он. — УТРО РАСЧУДЕСНОЕ.

Я даже попятился, но трое его сыновей только весело ухмыльнулись. К чему, к чему, а уж к голосу отца они, конечно, привыкли.

— Вы хотели показать мне свинью? — сказал я, держась на почтительном расстоянии.

— АГА. ХОРОШИЙ ТАКОЙ БОРОВОК. ЧТО-ТО С НИМ ПРИКЛЮЧИЛОСЬ. ДВА ДНЯ НИЧЕГО НЕ ЕСТ.

Мы вошли в хлев, и я сразу же определил, кого мне предстоит лечить. Все дородные бело-розовые обитатели хлева заметались при виде чужого человека — все, кроме одного, который, понурившись, стоял в углу.

Свиньи обычно сопротивляются попыткам смерить им температуру, но этот боровок даже не пошевелился, когда я вставил термометр в прямую кишку. Температура оказалась лишь немного выше нормальной, но вид у животного был обреченный. Он застыл в неподвижности, чуть выгнув спину, избегая любых движений, а глаза у него были мутные и испуганные.

Я поглядел на красную физиономию Лена Хэмпсона, который всем весом навалился на загородку.

— Это началось сразу или постепенно? — спросил я.

— ЗА ОДНУ МИНУТУ! — В тесном помещении рев был совершенно оглушительным. — ВЕЧЕРОМ В ПОНЕДЕЛЬНИК БЫЛ ЗДОРОВЕХОНЕК, А УТРОМ ВО ВТОРНИК — НА ТЕБЕ!

Я ощупал живот боровка. Мышцы были напряжены и тверды, как доски, так что обнаружить что-либо определенное с помощью пальпации не удалось, но брюшная стенка была болезненна повсюду.

— Мне уже приходилось видеть их в таком состоянии, — сказал я. — У него разрыв кишечника. Это случается, когда свиньи дерутся или толкают друг друга, особенно сразу после кормежки.

— И ЧТО ТЕПЕРЬ БУДЕТ?

— Дело в том, что содержимое кишечника попало в брюшину и вызвало перитонит. Я вскрывал таких свиней — в брюшной полости сплошные спайки, словно

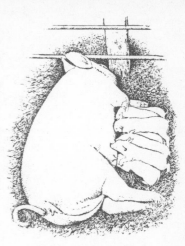

307

все органы срослись. Боюсь, шансов на выздоровление почти нет.

Лен снял кепку, почесал лысый затылок и водрузил потрепанный головной убор на место.

— УЖ ОЧЕНЬ ХОРОШИЙ БОРОВОК! ТАК ЧТО ДЕЛО БЕЗНАДЕЖНОЕ, ЧТО ЛИ? — Несмотря на огорчение, он не понизил голоса ни на полтона.

— Боюсь, что так. Они обычно едят очень мало и стремительно худеют. Разумней будет теперь же его забить.

— НЕ НРАВИТСЯ МНЕ ЭТО! НЕ ЛЮБЛЮ ТАК ПРЯМО СДАВАТЬСЯ, МОЖЕТ, НАЙДЕТСЯ КАКОЕ СРЕДСТВО? ПОКА ЕСТЬ ЖИЗНЬ, ЕСТЬ И НАДЕЖДА, ВЕРНО?

Я улыбнулся.

— Ну, какая-то надежда всегда есть, мистер Хэмпсон.

— А РАЗ ТАК, ДАВАЙТЕ ПОПРОБУЕМ. ПОПЫТКА НЕ ПЫТКА, А?

— Ну хорошо. — Я пожал плечами. — Боли он особой не испытывает, просто чувствует себя неважно. Значит, можно попытаться. Я оставлю вам порошки.

Пробираясь наружу из хлева, я невольно залюбовался остальными свиньями.

— Просто загляденье! — сказал я. — Таких отличных свиней мне, честное слово, видеть еще не приходилось. Видно, что вы хорошо их кормите.

Это была ошибка: удовольствие добавило к его голосу много лишних децибелов.

— АГА! — взревел он. — КОРМИ ИХ КАК СЛЕДУЕТ, И УЖ ОНИ ТЕБЯ ОТБЛАГОДАРЯТ!

Когда я добрался до машины и открыл багажник, у меня все еще звенело в голове. Я вручил Лену пакет моих верных сульфаниламидных порошков. Они не раз выручали меня, но тут я от них особых чудес не ждал.

По иронии судьбы мне пришлось отправиться от чемпиона по крику среди наших клиентов к чемпиону по шепоту. Элайджа Уэнтворт общался с себе подобными только на пониженных тонах.

Когда я подъехал, мистер Уэнтворт мыл из шланга коровник. Он обернулся и поглядел на меня с обычным своим глубоко серьезным выражением. Этот высокий худой человек отличался чрезвычайной правильностью речи, чинностью манер и внешне совершенно не походил на небогатого фермера, работающего в поте лица своего с утра до ночи. Такому впечатлению способствовала и его одежда, которая больше годилась для канцелярской работы, чем для его тяжелого труда.

На голове у него была аккуратно надета почти новая фетровая шляпа, которую я волей-неволей изучил во всех деталях, потому что он подошел ко мне почти вплотную, быстро оглянулся по сторонам и зашептал:

— Мистер Хэрриот, боюсь, это что-то очень серьезное.—Он всегда говорил так, словно сообщал нечто чрезвычайно важное и секретное.

— Очень жаль. А в чем дело?

— Отличный бычок, мистер Хэрриот, и тает прямо на глазах.—Он придвинулся ко мне еще ближе и шепнул мне прямо в ухо:—Подозреваю туберкулез!—Потом попятился, страдальчески хмурясь.

— Действительно нехорошо,—сказал я.—А где он?

Мистер Уэнтворт поманил меня пальцем, и я последовал за ним в стойло. Бычок был герефордским гибридом и, если бы не исхудал и не ослабел, должен был бы весить около полутонны. Тревога мистера Уэнтворта была мне понятна, но у меня уже выработалось диагностическое чутье, и я ни на секунду не усомнился, что туберкулез тут ни при чем.

— Он кашляет?—спросил я.

— Нет, совсем не кашляет. А вот понос наблюдается.

Я внимательно осмотрел бычка, и типичные симптомы — отечность в подчелюстной области, вздутость живота, желтушность слизистых оболочек — сразу подсказали мне диагноз.

— По-моему, мистер Уэнтворт, это фасциолез. Причина его состояния — печеночный сосальщик. Я пошлю пробу навоза для анализа на яйца сосальщика, но лечить начну немедленно.

— Печеночный сосальщик? Где же он мог его подхватить?

— На сыром пастбище. Вы где его последнее время пасли?

— Вон там,—фермер указал куда-то за дверь.—Пойдемте, я вам покажу.

Через несколько сотен шагов мы прошли через ворота, потом через вторые и оказались на широком ровном лугу у подножия холма. Упругость дерна под ногами и растущая кое-где болотная трава говорили сами за себя.

— Самое подходящее место,—сказал я.—Как вам известно, это паразит, внедряющийся в печень, но на протяжении своего жизненного цикла он некоторое время развивается в малом прудовике, а эта улитка обитает поблизости от воды.

Мистер Уэнтворт несколько раз торжественно кивнул и принялся оглядываться по сторонам, из чего я заключил, что он намеревается что-то сказать. Он вновь вплотную придвинулся ко мне и внимательно осмотрел горизонт. На мили вокруг раскинулись луга, нигде не было видно ни единой живой души, и тем не менее он как будто опасался, что его подслушают.

Почти касаясь щекой моей щеки, он шепнул мне на ухо:

— Я знаю, кто в этом виноват.

— Неужели? И кто же?

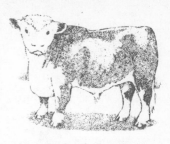

БЫК ГЕРЕФОРДСКОЙ ПОРОДЫ
Широкая белая голова с желтыми рогами, чуть волнистая рыжая шерсть и белое брюхо позволяют сразу узнать мясной скот герефордской породы, который можно увидеть в Англии повсюду. Разводят его также в Канаде, Австралии, Аргентине и на ранчо американского Запада. По выносливости он остается непревзойденным. Выведены герефордцы были столетия назад в пограничной области Уэльса, круглый год живут под открытым небом, не боятся ни холодов, ни засухи, быстро и отлично нагуливают вес на подножном корму без каких-либо добавок. Эти качества передаются потомству герефордских быков, полученному и от коров другой породы. Такие гибриды обязательно имеют белую морду и плотное сложение.

309

Он вновь быстро удостоверился, что рядом никто не возник из-под земли, и опять обдал меня жарким дыханием:

— Помещик, у которого я арендую землю.

— Но при чем тут он?

— Палец о палец не ударит.— Мистер Уэнтворт повернул ко мне лицо с широко раскрытыми глазами, а затем вновь прильнул к моему уху:— Сколько лет обещает осушить этот луг — и ничего не делает.

Я отступил на шаг.

— Тут я ничем вам помочь не могу, мистер Уэнтворт. Но в любом случае у вас есть и другой выход — истребить улиток медным купоросом. Потом я объясню вам как, но для начала займусь бычком.

У меня в багажнике был гексахлорэтан. Я разболтал его в бутылке воды и подошел к бычку. Могучее животное без сопротивления позволило открыть ему рот и влить лекарство в глотку.

— Он очень ослабел,— заметил я.

— Очень! — Мистер Уэнтворт тревожно посмотрел на меня.— Я думаю, он скоро ноги протянет.

— Зачем же так мрачно, мистер Уэнтворт! Выглядит он, конечно, очень плохо, но, если это сосальщик, лекарство должно помочь. Сообщите мне, как он будет себя чувствовать.

Примерно месяц спустя я прохаживался в базарный день между ларьками, установленными на булыжнике. У дверей «Гуртовщиков», как всегда, толпились фермеры, разговаривая между собой, заключая сделки с торговцами скотом и зерном, но все заглушали зазывные выкрики продавцов.

Меня прямо-таки заворожил продавец сластей. Он горстями сыпал их в бумажные пакеты, бойко приговаривая:

— Мятные лепешки, лучше не найти! Лакричные палочки всех сортов! Леденчики тоже не помешают! Вложим парочку шоколадок! Подсыплем ирисок! Добавим рахат-лукумчику! — И, помахивая набитым пакетом, торжествующе выкликал:— Давай налетай! Шесть пенсов все удовольствие!

«Поразительно! — подумал я, отходя.— Как это у него ловко получается!»

И тут от дверей «Гуртовщиков» меня окликнул знакомый голос:

— ЭЙ, МИСТЕР ХЭРРИОТ! — Не узнать Лена Хэмпсона было невозможно. Он надвинулся на меня, краснолицый и бодрый.— ПОМНИТЕ БОРОВКА, КОТОРОГО ВЫ У МЕНЯ ПОЛЬЗОВАЛИ? — Он, несомненно, выпил по поводу базарного дня пару-другую кружек пива, и его голос не стал от этого тише.

Фермеры кругом навострили уши. Болезни чужого скота — извечная тема, полная животрепещущего интереса.

— Конечно, помню, мистер Хэмпсон,— ответил я.

— ОН ТАК И ЗАЧАХ,— взревел Лен.

Я заметил, как вспыхнули глаза фермеров. Плохой исход— это даже еще интереснее.

— Да? Мне очень жаль.

— АГА! В ЖИЗНИ НЕ ВИДЕЛ, ЧТОБ СВИНЬЯ ТАК ХУДЕЛА!

— Да?

— ТАЯЛ, МОЖНО СКАЗАТЬ, НЕ ПО ДНЯМ, А ПО ЧАСАМ!

— Очень жаль. Но, если помните, я предупреждал...

— ТОЛЬКО КОЖА ДА КОСТИ ОСТАЛИСЬ! — громовой рев раскатывался по рыночной площади, заглушая жалкие выкрики продавцов. А торговец сластями даже умолк и слушал с таким же жадным любопытством, как и все вокруг.

Я тревожно посмотрел по сторонам.

— Что же, мистер Хэмпсон, я ведь сразу объяснил...

— НУ НИ ДАТЬ НИ ВЗЯТЬ ЖИВОЙ СКЕЛЕТ! ПРЯМО ЖУТЬ БРАЛА, НА НЕГО ГЛЯДЯ.

Я понимал, что Лен вовсе не жалуется, а просто делится со мной впечатлениями, но я предпочел бы, чтобы он воздержался.

— Спасибо, что вы мне рассказали,— пробормотал я.— Но мне пора...

— УЖ НЕ ЗНАЮ, ЧТО ЗА ПОРОШОЧКИ ВЫ ЕМУ ОСТАВИЛИ...

Я откашлялся.

— В них входили...

— ... ТОЛЬКО ПОЛЬЗЫ ОНИ ЕМУ НИКАКОЙ НЕ ПРИНЕСЛИ!

— Ах, так. Но мне действительно пора...

— НА ТОЙ НЕДЕЛЕ Я СДАЛ ЕГО ЖИВОДЕРУ.

— К сожалению...

— ПОШЕЛ НА СОБАЧЬЕ МЯСО, БЕДНЯГА!

— Да, конечно...

— НУ ТАК ВСЕГО ВАМ ХОРОШЕГО, МИСТЕР ХЭРРИОТ!

Он повернулся и ушел, а кругом воцарилась вибрирующая тишина. Чувствуя себя центром нежелательного внимания, я собрался было улизнуть, но тут кто-то мягко потрогал меня за локоть. Обернувшись, я увидел Элайджу Уэнтворта.

— Мистер Хэрриот,— шепнул он.— Помните бычка?

Я уставился на него. Только этого мне не хватало! Фермеры тоже уставились на него, но с явным предвкушением.

— Так что же, мистер Уэнтворт?

— Знаете,— он нагнулся и прошелестел мне в ухо,— это же просто чудо. Начал поправляться, как только вы дали ему это лекарство.

Я отступил на шаг.

— Прекрасно! Но если можно, говорите погромче.

Очень трудно что-нибудь расслышать! — Я торжествующе поглядел по сторонам.

Он настиг меня и положил подбородок мне на плечо.

— Я, конечно, не знаю, что вы ему дали, но лекарство чудесное. Просто поверить трудно. Каждый день глядел на него, а он все тучнее становится.

— Отлично! Но не могли бы вы говорить чуточку погромче? — настойчиво попросил я.

— Такой стал жирный, хоть на хлеб намазывай! — Еле слышный шепот защекотал мне ухо. — На аукционе за него дадут высшую цену.

Я снова попятился.

— Да... Да... Простите, я не расслышал.

— Я уж думал, ему не выжить, мистер Хэрриот, но вы спасли его своим искусством, — сказал он, произнося каждое слово мне в ухо самым нежным пианиссимо.

Фермеры ничего не услышали, их интерес угас, и они начали разговаривать между собой. Продавец сластей принялся снова наполнять пакеты и восхвалять их содержимое, и тут мистер Уэнтворт доверил мне свою главную тайну:

— Такого блистательного, можно сказать, волшебного исцеления мне еще видеть не доводилось!

8

Сладость мести

— У Хэрриота этого молоко на губах не обсохло. Дурак круглый, одно слово.

От такой характеристики носа не задерешь, и добрый эль у меня во рту вдруг стал кислее уксуса. На пути домой я заглянул в «Корону и якорь» и уютно расположился в полном одиночестве в «кабинете». Фразы эти донеслись до меня из общего зала сквозь неплотно притворенную дверь.

На это неприятное воспоминание меня натолкнул вывод, к которому я пришел в тот момент: мой летный инструктор лейтенант Вудем явно считает меня человеком, стоящим на крайне низком уровне умственного развития.

А тогда, в «Короне и якоре», я подвинулся так, чтобы заглянуть сквозь щель в ярко освещенный зал. Ораторствовал Сет Пиллинг, чернорабочий, субъект, всем в Дарроуби известный. Хотя именовался он рабочим, но лишней работой предпочитал себя не утруждать, и его дюжую фигуру и мясистую физиономию можно было регулярно созерцать на бирже труда в дни, когда он являлся туда расписаться в получении пособия по безработице.

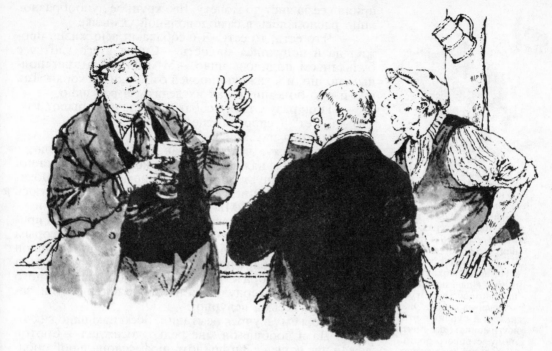

— Пустая башка. А уж про собак и вовсе ничего не
знает! — Верзила влил себе в глотку полпинты разом.

— В коровах он ничего, разбирается, — вмешался
другой голос.

— И пусть его. Я же не про чертовых коров толкую, — со жгучим презрением ответил Сет. — Я про собак говорю. Чтоб собак лечить, голова на плечах нужна.

Тут раздался третий голос:

— Так он же ветеринар или нет? Должен в своем деле разбираться.

— Ну и что? Ветеринары, они всякие бывают. А уж
этот — пустое место. Я бы мог вам про него кое-чего
порассказать.

Народная мудрость гласит, что тот, кто подслуши-
вает, ничего хорошего про себя не услышит, и благора-
зумие требовало, чтобы я поскорее выбрался оттуда
и не слушал, как этот тип поносит меня на весь переполненный зал. Но, конечно, я остался и с болезненным
интересом навострил уши, всем существом вслуши-
ваясь в разговор.

— А что, Сет?

Общество сгорало от любопытства не меньше меня.

— Уж найдется что! — ответствовал он. — Это
же не перечесть, сколько мне собак приносили, после
того как он их портил!

— Уж ты-то про собак все знаешь, а, Сет?

Возможно, сарказм в этой фразе мне только почу-
дился от злости, но в любом случае мистер Пиллинг

313

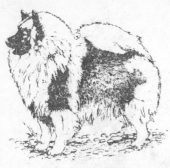

КЕЕСХОНД
Много веков обязанностью этих красивых собак было сторожить баржи на голландских каналах. Шерсть серая, густая и жесткая, а изящная лисья морда окаймлена пышной гривой.

На ногах мохнатые «штанины», похожий на плюмаж хвост туго закручен на спину. Энергия так и бурлит в этом неугомонном псе почти полуметрового роста.

Движения его целенаправленны, вид бдительный, лай деловой. В Англии кеесхонды появились на рубеже века, но не как сторожевые собаки, а просто домашними друзьями и участниками выставок.

принял ее за чистую монету. Его крупное лунообразное лицо расползлось в самодовольной ухмылке.

— Что есть, то есть. Я с собаками всю жизнь прожил да и подучился малость.— Снова в его глотку с бульканьем полилось пиво.— У меня дома книг полным-полно, и я каждую прочел от корки до корки. Так что и про болезни, и как их лечить, я все знаю.

— И ни разу у тебя с собакой неудачи не было? Так, что ли, Сет? — спросил еще кто-то.

Наступила пауза.

— Не скажу, чтоб уж так ни разу не было,— ответил верзила важно.— Я редко когда в тупик встаю. Но уж если встану, так к Хэрриоту не пойду.— Он покачал головой.— Ну нет. Я сразу в Бротон и советуюсь с Деннаби Брумом. Мы с ним закадычные дружки.

В тишине «кабинета» я отхлебнул эля. Деннаби принадлежал к племени шарлатанов и знахарей, которым в те времена жилось очень вольготно. Начал жизнь он строительным рабочим, а точнее — штукатуром, и таинственным образом без какого-либо специального образования развернулся на поприще ветеринарии, зарабатывая весьма недурно.

Этого я ему в упрек не ставил. Всем нам надо как-то жить. Да и вообще он мне редко досаждал — Бротон лежал вне нашей с Зигфридом профессиональной орбиты. Но вот тамошние коллеги имели обыкновение награждать его не слишком лестными эпитетами. Про себя я не сомневался, что в немалой степени преуспеянием он был обязан своему звучному имени. Деннаби Брум — что могло быть внушительнее?

— Вот что я делаю,— продолжал Сет.— Мы с Деннаби закадычные дружки и часто советуемся друг с другом насчет собак. По правде сказать, пришлось мне как-то свозить к нему своего пса. Выглядит неплохо, а?

Я привстал на цыпочки и заглянул в зал. Теперь мне удалось увидеть у ног Сета его кеесхонда. Ну просто красавец, весь в пышном глянцевитом меху. Верзила нагнулся и погладил острую морду.

— Это ценная собака. Уж Хэрриоту я ее не доверю!

— Да чем Хэрриот так тебе не угодил? — спросил кто-то.

— Я тебе отвечу.— Сет постучал себя по лбу.— Вот тут у него маловато, только и всего.

С меня было достаточно. Я поставил кружку и тихонько выбрался на темную улицу.

После этого эпизода я стал обращать больше внимания на Сета Пиллинга. Он чуть ли не каждый день неторопливо прогуливался по улицам — несмотря на разносторонние свои познания, работы он лишался постоянно. А знатоком он был отнюдь не только собак. В «Короне и якоре» он важно рассуждал о политике, садоводстве, содержании певчих птиц в клетке, сельском хозяйстве, экономическом положении, крикете, ужении и еще о многом другом. Мало нашлось бы тем, которые не мог бы объять его широкий интеллект, притом без малейших усилий, но как ни странно, наниматель за нанимателем словно торопились избавиться от его услуг.

Обычно он брал на прогулку свою собаку, и очаровательный песик начал казаться мне символом моих недочетов, а потому я инстинктивно старался избегать этих встреч. Но однажды утром столкнулся с ними нос к носу.

Произошло это под навесом на рыночной площади, где несколько человек ожидали автобуса в Бротон. Среди них были Сет Пиллинг и кеесхонд. Я проходил мимо, направляясь на почту, и невольно остановился, не сводя глаз с пса. Его невозможно было узнать. Густой пепельный мех, так хорошо мне знакомый, сильно поредел, утратил глянец. Роскошная грива, типичный признак этой породы, почти вся вылезла.

— Вы на мою собаку смотрите? — Мистер Пиллинг натянул поводок и подтащил пса к себе, словно опасаясь, что я наложу на него кощунственную руку.

— Да... Извините, я невольно... У него какое-то кожное заболевание?

Верзила окинул меня презрительным взглядом:

— Есть немножко. Вот я и везу его в Бротон к Деннаби Бруму.

— Ах, так!

— Да. Уж показывать, так тому, кто про собак коечто кумекает.— Он ухмыльнулся, косясь на людей под навесом, которые с интересом прислушивались.— Собака-то ценная.

— Бесспорно,— сказал я.

Сет повысил голос:

— Конечно, я и сам его подлечил.— Он мог бы мне этого и не говорить: от песика несло дегтем, а на шерсти виднелись маслянистые пятна.— Ну да для верности хочу его Деннаби Бруму показать. Нам, можно сказать, везет, что есть к кому обратиться.

— Да, конечно.

Он победоносно оглядел слушателей.

— Особенно, когда собака ценная. Не вести же ее к такому, кто только напортит.

— Ну,— сказал я,— надеюсь вы его вылечите.

— Уж не сомневайтесь! — Верзила извлек из нашей беседы большое удовольствие.— Вам тут беспокоиться не о чем.

Эта встреча не привела меня в восторг, но опять заставила выглядывать мистера Пиллинга на улицах. И в течение двух недель я наблюдал за ним с большим интересом. А пес лысел с ужасающей быстротой. И не только это. Куда девалась его былая бойкость? Теперь он не бежал, натягивая поводок, а еле плелся, с трудом переставляя лапы, словно находился при последнем издыхании.

Через две недели я с ужасом заметил, что мистер

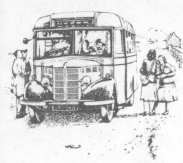

АВТОБУСНОЕ
ОБСЛУЖИВАНИЕ
Из-за узких крутых до-
рог со скверным покры-
тием междугородные ав-
тобусы довольно долго
объезжали селения на се-
вере Йоркшира сторо-
ной. Однако в 1926 году
появилась Уэнслидейл-
ская автобусная служба,
а к 1930-му — автобусы
«Юнайтед аутомобил се-
рвис» уже связали
с внешним миром уда-
ленные районы йоркшир-
ских холмов. С тех пор
в субботу и воскресенье
туда начали приезжать
экскурсии из промы-
шленного Уэст-Райдинга,
и местным жителям ста-
ло проще добираться до
рыночных городов, а за
особыми покупками — в
Ричмонд, Рипон, Харро-
гит и даже в Лидс.

Пиллинг ведет на поводке какое-то подобие начисто
остриженного ягненка. Вот все, что осталось от красавца кеесхонда. Но едва я направился к ним, как верзила
заметил меня и поспешил в противоположном направлении, волоча за собой злополучного пса.

Однако несколько дней спустя я получил возможность осмотреть его самым подробным образом. Он
явился к нам в приемную, но в сопровождении не хозяина, а хозяйки.

Миссис Пиллинг сидела, выпрямившись, а когда
я пригласил ее в смотровую, она вскочила, раньше
меня вышла в коридор и быстро зашагала впереди.

Она была низенькая, но широкобедрая и крепко сбитая. Ходила она всегда быстро, выставив вперед подбородок и вызывающе дергая головой при каждом шаге.
Она никогда не улыбалась.

Мне доводилось слышать, что Сет Пиллинг пы-
жился только на людях, а дома он и пикнуть не смел —
такой страх ему внушала его маленькая жена. И, глядя
на плотно сжатые губы и свирепые глаза, когда в смотровой она повернулась ко мне, я без труда этому поверил.

Она нагнулась, подхватила пса могучими руками
и поставила на стол.

— Вы только поглядите на мою собачечку, мистер
Хэрриот.

Я поглядел и ахнул.

Пес совершенно лишился шерсти. Кожа была сухая,
сморщенная. Она шелушилась, а голова его бессильно
свисала, словно он был под наркозом.

— Удивлены, а? — рявкнула миссис Пиллинг.—
Само собой. Жутко выглядит, а?

— Боюсь, что да. Я бы его не узнал.

— Ни вы, ни кто другой. Собака была просто чудо, а
теперь вы поглядите на него! — Она несколько раз гневно фыркнула.— Я-то знаю, кто тут причиной. А вы?

— Ну-у...

— Знаете, еще как знаете-то! Муженек мой, кто же
еще! — Она помолчала и сердито уставилась на меня,
тяжело дыша.— Что вы про моего муженька думаете,
а, мистер Хэрриот?

— Но я же с ним почти незнаком, и...

— Зато я знакома. Бахвал он и дурень. Все-то он
знает, да только все не то и не про то. Он в свои игры
играл с моей собачечкой, да вот и доигрался!

Я промолчал, вглядываясь в кеесхонда. В первый
раз он был прямо у меня перед глазами, и мне сразу
стало ясно, что с ним.

Миссис Пиллинг выставила подбородок еще воин-
ственнее и продолжала:

— Сперва мой муженек сказал, что это экзема. Верно?

— Нет.

— Потом он сказал, что это парша. Верно?

316

— Нет.

— А вы знаете, что это?

— Да.

— Ну, так что же?

— Микседема.

— Миксе...

— Погодите,—перебил я.—Надо окончательно удостовериться.—Я взял стетоскоп и прижал его к груди песика. Да, брадикардия, как и следовало ожидать. Замедленные удары сердца, характерные при недостаточности функции щитовидной железы.—Да, так и есть. Без всякого сомнения.

— Но как вы сказали-то?

— Микседема. Пониженная деятельность щитовидной железы. Есть такая железа у него на горле, и она плохо работает.

— И от этого шерсть повылезла?

— О да. И от этого же морщинистость кожи и шелушение. Типичнейший случай.

— А почему он все время прямо спит на ходу?

— Еще один классический симптом. Собаки в этом состоянии практически впадают в летаргию. Вся живость у них пропадает.

Она протянула руку и потрогала обнаженную сухую кожу, еще недавно скрытую под пышным мехом.

— А вылечить его вы можете?

— Да.

— Мистер Хэрриот, только не обижайтесь. А вы не ошиблись? Вы совсем уверены, что у него эта микси... микса... как ее там?

— Абсолютно. Тут все ясно.

— Вам-то, может, и ясно!—Она побагровела и словно бы даже зубами скрипнула.—А вот моему муженьку ничего не ясно. У, дурень жирный! Чуть вспомню, как он мою собачечку мучил, ну прямо убила бы его!

— Он, наверное, хотел как лучше, миссис Пиллинг.

— Хотел не хотел, а бедную собачку совсем извел, дубина стоеросовая. Погоди, вот я до тебя доберусь!

Я дал ей коробочку таблеток.

— Это экстракт гормона щитовидной железы. Давайте ему по штуке на ночь и утром.

К коробочке я присоединил флакон с йодистым калием, который тоже помогает в таких случаях. Миссис Пиллинг посмотрела на меня с сомнением.

— Но в кожу-то ему втирать что-то ведь надо?

— Нет,—ответил я.—От этого никакого толку не бывает.

— Так, по-вашему, выходит...—Она полиловела и снова несколько раз фыркнула.—По-вашему, выходит, что всю эту пакость мой муженек на него бутылками лил совсем зазря?

— Боюсь, что да.

РЕЗКА ТОРФА
НА ПОВЕРХНОСТИ
Топливом на будущую зиму запасались весной после окота. Торф резали в ямах или брали с поверхности в зависимости от того, какого в данной местности было больше. Во втором случае резчик надевал кожаный фартук с деревянными брусками, предохранявший его от синяков. Он налегал всем телом на поперечную ручку лопаты, отделял прямоугольные пластины торфа и переворачивал их, чтобы нижняя сторона просохла перед укладкой в штабеля. Если они были очень влажными, их ставили по три на ребро и оставляли так на неделю. Сложенные в штабеля, они сохли еще недели три, а потом их отвозили на ферму или в сарай.

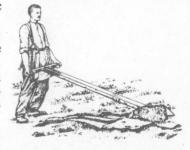

317

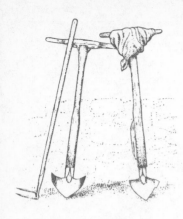

ЛОПАТЫ
ДЛЯ РЕЗКИ ДЕРНА
И ГРАБЛИ
Стальные лезвия лопат
делались местными ку-
знецами — формы у них
бывали разными, а плот-
ники подгоняли длину
рукоятки по росту резчи-
ка. Лезвием «петух»,
с одним фланцем, пласт
подрезался снизу и сбо-
ку, более редким лезвием
«курица», с двумя изо-
гнутыми фланцами, под-
резали пласт снизу и
с обоих боков; им поль-
зовались там, где пласт
был уже нарушен. Двузу-
бые грабли служили для
вытаскивания прямо-
угольников дерна из
штабеля.

— Убить его мало! — взорвалась она. — Липкая такая масляная дрянь. А этот зазнайка в Бротоне прописал протирание. Жуть что такое: желтое, до небес во-
няет. Все ковры мне погубили, все чехлы на креслах!

Сера, китовый жир и креозот, подумал я. Великолепное старинное снадобье, но в данном случае абсолютно бесполезное и, разумеется, не для жилых поме-
щений.

Миссис Пиллинг спустила кеесхонда на пол и пошла
широким шагом по коридору, опустив голову, набычив
могучие плечи. Я услышал, как она бормотала себе под
нос:

— Ну, погоди, дай домой добраться! Я тебе покажу, будешь знать!

Естественно, мне было интересно, какие успехи делает
мой пациент, но прошли две недели, а я так ни разу его
и не встретил, из чего сделал вывод, что Сет Пиллинг
от меня прячется. И действительно, как-то утром мне
показалось, что он вместе с собакой стремительно исчез за углом. Но, возможно, я ошибся.

Затем совершенно случайно увидел их обоих: я выехал из-за угла на площадь и прямо передо мной возник мужчина с собакой на поводке, только что отошед-
ший от рыночного ларька. Я прищурился сквозь стекло, и у меня даже дух захватило: хотя времени прошло
совсем немного, но кожу пса уже покрывал пушок новой шерсти и шагал он почти с прежней жизнерадостностью.

Его хозяин обернулся, когда я притормозил, бросил
на меня затравленный взгляд, дернул поводок и опрометью кинулся прочь.

Я представил себе его смятение, бурю противопо-
ложных чувств. Конечно, он хотел, чтобы его собака
выздоровела — да только не так! Но судьба ополчилась
на беднягу: выздоровление шло семимильными шагами. Мне доводилось видеть эффектные излечения мик-
седемы, но этот кеесхонд побил все рекорды.

Вести о страданиях мистера Пиллинга доходили до
меня разными путями. Например, я узнал, что он пере-
менил трактир и теперь просиживает вечера в «Рыжем
медведе». В городке вроде Дарроуби новости расхо-
дятся быстро, и я прекрасно представлял себе, как завсегдатаи «Короны и якоря» на тихий йоркширский манер прохаживались бы по адресу всезнайки.

Но главные мучения он терпел у домашнего очага.
Примерно через полтора месяца после того, как я прописал кеесхонду курс лечения, миссис Пиллинг вдруг
явилась с ним на прием.

Как и в первый раз, она подняла его на стол, точно
пушинку, а потом повернула ко мне лицо, как всегда
угрюмое, без тени улыбки.

— Мистер Хэрриот, — начала она, — я пришла сказать вам «спасибо», и еще я подумала, что вам будет ин-

318

тересно посмотреть теперь на мою собачечку.

— Еще как, миссис Пиллинг! Очень рад, что вы зашли.— Я с изумлением смотрел на новую шубу кеесхонда — пушистую, глянцевитую, на редкость густую, и на его блестящие глаза и бойкое выражение морды.— Полагаю, можно твердо сказать, что он совсем здоров.

Она кивнула.

— Я так и думала, и большое вам спасибо, что вы его вылечили.

Я проводил их до дверей, но на крыльце она снова повернула ко мне суровое маленькое лицо. Взгляд ее стал грозным.

— Еще одно,— сказала она.— Я этому дураку никогда не прощу, что он вытворял с моей собачечкой. Я ему, дубине, хорошую взбучку задала. Он у меня еще увидит.

Глядя как она удаляется по улице, а песик бодро бежит рядом, я испытал прилив необыкновенно приятных чувств. На сердце всегда теплеет, когда видишь, что твой пациент снова совсем здоров, но на этот раз тут была и дополнительная радость.

Маленькая миссис Пиллинг еще долго будет устраивать своему муженьку адскую жизнь!

9

Вечер охотничьего бала

Не знаю ничего умилительней собаки, когда она присаживается на задние лапы, а передними просительно машет. Эта была привязана к фонарному столбу напротив входа в лавку. Она не спускала глаз с дверей, точно безмолвно призывая хозяина, а иногда принималась умоляюще служить.

Дело происходило в Виндзоре. Дневные полеты были отменены, и мы все радовались приятной передышке — а больше всех, несомненно, ликовали истерзанные нервы наших инструкторов. Но пока я наблюдал за служащей собакой, все летные неприятности куда-то исчезли и я перенесся в Дарроуби — в тот базарный день, когда мы с Зигфридом отправились побродить по рыночной площади и на глаза нам попалась собачонка, крутившаяся возле ларьков.

Если выпадал спокойный час, мы нередко отправлялись туда, болтали с фермерами, толпившимися у дверей «Гуртовщиков», иногда получали деньги по давним счетам или набирали вызовы на ближайшую неделю — в любом случае совершали приятную прогулку на свежем воздухе.

Собачонку мы заметили потому, что около кондитерского ларька она встала на задние лапы и принялась служить.

ЯРМО ДЛЯ СЛИШКОМ РЕЗВОЙ ОВЦЫ
Это неказистое, но эффективное приспособление ограничивало возможности овцы, склонной отбиваться от стада. Три легкие палки скреплялись у нее на шее в ярмо с шестью торчащими концами, которые не позволяли ей протиснуться сквозь фигурный перелаз, проскользнуть под нижней перекладиной загона либо воспользоваться щелью в каменной стенке или живой изгороди.

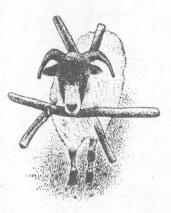

319

— Поглядите-ка на этого песика,— сказал Зигфрид.— Интересно, откуда он тут взялся.

В этот момент хозяин ларька бросил собачонке половинку печенья. Она быстро сгрызла угощение, но, когда он вышел из-за прилавка и протянул руку, чтобы ее погладить, увернулась и убежала.

Правда, недалеко. Остановившись перед ларьком с яйцами, сыром, домашними лепешками и булочками, она снова села столбиком и заболтала передними лапами, выжидательно задрав голову.

Я подтолкнул Зигфрида.

— Глядите-ка! Она опять за свое!

Мой патрон кивнул.

— Забавная псина, правда? Какой она, по-вашему, породы?

— Помесь. Эдакая миниатюрная каштановая овчарка с оттенком еще кого-то. Возможно, терьера.

Вскоре песик уже впился зубами в булочку. Мы подошли к нему. Шагах в двух от него я присел на корточки и сказал ласково:

— Ну-ка, малыш, дай на тебя посмотреть.

Он повернул удивительно симпатичную мордочку и секунду-другую смотрел на меня карими дружелюбными глазами. Мохнатый хвост завилял, но стоило мне сделать движение вперед, как песик вскочил, затрусил прочь и скрылся среди рыночной толпы. Я сделал равнодушный вид, потому что отношение Зигфрида к мелким животным оставалось для меня загадкой. Его любовью были лошади, и частенько он словно посмеивался над тем, как я хлопочу вокруг собак и кошек.

В то время, собственно говоря, Зигфрид был принципиальным противником содержания животных в домашних условиях просто как друзей. Он произносил целые речи, утверждая, что это полнейшая глупость (хотя в его машине с ним повсюду разъезжали пять разношерстных собак). Ныне, тридцать пять лет спустя, он с такой же убежденностью отстаивает идею домашних любимцев, хотя в машине с ним ездит теперь только одна собака. Но в те дни предугадать, как он отнесется к бродячей собачонке, было трудно, а потому я не пошел за ней.

Вскоре меня окликнул молодой полицейский.

— Я все утро смотрел, как этот песик снует между ларьками,— сказал он.— Но меня он тоже к себе не подпустил.

— Вообще-то это странно. Пес, по-видимому, ласковый, но явно пуглив. Интересно, чей он.

— По-моему, бездомный. Я собак люблю, мистер Хэрриот, и всех здешних знаю наперечет. А его в первый раз вижу.

Я кивнул.

— Конечно, вы правы. И как знать, откуда он тут взялся? Возможно, с ним дурно обращались, и он убежал, или его оставил тут какой-нибудь автомобилист.

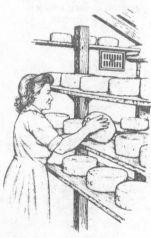

СУШИЛКА ДЛЯ СЫРА
Сыр раскладывали сушиться на открытых полках. Первое время его переворачивали дважды в день, затем на протяжении двух недель — раз в день и наконец через день, пока не отсылали на рынок или не продавали скупщику в октябре-ноябре готовым для продажи на Рождество. Влага из дозревающего сыра поначалу сочится в большом количестве, так что полки приходится постоянно вытирать.

— Верно,— сказал он.— Удивительные бывают люди! Просто в толк не возьму, как это можно бросить беспомощное животное на произвол судьбы. Я раза два пробовал его поймать, но ничего не вышло.

Весь день эта встреча не выходила у меня из головы, и даже ночью в постели меня преследовал образ симпатичного каштанового песика, который скитается в чужом ему мире и трогательно служит, прося помощи единственным известным ему способом.

В то время я был еще холост, и вечером в пятницу на той же неделе мы с Зигфридом облачались в парадные костюмы, чтобы отправиться на охотничий бал в Ист-Хердсли, милях в десяти от Дарроуби.

Процедура была не из легких, ибо тогда еще не миновали дни крахмальных манишек и воротничков, и из спальни Зигфрида до меня то и дело доносились взрывы цветистых выражений по адресу упрямых запонок.

Мое положение было даже хуже, потому что я вырос из своего костюма, и, когда мне наконец удалось справиться с воротничком, предстояло еще втиснуться в смокинг, который беспощадно резал под мышками. Я только-только завершил парадный туалет и попытался осторожно вздохнуть, как затрещал телефон.

Звонил молодой полицейский, с которым я разговаривал на рыночной площади.

— Мистер Хэрриот, этот пес сейчас у нас. Ну тот, который выпрашивал подачки, помните?

— Ах, так? Значит, кому-то удалось его поймать?

Он ответил не сразу.

— Да не совсем. Патрульный нашел его на обочине в миле от города и привез сюда. Попал под машину.

Я сказал об этом Зигфриду. Он посмотрел на часы.

— Вот всегда так, верно, Джеймс? Именно в тот момент, когда мы соберемся куда-нибудь.— Он задумался.— Загляните туда и проверьте, что с ним, а я вас подожду. На бал нам лучше приехать вдвоем.

По дороге до полицейского участка я от всего сердца надеялся, что работа окажется несложной. Этот охотничий бал значил для моего патрона так много: там соберутся все окрестные любители лошадей, и, хотя он почти никогда не танцевал, ему достаточно будет разговоров за рюмкой с родственными душами. Кроме того, он утверждал, что светское общение с владельцами пациентов полезно для практики.

Конуры находились в глубине заднего двора. Мой знакомый полицейский проводил меня туда и отпер одну из дверей. Каштановый песик неподвижно лежал под единственной электрической лампочкой, но, когда я нагнулся и погладил густую шерсть, его хвост задвигался по соломенной подстилке.

— Во всяком случае, у него хватило сил поздороваться,— сказал я.

Полицейский кивнул.

321

— Да, очень ласковый.

Сперва я просто оглядел его, чтобы не причинять ему напрасной боли, пока не выяснил, насколько он покалечен. Впрочем, и такого осмотра было для начала достаточно: многочисленные кровоточащие ссадины и царапины, задняя нога неестественно вывернута, как бывает только при переломе, губы в крови.

Кровь могла сочиться из разбитых зубов, и я осторожно приподнял мордочку, чтобы осмотреть их. Он лежал на правом боку, и, когда я повернул его голову, меня словно хлестнули по лицу.

Правый глаз выскочил из орбиты и торчал над скулой, словно безобразный вырост — большой, влажно поблескивающий шар. Белая выпуклость склеры заслоняла ресницы.

Мне показалось, что я просидел на корточках очень долго — настолько ошеломило меня это страшное зрелище. Секунда шла за секундой, а я смотрел на песика, и он смотрел на меня — доверчиво ласковым карим глазом слева, бессмысленно и злобно жутким глазом справа...

Очнуться меня заставил голос полицейского:

— До чего же его изуродовало!

— Да... да... Конечно, на него наехала машина и, судя по всем этим ранам, некоторое время волокла по асфальту.

— Ну так, что же, мистер Хэрриот?

Смысл его вопроса был понятен. Разумнее всего было бы положить конец страданиям этого бесприютного, никому не нужного существа. Страшно искалеченная ничья собака. Быстрая инъекция большой дозы снотворного — и все его беды кончатся, а я смогу поехать на бал.

Однако вслух полицейский ничего подобного не сказал: возможно, как и я, он перехватил доверчивый взгляд уцелевшего кроткого глаза.

Я быстро выпрямился:

— Можно мне воспользоваться вашим телефоном?

В трубке раздался нетерпеливый голос Зигфрида:

— Джеймс, какого черта? Уже половина десятого! Либо ехать сейчас же, либо вообще можно не ехать! Бродячая собака с тяжелыми повреждениями. В чем, собственно, проблема?

— Да, конечно, Зигфрид. И я очень сожалею, что задерживаю вас. Но я не могу прийти ни к какому выводу. Вот если бы вы приехали и сказали свое мнение...

Молчание. Потом долгий вздох.

— Ну хорошо, Джеймс. Через пять минут я буду там.

Его появление в участке произвело небольшой фурор. Даже в рабочей одежде Зигфрид умудрялся выглядеть аристократом, а уж чисто выбритый, после ванны, в верблюжьем пиджаке, ослепительно белой рубашке и черном галстуке, он и вовсе мог сойти за герцога. Все,

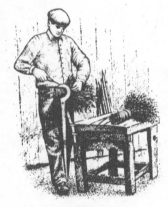

ИЗГОТОВЛЕНИЕ ВЕНИКОВ
Веники из вереска или дрока связывались узкими полосками коры вяза длиной около метра. Стебли зажимали в металлических клещах и плотно обматывали лыком — шло на это от 4 до 9 полосок. Некоторые фермеры изготовляли веники для собственного пользования, но работники и их семьи вязали их на продажу в больших количествах — иногда до двухсот штук в день. На фермах этими вениками очищали сапоги, а также подметали коровники и конюшни. В литейных ими снимают сор с поверхности расплавленного металла.

кто был в участке, почтительно уставились на него.

— Вот сюда, сэр! — сказал мой молодой полицейский и повел его на задний двор.

Зигфрид молча осматривал песика, не дотрагиваясь до него, как и я. Затем он бережно приподнял мордочку и увидел чудовищный глаз.

— Боже мой! — почти прошептал он, но при звуке его голоса пушистый хвост заерзал по полу.

Несколько секунд Зигфрид напряженно всматривался в изуродованную мордочку, а хвост все шуршал и шуршал соломой.

Наконец мой патрон выпрямился и пробормотал:

— Заберем его к себе.

В операционной мы дали песику наркоз и, когда он уснул, смогли наконец осмотреть его как следует. Затем Зигфрид сунул стетоскоп в карман своего халата и оперся ладонями о стол.

— Выпадение глаза, перелом ноги, многочисленные глубокие порезы, сломанные когти. Работы здесь хватит до полуночи, Джеймс.

Я промолчал.

Зигфрид развязал черный галстук, отстегнул запонку, сдернул крахмальный воротничок и повесил его на кронштейн хирургической лампы.

— Фу-у-у! Так-то лучше, — пробормотал он и начал раскладывать шовный материал.

Я поглядел на него через стол.

— Но охотничий бал?

— А ну его в болото! — ответил Зигфрид. — Давайте работать.

Работали мы долго. Я повесил свой воротничок рядом с зигфридовским, и мы занялись глазом. Я знаю, нами обоими владело одно чувство: сначала разделаться с этим ужасом, а уж потом перейти к остальному.

Я смазал глазное яблоко, оттянул веки и Зигфрид аккуратно ввел его назад в глазницу. Когда страшный шар исчез и на виду осталась только радужная оболочка, я испустил вздох облегчения.

Зигфрид удовлетворенно усмехнулся.

— Ну вот, опять глаз как глаз, — сказал он, схватил офтальмоскоп и заглянул в зрачок. — И обошлось без серьезных повреждений, так что есть шанс, что все будет в порядке. Но мы все-таки на несколько дней зашьем веки — во избежание всяких случайностей.

Сломанные концы большой берцовой кости разошлись, и нам пришлось долго повозиться, прежде чем мы сумели совместить их и наложить гипс. Теперь предстояло зашить бесчисленные раны и порезы.

Эту работу мы поделили, и теперь тишину в операционной нарушало только позвякивание ножниц, когда кто-нибудь из нас выстригал каштановую шерсть вокруг очередного повреждения. Я, как и Зигфрид, знал, что работаем мы наверняка бесплатно, но тягостной была совсем другая мысль: а вдруг после таких усилий

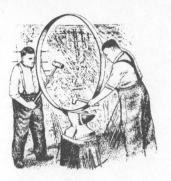

ИЗГОТОВЛЕНИЕ
ЖЕЛЕЗНОЙ ШИНЫ
Колесник сгибает железную полосу в кольцо в вальцах, затем нагревает концы, чтобы склепать их. Готовую шину раскаляют докрасна и надевают на деревянный обод установленного на земле колеса, а потом обливают водой, чтобы она крепко его сжала.

нам все-таки придется его усыпить? Он по-прежнему находился в ведении полиции, и, если в течение десяти дней его никто не востребует, он будет подлежать уничтожению как бродячее животное. Но если его бывшим хозяевам он небезразличен, то почему они уже не наводили справки в полиции?..

Когда мы все закончили и вымыли инструменты, время перевалило далеко за полночь. Зигфрид бросил последнюю иглу на поднос и поглядел на спящего песика.

— По-моему, снотворное перестает действовать. Давайте-ка уложим его у огня и выпьем, пока он будет просыпаться.

Мы унесли песика на одеяле в гостиную, а там уложили на коврике перед камином, в котором ярко пылал уголь. Мой патрон протянул длинную руку к стеклянному шкафчику над каминной полкой, достал бутылку и две рюмки. Без воротничков и пиджаков — лишь одни крахмальные манишки и брюки от вечернего костюма напоминали о бале, на котором нам так и не довелось побывать,— мы удобно расположились в креслах по сторонам камина, а между нами мирно посапывал наш пациент.

Теперь он выглядел куда приятнее. Правда, веки одного глаза стягивал защитный шов, а задняя нога в гипсе торчала неестественно прямо, но вид у него был чистенький, прямо-таки ухоженный. Казалось, его ждет заботливый хозяин... Но только казалось.

Шел второй час ночи, и содержимое бутылки заметно поубавилось, когда каштановая головка приподнялась.

Зигфрид наклонился, потрогал ухо, и тут же хвост захлопал по коврику, а розовый язык нежно лизнул его пальцы.

— Симпатичная псина,— пробормотал Зигфрид, но тон его был странным. Я понял, что и его тревожит дальнейшая судьба бездомной собачки.

Два дня спустя я снял швы, стягивавшие веко, и, к большой своей радости, увидел совершенно здоровый глаз. Молодой полицейский был доволен не меньше меня.

— Нет, вы только посмотрите! — воскликнул он.— Словно ничего и не было.

— Да. Все зажило превосходно. Ни отека, ни воспаления.— Я нерешительно помолчал.— О нем так никто и не справлялся?

Он покачал головой:

— Пока нет. Но остается еще восемь дней, а ему у нас тут неплохо.

Я несколько раз заглядывал в участок, и песик встречал меня с неуемным восторгом. Прежняя боязливость исчезла бесследно: опираясь на загипсованную заднюю ногу, он передними обхватывал мое колено и бешено вилял хвостом.

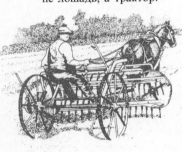

324

А меня все больше одолевали зловещие предчувствия, и на десятый день я лишь с трудом заставил себя пойти в участок. Ничего нового не произошло, и у меня не было иного выхода, кроме как... Усыпляя одряхлевших или безнадежно больных собак, утешаешься мыслью, что конец все равно близок и ты лишь избавляешь их от ненужных страданий. Но убить молодую здоровую собаку — мысль об этом внушала мне отвращение. Однако я был обязан исполнить свой долг.

В дверях меня встретил молодой полицейский.

— Опять ничего? — спросил я, и он покачал головой.

Я прошел мимо него в сарай, и песик, по обыкновению, обхватил мое колено, радостно глядя мне в глаза и приоткрыв пасть, словно от смеха.

Я поспешно отвернулся. Либо сейчас, либо у меня не хватит духа...

— Мистер Хэрриот! — Полицейский потрогал меня за локоть.— Я, пожалуй, возьму его себе.

— Вы? — Я уставился на него с изумлением.

— Ну да. Вообще-то у нас тут часто сидят бродячие собаки, и как их ни жалко, но ведь всех себе не возьмешь!

— Конечно,— ответил я.— У меня тоже бывает такое чувство.

Он кивнул.

— Только этот почему-то словно особенный и попал к нам в самое подходящее время. У меня две дочки, и они меня просто замучили: подари им собачку — и все тут. А он вроде бы совсем такой, как требуется.

У меня вдруг стало удивительно тепло на душе.

— Совершенно с вами согласен. Он на редкость ласковый. Как раз то, что нужно для детей.

— Отлично. Так и решим. Я ведь только хотел спросить ваше мнение.— Он весело улыбнулся.

Я смотрел на него так, словно видел впервые.

— Простите, а как вас зовут? — спросил я.

— Фелпс. П. Ч. Фелпс.

Он показался мне настоящим красавцем — смешливые голубые глаза, свежее румяное лицо и ощущение надежности, пронизывавшее весь его облик. Я с трудом подавил желание горячо потрясти ему руку и дружески хлопнуть по спине. Но мне удалось сохранить профессиональное достоинство.

— Ну что же, лучше и не придумаешь.— Я нагнулся и погладил песика.— Не забудьте привести его к нам через десять дней, чтобы снять швы, а гипс уберем через месяц.

Швы снимал Зигфрид, а я увидел нашего пациента лишь четыре недели спустя.

П. Ч. Фелпс привел не только песика, но и двух своих дочек — одной было шесть лет, а другой четыре года.

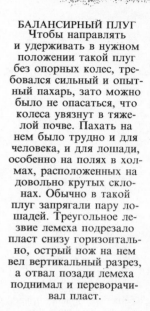

БАЛАНСИРНЫЙ ПЛУГ
Чтобы направлять и удерживать в нужном положении такой плуг без опорных колес, требовался сильный и опытный пахарь, зато можно было не опасаться, что колеса увязнут в тяжелой почве. Пахать на нем было трудно и для человека, и для лошади, особенно на полях в холмах, расположенных на довольно крутых склонах. Обычно в такой плуг запрягали пару лошадей. Треугольное лезвие лемеха подрезало пласт снизу горизонтально, острый нож на нем вел вертикальный разрез, а отвал позади лемеха поднимал и переворачивал пласт.

— Вроде бы уже пора снимать гипс, верно?—
сказал он.

Я кивнул. И он, поглядев на дочек, скомандовал:

— Ну-ка, девочки, поднимите его на стол.

Они старательно ухватили нового товарища своих
игр и взгромоздили его на стол, а тот отчаянно вилял
хвостом и ухмылялся во всю пасть.

— По-видимому, все вышло неплохо,—заметил я.
Фелпс улыбнулся.

— Слабо сказано. Их с ним водой не разольешь.
Даже выразить не могу, сколько нам от него радости.
Просто еще один член семьи.

Я достал маленькую пилу и начал кромсать гипс.

— Думаю, это взаимно. Собаки любят чувствовать
себя под надежным кровом.

— Ну, надежнее ему не найти!—Фелпс погладил
каштановую шерсть и, усмехнувшись, сказал песику:—
Будешь знать, как клянчить у ларьков на рынке. Вот
полицейский тебя и забрал!

10

Беседа с мистером Харкортом

Хотя авиацию я выбрал сам, меня терзал тайный страх.
Всю мою жизнь я страдал боязнью высоты, и даже сейчас — стоит мне посмотреть вниз, пусть с небольшого
обрыва, как на меня накатывает головокружение, а
с ним и паника. Так что же я буду чувствовать, когда
начну летать?

Но я не почувствовал ровным счетом ничего. Выяснилось, что можно смотреть из открытой кабины вниз
с высоты в несколько тысяч футов, и даже под ложечкой не засосет. Так мой страх оказался беспочвенным.

В моей ветеринарной практике тоже были свои без-
отчетные страхи, и в первые годы я больше всего
боялся Министерства сельского хозяйства.

Быть может, кому-то это покажется странным, но
я не преувеличиваю. Страх мне внушала всяческая пи-
санина — все эти извещения, сводки и анкеты. Что касается непосредственно работы, то, как мне казалось,
я со всей скромностью мог сказать, что справляюсь
с ней. В моей памяти еще живы туберкулиновые пробы,
которые я делал в неимоверном количестве. Выстри-
гаешь крохотный, точно выбранный участок на коровьей шее, вводишь иглу строго в толщу кожи и впры-
скиваешь одну десятую кубика туберкулина.

Это было на ферме мистера Хилла, и я смотрел, как
под иглой вздувается вполне удовлетворительная вну-
трикожная «горошина». Именно так и полагалось—
«горошина» свидетельствовала, что ты добросовестно

выполняешь свои обязанности и проверяешь животное на туберкулез.

— Шестьдесят пятый,— объявил фермер и обиженно покосился на меня, когда я посмотрел номер в ухе.

— Напрасно только время теряете, мистер Хэрриот. У меня тут весь список, и в нужном порядке. Нарочно для вас составил, чтобы с собой забрали.

Однако меня грызли сомнения. Все фермеры свято верили, что содержат свою документацию в полном порядке, но я уже на этом попадался. Сам я по числу промахов в составлении документов бил все рекорды, и дополнительная помощь фермеров мне совершенно не требовалась.

И все же... все же... соблазн был велик. Я взглянул на зажатый в мозолистых пальцах лист с длинными столбцами цифр. Если я его возьму, то сэкономлю массу времени. Оставалось более пятидесяти животных, а до обеда надо еще проверить два стада.

Я взглянул на часы. Черт! Уже порядочно отстаю от графика! Меня захлестнуло знакомое чувство безнадежной беспомощности.

— Хорошо, мистер Хилл, я его возьму. И большое спасибо.— Я сунул лист в карман и двинулся дальше по коровнику, торопливо выстригая шерсть и втыкая иглу.

Неделю спустя на открытой странице ежедневника я увидел страшную запись: «Позв. мин.». По обыкновению, у меня кровь застыла в жилах, хотя эта криптограмма, написанная почерком мисс Харботтл, просто означала, что меня просят позвонить в местный отдел Министерства сельского хозяйства. Но, с другой стороны, из этой просьбы следовало, что у меня снова рыльце в пушку. Я протянул дрожащую руку к телефону.

Как всегда, трубку сняла Китти Паттисон, и я уловил в ее голосе нотку жалости. Она была очень симпатичной молодой женщиной, заведовала штатами и знала о моих безобразиях все. Когда погрешности оказывались не слишком велики, Китти нередко сама доводила о них до моего сведения, но если за мной числился тяжкий грех, за меня брался лично Чарлз Харкорт, региональный инспектор.

— А, мистер Хэрриот! — весело сказала Китти. (Я понимал, что она мне сочувствует, но ничем помочь не может.) — Мистер Харкорт хотел бы поговорить с вами.

Ну все! Эта зловещая фраза всегда вызывала у меня сердцебиение.

— Спасибо,— хрипло пробормотал я в трубку и целую вечность ждал, пока она переключит телефон.

— Хэрриот! — Зычный голос заставил меня подпрыгнуть.

Я сглотнул.

— Доброе утро, мистер Харкорт. Как вы себя чувствуете?

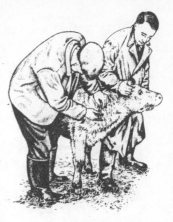

ПРОВЕРКА НА ТУБЕРКУЛЕЗ
Некоторые ветеринары, кроме того, исполняют обязанности местных инспекторов Министерства сельского хозяйства и в этой роли должны, в частности, проверять рогатый скот на туберкулез, опасный не только для самих животных, но и для людей, пьющих их молоко. Для проверки животному по отдельности вводят в кожу две небольшие дозы туберкулина двух типов, полученного из туберкулезных бактерий. Через 72 часа измеряют припухлость вокруг места инъекции. Сравнивая ее с нормальной толщиной кожи и следуя определенной формуле истолкования результатов, инспектор способен обнаружить больное животное, которое подлежит немедленному забою.

327

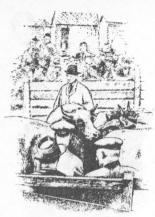

— Я скажу вам, как я себя чувствую. Доведенным до исступления.— Я живо представил себе породистое холерическое лицо, не розовое, как всегда, а побагровевшее, и горящие гневом зеленоватые глаза.— Проще говоря, я зол как черт!

— А-а...

— Нельзя ли без ваших «а»? Вы тоже сказали «а», когда сделали прививку корове Франкленда, хотя она покойница уже два года! В толк не возьму, как вам это удалось. Чудотворец, да и только! А сейчас я проверял результаты вашей работы у Хилла в Хайвью и среди коров, прошедших пробу, обнаружил номера семьдесят четыре и сто три. А, согласно нашим данным, он продал их полгода назад на ярмарке в Бротоне, и, следовательно, вы сотворили очередное чудо.

— Я очень сожалею...

— Не сожалейте, это же просто диву достойно! Вот передо мной цифры — измерения кожи и прочее. Как я вижу, вы установили, что у обеих кожа тонкая,— установили, хотя они находились от Хайвью в пятнадцати милях. Поразительная сноровка!

— Ну, я...

— Ладно, Хэрриот, я кончаю шутить. И намерен сказать вам в очередной и последний раз... Надеюсь, вы слушаете? — Он перевел дух, и я словно увидел, как он ссутулил тяжелые плечи, прежде чем рявкнуть в трубку: — Впредь смотрите их чертовы уши!

Я беспомощно залепетал:

— Да, конечно, мистер Харкорт, обязательно! Уверяю вас, что теперь...

— Хорошо, хорошо. Но это еще не все.

— Не все?

— Да, я не кончил.— В его голосе появилась тягостная усталость.— Могу ли я попросить, чтобы вы припомнили корову, которую вы изъяли как туберкулезную у Уилсона в Лоу-Парксе?

Я сжал кулаки так, что ногти впились в ладони. Начало было грозным.

— Я ее помню.

— Ну так, милый мой Хэрриот, может быть, вы помните и нашу небольшую беседу о документации? — Чарлз был весьма порядочным человеком и всячески пытался сдержать свое негодование, но это ему трудно давалось.— Хоть что-нибудь из нее запало в вашу память?

— Ну разумеется.

— В таком случае почему, ну почему вы не прислали мне квитанцию о сдаче на убой?

— Квитанцию о... Разве я не...

— Нет, вы не! — перебил он.— И я просто не в силах этого понять. Ведь в прошлый раз, когда вы забыли переслать копию соглашения об оценке, я разобрал с вами всю процедуру по порядку.

— Я, право, крайне сожалею...

328

В трубке раздался тяжелый вздох.

— И ведь это так просто! — Он помолчал. — Ну вот что: давайте еще раз пробежимся по всей процедуре, согласны?

— Да-да, конечно.

— Отлично, — сказал он. — Итак, обнаружив больное животное, вы вручаете владельцу извещение Б-двести пять Д. Т., форму А, то есть извещение о выбраковке и изоляции указанного животного. Затем (я слышал, как он ударяет пальцем по ладони, перечисляя пункт за пунктом) следует Б-двести семь Д. Т., форма В, извещение о забое. Затем Б-двести восемь Д. Т., форма Г, свидетельство о вскрытии. Затем Б-сто девяносто шесть Д. Т., справка ветеринарного инспектора. Затем Б-двести девять Д. Т., соглашение об оценке, а в случае разногласия с владельцем еще и Б-двести тринадцать Д. Т. — назначение оценщика. Затем Б-двести двенадцать Д. Т., извещение владельцу о времени и месте забоя, а также Б-двести двадцать семь, квитанция о сдаче животного для забоя, и, наконец, Б-двести тридцать Д. Т., извещение о приведении в порядок и дезинфекции помещения. Черт побери, любой ребенок сразу усвоил бы такую процедуру. Она же на редкость проста, вы согласны?

— Да-да, конечно, несомненно.

На мой взгляд, простой ее назвать было никак нельзя, но я предпочел обойти этот факт молчанием. Он уже спустил пары, и не стоило вновь доводить его до кипения.

— Благодарю вас, мистер Харкорт, — сказал я. — Постараюсь, чтобы это не повторилось.

Я положил трубку, чувствуя, что все сошло сравнительно благополучно, но тем не менее меня еще долго била нервная дрожь. Беда была в том, что министерские контракты имели для нас огромную важность. В те трудные дни мы сводили концы с концами главным образом благодаря им.

Уж эта выбраковка туберкулезных животных! Когда ветеринар обнаруживал корову с открытой формой туберкулеза, она подлежала немедленному уничтожению, поскольку ее молоко представляло опасность для населения. Казалось бы, чего проще! Но, к несчастью, закон требовал, чтобы кончина каждой злополучной коровы сопровождалась настоящим вихрем всевозможных извещений и справок.

Страшнее всего было даже не обилие самих документов, а количество лиц, которым полагалось их рассылать. Порой мне начинало казаться, что тех моих соотечественников, кто их не получает, можно пересчитать по пальцам. Помимо Чарлза Харкорта среди адресатов значились: фермер, которому принадлежало больное животное, полицейское управление, канцелярия министерства, живодер, а также местные власти. И конечно, всякий раз я кого-нибудь да забывал. В ночных

ОСЕННЯЯ ПАХОТА
Обычно фермер для этой тяжелой работы старался выбрать погожий осенний день. Запряженный лошадьми плуг вел по полю борозду за бороздой, запахивая стерню и готовя землю под корнеплоды в будущем году. Лошадей в плуг чаще запрягали бок о бок, причем у каждой была своя любимая сторона — уже вспаханная или не вспаханная.

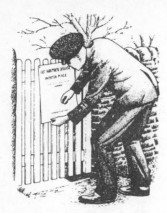

ЯЩУР

Вирус, вызывающий эту болезнь, обычно завозится в страну с импортируемым мясом. Ящур не всегда смертелен, но заболевшие парнокопытные животные — будь то крупный рогатый скот, овцы, свиньи или козы — испытывают большие страдания, причем болезнь очень заразна. Лечению она не поддается, и в Англии фермы, где обнаруживается ящур, подвергают строгому карантину; всех заболевших животных и тех, с которыми они соприкасались, забивают, а в районе запрещаются охота и прогон или провоз скота. О каждом подозрительном случае полагается извещать Министерство сельского хозяйства и полицию, которая принимает необходимые меры.

кошмарах мне чудилось, что я стою посреди рыночной площади и с истерическим хохотом швыряю извещениями в прохожих.

Теперь мне даже трудно поверить, что за такое выматывание нервов плата была одна гинея плюс десять с половиной шиллингов за вскрытие.

Через каких-нибудь два дня после этой беседы с региональным инспектором мне снова пришлось выбраковывать туберкулезную корову. Когда настало время составлять документы, я сел за письменный стол перед кипой бланков и принялся их заполнять, а потом, перечитывая каждый по два раза, судорожно запечатывал его в надлежащий конверт. Нет, на этот раз я не допущу ни единой ошибки!

На почту я отнес их сам и, вознося безмолвную молитву, собственноручно опустил в ящик. Харкорт должен был получить их утром, после чего мне быстро станет ясно — напутал я снова или нет. Два дня прошли без осложнений, и я было возрадовался, но на исходе третьего утра меня в приемной ожидала весть, начертанная огненными буквами: «Позв. мин.»!

В голосе Китти Паттисон чувствовалась напряженность. Она даже не пыталась ее скрыть.

— Да-да, мистер Хэрриот, — сразу же сказала она. — Мистер Харкорт просил, чтобы я вам позвонила. Соединяю вас с ним.

С замирающим сердцем я ждал, что в трубке раздастся знакомый рев, но спокойный, тихий голос, который я услышал, напугал меня даже еще больше.

— Доброе утро, Хэрриот! — Харкорт был краток и холоден. — Мне хотелось бы выяснить вопрос о последней выбракованной вами корове.

— Да? — просипел я.

— Но не по телефону. Будьте добры приехать в отдел.

— В... отдел?

— Да. И, пожалуйста, немедленно.

Я положил трубку и побрел к машине. Ноги у меня подгибались. На этот раз Чарлз Харкорт явно был выведен из себя. В его лаконичности чувствовалось еле сдерживаемое бешенство, а вызов в отдел... это был очень грозный признак.

Двадцать минут спустя мои шаги уже отдавались эхом в коридоре отдела. Я шел, как приговоренный к смерти, мимо стеклянных панелей, за которыми усердно стучали машинистки, к двери с табличкой «Региональный инспектор».

Судорожно вздохнув, я постучал.

— Войдите! — Голос все еще был тихим и сдержанным.

Харкорт поднял голову от бумаг, указал мне на стул и вперил в меня ледяной взгляд.

— Хэрриот, — сказал он бесстрастно, — на этот раз вы перешли все пределы.

330

Прежде он был майором Пенджабского стрелкового полка и в эту минуту выглядел типичным английским офицером индийской армии: породистый здоровяк с тяжелыми скулами над квадратным подбородком. В его глазах горели опасные огоньки, и мне пришло в голову, что, имея дело с подобным человеком, только круглый дурак позволил бы себе пренебречь его инструкциями... «Вот как, например, ты»,— шепнул мне мерзкий внутренний голос.

Пока я ждал, что последует дальше, у меня пересохло во рту.

— Видите ли, Хэрриот,— продолжал он,— после нашего последнего телефонного разговора о туберкулезной документации я надеялся, что вы дадите мне хоть небольшую передышку.

— Передышку?..

— Да-да, как ни глупо, но, во всех подробностях объясняя вам процедуру, я наивно полагал, что вы меня слушаете.

— Но я слушал. Очень внимательно!

— Неужели? Отлично! — Он одарил меня невеселой улыбкой.— В таком случае я был еще более наивен, полагая, что в дальнейшем вы будете следовать моим указаниям. По простоте душевной я считал, что вы примете их к сведению.

— Право же, мистер Харкорт, я принял... поверьте мне...

— Тогда почему же,— внезапно взревел он, хлопнув широкой ладонью по столу так, что чернильный прибор затанцевал,— тогда почему же вы устраиваете из них балаган?!

— Балаган? Простите, я не понимаю...— Больше всего мне хотелось выскочить из кабинета и убежать, но я сдержался.

— Не понимаете? — Он продолжал хлопать ладонью по столу.— Ну так я вам объясню. Сотрудник ветеринарной службы побывал на этой ферме и обнаружил, что вы не вручили там извещения о приведении помещения в порядок и его дезинфекции!

— Разве?

— Вот именно, черт вас дери. Фермеру вы его не вручили, а прислали мне. Или вы хотите, чтобы я продезинфицировал этот коровник? Не съездить ли мне туда и не поработать ли шлангом? Я немедленно отправлюсь, если вас это устроит!

— Что вы... что вы...

По-видимому, стучать одной ладонью Харкорту показалось мало — он пустил в ход вторую руку с совсем уж оглушительным результатом.

— Хэрриот! — загремел он.— Я хотел бы получить от вас ответ только на один вопрос: нужна вам эта работа или нет? Скажите только слово, и я передам ее другой ветеринарной фирме. Тогда, быть может, и вам, и мне жить будет спокойнее.

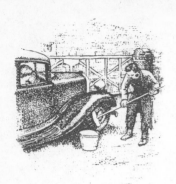

— Даю вам слово, мистер Харкорт, я... мы... нам очень нужна эта работа! — Я говорил с полной искренностью.

Инспектор откинулся на спинку кресла и несколько секунд молча смотрел на меня, а потом покосился на свои часы.

— Десять минут первого! — буркнул он. — «Красный Лев» уже открылся. Пойдемте выпьем пива.

В зале пивной он припал к кружке, потом аккуратно поставил ее перед собой на столик и устало взглянул на меня.

— Ей-богу, Хэрриот, кончили бы вы небрежничать! Просто сказать не могу, как это меня выматывает.

Я ему поверил: лицо его побледнело, а рука, снова взявшая кружку, заметно подрагивала.

— Право же, я искренне сожалею, мистер Харкорт. Не понимаю, как это получилось. Вроде бы я все проверял и перепроверял. Во всяком случае, я постараюсь больше не доставлять вам лишних затруднений.

Он кивнул и хлопнул меня по плечу.

— Ну ладно, ладно. Давайте выпьем по второй.

Он пошел к стойке, вернулся с кружками и выудил из кармана небольшой квадратный пакет.

— Маленький свадебный подарок, Хэрриот. Ведь, кажется, скоро ваша свадьба? Так это от моей жены и от меня с нашими наилучшими пожеланиями.

Не зная, что сказать, я кое-как развязал веревочку и извлек из оберточной бумаги небольшой барометр.

Я бормотал слова благодарности, чувствуя, как у меня горят уши. Он был представителем министерства в наших краях, а я — самым новым и самым скромным из его подчиненных. Не говоря уж о том, что хлопот я ему, наверное, доставлял больше, чем все остальные, вместе взятые, — просто кара божья. И у него не было никаких причин дарить мне барометр.

Это последнее злоключение еще более усугубило мой страх перед заполнением бесчисленных бланков, и я мог только надеяться, что очередное туберкулезное животное попадется мне не скоро. Однако судьба не замедлила послать мне несколько напряженных дней клинических проверок, и на исходе очередного из них я с самыми дурными предчувствиями осматривал одну из айрширских коров мистера Моверли.

Легкое покашливание — вот что привлекло к ней мое внимание. Я остановился, и сердце у меня упало: костяк, туго обтянутый кожей, чуть ускоренное дыхание и этот глубокий сдерживаемый кашель! К счастью, теперь таких коров не увидишь, но тогда они были привычным зрелищем.

Я прошел вдоль ее бока и оглядел стену перед ее мордой. На грубой каменной кладке ясно виднелись роковые капли мокроты, и я быстро размазал одну на предметном стеклышке.

Вернувшись в Скелдейл-Хаус, я окрасил мазок по методике Циль-Нельсона и положил стеклышко под микроскоп. Среди одиночных клеток краснели скопления туберкулезных бацилл — крохотных, радужных, смертельных. Собственно говоря, я не нуждался в этом роковом подтверждении моего диагноза, и все-таки настроение у меня испортилось еще больше.

Когда на следующее утро я объявил мистеру Моверли, что корову придется забить, это его отнюдь не обрадовало.

— Наверняка простуда у нее и ничего больше,— проворчал он. (Фермеры, естественно, возмущались, когда мелкие бюрократишки вроде меня забирали их удойных коров.) — Да только ведь спорить с вами без толку.

— Уверяю вас, мистер Моверли, ни малейших сомнений нет. Я взял мокроту для анализа и...

— Да что уж тут разговаривать! — Фермер нетерпеливо махнул рукой.— Коли правительство, прах его побери, хочет забить мою корову, значит, ее забьют. Но ведь мне положено возмещение, верно?

— Да, конечно.

— Сколько это будет?

Я быстро прикинул. Согласно инструкции, животное оценивалось так, словно продавалось на рынке в нынешнем его состоянии. Минимальная компенсация составляла пять фунтов, и назначить больше за этот живой скелет явно было нельзя.

— Пять фунтов! — ответил я.

— А, пошли вы! — сказал мистер Моверли.

— Если вы не согласны, будет назначен оценщик.

— Да черт с ним! Чего тут возиться-то!

Он был явно очень раздражен, и я счел неблагоразумным сообщать ему, что он получит лишь часть из этих пяти фунтов — в зависимости от вскрытия.

— Вот и хорошо,— сказал я.— Так я переговорю с Джеффом Мэллоком, чтобы он забрал ее как можно скорее.

Мистер Моверли явно не испытывал ко мне нежных чувств, но это тревожило меня куда меньше, чем предстоящая возня с заполнением всех этих жутких бланков. При одной мысли, что вскоре мне предстоит отправить к Чарлзу Харкорту новую их партию, я обливался холодным потом.

И тут на меня снизошло озарение. Подобное случается со мной редко, но на этот раз идея действительно выглядела удачно: я сначала проверю все документы с Китти Паттисон и уж потом отошлю их официально.

Мне не терпелось привести свой план в исполнение. Почти с удовольствием я разложил заполненные бланки в один длинный ряд, подписал их и накрыл конвертами с соответствующими адресами. Затем позвонил в отдел.

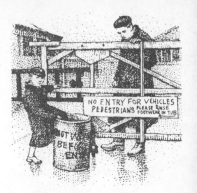

МЕРЫ, ПРЕПЯТСТВУЮЩИЕ РАСПРОСТРАНЕНИЮ ЯЩУРА
Во время вспышки очень заразного и не поддающегося лечению ящура все фермы в пораженном районе стараются помешать распространению вируса. Обувь можно продезинфицировать, но вирус разносится с ветром. На зараженной ферме полагается забить всех парнокопытных животных, тщательнейшим образом вычистить и продезинфицировать все постройки и не заводить нового скота в течение полутора месяцев. Теперь введены компенсации, однако потеря предполагаемого дохода и гибель плодов многолетнего труда могут привести к разорению.

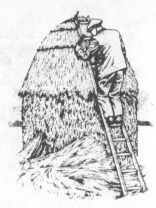

КРОВЛЯ ДЛЯ СТОГА
Стог, сложенный из сно-
пиков ржи, накрывается
кровлей, чтобы уберечь
зерно от дождя и ветра.
На кровлю шла овсяная
или пшеничная солома,
иногда камыш. Кровель-
ный материал наклады-
вается тонким слоем
и по традиции опоясы-
вается жгутами из овся-
ной соломы, которые за-
благовременно свивают
старики и мальчишки.
На смену жгутам при-
шла веревка из кокосо-
вого волокна. Колышки
или прищепки из лещи-
ны удерживают жгуты
в нужном положении,
пока работа не заверша-
ется. Кровлю увен-
чивают украшением из
соломы. Работу эту не
всегда удается закончить
в один день, так как сто-
га бывают очень боль-
шими.

Китти была очень мила и терпелива. По-моему, она не сомневалась в моей добросовестности, но понимала, что делопроизводитель я никуда не годный, и жалела меня. Когда я исчерпал список, она сказала одобрительно:

— Молодцом, мистер Хэрриот! На этот раз все в порядке. Вам остается только получить подпись живодера, оформить протокол вскрытия, и можете больше ни о чем не беспокоиться.

— Спасибо, Китти! — ответил я.— Вы сняли с моей души огромную тяжесть!

И я не преувеличивал. Все во мне пело от радости. Мысль, что на этот раз Чарлз на меня не обрушится, была словно солнце, вдруг засиявшее из черных туч. В самом безмятежном настроении я отправился к Мэллоку и договорился с ним, что он заберет корову.

— Приготовьте мне ее завтра для вскрытия, Джефф,— закончил я и поехал дальше с легким сердцем.

И когда на следующий день мистер Моверли отчаянно замахал мне от ворот своей фермы, для меня это явилось полной неожиданностью. Подъехав к нему, я заметил, что он крайне взволнован.

— Э-эй! — крикнул он, не дожидаясь, пока я вылезу из машины.— Я только с рынка вернулся, а хозяйка говорит, что тут побывал Мэллок!

— Совершенно верно, мистер Моверли,— ответил я с улыбкой.— Помните, я предупредил вас, что пришлю его за вашей коровой...

— Как же, помню! — Он умолк и смерил меня свирепым взглядом.— Только он не ту забрал!

— Не ту... что значит — не ту?

— Не ту корову, вот что! Увез лучшую мою корову. Элитную айрширку. Я купил ее в Дамфрисе на прошлой неделе, и ее только нынче утром доставили.

Ужас сковал меня. Я велел живодеру забрать айрширскую корову, которая будет заперта в отдельном стойле. А новую корову, конечно, для начала тоже заперли в отдельном стойле... С пронзительной четкостью я увидел, как Джефф и его подручный ведут ее по доске в фургон.

— Вина-то ваша! — Фермер грозно ткнул в меня пальцем.— Если он прикончит мою здоровую корову, вы за это ответите!

Последнего он мог бы и не говорить: да, я за нее отвечу множеству людей, и Чарлзу Харкорту в том числе.

— Звоните же на живодерню! — прохрипел я.

Он безнадежно махнул рукой:

— Уже звонил. Там не отвечают. Застрелит ее он, как пить дать. А вы знаете, сколько я за нее заплатил?

— Неважно! Куда он поехал?

— Хозяйка говорит, в сторону Грамптона... минут десять назад.

Я включил мотор.

— Возможно, ему надо забрать и других животных... Я его догоню.

Стиснув зубы, я помчался по грамптонской дороге. Эта катастрофа была настолько немыслимой, что просто не укладывалась в мозгу. Не то извещение — уже беда, но не та корова... Даже представить себе невозможно. И все-таки это произошло! Уж теперь Харкорт меня уничтожит. Он неплохой человек, но у него нет выбора: такая промашка обязательно дойдет до министерского начальства и оно потребует голову виновника.

Мчась по деревушке Грамптон, я лихорадочно, но тщательно оглядывал въезды на каждую ферму. Вот за ними открылись луга, и я уже оставил всякую надежду, как вдруг далеко впереди над шпалерой деревьев мелькнула знакомая крыша мэллокского фургона.

Это было высокое сооружение с деревянными стенками, ошибиться я не мог. С торжествующим воплем я выжал газ до отказа и, охваченный охотничьим азартом, помчался туда. Но нас разделяло слишком большое расстояние, и уже через милю я понял, что сбился со следа.

Среди накопившихся за многие годы воспоминаний, пожалуй, ни одно не запечатлелось в моей душе с такой живостью и яркостью, как Великая Погоня За Коровой. Я и сегодня ощущаю пережитый тогда ужас. Фургон время от времени мелькал в лабиринте проселков, но, когда я добирался туда, моя добыча успевала скрыться за очередным холмом или в какой-нибудь глубокой лощине. К тому же я строил свои расчеты на том, что, миновав еще одну деревню, Мэллок повернет в Дарроуби, однако он продолжал ехать вперед. По-видимому, его вызвали откуда-то издалека.

Длилось это бесконечно, и я совсем изнемог. Приступы ледяного отчаяния сменялись взрывами надежды, и эта лихорадка вымотала мои нервы. И когда наконец я увидел перед собой на прямой дороге покачивающийся грузовик, у меня не оставалось уже никаких сил.

Ну теперь, во всяком случае, он никуда не денется! Выжав из старенькой машины все, на что она была способна, я поравнялся с грузовиком и непрерывно сигналил, пока он не остановился. Я проскочил вперед, затормозил и побежал к грузовику, чтобы объяснить, в чем дело, и извиниться. Но едва я взглянул в кабину, улыбка облегчения сползла с моих губ. Это был не Джефф Мэллок! Я гнался не за тем!

Я узнал мусорщика, который в совершенно таком же фургоне, как у Джеффа, объезжал здешние края, подбирая падаль, не интересовавшую даже живодера. Странная работа и странный человек! На меня из-под обтрепанной армейской фуражки глядели блестящие пронзительные глаза.

СЕЯЛКА
С середины XIX века поля начали засевать с помощью сеялки, в которую запрягали лошадь. Эта двухрядная сеялка процарапывает во вспаханной земле две канавки, в которые из семенного ящика по семяпроводам сыплется зерно. Передачи, вращаемые задними колесами, поворачивают в семенном ящике диски, которые забрасывают зерна в небольшие совки, ссыпающие их в семяпроводы. Поток семян можно регулировать в зависимости от того, к каким культурам они принадлежат.

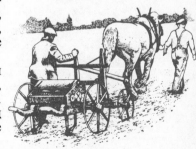

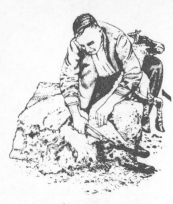

— Чего надо-то? — Он вынул изо рта сигарету и дружелюбно сплюнул на дорогу.

У меня перехватило дыхание.

— Я... Извините. Я думал, это фургон Джеффа Мэллока.

Выражение его глаз не изменилось, но уголки рта чуть-чуть дернулись.

— Коли вам Джефф требуется, так он небось давно у себя на живодерне. — И, снова сплюнув, он сунул сигарету обратно в рот.

Я тупо кивнул. Да, конечно, Джефф вернулся к себе на живодерню... и давным-давно. За мусорщиком я гонялся больше часа, и, значит, корова уже разделана и висит на крючьях. Джефф работал умело и быстро. И, забрав обреченных животных, не имел привычки тянуть.

— Ну, мне тоже домой пора, — сказал мусорщик. — Бывайте! — Он подмигнул мне, включил мотор и загромыхал по дороге.

Я побрел к своей машине. Торопиться больше было некуда. И как ни удивительно, теперь, когда все погибло, мне стало легче. Охваченный каким-то невозмутимым спокойствием, я вел машину и хладнокровно прикидывал, что мне сулит будущее. Во всяком случае, министерство с позором вычеркнет меня из своих списков. Я даже начал фантазировать: быть может, для этого существует какая-то церемония — торжественное сожжение министерского удостоверения или другой ритуал в том же духе.

Я попытался отогнать мысль, что мой последний подвиг может возмутить не только министерство. А Королевский ветеринарный колледж? Вдруг за подобные штучки человека лишают права заниматься практикой? Не исключено. И я со вкусом принялся размышлять, какие поприща остаются для меня открытыми. Мне часто казалось, что владельцы букинистических лавок должны вести весьма приятную жизнь, и теперь, серьезно взвешивая такую возможность, я решил восполнить отсутствие в Дарроуби этого очага культуры. Мне не без приятности рисовалось, как я сижу под ярусами пыльных томов, порой снимаю с полки какой-нибудь фолиант или просто гляжу на улицу из своего уютного мирка, где нет ни бланков, ни телефонных звонков, ни записок «Позв. мин.».

Въехав в Дарроуби, я не торопясь свернул к живодерне и вылез из машины у закопченного строения, из трубы которого поднимался черный дым. Отодвинув скользящую дверь, я увидел, что Джефф с удобством расположился на груде коровьих шкур, держа в окровавленных пальцах кусок яблочного пирога. И... да-да: позади него висели две половины коровьей туши, а на полу валялись легкие, кишки и другая требуха — печальные останки элитной айрширской коровы мистера Моверли.

— Здравствуйте, Джефф,— сказал я.

— Наше вам, мистер Хэрриот! — И он одарил меня безмятежной улыбкой, точно выражавшей его личность.— Вот закусываю. Всегда меня в эту пору на еду тянет! — Он с наслаждением запустил зубы в пирог.

— Да, конечно.— Я грустно оглядел разделанную тушу. Собачье мясо, да и его не так уж много. Впрочем, айрширы никогда особенно не жиреют. Мне никак не удавалось найти слова, чтобы объяснить Джеффу, что произошло, но тут он заговорил сам:

— Извиняюсь, мистер Хэрриот, только я нынче не поспел,— сказал он, беря видавшую виды кружку с чаем.

— Про что вы?

— Ну я же люблю все для вас приготовить, да только нынче вы раненько пожаловали.

Я ошеломленно уставился на него.

— Но... но ведь все готово? — Я махнул рукой на разделанную тушу.

— Да нет, это не она.

— Как не она? Значит, это не корова с фермы Моверли?

— Во-во.— Он отпил четверть кружки и утер рот.— Пришлось начать с этой. А та еще в фургоне на заднем дворе.

— Живая?!

Он как будто слегка удивился:

— А как же? Я же за нее еще не брался. Хорошая коровка, хоть и больная.

От радости я чуть не потерял сознание.

— Да она здорова, Джефф. Вы не ту корову забрали!

— Не ту? — Его ничем нельзя было поразить, но он явно ждал объяснения, и я сообщил ему, как все произошло.

Когда я кончил, его плечи подрагивали, а ясные красивые глаза на розовом лице весело блестели.

— Это же надо! — пробормотал он и продолжал посмеиваться. Мой рассказ нисколько не нарушил его душевного равновесия, и смех этот был мягким и дружеским. Пусть он съездил напрасно, а фермер переволновался — ни то ни другое его совершенно не трогало.

И глядя на Джеффа Мэллока, я в который раз подумал, что постоянная возня с заразными тушами среди смертоносных бактерий, как ничто другое, дарит человеку безмятежное внутреннее спокойствие.

— Вы съездите сменить корову? — спросил я.

— Немножко погодя. Спешить-то особо некуда. А я с едой торопиться не люблю.— Он удовлетворенно вздохнул.— Может, и вы перекусите, мистер Хэрриот? Подкрепитесь-ка маленько! — Он налил еще одну кружку и, отломив солидный кусок пирога, протянул его мне.

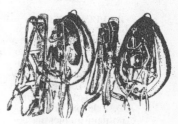

СБРУЯ РАБОЧЕЙ ЛОШАДИ
Рабочая лошадь оставалась запряженной по 8 часов, а в дни жатвы и дольше, поэтому сбруя требовалась не только крепкая, но и удобная. Лучшим материалом для нее была кожа, которой обтягивался и деревянный остов хомута. К нему цепями или кожаными постромками припрягали тележку, плуг или какую-нибудь машину, так что нагрузка ложилась на грудь и плечи лошади.

337

— Нет... нет... э... спасибо, Джефф. Вы очень любезны, но я... спасибо... мне пора.

Он пожал плечами, улыбнулся и взял трубку, которая покоилась на овечьем черепе. Смахнув с мундштука налипшие мышечные волоконца, он чиркнул спичкой и блаженно развалился на шкурах.

— Ну, так пока до свидания. Загляните вечером, все будет готово.— Он смежил веки, и его плечи вновь задергались.— Уж теперь-то я не промахнусь.

Пожалуй, прошло больше двадцати лет с тех пор, как я в последний раз выбраковал туберкулезную корову — туберкулез теперь большая редкость. И короткая запись «Позв. мин.» уже не леденит мне кровь, и грозные бланки, так меня травмировавшие, тихо желтеют на дне какого-то ящика.

Все это навсегда исчезло из моей жизни. Как и Чарлз Харкорт. Но его я вспоминаю каждый день, когда смотрю на маленький барометр, который все еще висит у меня над столом.

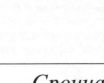

11

Срочная операция

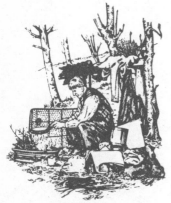

Иногда я получал увольнительную и отправлялся в Манчестер. И, вероятно, потому, что я недавно стал отцом, мое внимание на улицах неизменно привлекали детские коляски. Чаще всего их катили женщины, но иной раз можно было увидеть с коляской и мужчину. В городе такое зрелище, впрочем, ничего особенного собой не представляет. Другое дело, если мужчина толкает перед собой детскую коляску по пустынному проселку. И тем более, если в коляске едет большая собака.

Именно это я увидел как-то утром в холмах над Дарроуби и невольно притормозил. В последние недели эта странная пара уже несколько раз попадалась мне на глаза, и было очевидно, что она появилась в наших краях совсем недавно.

Когда я поравнялся с коляской, мужчина посмотрел на меня, приветственно поднял руку и улыбнулся. Эта улыбка на черном от загара лице была удивительно дружелюбной. Я дал ему на вид лет сорок. Загорелая шея не стянута ни галстуком, ни воротничком, линялая полосатая рубаха расстегнута на груди, хотя день выдался холодный.

Я невольно задумался, кто он такой и чем занимается. Костюм, состоявший из ветхой замшевой куртки для гольфа, вельветовых брюк и крепких сапог, ничего мне не сказал. Многие, возможно, сочли бы его просто бродягой, но в нем чувствовалась деловитая энергия, необычная для людей такой категории.

Я опустил стекло дверцы, и щеку мне обжег ледяной ветер йоркширского марта.

— Утро нынче морозное,— заметил я.

Он как будто удивился.

— Ага,— сказал он после паузы.— Похоже, что так.

Я поглядел на коляску, старую и ржавую, на восседающего в ней большого пса. Это был ларчер — помесь колли с грейхаундом. Он ответил мне взглядом, полным спокойного достоинства.

— Хороший пес,— сказал я.

— Джейк-то? Еще какой! — Он снова улыбнулся, открыв ровные белые зубы.— Лучше не найти.

Я кивнул на прощание и поехал дальше, но они еще долго отражались в зеркале заднего вида: коренастый мужчина, который бодро шагал, откинув голову и расправив плечи, и большой пятнистый пес, возвышающийся над детской коляской, точно статуя.

Новая встреча с этой поразительной парой не заставила себя ждать. Я осматривал зубы ломовой лошади во дворе фермы и вдруг заметил, что выше по склону, за конюшней, у каменной стенки, стоит на коленях какой-то человек, а рядом возле детской коляски сидит на траве большая собака.

— Э-эй! Кто это? — спросил я у фермера, кивнув на холм.

Он засмеялся:

— Это Родди Траверс. Вы его знаете?

— Нет. Как-то перекинулся с ним словом на дороге, и все.

— На дороге? Это верно.— Он кивнул.— Родди только там и увидишь.

— Но кто он? Откуда?

— Вроде бы он йоркширец, только точно не знаю. Да и никто не знает. Но я вам одно скажу: руки у него золотые. За что ни возьмется, все сделает.

— Да,— сказал я, наблюдая, как Траверс ловко укладывает плоские камни, заделывая пролом в стенке.— Теперь ведь мало кто берется чинить эти ограды.

— Верно. Работа не из простых, а умельцев все меньше становится. Родди тут мастер. Ну да ему все по плечу — что изгороди ставить, что канавы копать, что за скотиной ходить.

Я взял напильник и начал обтачивать острые углы на коренных зубах лошади.

— И долго он у вас останется?

— Как кончит со стенкой, так и уйдет. Я бы его подзадержал, да только он никогда в одном месте долго не остается.

— Но где-то у него есть же свой дом?

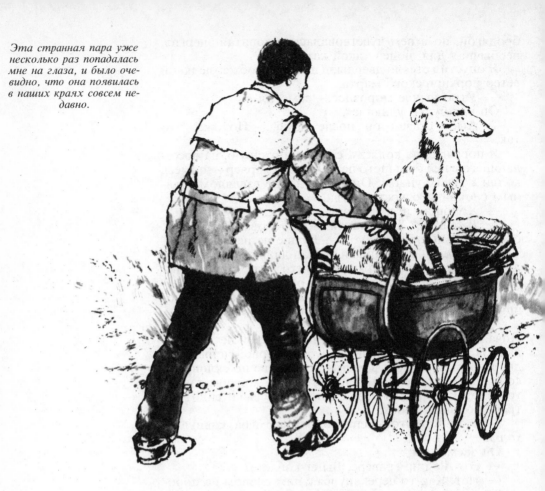

— Нету.— Фермер снова засмеялся.— Родди живет налегке. Все его добро у него в коляске.

На протяжении следующей недели, пока весна мало-помалу вступала в свои права и на солнечных склонах высыпали первоцветы, я часто видел Родди — то где-нибудь на дороге, то лихо орудующего лопатой в канаве, опоясывающей луга. И всегда тут же был Джейк — трусил рядом или сидел и смотрел, как он работает. Но встретились мы снова, только когда я вакцинировал овец мистера Посона от размягченной почки.

Всего их было три сотни, и работники загоняли по нескольку овец в маленький закут, где Родди хватал их и удерживал, пока я делал прививку. Оказалось, что и в этом он мастер. Полудикие овцы с холмов пулей проскакивали мимо него, но он спокойно ловил их за длинную шерсть, иногда даже в прыжке, и задирал передние ноги так, чтобы открылся голый участочек кожи под мышкой, который природа словно нарочно создала для иглы ветеринара. Снаружи на открытом склоне в своей обычной позе сидел большой ларчер и с легким

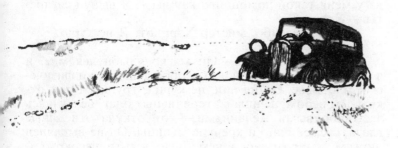

интересом посматривал на местных собак, которые рыскали между загонами, но ни в какое общение с ними не вступал.

— А он у вас хорошо воспитан.

Родди улыбнулся:

— Да, Джейк не будет бегать туда-сюда, мешая людям. Он знает, что должен сидеть там, пока я не кончу. Вот он и сидит.

— Причем, судя по его виду, он вполне этим доволен.— Я снова взглянул на Джейка, такого спокойного и счастливого.— И жизнь он ведет чудесную, странствуя с вами повсюду.

— Что так, то так,— вмешался мистер Посон, пригнавший новую порцию овец.— Никаких забот не знает, прямо как его хозяин.

Родди промолчал, а когда овцы вбежали в закут, он выпрямился и перевел дух. Ему приходилось нелегко, и по его лбу стекали струйки пота, но взгляд, которым он обвел вересковую пустошь и встающий за ней склон холма, был исполнен удивительной безмятежности. И тут он сказал:

— Пожалуй, так оно и есть. Нам с Джейком тревожиться не из-за чего.

Мистер Посон весело ухмыльнулся:

— Вот это ты правду сказал, Родди. Ни жены, ни ребят, ни взносов по страховке, ни долга в банке — не жизнь у тебя, а малина.

— Оно так,— заметил Родди.— Да ведь и денег тоже нету.

Фермер бросил на него лукавый взгляд:

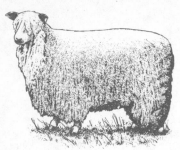

УЭНСЛИДЕЙЛСКАЯ ОВЦА
Овец этой теперь редкой породы держали в основном на фермах, расположенных по нижним склонам холмов. Они крупные, с голубовато-серой мордой и витой шерстью. Хотя руно у них пышное и высококачественное, их в последние годы почти перестали разводить. Однако растущий спрос на нежирную баранину может вновь привлечь к ним внимание овцеводов.

— Значит, что же? У тебя на душе поспокойнее было бы, если бы ты отложил деньжат на черный день?

— Да нет! С собой же их таскать не будешь, а пока человеку на расходы хватает, с него и довольно.

В этих словах не было ничего особенно оригинального, но я запомнил их на всю жизнь. Потому что сказал их Родди — и сказал с неколебимым убеждением.

Когда я закончил и овцы радостно затрусили назад в луга, я повернулся к Родди:

— Большое спасибо. Мне куда легче работать, когда у меня такой помощник, как вы.— Я вынул сигареты.— Хотите?

— Нет, спасибо, мистер Хэрриот. Я не курю.

— Неужели?

— Ага. И не пью.— Он мягко улыбнулся мне, и я вновь почувствовал в нем особое душевное и физическое здоровье. Он не пил, не курил, трудился под открытым небом, не ища материальных благ, не мучаясь честолюбивыми желаниями,— вот откуда эти ясные глаза, свежее лицо и крепкие мышцы. Он не выглядел дюжим силачом, но в нем было что-то несокрушимое.

— Ну, Джейк, пора обедать,— сказал он, и большой пес радостно запрыгал вокруг него. Я ласково заговорил с Джейком, а он в ответ бешено завилял хвостом и дружески повернул ко мне узкую красивую морду. Я погладил его, потрепал за ушами.

— Какой красавец, Родди! Лучше не найти, как вы тогда сказали.

Я пошел в дом вымыть руки и на крыльце оглянулся. Они устроились под оградой: Родди раскладывал на земле термос и пакет с едой, а Джейк нетерпеливо на него поглядывал. Ветер свистел над оградой, на них лились солнечные лучи, и оба выглядели удивительно счастливыми.

— Он, знаете, гордый,— сказала фермерша, когда я нагнулся над раковиной.— Разве ж я его не накормила бы? Но он в кухню не пойдет, а сидит вот так со своей собакой.

Я кивнул.

— А где он спит, когда работает на фермах?

— Да где придется. На сеновале, в амбаре, а то и под изгородью. У нас он ночует в свободной комнате. Да его всякий в дом пригласит, потому что он на редкость опрятный.

— Вот как?— Я взял висевшее на крюке полотенце.— Значит, независимый человек.

Она задумчиво улыбнулась:

— Что есть, то есть. Ему, кроме его собаки, никто не нужен.— Она вытащила из духовки благоухающую сковороду жареной ветчины и поставила ее на стол.— Но я вам вот что скажу: другого такого поискать. Родди Траверс всем нравится, уж очень он хороший человек.

Родди провел в окрестностях Дарроуби все лето, и я постоянно видел его то на фермах, то с детской коляской на дороге. Во время дождя он облачался в рваное габардиновое пальто, слишком для него длинное, но все остальное время расхаживал в куртке для гольфа и вельветовых брюках. Не знаю, как он обзавелся своим гардеробом, но, конечно, в гольф он ни разу в жизни не играл. Это была еще одна из окружавших его маленьких тайн.

Как-то утром в начале октября я встретил его на проселке среди холмов. Ночью подморозило, и пастбища побелели — каждая травинка была обведена жесткой каймой инея.

Я был закутан до ушей и постукивал пальцами в перчатках, чтобы согреть их, но первое, что увидел, опустив стекло, была голая грудь под расстегнутой рубашкой без воротничка.

— Доброго вам утра, мистер Хэрриот, — сказал он. — Рад, что мы встретились. — Он помолчал и одарил меня своей безмятежной улыбкой. — Тут еще работы недели на две, а потом я пойду дальше.

— Ах так! — Я уже познакомился с ним достаточно близко, чтобы не спрашивать, куда он собрался, и просто поглядел на Джейка, обнюхивавшего траву на обочине. — Как вижу, сегодня он решил прогуляться.

Родди засмеялся:

— Ну, иногда ему побегать хочется, а иногда прокатиться. Сам решает.

— Ну что же, Родди, — сказал я, — до новой встречи. Желаю вам всего хорошего.

Он помахал мне и бодро зашагал по замерзшей дороге, а меня охватило странное ощущение утраты.

Но я поторопился. Часов в восемь вечера раздался звонок в дверь. Я открыл и увидел на крыльце Родди. Позади него в морозных сумерках маячила вездесущая коляска.

— Вы моего пса не поглядите, мистер Хэрриот?

— А что с ним?

— Толком не знаю. Вроде бы... как обмирает.

— Обмирает? Джейк? На него это что-то не похоже. А кстати, где он?

Родди указал назад.

— В коляске. Под брезентом.

— Хорошо. — Я распахнул дверь пошире. — Везите его в дом.

Родди ловко втащил заржавелую колымажку на крыльцо и под скрипы и взвизгивания колес покатил ее по коридору к смотровой. Там он отстегнул застежки, откинул брезент, и в ярком свете ламп я увидел вытянувшегося под ним Джейка. Его голова лежала на свернутом габардиновом пальто, а по сторонам ютилось все земное имущество его хозяина: перевязанный бечевкой узелок со сменной рубашкой и носками, пачка чая, термос, нож с ложкой и старый армейский ранец.

343

Пес поднял на меня полные ужаса глаза, я погладил его и почувствовал, что все его тело дрожит мелкой дрожью.

— Пока оставьте его в коляске, Родди, и расскажите поточнее, что с ним такое.

Он сплел подрагивающие пальцы.

— Это днем началось. Бегал себе в траве, радовался и вдруг свалился, вроде как в припадке.

— В каком припадке?

— Напрягся весь и упал на бок. Лежит, задыхается, на губах пена. Я уж думал, ему конец.— Глаза Родди расширились, уголки рта задергались при одном воспоминании об этой минуте.

— И долго это длилось?

— Да несколько секунд. А потом вскочил, словно ничего и не было.

— Но затем все повторилось снова?

— Ага. И опять, и опять. Я чуть не свихнулся. А в промежутках он словно совсем здоров. Ну совсем здоров, мистер Хэрриот!

Зловещие симптомы начинающейся эпилепсии?

— Сколько ему лет?— спросил я.

— В феврале пять сравнялось.

Ну, во всяком случае, для эпилепсии поздновато. Я взял стетоскоп и прослушал сердце. Слушал я очень внимательно, но в ушах у меня раздавались только быстрые частые удары, вполне нормальные для испуганного животного. Никаких отклонений. Температура тоже оказалась нормальной.

— Давайте положим его на стол, Родди. Беритесь сзади.

Большой пес бессильно повис у нас на руках, но, немного пролежав на гладком столе, робко посмотрел вокруг, осторожно приподнялся и сел. Потом лизнул щеку хозяина, и хвост между задними лапами завилял.

— Вы только посмотрите!— воскликнул Родди.— Опять он совсем здоров. Будто ничего с ним и не было.

И действительно, Джейк совсем ободрился. Он раза два покосился на пол, потом вдруг спрыгнул со стола, подбежал к хозяину и положил лапы ему на грудь, отчаянно виляя хвостом.

Я оглядел его.

— Ну вот и прекрасно. Мне он было не понравился, но, по-видимому, все прошло. Я сейчас...

Испуганно замолчав, я уставился на Джейка. Он соскользнул на пол и широко раскрыл пасть в отчаянной попытке вздохнуть. Судорожно хрипя и пошатываясь, он побрел по комнате, наткнулся на коляску и упал на бок.

— Да что же это... Быстрей! Положим его на стол!— Я ухватил пса поперек живота, и мы взвалили его назад на стол.

Я тупо смотрел на распростертое тело. Джейк уже не пытался вздохнуть. Он был без сознания и не дышал.

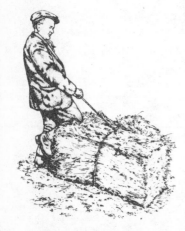

ИЗГОТОВЛЕНИЕ ВЬЮКА ИЗ СЕНА
Зимой пасущихся в холмах овец подкармливали сеном. Чтобы доставить его в холмы, фермер вырезал три пласта из стога в сарае и накладывал их друг на друга поперек разложенной на земле веревки, а затем затягивал ее сверху и закреплял жгутом сена. Каждый вьюк весил от 25 до 50 кг.

Я нащупал пульс под задней лапой—частый, хотя и слабый... Но он же не дышит!

Смерть могла наступить в любую секунду, а я беспомощно стою рядом, и от всех моих ученых познаний нет никакого толку. В полном отчаянии я хлопнул пса ладонью по ребрам.

— Джейк! — крикнул я. — Да что с тобой, Джейк?

Словно в ответ, ларчер хрипло задышал, веки у него задергались и он посмотрел по сторонам. Но он все еще был скован смертельным страхом, и я начал ласково поглаживать его по голове.

Долгое время мы молчали, потом пес оправился, сел и посмотрел на нас спокойными глазами.

— Ну вот,—тихо сказал Родди.—Опять то же самое. Ну ничего не понимаю! А ведь я кое-что про собак знаю.

Я промолчал. Я тоже ничего не понимал, а ведь я был дипломированным ветеринаром.

— Родди, это был не припадок,—сказал я наконец.—Он давился. Что-то перекрывает дыхательное горло.—Я вынул из нагрудного кармана электрический фонарик.—Сейчас погляжу.

Раскрыв Джейку пасть, я прижал указательным пальцем язык и посветил фонариком. Он был добродушным, флегматичным псом и не пытался вырваться, но я все равно не увидел ничего ненормального. Про себя я отчаянно надеялся, что обнаружу где-нибудь в глотке застрявший кусок кости, но луч тщетно скользил по розовому языку, по здоровым миндалинам и поблескивающим задним зубам. Нигде ничего.

Я попробовал запрокинуть его голову еще больше, и тут он весь напрягся, а Родди вскрикнул:

— Опять начинается!

Он не ошибся. Я в ужасе смотрел, как пятнистое тело вновь распростерлось на столе. Вновь пасть разинулась, а на губах запузырилась пена. Вновь дыхание остановилось и грудная клетка замерла в неподвижности. Шли секунды, я шлепал ладонью по ребрам, но теперь это не помогало. Мне вдруг стала ясна вся трагичность происходящего: это же был не просто пес, для Родди это было самое близкое в мире существо, а я стою и смотрю, как он издыхает.

И тут я услышал слабый звук, глухой кашель, от которого губы собаки даже почти не дрогнули.

— Черт подери! — крикнул я. — Он же давится, давится! Значит, там что-то должно быть!

Опять я приподнял голову Джейка и сунул фонарик в пасть, и тут — я никогда не перестану этому радоваться! — пес снова кашлянул, узкая голосовая щель приоткрылась и на миг показала причину удушья. Там за провисающим надгортанником я увидел что-то вроде горошины.

— По-моему, камешек! — ахнул я. — Над самой трахеей.

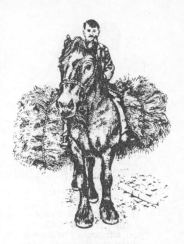

ПЕРЕВОЗКА ВЬЮКОВ СЕНА
Два вьюка одинакового веса (или уравновешенные камнями) перекидывали через спину низкорослой местной лошади, и она взбиралась с ними к зимнему овечьему пастбищу, если его заносило снегом или трава была сильно ощипана. Фермер, добравшись до места, выдергивал жгуты, скреплявшие веревки, и сено падало на землю перед сбегающимися овцами.

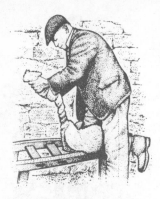

— В кадыке, что ли?

— Вот именно. И камешек этот время от времени перекрывает дыхательную трубку, точно шариковый клапан.— Я встряхнул голову Джейка.— Сейчас я сместил камешек, и вот видите, он уже приходит в себя.

Вновь Джейк ожил и задышал ровно.

Родди провел ладонью по узкой голове, по спине, по мощным мышцам задних ног.

— Но... но он же опять будет давиться?

Я кивнул:

— Боюсь, что да.

— А потом камешек застрянет поплотнее, и он задохнется?— Родди побелел.

— Вполне возможно. Поэтому камешек необходимо извлечь.

— Как же?..

— Вскрыть горло. И немедленно. Другого выхода нет.

— Ладно.— Он сглотнул.— Делайте. Если он опять свалится, я не выдержу.

Я хорошо понимал, что он чувствует. У меня у самого подгибались колени, и я боялся, что могу потерять сознание, если Джейк снова начнет давиться.

Схватив ножницы, я быстро выстриг шерсть с нижней поверхности горла. Дать общий наркоз я не рискнул, а сделал местную анестезию. Потом протер кожу спиртом. К счастью, в автоклаве лежали уже стерилизованные инструменты, я вынул из него поднос и поставил на каталку рядом со столом.

— Крепче держите голову,— хрипло скомандовал я и взял скальпель.

Я рассек кожу, фасцию, тонкие слои грудино-подъязычной и лопаточно-подъязычной мышц и обнажил вентральную поверхность гортани. На живой собаке я никогда ничего подобного не делал, но тут было не до колебаний. Еще две-три секунды, чтобы рассечь слизистую оболочку и заглянуть внутрь.

Вот он! Действительно камешек. Серый, блестящий и совсем маленький. Однако достаточно большой, чтобы убить.

Необходимо было быстро извлечь его точным движением, чтобы не протолкнуть в трахею. Я откинулся, порылся в инструментах, взял анатомический пинцет и занес его над разрезом. Конечно, у великих хирургов руки так не трясутся и они не пыхтят. Но я стиснул зубы и ввел пинцет в разрез. Когда я подвел его к камешку, моя рука, словно по волшебству, перестала дрожать.

Пыхтеть я тоже перестал. Собственно говоря, я ни разу не вздохнул, пока очень медленно и осторожно извлекал блестящий камешек наружу. Но вот он с легким стуком упал на стол.

— Это он?— шепотом спросил Родди.

— Да.— Я взял иглу и шелк.— Все в порядке.

На зашивание ушло всего несколько минут, но под конец Джейк уже нетерпеливо перебирал лапами и поглядывал вокруг блестящими глазами.

Родди вернулся с ним через десять дней снять швы. Собственно говоря, это было его последнее утро в наших краях, и, вытащив несколько шелковых петелек из отлично зажившей ранки, я проводил его до дверей, а Джейк крутился возле нас.

На тротуаре у крыльца во всем своем дряхлом ржавом величии стояла детская коляска. Родди откинул брезент.

— Ну-ка! — сказал он, и большой пес вспрыгнул на свое привычное место.

Родди взялся за ручку обеими руками, и осеннее солнце, вдруг выплывшее из-за туч, внезапно озарило картину, успевшую стать такой знакомой и привычной. Куртка для гольфа, расстегнутая рубашка, загорелая грудь, красавец пес, небрежно посматривающий по сторонам со своего высокого трона.

— Ну, всего хорошего, Родди, — сказал я. — Думаю, вы сюда еще вернетесь.

Он обернулся, и я снова увидел его улыбку.

— Да, наверное.

Он толкнул коляску, и они отправились в путь — нелепая повозочка скрипела, а Джейк мягко покачивался в ней. И тут я вспомнил то, что увидел под брезентом в тот вечер в операционной. Ранец, в котором, конечно, хранятся бритва, полотенце, мыло и еще другие мелочи. Пачка чая, термос. И еще кое-что — старая помятая фотография молодой женщины, случайно выскользнувшая из конверта. Она и усугубила таинственность этого человека, и многое прояснила.

Фермер был прав. Все свое имущество Родди вез в своей коляске. И по-видимому, ему больше ничего не было нужно — во всяком случае, заворачивая за угол, он что-то бодро насвистывал.

12

Яркие огни

Меня отправили в Истчерч на остров Шеппи. Я понимал, что это последний перевалочный пункт.

Глядя на неряшливый строй, я вдруг осознал, что уже скоро утренних поверок для меня не будет. У меня мелькнула горькая мысль, что в скарборском УАК никто бы такое скопище строем не назвал. Мне вспомнились застывшие голубые шеренги перед Гранд-отелем — их бы и гвардейцы не устыдились. Все до единого вытянулись по стойке «смирно», все смотрят

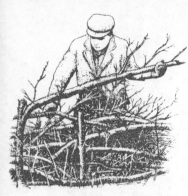

ЗАПЛЕТЕНИЕ ЖИВОЙ ИЗГОРОДИ
В йоркширских холмах поля разграничивают каменными стенками, но в некоторых долинах их разделяют живые изгороди из явора, ясеня или лещины, которые необходимо каждые 5 лет обрезать, чтобы не дать им разрастись в деревья. В период покоя удаляют толстые старые ветки и корневые побеги, а молодые ветви надрубают или надламывают у ствола и аккуратно заплетают между кольями, вбитыми на расстоянии шага. Заплетаются они влево от ствола. На склонах работа обычно ведется снизу вверх.

прямо перед собой, не скашивая глаз ни вправо, ни влево. Сапоги сияют, пуговицы горят золотом. Вдоль строя проходит офицер в сопровождении старшего сержанта, и ни единого шороха, ни единого движения.

Я не меньше всех прочих ворчал на суровую дисциплину, на требовательность к внешнему виду, на нескончаемую чистку и полировку, на марши и учения, но теперь, когда вся эта военная рутина осталась позади, она вдруг обрела смысл и мне ее очень не хватало.

Здесь летчики стояли в шеренгах, расслабившись, переговаривались, а иногда и покуривали украдкой, пока сержант перед строем выкликал фамилии по списку и не торопясь знакомил нас с распорядком дня.

В этот день он особенно тянул, перебирал какие-то листки, трудолюбиво выводил пометки на полях. Дюжий ирландец справа от меня нетерпеливо переминался с ноги на ногу, а затем сердито завопил:

— ... сержант! Сколько нам еще ... торчать тут? У меня уже ... мо́чи нет стоять.

Сержант даже головы не повернул.

— Заткни пасть, Брейди,— ответил он.— Ничего, постоишь, пока я вам не скомандую «разойдись».

Вот так оно и шло в Истчерче, огромном отстойнике ВВС, где проходил окончательную проверку «всякий сброд и хлам», как нас неофициально называли. В этом большом разбросанном на обширной территории лагере были собраны самые разные служащие ВВС, которых объединяло лишь одно: все они ждали. Одни — возвращения в часть, но большинство — увольнения.

Лагерь окутывала атмосфера вялой покорности судьбе: все мы смирились с мыслью, что просто тянем время. Требования устава, конечно, соблюдались, но скорее символически, и на многие нарушения дисциплины начальство смотрело сквозь пальцы. И, как я уже говорил, каждый обитатель лагеря просто ждал... ждал...

Мне казалось, что маленький Нед Финч тоже все время ждет чего-то в своем глухом углу среди йоркширских холмов. Я словно опять слышу, как его хозяин кричит на него:

— Господа бога ради, да прочухайся ты! Не стой столбом! — С этими словами мистер Даггетт ухватил брыкающегося теленка и свирепо уставился на старого работника.

Нед ответил ему равнодушным взглядом. На его лице не отразилось ничего, но в молочно-голубых глазах я вновь увидел выражение, которое словно навсегда застыло в них: словно он чего-то ждал и не надеялся дождаться. Он попробовал схватить другого теленка, но без особого азарта, и был отброшен в сторону. Тогда он уцепился за шею плотного трехмесячного бычка, который проволок его шагов десять, а затем стряхнул на солому.

348

— О, чтоб его! Хоть этого-то уколите, мистер Хэрриот,— рявкнул мистер Даггетт, подставляя мне шею теленка.— Похоже, ловить их всех мне придется.

Я сделал инъекцию. Мне предстояло ввести вакцину, предупреждающую пневмонию, еще девятнадцати телятам. Неду приходилось туго. Маленький, щуплый, он, на мой взгляд, совершенно не подходил для такого труда, но всю свою жизнь (а ему перевалило за шестьдесят) он был работником на ферме и, седой, лысеющий, сгорбленный, все еще держался.

Мистер Даггетт ухватил мощной рукой пробегавшего мимо теленка, а другой стиснул его ухо. Малыш, видимо, сообразил, что сопротивляться бесполезно и даже не попытался вырваться, когда я вонзил иглу ему в шею. В углу напротив Нед уперся коленом в зад теленка, которого пытался оттеснить к стене, но довольно вяло, и хозяин испепелил его уничтожающим взглядом.

Вакцинирование мы кончили почти без помощи хилого работника и вышли во двор. Мистер Даггетт вытер вспотевший лоб. Был холодный ноябрьский день, но он весь покрылся испариной и, на секунду привалившись к стене, подставил свою долговязую фигуру ветру с холмов.

— Толку от него чуть,— пробурчал фермер.— Сам не знаю, чего я с ним вожжаюсь.— Некоторое время он продолжал ворчать себе под нос, а потом крикнул:

— Эй, Нед!

Работник, безучастно побредший куда-то по булыжнику, повернул к нему худое лицо с покорными, но ждущими чего-то глазами.

— Перетаскай-ка мешки с зерном в амбар,— распорядился мистер Даггетт.

Нед молча направился к тележке и с трудом взвалил на плечо тугой мешок. Пока он поднимался по каменным ступенькам амбара, его ноги-спички подрагивали и подгибались под тяжестью ноши.

Мистер Даггетт покачал головой и повернулся ко мне. Его длинное лицо со впалыми щеками было по обыкновению меланхоличным.

— А знаете, отчего Нед эдакий? — спросил он доверительным шепотом.

— Простите?

— Ну, почему он теленка изловить не может.

Я полагал, что причина в том, что Нед невысок ростом, слабосилен, да и вообще порядочный недотепа, но фермер отрицательно качнул головой.

— Нет? А почему?

— Так я вам скажу.— Мистер Даггетт настороженно глянул через двор и прикрыл рот ладонью.— Уж очень его яркие огни тянут.

— А?

— Я же вам толкую: от ярких огней он ну просто чумеет.

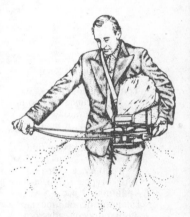

СМЫЧКОВАЯ СЕЯЛКА Благодаря этому нехитрому приспособлению можно было засеять вручную 1,5 га за час, одним движением равномерно разбрасывая семена на 3,5 м. Употреблялось оно в основном для засеивания небольших полей кормовыми травами и клевером. При движении смычка взадвперед из ящика на диск под ним высыпается определенное количество семян. Кожаная «струна» смычка обмотана вокруг оси диска, так что при каждом движении смычка диск крутится, рассыпая семена по широкой дуге.

— Ярких?.. Каких... где?..

Мистер Даггетт наклонился к моему уху:

— Чуть вечер, так он уже в Бристон шагает.

— В Бристон? — Я повернулся и поглядел на деревушку по ту сторону долины в трех милях от этой уединенной фермы, единственном обиталище человека в ее окрестностях. Кучка старых домов темнела в безмолвии на фоне зеленого склона. Конечно, по вечерам керосиновые лампы отбрасывают из окон неверный желтый свет, но какие же это яркие огни?

— Я что-то не понимаю.

— Так он... в трактир идет.

— Ах да, трактир!

Мистер Даггетт внушительно кивнул, но мое недоумение не рассеялось. «Халтонский герб» представлял собой квадратную кухню, где можно было выпить кружку пива и где по вечерам старики играли в домино. На мой взгляд, этот трактир не слишком походил на зловещий притон.

— Он что — напивается там? — спросил я.

— Да нет, не в том дело.— Фермер покачал головой.— Только вот засиживается там чуть не до петухов.

— Поздно домой возвращается?

— Во-во! — Глаза в глубине глазниц широко раскрылись.— Иной раз в девять приплетется, а то и в половине десятого!

— Да неужели!

— Ага. Чтоб мне провалиться на этом месте. И еще одно. Утром никак подняться не может. Я уже половину работы переделаю, когда он встанет.— Он помолчал и снова посмотрел через двор.— Хотите — верьте, хотите — нет, но бывает, что он за дело берется чуть не в семь!

— Господи!

Фермер уныло пожал плечами.

— Вот так-то. Ну, пойдемте в дом. Руки помоете.

В большой кухне с каменным полом я низко нагнулся над глиняным рукомойником. Ферме этой было четыреста лет, и, хотя в ней сменились многие поколения обитателей, она осталась почти такой же, какой была в дни Генриха VIII. Грубо отесанные балки, неровные беленые стены, жесткие деревянные стулья. Но комфорт не прельщал ни мистера Даггетта, ни его жену, которая в эту минуту с помощью черпака наполняла ведро горячей водой из примитивнейшего котла возле огня. Волосы над задубевшим лицом были стянуты в тугой узел, фартук на ней был из мешковины, и она громко стучала по плитам пола деревянными калошками. Детей у них не было, но вся ее жизнь проходила в нескончаемой работе и внутри дома, и во дворе, и в лугах.

В глубине кухни деревянная лестница упиралась в темную дыру — вход на чердак, где спал Нед. Эта каморка служила ему приютом почти пятьдесят лет — с тех самых пор, как он мальчишкой со школьной скамьи

ЙОРКШИРСКАЯ ПОВОЗКА
Три типа йоркширских повозок различаются больше величиной, чем конструкцией, а величина определена типом местности. В холмах она наименьшая — всего 2,5 м в длину, в Норт-Йорк-Мурсе — 3 м, а на равнине — все 3,5 м. Главной особенностью йоркширской повозки были длинные оглобли, в которые лошадей ставили цугом; если же их удобнее было запрячь рядом, то оглобли заменяли шестом, к которому лошади припрягались справа и слева. Шестом пользовались, только если нужно было преодолеть крутые подъемы и спуски, так как это снижало риск, что лошади сорвутся под откос, перевернись повозка.

350

поступил в работники к отцу мистера Даггетта. И за эти полвека он не бывал нигде дальше Дарроуби и каждый день делал одно и то же, одно и то же. Без жены, без друзей он всю свою жизнь доил, задавал корм, убирал навоз — и ждал со все более угасающей надеждой, чтобы что-нибудь произошло.

Положив руку на дверцу машины, я оглянулся на ферму Скар, на старую черепичную крышу, на внушительный камень над дверью. Все это словно символизировало нелегкую жизнь обитателей дома. Тщедушный Нед в роли скотника отнюдь не блистал, и раздражение его хозяина можно было понять. Нет, мистер Даггетт не был ни жестоким, ни несправедливым человеком, но скудное существование в этом глухом углу Высоких Пеннин иссушило и его, и его жену, сделало их малочувствительными.

Никаких поблажек, ничего лишнего. Каменные стенки, чахлая трава, искривленные деревья, узкий проселок с коровьими лепешками. Все тут сводилось к самому необходимому — и только. Мне казалось чудом, что в отличие от мистера Даггетта и его жены большинство фермеров в этих местах были людьми бодрыми и с юмором.

Но когда я поехал дальше, то сразу попал под очарование мрачной красоты вокруг. Солнечные лучи, пробившись сквозь тучи, вдруг волшебно преобразили склоны, облив их теплым золотом. Меня заворожили тончайшие оттенки зеленых красок, богатая бронза сухого папоротника у вершин, мирная величавость мира, в котором я жил и трудился.

Ехать мне было недалеко, около мили, но я очутился в совсем иной атмосфере. Мисс Тремейн, богатая старая дева, недавно купила обветшавший помещичий дом и, потратив многие тысячи фунтов, превратила его в современный роскошный особняк. Хрустя песком, я направился к дверям, а мой взгляд скользил по большим окнам с частым переплетом, по заново отшлифованной каменной кладке.

Дверь мне открыла Элси, совмещавшая обязанности кухарки и экономки у мисс Тремейн. Я питал к ней большую слабость. Лет ей было около пятидесяти: низенькая, кругленькая, в тугом черном платье, открывавшем коротенькие кривоватые ноги.

— Доброе утро, Элси,— сказал я, и она разразилась звонким смехом. Именно этот смех, а не своеобразная внешность особенно меня пленял. Любые слова, любой пустяк вызывали у нее бурный взрыв смеха — она смеялась даже тому, что говорила сама.

— Входите, мистер Хэрриот, ха-ха-ха! — начала она.— С утра-то прохладно было, хи-хи, но к вечеру, глядишь, и потеплеет, хо-хо-о!

Такой избыток веселости мог показаться излишним, да и она так давилась смехом, что ее не всегда удавалось понять, однако общее впечатление было самое

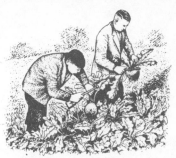

УБОРКА БРЮКВЫ
Даже на небольших фермах выделялся участок под брюкву, так как это — культура многоцелевого назначения. И листья, и корнеплоды пополняли стол хозяев; кроме того, корнеплоды были ценным зимним кормом для овец и коров. На рисунке фермер и его помощник срезают листья.

приятное. Она проводила меня в гостиную, где ее хозяйка с некоторым трудом поднялась мне навстречу. Мисс Тремейн была очень немолода и почти скована артритом, но старалась не замечать своего недуга.

— Мистер Хэрриот! — сказала она. — Как мило, что вы приехали!

Наклонив голову набок, она одарила меня сияющей улыбкой, словно давно не видела ничего столь восхитительного.

Она тоже обладала веселой, бодрой натурой, а так как ей принадлежали три собаки, две кошки и пожилой ослик, за те полгода, которые она прожила здесь, переехав в Йоркшир откуда-то с юга, я успел близко с ней познакомиться.

На этот раз я приехал подровнять копыта ослику и в правой руке держал щипцы и копытный нож.

— Ах, да положите эти пыточные инструменты вот сюда! — продолжала мисс Тремейн. — Элси сейчас принесет чай. Я уверена, вы не откажетесь выпить чашечку.

Я с удовольствием опустился в кресло, покрытое пестрым чехлом, и оглядывал уютную гостиную, когда появилась Элси, словно катясь по ковру, как на колесиках. Она поставила поднос на столик возле меня.

— Вот и чаек для вас, — произнесла она и закатилась таким смехом, что ухватилась за ручку кресла, чтобы устоять на ногах. Шеи у нее словно не было вовсе, и ее толстенькая фигура вся тряслась.

Переведя дух, она покатилась назад на кухню, и я услышал, как там загремели кастрюли и сковородки. Вопреки своим странностям кухарка она была неподражаемая и все, что делала, делала очень хорошо.

Я провел очень приятные десять минут за чаем в обществе мисс Тремейн, а затем отправился делать педикюр ослику. Закончив, я пошел вокруг дома и увидел Элси в открытом окне кухни.

— Спасибо за чай, Элси! — окликнул я ее.

Женщина-колобок уцепилась за край мойки, чтобы устоять на ногах.

— Да... ха-ха-ха... на здоровье. На... хи-хи-хи... на здоровье!

Я забрался в машину в некоторой растерянности, тронулся с места, и тут меня ошеломила страшная мысль: что, если в один прекрасный день я скажу Элси что-то действительно смешное и она дохохочется до увечья?

Мне пришлось довольно скоро вновь побывать у мистера Даггетта, чтобы заняться коровой, которая легла и больше не вставала. Фермер полагал, что ее разбил паралич.

Ехал я сквозь пелену измороси, и когда около четырех часов добрался до фермы Скар, луга уже одевались в сумерки.

Осмотрев корову, я пришел к выводу, что она лежит

352

просто потому, что задние копыта у нее застряли в щели сломанной перегородки и встать ей трудно.

— По-моему, мистер Даггетт, она дуется, и ничего больше,— сказал я.— Попробовала подняться раз-другой, не получилось, ну и решила и дальше валяться тут. У коров с норовом это бывает.

— Может, оно и так,— согласился фермер.— Такой упрямой дуры поискать.

— К тому же она крупная. И просто ее не сдвинешь.— Я снял веревку со стены и обвязал скакательные суставы.— Я буду выталкивать копыта с той стороны, а вы с Недом тяните ноги.

— С ним-то? — Мистер Даггетт кисло посмотрел на худосочного работника.— Он же и репы не вытянет.

Нед промолчал, глаза его смотрели в никуда, руки бессильно свисали. Он, несомненно, пребывал в какой-то неизмеримой дали, если судить по этим глазам, пустым, не видящим, но, как всегда, чего-то ждущим.

Я зашел за перегородку и принялся нажимать на копыта, а они по ту ее сторону тянули — то есть всерьез тянул мистер Даггетт, открыв рот, пыхтя от напряжения, а Нед вяло держался за веревку.

Дюйм за дюймом туловище коровы разворачивалось и вскоре оказалось почти на середине стойла. Я уже открыл рот, чтобы скомандовать «Стоп!», как вдруг веревка лопнула и мистер Даггетт хлопнулся спиной на булыжник. Нед, естественно, не упал, потому что никаких усилий не прилагал, и его хозяин уставился на него с пола в бессильной ярости.

— Ах ты, замухрышка! Значит, я один тянул? И чего я с тобой, бестолочью, вожжаюсь, ума не приложу!

Тут корова, как я и предполагал, спокойно поднялась, и фермер завопил на тихого работника:

— Чего стоишь столбом! Бери солому и разотри ей ноги. Они же совсем онемели, не иначе!

Нед покорно скрутил соломенный жгут и принялся за массаж. Мистер Даггетт с трудом оторвался от булыжника и встал, осторожно ощупывая спину, а потом подошел к корове проверить, не слишком ли туго затянулась цепь у нее на шее. Он кончил и направился обратно, и тут корова внезапно повернулась и наступила раздвоенным копытом ему на ногу. Будь на нем кованые сапоги, все обошлось бы, но, как назло, он пошел в коровник в резиновых, да к тому же старых, которые были плохой защитой.

— У-у-у-х! — взвыл мистер Даггетт, молотя кулаками по коровьей спине.— Да подвинься ты, дура старая! — Он бил, толкал, но на его пальцы продолжала давить вся тяжесть коровьей туши.

Наконец корова сдвинула копыто с сапога на булыжник, а я по опыту знал, что это-то — больнее всего.

Мистер Даггетт запрыгал на одной ноге, ухватившись за вторую.

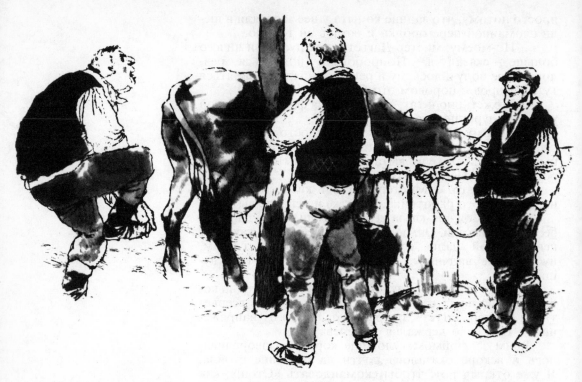

Мистер Даггетт запры-
гал на одной ноге, ухва-
тившись за вторую.

— Черт! — стонал он. — А, черт!

Я случайно поглядел на Неда и с изумлением увидел, как апатичное лицо вдруг расплылось в широкой
усмешке ликующего злорадства. Никогда прежде я не
видел на его губах даже легкого подобия улыбки, и, вероятно, вид у меня был настолько потрясенный, что
мистер Даггетт резко обернулся и уставился на него.
Точно по мановению волшебной палочки, ухмылка
сменилась обычной маской усталого безразличия,
и Нед вновь начал растирать коровью ногу.

Мистер Даггетт, ковыляя, проводил меня до машины и вдруг ткнул локтем мой бок.

— Поглядите, поглядите на него! — прошептал он.

Нед с подойником в руке трусил через коровник
с редкой для себя энергией.

Фермер горько улыбнулся.

— Только в этот час он и поторапливается. В трактир спешит.

— Но вы же сказали, что он не напивается. Что же
тут дурного?

Глаза в провалах глазниц гипнотизирующе уставились на меня.

— А то. С этими его штучками он плохо кончит,
помяните мое слово.

— Ну, уж кружка-другая пива...

— Как бы не так! — Он покосился по сторонам. — А
девки?

Я недоверчиво усмехнулся.

354

— Ну, послушайте, мистер Даггетт! Какие еще девки?

— А в трактире,— буркнул он.— Дочки Брадли.

— Дочки хозяина? Право, мистер Даггетт, я не могу поверить...

— Верьте не верьте, ваша воля. А глаз он на них положил, это уж точно. Что я знаю, то знаю. Хотя я в трактире этом всего раз и был, да глаза-то у меня есть.

Я не нашелся, что ответить, но он вывел меня из затруднения, повернувшись и зашагав к дому.

Оставшись один в холодном сумраке, я поглядел на резкий силуэт дома выше по склону. По грубым камням стекали дождевые струйки, ветер разметывал поднимавшиеся из трубы жиденькие клубы дыма по шиферной голубизне небосклона на западе. В угасающем свете ноябрьского дня холм нависал над долиной бесформенной черной и грозной громадой.

В окне кухни керосиновая лампа тускло светила на пустой стол, на безотрадный очаг с чуть тлеющими углями. В дальнем темном углу пряталась лестница, ведущая на чердак Неда. И я словно увидел, как он торопливо карабкается по ней, чтобы поскорее переодеться и улизнуть в Бристон.

По ту сторону долины деревушка в одну улицу казалась серым мазком, но в окнах домиков мерцали лампы. Вот они — яркие огни Неда. И я мог его понять. По сравнению с фермой Скар Бристон казался Монте-Карло.

Образ этот настолько живо запечатлелся в моем воображении, что после еще двух визитов я решил сделать небольшой крюк на обратном пути и около половины девятого въехал в Бристон. Отыскать «Халтонский герб» оказалось далеко не просто, потому что трактир не возвещал о себе ни освещенным входом, ни еще как-либо. Но я не отступал, так как загорелся желанием узнать, что, собственно, кроется за историей о загулах, которую поведал мне мистер Даггетт.

В конце концов мои поиски увенчались успехом. Дом этот отличался от жилых домов только обветшалой деревянной вывеской над самой обычной дверью. Внутри шла игра в домино, в углу тихо беседовала компания фермеров. Дочери трактирщика, некрасивые, хотя и с приятными лицами, девушки лет под сорок, сидели по сторонам очага. И тут же я увидел Неда, перед которым стояла полупинтовая кружка с пивом.

Я сел рядом с ним.

— Добрый вечер, Нед.

— А, мистер Хэрриот! — рассеянно пробормотал он, обратив на меня странно ждущие глаза.

Одна из мисс Брадли отложила вязание и подошла ко мне.

— Пинту портера, пожалуйста,— сказал я.— А вам, Нед?

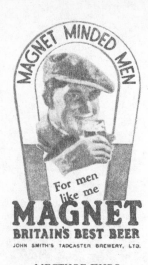

— Спасибо, мистер Хэрриот, не надо. Мне и этого хватит. Я уже вторую взял, а пить-то я мало пью.

Мисс Брадли засмеялась:

— Да уж, Нед больше двух кружек за вечер не пьет. Но удовольствие от них большое получает, верно, Нед?

— Что так, то так! — Он поднял на нее глаза, и она ласково ему улыбнулась, прежде чем пойти налить мне пива.

Нед приложился к кружке.

— Я сюда для компании прихожу, мистер Хэрриот.

— А-а! — сказал я, прекрасно понимая, что он подразумевал. Скорее всего он почти все время просиживал тут в одиночестве, но его окружали тепло, уют, дружелюбие. В очаге весело потрескивало огромное полено, электрические лампы отражались в зеркалах, на которых красовались девизы разных марок виски. Да, с фермой Скар сходства не было никакого.

Он почти все время хранил молчание. Растянув свое пиво еще почти на час, он посматривал по сторонам под щелканье костяшек домино. Я неторопливо выпил еще пинту. Мисс Брадли мирно вязали, потом заварили чай в черном чайнике, висевшем над огнем. Проходя мимо Неда, чтобы обслужить какого-нибудь клиента, они порой игриво трепали его по щеке.

Когда он вылил из кружки в рот последние капли и встал, часы показывали без четверти десять. А ему еще предстояло пересечь на велосипеде долину. Вновь он вернется к себе на чердак в поздний час.

Был вторник в начале весны. По вторникам Хелен всегда пекла мясной пирог с почками, и все утро, пока я ездил по вызовам, мои мысли были заняты им одним. И уж тем более на этот раз, так как начался окот и я почти все время работал полураздетым на резком ветру, что весьма способствует пробуждению аппетита.

Хелен разрезала свое неподражаемое творение и нагромоздила на мою тарелку ароматные его куски.

— Утром на рынке я встретила мисс Тремейн, Джим.

— Да? — сглатывая слюнки, я созерцал, как моя жена положила на тарелку пару разрезанных пополам картошек в мундире и пришлепнула исходящую паром амброзию ломтиками деревенского масла.

— Она спросила, не сможешь ли ты выбрать время сегодня, чтобы заехать к ней и смазать уши Уилберфорса.

— Конечно, смогу, — ответил я. Уилберфорс был пожилым котом, страдавшим ушной экземой, а обрабатывать кошачьи уши, когда спина разламывается от утренних визитов к коровам, — чистое удовольствие. Я подцепил вилкой первый лакомый кусок, а Хелен продолжала:

— Да, она рассказала мне интересную новость.

— О? — Я уже жевал, и это сильно меня отвлекало.

— Толстушка, которая у нее служит... Элси, если не ошибаюсь,— ты ее знаешь?

Я кивнул и снова набил рот.

— Угу.

— Наверное, ты удивишься, но только эта Элси выходит замуж.

— Что?! — Я поперхнулся пирогом.

— Вот-вот. И жениха ты тоже, наверное, знаешь.

— Ну, не тяни так!

— Он работает на ферме неподалеку. Его зовут Нед Финч.

Тут уж я подавился по-настоящему, и Хелен долго колотила меня по спине, прежде чем мне удалось отдышаться. Но наконец застрявший в горле кусочек картофельной кожуры благополучно проскочил сквозь ноздрю, и я сумел выдавить из себя:

— Нед Финч?

— Так она сказала.

Обед я доедал как во сне, но к финалу все-таки сумел освоиться с этой невероятной новостью. Ни Хелен, ни мисс Тремейн не были склонны к глупым розыгрышам, так что сомневаться не приходилось... И все же... и все же... Когда я затормозил перед старинным господским домом, ощущение, что я грежу, все еще владело мной.

Дверь, как обычно, открыла Элси. Я уставился на нее.

— Что это я слышал, Элси?

Она хихикнула, и вскоре вся ее шарообразная фигура уже дрожала, как желе.

— Это правда? — Я положил руку ей на плечо.

Хихиканье перешло в неудержимый смех, и на ногах она устояла только потому, что держалась за дверь.

— Правда-правда,— еле выговорила она.— Вот все-таки нашла себе жениха хорошего и выхожу замуж! — Она бессильно припала к косяку.

— Очень рад, Элси. От души желаю вам счастья.

Она кивнула, глотая ртом воздух, но, провожая меня в гостиную, успела перевести дух и сказала, снова засмеявшись:

— Идите к хозяйке, а я вам чаю принесу.

Мисс Тремейн поднялась мне навстречу. Глаза ее сияли, губы были полуоткрыты.

— Мистер Хэрриот, вы уже знаете?

— Да, но как это произошло?

— Все началось с того, что я попросила мистера Даггетта прислать мне свежих яиц. Нед приехал на велосипеде с корзиной на руле, и ... ну просто рука судьбы.

— Поразительно!

— Да, и я своими глазами видела, как это произошло. Нед вошел с корзиной в эту дверь, а Элси как раз убирала со стола, и, мистер Хэрриот...— Она сжала ла-

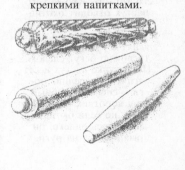

СКАЛКИ
Простые деревянные скалки (в центре и внизу) длиной около 40 см из явора или бука и в 30-е годы служили для раскатывания теста. Обычная скалка была прямой, иногда с шишкой на одном конце. Скалки овальной формы встречались реже, их в основном использовали для раскатывания слоеного теста очень тонким пластом. Стеклянные скалки (вверху) были, собственно, сувенирами, и матросы часто дарили их своим девушкам. На рисунке изображена полая, прозрачная скалка с голубыми завитушками, их часто наполняли сахаром, чаем или даже крепкими напитками.

дони у груди, блаженно улыбнулась и возвела глаза к небу.— Ах, мистер Хэрриот, то была любовь с первого взгляда!

— Да-да, чудесно!

— С того дня Нед зачастил сюда, а теперь приезжает каждый вечер и сидит с Элси на кухне. Романтично, не правда ли?

— Очень. А когда они решили пожениться?

— О, и месяца не прошло, как он сделал предложение, и я так рада за Элси! Ведь Нед — такой милый человек, вы согласны?

— Да,— сказал я.— Очень симпатичный.

Элси, кокетливо похихикивая, подала чай, прыснула и выбежала вон, смущенно спрятав лицо в ладонях. Мисс Тремейн придвинула чашки поближе, а я опустился в кресло и усадил Уилберфорса к себе на колени.

Толстый котяра, когда я смазал ему ухо, довольно замурлыкал. Экзема у него была хронической и легкой, но при обострении вызывала боль и надо было принимать меры. Впрочем, меня мисс Тремейн вызывала только потому, что смазывать ему уши сама побаивалась.

Когда я вывернул ухо и принялся осторожно втирать маслянистую жидкость в его внутреннюю поверхность, Уилберфорс даже застонал от удовольствия и почесал скулу о мою руку. Он обожал эти умащивания болезненного местечка, до которого сам добраться не мог, и, когда я кончил, благодарно свернулся клубком у меня на коленях.

Я откинулся на спинку кресла, прихлебывая чай. Спина и плечи у меня устало ныли, руки покраснели и растрескались от бесчисленных омовений на открытых склонах, но теперь я вкушал лучшее, что предлагает ветеринарная практика,— так, во всяком случае, мне казалось в ту минуту.

— После свадьбы мы устроим небольшой прием,— сообщила мисс Тремейн.— Ведь счастливая пара будет жить здесь.

— Вы хотите сказать — здесь у вас?

— Ну, разумеется. Эти старинные дома так обширны! Я обставила для них две комнаты в восточном крыле. Не сомневаюсь, им там будет уютно. Вы знаете, я просто в восторге.

Она налила мне вторую чашку.

— Перед тем как уехать, попросите Элси показать вам их комнаты.

Я попрощался с мисс Тремейн, и женщина-колобок покатилась передо мной в дальнюю часть дома.

— Тут... хи-хи-хи...— сообщила она,— мы будем сидеть вечером. А вот тут... ха-ха-хо-хо... господи боже ты мой... наша спальня.— Минуту-другую она потратила на то, чтобы удержаться на ногах, а потом вытерла глаза и посмотрела на меня в ожидании моего приговора.

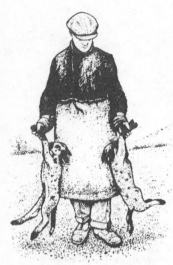

ОКОТ НА ЛУГАХ
В апреле, когда приближался окот, овец часто перегоняли с верхних пастбищ на нижние. Обычно овцам помощь не требуется, но пастух внимательно следит, не окажутся ли роды затруднительными или новорожденные ягнята слишком слабыми. Он проверяет, начал ли ягненок сосать, и подбирает для него кормилицу в тех редких случаях, когда собственная мать плохо его кормит. Кроме того, пастух отводит окотившихся маток в одно место, и для этого он несет ягнят в руках, а матери тревожно бегут следом. На рисунке пастух несет ягнят за передние ноги — способ, удобный для коротких расстояний, но если бы идти пришлось далеко, он взял бы их на руки.

— У вас тут чудесно, Элси,— ответил я на ее взгляд и не покривил душой: пестрые коврики, веселенькие чехлы на креслах и стульях, прекрасная кровать красного дерева. Да-а, совсем не похоже на чердак.

Взглянув на Элси, я понял, чтó обрел Нед в своей невесте. Смех, душевную теплоту, жизнерадостность и (в том я не сомневался) красоту и романтику.

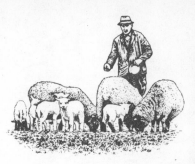

В дни окота я бывал чуть ли не на всех окрестных фермах и в надлежащее время добрался до мистера Даггетта, где с моей помощью его стадо пополнилось двумя парами здоровеньких двойняшек. Но это словно ничуть не подняло настроение их хозяина. Он подобрал с травы полотенце и протянул мне.

— Что я вам про Неда говорил, а? Вот он с девкой и спутался.— Мистер Даггетт неодобрительно крякнул.— Я знал, что загулы эти до добра не доведут.

Через залитый солнцем луг я направился назад к ферме, где оставил машину. Когда я проходил мимо коровника, оттуда, толкая перед собой тачку, вышел Нед.

— Доброе утро, Нед,— сказал я.

Он поглядел на меня обычным туманным взглядом:

— И вам того же, мистер Хэрриот.

Но что-то в нем изменилось, хотя я не сразу уловил, что именно. Потом я понял: ожидание, так долго жившее в его глазах, исчезло без следа. Что, впрочем, было вполне естественным.

Ведь оно сбылось.

13

Прощайте, ВВС!

Вот и кончилась еще одна глава моей жизни, подумал я, захлопнув дверь купе и втискиваясь на сиденье между толстушкой в форме женской вспомогательной службы военно-воздушных сил и крепко спящим капралом.

Вероятно, я выглядел типичным демобилизованным солдатом. Голубую форму у меня забрали, выдав взамен «увольнительный костюм» — жуткое одеяние из бурой саржи в лиловую полоску, в котором я смахивал на старомодного гангстера. Зато мне оставили форменную рубашку с галстуком и блестящие сапоги — они теперь казались добрыми старыми друзьями.

Мои скудные пожитки, включая «Ветеринарный словарь» Блэка (я не расставался с ним все время моей летной карьеры), лежали на полке в фибровом чемоданчике того типа, который пользовался особой популярностью у нижних чинов.

Под конец я сменил поезд на автобус — тот же са-

ПОДКАРМЛИВАНИЕ ОВЕЦ

Матки дают больше молока, если они хорошо питаются, и тогда их ягнята растут крепкими и здоровыми. Кормящих маток нередко держат на лугу, где трава особенно сочная. Одно время было принято подкармливать их концентратами — дробленым овсом, отрубями, кукурузными хлопьями или дроблеными брикетами льняного жмыха. Фермер на рисунке разбрасывает концентраты из расчета 250 г в сутки для каждой матки. Когда подходит время отлучать ягнят от вымени, матки получают меньше корма и начинают давать меньше молока.

мый маленький, тряский, дребезжащий автобус, который несколько лет назад вез меня в неведомое будущее. И шофер был тот же самый. А потому, когда в голубой дали вновь начали подниматься холмы, время, разделявшее эти две поездки, словно исчезло: в свете раннего утра я видел знакомые фермы, каменные стенки, убегающие вверх по травянистым склонам, и деревья, клонящие ветви над рекой.

Часов в десять мы загромыхали по булыжнику рыночной площади, и на лавке, в дальнем ее конце, я прочел вывеску: «Дарроубийское кооперативное общество». Солнце поднялось уже высоко и припекало ярусы черепичных крыш на зеленом фоне уходящих ввысь холмов. Я сошел, автобус отправился дальше, и я остался стоять рядом со своим чемоданчиком.

И снова все было как в тот раз: душистый воздух, тишина и площадь — совсем безлюдная, если не считать стариков, сидящих под башенкой с часами. Один из них оглянулся на меня.

— А, мистер Хэрриот! — сказал он невозмутимо, словно видел меня только вчера.

Передо мной от площади отходила улица Тренгейт и, загибаясь, исчезала за бакалеей на углу. Почти вся протяженность этой тихой улочки с церковью у ее конца была скрыта от моего взгляда, и я давно уже не ходил по ней. Но стоило мне закрыть глаза, как я увидел Скелдейл-Хаус и плющ, увивший его стены до маленьких окошек под самой крышей.

Там мне придется начать все сначала, там я узнаю, сколько я забыл и смогу ли снова лечить животных. Но пока еще я туда не пойду, пока еще не пойду...

С того дня, как я впервые приехал в Дарроуби в поисках работы, случилось очень многое, но тут мне вдруг пришло в голову, что между моими тогдашними обстоятельствами и теперешними почти нет разницы. Тогда все мое имущество исчерпывалось старым чемоданом и костюмом, который был на мне. Как, в сущности, и теперь. С одной только чудесной разницей: теперь у меня были Хелен и Джимми.

А потому все выглядело иначе. Пусть у меня нет ни денег, ни даже дома, который я мог бы назвать своим. Но меня ждут жена и сын, а там, где они, — там и мой дом. И вместе с ними меня ждет Сэм. До фермы отца Хелен от города было неблизко, но я поглядел на тупые носки сапог, выглядывающие из-под штанин. В авиации меня научили не только летать, но также и ходить в строю, и несколько миль казались мне пустяком.

Я крепко ухватил ручку своего фибрового чемодана, свернул на ведущее из города шоссе и, печатая шаг, пошел по дороге, которая вела домой.

ПОГРУЗКА РЖИ
Когда снопики высыхали, рожь можно было грузить на повозку и увозить с поля. Один работник подавал вилами по два снопика другому на повозку, который их там и укладывал. К бортам повозки часто крепилась дополнительная доска, чтобы снопиков можно было уложить побольше. Лошади тащили повозку от стога к стогу, начиная с середины поля, пока ее не нагружали пятью сотнями снопиков.

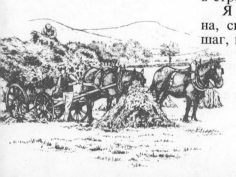

ЧАСТЬ ЧЕТВЕРТАЯ
Снова в Дарроуби

Вся природа словно ликовала вместе со мной. Был май
1947 года, начиналось самое дивное лето из всех, какие
я помню. Сияло солнце, машину овевал легкий ветерок.
Всюду победно возвещала о себе новая, юная жизнь. А внизу,
в Дарроуби, была моя новорожденная дочка!

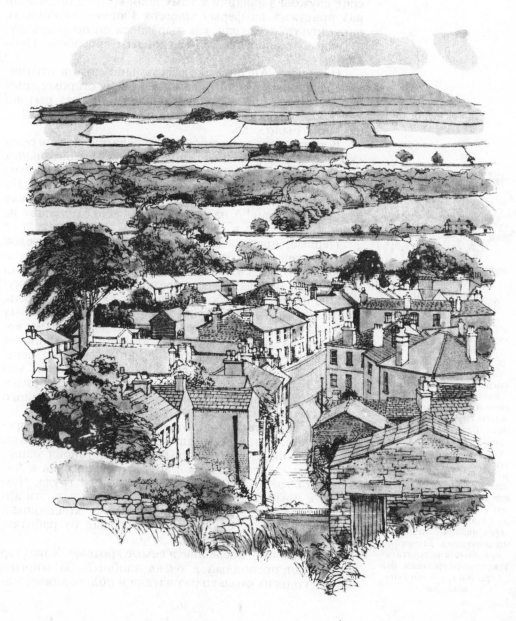

1

Ветхие ворота
и гигантские телята

Когда на меня упали ворота, я всем своим существом понял, что действительно вернулся домой.

Мои мысли без труда перенеслись через недолгий срок службы в авиации к тому дню, когда я последний раз приезжал на ферму мистера Рипли — «пощипать пару-другую теляток», как выразился он по телефону, а точнее, охолостить их бескровным способом. Прощай утро!

Поездки в Ансон-Холл всегда напоминали охотничьи экспедиции в африканских дебрях. К старому дому вел разбитый проселок, состоявший из одних рытвин и ухабов. Он петлял по лугам от ворот к воротам — всего их было семь.

Ворота — одно из тягчайших проклятий в жизни сельского ветеринара, и до появления горизонтальных металлических решеток, для скота непроходимых, мы в йоркширских холмах особенно от них страдали. На фермах их обычно бывало не больше трех, и мы кое-как терпели. Но семь! А на ферме Рипли дело было даже не в числе ворот, но в их коварности.

Первые, преграждавшие съезд на узкий проселок с шоссе, вели себя более или менее прилично, хотя за древностию лет сильно проржавели. Когда я сбросил крюк, они, покряхтывая и постанывая, сами повернулись на петлях. Спасибо хоть на этом. Остальные шесть, не железные, а деревянные, принадлежали к тому типу, который в Йоркшире называют «плечевыми воротами». «Меткое название!» — думал я, приподнимая очередную створку, поддевая плечом верхнюю перекладину и описывая полукруг, чтобы открыть путь машине. Эти ворота состояли из одной створки без петель, попросту привязанной к столбу веревкой у одного конца сверху и снизу.

Даже с обычными воротами хлопот выпадало предостаточно. Останови машину, вылезь, открой ворота, влезь в машину, минуй ворота, снова останови машину, вылезь, закрой за собой ворота. Но поездка в Ансон-Холл требовала поистине каторжного труда. Чем ближе к дому, тем более ветхими становились эти адские изобретения, и, подпрыгивая на колдобинах, я приближался к седьмым, весь красный от работки, которую мне задали шестые.

Но вот они — последние и самые грозные. Характер у них был преподлый и очень злобный. За многие-многие годы их столько раз латали и подправляли, жа-

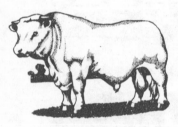

БЫК ШАРОЛЕ
Лучший мясной скот в Европе — бледно-кремовые шароле из восточной части Центральной Франции. Порода эта существовала там еще в XVIII веке, когда шароле использовались как тягловый скот для пахоты и перевозки грузов. Такая работа, без сомнения, способствовала развитию главных особенностей породы — плотного сложения и массивных задних ног. Первые 27 быков шароле были завезены в Англию в 1962 году главным образом для скрещивания с молочными породами. Бычки, полученные в результате такого скрещивания, быстро растут и нагуливают вес.

лея на них новые жерди, что, по всей вероятности, от первозданного материала не осталось ничего. И тем они были опасней всех остальных.

Я вылез из машины и сделал несколько шагов вперед. С этими воротами у нас были старые счеты, и несколько секунд мы молча взирали друг на друга. В прошлом нам довелось провести несколько напряженных раундов, и в счете, бесспорно, вели они.

Кое-как сбитая, разболтанная створка к тому же висела на одной-единственной веревочной петле, расположенной посредине, а потому поворачивалась на весьма ненадежной оси с поистине сокрушающим эффектом.

Я осторожно приблизился к правой ее стороне и начал развязывать веревку, с горечью заметив, что она, как и все предыдущие, была аккуратно завязана бантом. Едва я дернул за конец, как створка высвободилась, и я поспешно вскинул руки к верхней перекладине. Но опоздал. Нижняя перекладина, будто живая, ловко и очень больно хлопнула меня по голеням, а когда я попытался уравновесить створку, верхняя врезала мне по груди.

Всякий раз одно и то же! Я шажочек за шажочком повел створку по дуге, а перекладины лупили меня вверху и внизу. Да, поединок выходил неравный.

Без всякого удовольствия я заметил, что с крыльца дома за моими эволюциями благодушно наблюдает мистер Рипли. Все время, пока я боролся со створкой, он со вкусом попыхивал трубкой и не сдвинулся с места, пока я не подковылял по траве к крыльцу.

— А, мистер Хэрриот! Приехали пощипать моих телляток? — Щетинистые щеки пошли складками от широкой дружеской улыбки. (Брился мистер Рипли раз в неделю — в базарный день, — логично полагая, что в прочие шесть дней скрести лицо по утрам бритвой — самое пустое дело. Кто же его видит-то, кроме жены и скотины?)

Я нагнулся и потер синяки на ногах.

— Мистер Рипли! Уж эти ваши ворота! Помните, в последний раз, когда я приезжал, вы мне свято обещали, что почините их? Вы, собственно, сказали, что поставите новые — уже давно пора! Ведь так?

— Что верно, то верно, молодой человек, — ответил мистер Рипли, согласно кивая. — Говорил я, как не говорить. Да ведь до таких мелочей руки все никак не доходят. — Он виновато усмехнулся, но тут же его лицо приняло выражение сочувственной озабоченности — я вздернул штанину и показал широкую ссадину на голени.

— Ой-ой-ой-ой! Ну — конец! На следующей неделе будут тут стоять новые ворота. Уж ручаюсь вам.

— Но, мистер Рипли, вы слово в слово то же сказали, когда в тот раз увидели, что у меня колено все в крови. «Ручаюсь вам!» Я хорошо помню.

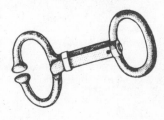

«БУЛЬДОГИ»
Такие 20-сантиметровые зажимы применяются, если необходимо удерживать голову быка или коровы — для вливания лекарства в глотку или продевания кольца в нос. Когда защелка сдвигается к ручке, клещи с закруглениями на концах раскрываются, их вставляют в ноздри, защелка сдвигается обратно, и клещи зажимают носовую перегородку.

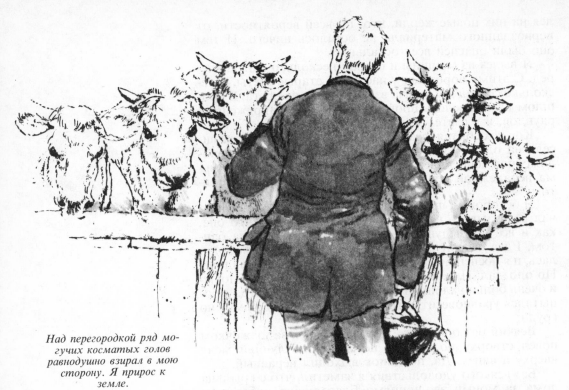

Над перегородкой ряд могучих косматых голов равнодушно взирал в мою сторону. Я прирос к земле.

— Да знаю я, знаю.— Фермер прижал большим пальцем табак в чашечке и вновь запыхтел трубкой.— Хозяйка меня каждый день точит, что голова у меня дырявая, но вы не сомневайтесь, мистер Хэрриот, это мне хорошим уроком послужит. За ногу я у вас прощения прошу, а от ворот вам никакой больше досады не будет. Уж ручаюсь вам.

— Ну хорошо,— сказал я и захромал к машине за эмаскулятором *.— А где телята?

Мистер Рипли неторопливо пересек двор и открыл нижнюю дверь стойла.

— Тут они.

Над перегородкой ряд могучих косматых голов равнодушно взирал в мою сторону. Я прирос к земле, а потом указал на них дрожащим пальцем:

— Вы вот про этих?..

— Они самые и есть,— весело закивал фермер.

Я подошел поближе и заглянул в стойло. Их было там восемь — крепких годовалых бычков. Одни покосились на меня с легким интересом, другие продолжали взбрыкивать ногами, раскидывая солому.

Я повернулся к фермеру.

— Опять вы...

— А?

---

* Эмаскулятор (от латинского emasculo — оскопляю, кастрирую) — хирургический инструмент, используемый для кастрации животных.

364

— Вы меня вызвали пощипать теляток. А это не телята, а взрослые быки! Помните, какие чудовища стояли у вас тут в прошлый раз? Я чуть грыжи не нажил, так пришлось давить на щипцы, и вы сказали, что в следующий раз охолостите их в три месяца. Сказали, что ручаетесь...

Фермер торжественно покивал. Он соглашался со всем без исключения, что бы я ни говорил.

— Верно, мистер Хэрриот, это самое я и сказал.

— Но им-то никак не меньше года!

Мистер Рипли пожал плечами и одарил меня бесконечно утомленной улыбкой:

— За временем-то разве уследишь? Так и летит, так и летит.

Я поплелся к машине за обезболивающим для местной анестезии.

— Ну ладно,— буркнул я, наполняя шприц.— Если сумеете их изловить, попробую что-нибудь сделать.

Фермер снял со стены веревочную петлю и направился к дюжему бычку, что-то успокоительно бормоча. Бычок хотел было проскочить мимо, но петля на удивление ловко затянулась у него на морде и роге в точно выбранный момент. Мистер Рипли пропустил веревку сквозь кольцо в стене и туго ее натянул.

— Ну вот, мистер Хэрриот. Быстренько и без неприятностей, верно?

Я промолчал. Все неприятности предстояли мне. Я ведь работал в опасном тылу совсем рядом с копытами, которые, конечно, взметнутся вверх, если моему пациенту придется не по вкусу укол в семенник.

Но куда деваться? Вновь и вновь я анестезировал область мошонки, а копыта нет-нет да барабанили по моим рукам и ногам. Затем я приступил к самой операции — к бескровному разрушению семенного канатика без повреждения кожи. Бесспорно, это много удобнее старого способа с применением скальпеля, и на моло-денького теленка тратятся какие-то секунды.

Другое дело — такие великаны. Чтобы захватить большую мясистую мошонку, эмаскулятор приходилось разводить чуть ли не в горизонтальное положение, а потом сжимать — из такой-то позиции! Тут и началось веселье.

После местной анестезии бычок ничего не чувствовал — или почти ничего, но я, отчаянно стараясь свести ручки эмаскулятора, испытывал холодную безнадежность — задача казалась непосильной. Однако человеческие мышцы, если хорошенько поднапрячься, творят чудеса. По моему носу ползли капли пота, я пыхтел, жал из последних сил, металлические ручки малопомалу сближались, и наконец щипцы с щелчком сомкнулись.

Я всегда накладываю их дважды с каждой стороны и, передохнув, повторил всю процедуру чуть ниже. Когда же было покончено и со второй стороной, я при-

365

валился к стене, ловя ртом воздух и стараясь не думать, что это только первый, что остается еще семь...

Прошло много, очень много времени, прежде чем наконец наступила очередь последнего. Глаза у меня вылезли на лоб, рот уже не закрывался, и тут меня осенило. Я выпрямился, встал сбоку от бычка и сказал сипло:

— Мистер Рипли, а почему бы вам самому не попробовать?

— А? — Все это время фермер невозмутимо наблюдал мои потуги, неторопливо выпуская изо рта сизые клубы табачного дыма, но такое предложение явно выбило его из колеи. — Как так?

— Видите ли, это последний, и мне хотелось бы, чтобы вы на опыте поняли, о чем я вам всегда говорил. Вот попробуйте сомкнуть щипцы.

Он немного поразмыслил.

— Так-то так, а кто будет скотину держать?

— Ерунда, — ответил я. — Привяжем его потуже к кольцу, я все подготовлю, и посмотрим, как получится у вас.

На лице фермера было написано легкое сомнение, но я решил настоять на своем и подвел его к хвосту бычка. Потом наложил эмаскулятор и прижал пальцы мистера Рипли к ручкам аппарата.

— Отлично, — сказал я. — Давайте!

Фермер набрал в легкие побольше воздуха, напряг плечи и начал давить на ручки. Ни малейшего эффекта.

Несколько минут я смотрел, как его лицо наливается кровью и из красного становится лиловым. Глаза у него выпучились почище моих, а вены на лбу рельефно вздулись. Вдруг он застонал и повалился на колени.

— Нет, милок, ничего у меня не получится. Зря старался.

— А ведь, мистер Рипли, — я положил руку ему на плечо и ласково улыбнулся, — вы от меня требуете именно этого!

Он покорно кивнул.

— Ну ничего, — сказал я. — Теперь вы поняли, о чем я говорил. Простая, легкая работа превратилась в очень трудную только потому, что телята успели вырасти. Если бы вы меня вызвали, когда им было три месяца, я бы справился с делом в один момент, ведь так?

— Что верно, то верно, мистер Хэрриот. Ваша правда. Я дурака свалял и уж больше такого не допущу.

Я про себя возгордился. Особой изобретательностью я не блещу, но во мне крепло убеждение, что я нашел-таки способ пронять мистера Рипли.

От восторга силы мои удесятерились, и я благополучно закончил операцию. Шагая к машине, я упивался собственной находчивостью и совсем уж захлебнулся самодовольством, включив мотор, потому что фермер наклонился к окошку.

— Спасибо вам, мистер Хэрриот,— сказал он.— Вы меня нынче утром кое-чему научили. Когда приедете в следующий раз, будут вам новенькие ворота, и к таким зверюгам я вас тоже больше звать не буду. Уж ручаюсь вам.

Сколько же времени прошло с того утра? Ведь было это еще до моего ухода в армию. Но теперь я вновь свыкался с гражданской жизнью и вновь ощутил вкус многого, казалось бы, прочно забытого. Впрочем, когда затрезвонил телефон, я ощущал вкус, которого никогда не забывал,— дивный вкус обеда, приготовленного Хелен.

Воскресный обед включал традиционный ростбиф и йоркширский пудинг. Жена как раз положила на мою тарелку солидный ломоть пудинга и теперь поливала его мясным соусом неописуемого аромата. После типичного для ветеринара воскресного утра, занятого метаниями с фермы на ферму, я готов был съесть быка, и мне пришло в голову, как приходило уже не раз, что, доведись мне знакомить какого-нибудь иностранного гурмана с достоинствами английской кухни, я бы непременно угостил его йоркширским пудингом.

Бережливые фермеры в самом начале обеда набивали животы своих чад и домочадцев ломтями йоркширского пудинга под мясным соусом, пуская в ход лукавую прибаутку: «Кто больше пудинга съедает, тот больше мяса получает!». Последнее не вполне соответствовало истине, но само блюдо — божественно. Положив в рот первый кусочек, я предвкушал, как Хелен, когда я очищу тарелку, вновь ее наполнит говядиной, картошкой и утром сорванными у нас на огороде горохом и красной фасолью.

И вот тут в мои блаженные размышления врезался пронзительный звук телефона. Нет, сказал я себе твердо, обеда мне ничто не испортит. Самый неотложный случай в ветеринарной практике как-нибудь да подождет, пока я не покончу со вторым блюдом.

Тем не менее трубку я взял трепетной рукой, а раздавшийся в ней голос вверг меня в мучительную тревогу. Мистер Рипли! О господи, только не это! Только не в Ансон-Холл по ухабам и рытвинам! Ведь сегодня всетаки воскресенье.

А голос гремел мне в ухо. Мистер Рипли принадлежал к тем, кто был убежден, что по телефону обязательно надо кричать, иначе на таком расстоянии могут и не услышать...

— Ветеринар, что ли?

— Да. Хэрриот слушает.

— Так вы что, с войны вернулись?

— Вернулся.

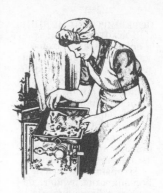

КАК НАКОРМИТЬ СЕМЬЮ ДОСЫТА
Те, кто съест побольше пудинга, получат больше мяса — так объявлялось членам семьи, когда они садились обедать. Однако домашняя хозяйка прекрасно знала, что щедрая порция хрустящих квадратиков пудинга под вкусным мясным соусом позволит сберечь дорогую говядину.

ЙОРКШИРСКИЙ ПУДИНГ

В некоторых семьях предпочитали, чтобы каждому испекался свой пудинг в отдельной круглой формочке, но в большинстве домов пекли один большой пудинг на всех, нарезавшийся на квадраты. Одни любили хрустящие края, другим больше нравились кусочки помягче из середины.

Чтобы приготовить йоркширский пудинг, насыпьте в большую миску 120 г муки, смешайте ее с полчайной ложкой соли и сделайте из муки горку с ямкой в центре. Разбейте в ямку 1 большое яйцо и постепенно замесите муку энергичными движениями, добавляя понемногу 0,3 л молока, пока не получите жидкое тесто без комков. Оставьте его на час. Затем разогрейте немного жира в квадратной форме со стороной в 20 см, добавьте в тесто 2 столовые ложки холодной воды и вылейте все это в форму. Выпекайте при температуре 230° С в течение 25 минут, пока пудинг не поднимется и не станет золотисто-коричневым.

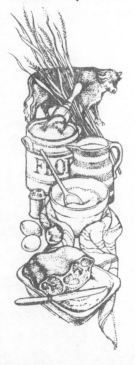

— Ну так вы мне сию минуту требуетесь. Одна моя корова совсем плоха.

— А что с ней? Что-нибудь срочное?

— Да уж! Ногу сломала, не иначе.

Я отодвинул трубку от уха: мистер Рипли еще повысил мощность звука, и голова у меня гудела.

— Но почему вы так думаете?—спросил я, чувствуя неприятную сухость во рту.

— Так она же на трех ногах стоит,— проревел фермер.—А четвертая болтается вроде.

Черт, симптом самый зловещий. Я печально взглянул через стол на мою полную тарелку.

— Хорошо, мистер Рипли, я приеду.

— Сию минуту, а? Тянуть не будете?

— Нет. Сейчас и выезжаю.

Я положил трубку, потер ухо и повернулся к Хелен. Она подняла голову, и я увидел страдальческое лицо женщины, которая живо рисует в воображении, как ее йоркширский пудинг оседает, превращается в бесформенные руины.

— Но на несколько минут ты ведь можешь задержаться?

— Прости, Хелен, только тут и секунды играют роль!—У меня перед глазами возникла корова, которая мечется от боли и еще больше повреждает сломанную ногу.—Да и он места себе не находит. Нет, нужно ехать немедленно!

У моей жены задрожали губы:

— Ничего. Поставлю его в духовку до твоего возвращения.

Выходя, я увидел, как Хелен взяла мою тарелку и повернулась к двери на кухню. Но мы оба знали, что это конец. Никакой йоркширский пудинг не продержался бы до моего возвращения. Ведь я ехал в Ансон-Холл.

Я вырулил на улицу и прибавил газу. Рыночная площадь мирно дремала в воскресном покое, и солнце щедро лило свои лучи на булыжник, которого еще не касалась ничья нога. Все обитатели Дарроуби уписывали за закрытыми дверями свои праздничные обеды. Начались луга, и я вжал педаль газа в пол, так что каменные стенки только мелькали мимо, но вот уже пора сворачивать на проселок, и тут началось...

После демобилизации я ехал этой дорогой впервые и, видимо сам того не сознавая, ожидал каких-то перемен. Однако железные ворота остались почти прежними, только ржавчины на них заметно прибавилось. С нарастающим ощущением обреченности я проезжал деревянные ворота, развязывая веревки и перетаскивая створку на плече по дуге, пока не добрался до седьмых.

Эти последние, самые страшные ворота поджидали меня во всей своей прежней ветхости и несуразности. Подходя к ним почти на цыпочках, я отказывался ве-

368

рить глазам. С тех пор как я в последний раз созерцал эти ворота, мне довелось изведать много всего. Я обитал в совсем ином мире строевой подготовки, постижения штурманских премудростей и под конец — даже учебных полетов. А эта скрипучая махина стояла тут и в ус себе не дула.

Я внимательно осмотрел створку. Криво сбитые разболтанные перекладины остались прежними, как и единственная веревочная петля. Даже веревка, наверное, была той же. Невероятно! Но тут я заметил кое-какую перемену: мистер Рипли, видимо опасаясь, как бы скот не завел привычку почесывать бока об этот древний бастион и не повредил его, позаботился украсить створку фестонами колючей проволоки.

Но, может быть, время смягчило их натуру? Уж наверное, они не сохранили всей своей былой злобности! Я осторожно ослабил нижнюю веревку с правой стороны и с бесконечным тщанием развязал бант наверху. Уф! Кажется, обошлось! Но тут веревка упала, и створка размахнулась на левой петле свирепее прежнего.

Она ударила меня в грудь и сразу же хлопнула по ногам, но я почувствовал и кое-что новенькое: мне в ногу сквозь брючину впились железные колючки. Я отчаянно отбивался от створки, но она молотила меня то сверху, то снизу. Я откинулся, оберегая грудную клетку, ноги у меня подкосились, и я рухнул навзничь. Не успела моя спина соприкоснуться с грунтом, как створка лихо придавила меня сверху.

В прошлом я несколько раз чуть было не оказывался под ней, но успевал увернуться, и вот теперь ей наконец удалось меня накрыть. Я попытался выползти на свободу, но колючая проволока надежно меня удерживала. Я оказался в ловушке.

Мучительно выгнув шею, я поглядел поверх створки. До фермы было не больше сорока шагов, но там все словно вымерло. Странно! Где измученный тревогой хозяин? Я-то думал, что он мечется по двору, ломая руки! И вот нигде ни души.

Позвать на помощь? Но я тут же отказался от этой мысли: уж очень глупо все получилось. Оставалось одно... Я схватил верхнюю перекладину обеими руками и рывком приподнял ее, стараясь не слышать треска рвущейся одежды, а потом очень медленно выбрался из-под створки.

Ее я оставил валяться на земле. Обычно я с особым тщанием закрываю за собой все ворота, но на лугах не было скота, да и вообще меня не тянуло вступать со створкой в новое единоборство.

В ответ на мой стук дверь отворилась.

— А, мистер Хэрриот! Погодка-то какая! — сказала миссис Рипли, продолжая вытирать тарелку и одновременно пытаясь одернуть передник на обширных бедрах, с беззаботной улыбкой — совсем такой же, как у ее мужа, вспомнилось мне.

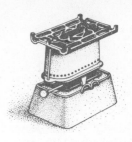

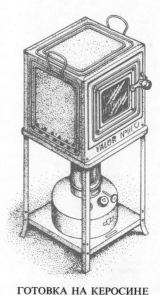

ГОТОВКА НА КЕРОСИНЕ
Летом в кухне, когда топилась печь, бывало очень жарко. В конце XIX века появились керосиновые печи и нашли широкое применение на севере Йоркшира. Наиболее обычной была керосинка (вверху) высотой около 25 см с несколькими фитилями под плоской решеткой, на которую ставились чайник или кастрюля. Сложнее была устроена керосинка с эмалированной духовкой высотой в 75 см. Внутреннее пространство составляло всего 0,3 куб. м, но оно вмещало три полки, а стеклянная дверца позволяла следить за тем, как идет выпечка.

— Да-да, отличная... Меня вызвали посмотреть вашу корову. Ваш муж дома?

Она покачала головой:

— Нету его. Еще не вернулся из «Лисы с гончими».

— Что!? — Я растерянно уставился на нее. — Это же трактир в Дайвертоне, верно? Но, насколько я понял, речь шла о чем-то неотложном...

— Так ведь он же пошел туда, чтобы вам позвонить. Телефона-то у нас нету. — Ее улыбка стала еще шире.

— Но... но ведь почти час миновал! Ему давно пора вернуться.

— Так-то так, — ответила она, согласно кивая. — Только ведь там он дружков-приятелей повстречал, не иначе. В воскресное-то утро они там все собираются.

Я запустил пятерню в волосы.

— Миссис Рипли, я из-за стола встал, чтобы добраться сюда побыстрее!

— Ну, мы-то уж отобедали, — ответила она мне в утешение.

Впрочем, она могла бы мне этого и не объяснять: из кухни веяло аппетитным запахом жаркого, которому, конечно же, предшествовал йоркширский пудинг.

Я немного помолчал, а потом, глубоко вздохнув, буркнул:

— Так, может, я пока посмотрю корову. Скажите, будьте добры, где она?

— А вон! — Миссис Рипли показала на стойло в дальнем углу двора. — Пойдите поглядите на нее. Он скоренько вернется.

Меня словно кнутом ожгло. Жуткое слово! «Скоренько» в Йоркшире — выражение весьма употребительное и может означать любой промежуток времени вплоть до двух часов.

Я открыл верхнюю створку двери и посмотрел на корову. Она, безусловно, охромела, но, когда я приблизился к ней, запрыгала по подстилке, тыча поврежденной ногой в пол.

Ну, кажется, обошлось без перелома. Правда, на ногу она не опиралась, но, с другой стороны, будь нога сломана, то болталась бы, а этого нет. Я даже вздохнул от облегчения. У крупных животных перелом почти всегда равносилен смертному приговору, потому что никакой гипс не способен выдержать подобное давление. Видимо, болезненным было копыто, но осмотреть приплясывающую корову в одиночку я не мог. Оставалось ждать мистера Рипли.

Я вышел на яркий солнечный свет и поглядел туда, где из-за деревьев над пологим склоном поднималась дайвертонская колокольня. На лугах не виднелось ни единой человеческой фигуры, и я уныло побрел на траву за службами, чтобы оттуда, хорошенько набравшись терпения, высматривать мистера Рипли.

Обернувшись, я взглянул на дом, и, несмотря на

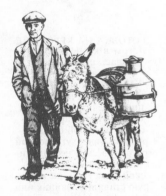

ДОСТАВКА МОЛОКА С ЛУГА
Когда с коров на лугу надаивали больше одного бидона молока, дояр нередко отправлялся туда с осликом или низкорослой лошадью. Фермеры в Уэнслидейле предпочитали осликов, а в Суэйлдейле — лошадей. Через спину животного перекидывалось ременное устройство, удерживавшее по бидону с обоих боков.

мое раздражение, на меня повеяло миром и покоем. Подобно многим другим старым фермам, Ансон-Холл был когда-то господским домом в дворянском имении. Несколько сотен лет назад какая-то титулованная особа построила себе жилище в на редкость красивом месте. Пусть крыша грозила вот-вот провалиться, а одна из высоких печных труб пьяно клонилась набок, окна в частых переплетах, изящная арка над дверью и благородные пропорции всего здания восхищали взгляд, как и пастбища, уходящие все выше и выше к зеленым вершинам холмов.

А эта очаровательная садовая стена! В былые дни ее залитые солнцем камни оберегали бы подстриженный газон, весь в ярких цветах, но теперь там буйствовала крапива. Ее густая чаща, высотой по пояс рослому мужчине, заполняла все свободное пространство между стеной и домом. Конечно, фермеры — из рук вон плохие садовники, но мистер Рипли был единственным в своем роде.

Мои размышления прервал голос хозяйки дома:

— Идет он, идет, мистер Хэрриот. Я его из окошка углядела! — Она выбежала на крыльцо и махнула рукой в сторону Дайвертона.

Да, она не ошиблась, ее муж действительно направлялся домой — по лугам медленно ползло крохотное черное пятнышко. Мы наблюдали за продвижением мистера Рипли минут пятнадцать, но вот наконец он протиснулся сквозь пролом в стене и направился к нам в колышущемся ореоле табачного дыма.

Я сразу перешел в нападение:

— Мистер Рипли. Право же, я жду очень долго. Вы ведь просили меня не терять ни минуты!

— Да знаю я, знаю. Только нельзя ж по телефончику поговорить и не взять кружку пива, а? — Он наклонил голову и озарил меня улыбкой из неприступной твердыни своей правоты.

Я открыл было рот, но он меня опередил:

— А потом Дик Хендерсон угостил меня кружечкой, ну и мне пришлось его угостить, и только собрался уйти, как Бобби Толбот возьми и заговори про свинок, которых он купил на той неделе.

— Уж этот мне Бобби Толбот! — живо вмешалась его супруга. — Так, значит, и нынче он там сидит? Прилепился к трактиру, точно муха какая. И как только его хозяйка такое терпит!

— Ну да, и Бобби тоже там сидел. Он ведь оттуда, кажись, и не выходит. — Мистер Рипли задумчиво улыбнулся, выбил трубку о каблук и принялся снова уминать табак в чашечке. — А знаешь, кого еще я там видел? Дэна Томпсона, вот кого! Впервой после его операции. Ну и отощал он! Можно сказать — вдвое. Ему пару-две пива выпить — самое разлюбезное дело.

— Дэн, говоришь? — Миссис Рипли оживилась еще

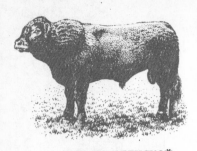

БЫК ЛИМУЗЕНСКОЙ ПОРОДЫ
Лимузенский мясной скот с запада Центральной Франции уступает в Европе только шаролe. Он несколько мельче последнего — спина даже длиннее, но костяк легче. Дает много нежирного мяса. Быстро нагуливает вес и может с выгодой забиваться еще теленком. Десятимесячный бычок весит полтонны.

Призовой бык-производитель стоит около 8 тысяч фунтов стерлингов.

больше.— До чего я рада-то! А говорили, что ему из больницы живым не выйти...

— Извините...— перебил я.

— Да нет, так попусту языками мололи,— продолжал мистер Рипли.— Камень в почке, всего и делов-то. Дэн уже совсем оклемался. Вот он мне, значит, сказал...

Я протестующе поднял ладонь:

— Мистер Рипли, могу ли я осмотреть корову? Я еще не обедал. Когда вы позвонили, жена убрала все в духовку.

— А я вот перво-наперво пообедал и уж потом туда пошел.— Мистер Рипли ободряюще мне улыбнулся, а его супруга закивала со смехом, чтобы окончательно меня успокоить.

— Чудесно! — сказал я ледяным тоном.— Я в восторге.

Но сарказм пропал втуне: они приняли мои слова за чистую монету!

Когда мистер Рипли наконец привязал корову, я приподнял больную ногу, положил к себе на колено, копытным ножом счистил грязь, и в косом солнечном луче тускло блеснул виновник беды. Я зажал его шляпку щипцами, выдернул и показал фермеру. Он поморгал, а потом его плечи затряслись:

— Так это же гвоздь из моего сапога! Как же оно так приключилось? На булыжнике, видать, поскользнулся, а он и выдернулся. Булыжник-то здесь склизкий. Раза два я чуть через задницу не перекувырнулся. Я уж и хозяйке говорил...

— Мне пора, мистер Рипли,— перебил я.— Как-никак я еще не обедал, вы помните? Только схожу к машине за антистолбнячной сывороткой и сделаю корове укол.

Укол я ей сделал, сунул шприц в карман и пошел было через двор назад к машине, но тут фермер меня окликнул:

— Щипчики-то у вас с собой, мистер Хэрриот?

— Щипчики?..— Я остановился и обернулся к нему, не веря своим ушам.— Да, конечно, но неужели нельзя выбрать другое время?

Фермер щелкнул старой медной зажигалкой и направил длинный столбик пламени на табак в трубке.

— Так всего один теленочек, мистер Хэрриот! Минута — и всех делов-то.

Ну ладно, подумал я, открыл багажник и выудил эмаскулятор из-под комбинезона, в который облачался при отелах. Какое это теперь имеет значение! Все равно мой йоркширский пудинг давно уже пересох, а говядина и дивные свежие овощи разве что не совсем обуглились. Все потеряно, и теленком больше, теленком меньше — какая разница!

Я зашагал назад, как вдруг в глубине двора распахнулись две створки, огромное черное чудовище галопом вылетело наружу и, ослепленное ярким солнцем, резко остановилось, настороженно оглядываясь, роя землю копытами и сердито хлеща себя хвостом по бокам. Я уставился на широкий разлет рогов, на могучие мышцы, бугрящиеся на плечах, на холодно посверкивающие глаза. Не хватало только фанфар да песка под ногами вместо булыжника, а то я вообразил бы, что вдруг очутился на Пласа-де-Торос в Мадриде.

— Это что — теленочек? — спросил я.

Фермер весело кивнул:

— Он самый. Я вот решил перегнать его в коровник, там его сподручней привязать за шею.

Меня захлестнула жаркая волна гнева. Как я сейчас на него накричу! И тут, как ни странно, волна схлынула, оставив после себя только безнадежную усталость.

Я подошел к фермеру, придвинул лицо к его физиономии и сказал негромко:

— Мистер Рипли, мы с вами давно не виделись, и у вас было достаточно времени выполнить обещание, которое вы мне дали. Помните? Что телят надо оперировать, когда им месяца три, не больше, и что вы замените эти ворота. А теперь поглядите на своего бычищу и поглядите, во что ваши ворота превратили мой костюм.

Фермер с искренним огорчением оглядел прорехи, украсившие мои брюки, и даже потрогал пальцем большой лоскут, свисавший с рукава у локтя.

— Да-а, нехорошо получилось, вы уж извините.— Он посмотрел на быка.— Да и этот, конечно, великоват маленько.

Я промолчал. Несколько секунд спустя мистер Рипли откинул голову и с твердой решимостью посмотрел мне прямо в глаза.

— Что плохо, то плохо,— сказал он.— Но знаете что? Этого вы уж сегодня ущипните, а я послежу, чтоб впредь такого больше не случалось!

Я погрозил ему пальцем:

— Вы ведь уже мне говорили то же самое. Но теперь я могу положиться на ваше обещание?

Он с жаром закивал:

— Уж ручаюсь вам.

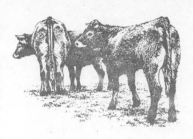

ТЕЛКИ ЛИМУЗЕНСКОЙ ПОРОДЫ
Лимузенский скот в Англии начали разводить с 1971 года, и через десять лет в стране было уже свыше 6 тысяч чистопородных лимузенов. Этот скот хорошо переносит большие перепады температуры. Телки зимой одеты в густую шерсть, которая линяет с началом теплой погоды. Масть их колеблется от светло-рыжей до рыже-бурой, глаза и рот обведены четкими светлыми кольцами. Первых телят коровы приносят в возрасте двух с половиной лет. Их владельцы предпочитают получать побольше бычков, которых выращивают на мясо.

2

Настоящие сапоги для Джимми

— Э-э-эй! — закричал я.

— Э-э-эй! — пропищал у меня за спиной Джимми.

Я обернулся и посмотрел на сына. Ему шел пятый год, а по вызовам он ездил со мной с трех лет. И уж, конечно, считал себя великим знатоком скотных дворов, ветераном, искушенным во всех тонкостях сельского хозяйства.

Ну а кричать «э-э-эй!» мне приходилось частенько. Просто поразительно, как иногда трудно, приехав на ферму, обнаружить хозяина. Может, вон то пятнышко на тракторе за тремя лугами? Порой он оказывался у себя на кухне. Однако меня не оставляла надежда найти его где-нибудь среди служб, и я всякий раз верил, что он тотчас откликнется на мой призывный вопль.

Некоторые фермы по неведомой причине обязательно встречали нас полным безлюдием и запертой дверью дома. Мы рыскали между сараями, коровниками и загонами, но на наши бодрые крики отвечало только эхо, отраженное равнодушными стенами. У нас с Зигфридом для таких ферм существовало собственное определение — «хожу не нахожу», и они обходились нам в бессчетные, напрасно потерянные минуты.

Джимми очень быстро разобрался в этой ситуации и теперь откровенно радовался случаю поупражнять легкие. Я следил, как он разгуливает по булыжнику и кричит, дополнительно — и совершенно зря — топоча новыми сапожками.

Ах, как он ими гордился! Ведь сапожки знаменовали, что его статус помощника ветеринара признан официально! Вначале, когда я только начал брать его с собой, он просто, как всякий ребенок, радовался, глядя на обитателей скотного двора и, конечно, на их потомство — ягнят, жеребят, поросят, телят, уж не говоря о мгновениях неистового восторга, когда он вдруг обнаруживал в сене спящих котят или натыкался в пустом стойле на собаку с щенками.

Но потом ему стало этого мало. Он захотел сам что-то делать и вскоре знал содержимое моего багажника не хуже, чем содержимое ящика со своими игрушками. Ему страшно нравилось доставать для меня жестянки с желудочным порошком, электуарий и пластыри, белую примочку и все еще почитаемые длинные картонки с «универсальным лекарством для рогатого скота». А едва увидев корову, лежащую в характерной позе, он мчался к машине за кальцием и насосом, не дожидаясь моей просьбы. Он уже научился ставить диагнозы самостоятельно.

По-моему, особенно он любил сопровождать меня на вечерних вызовах, если Хелен в виде исключения разрешала ему лечь спать попозже. Он блаженствовал, уезжая за город в темноте, направляя луч фонарика на коровий сосок, пока я его зашивал.

Фермеры всегда ласковы с детьми, и даже самые угрюмые буркали: «А, так вы помощником обзавелись!», едва мы вылезали из машины.

К тому же фермеры были счастливыми обладателями вожделенной мечты Джимми — больших сапог, подбитых гвоздями. Фермеры вообще вызывали у него неуемное восхищение — сильные, закаленные мужчи-

ПОИЛКА ДЛЯ СВИНЕЙ
Жидкие лекарства давались рогатому скоту, овцам и свиньям из самых разных поильников, включая бутылки и коровьи рога. Для свиней многие фермеры предпочитали старый кожаный или резиновый сапог с отрезанным носком. Стеклянную бутылку или рог свинья тут же раздавила бы в пасти.

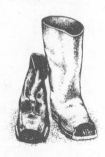

ны, которые почти все время проводили под открытым небом, бесстрашно расхаживали в гуще коровьего стада и небрежно хлопали по крупу могучих битюгов. Я видел, какими сияющими глазами он смотрел, как они — порой невысокие и жилистые — влезали по амбарной лестнице с огромными мешками на спине или ловко повисали на морде тяжеловесного вола, небрежно сжимая в зубах вечную сигарету, а их сапоги волоклись по полу.

Вот эти-то сапоги совершенно пленили Джимми. Крепкие, не знающие сноса, они словно символизировали для него тех, кто их носил.

Вопрос встал ребром, когда мы как-то раз вели в машине один из наших обычных разговоров. То есть вел его мой сын, засыпая меня бесчисленными вопросами, на которые я отвечал несколько наобум, потому что думал о своих пациентах. Вопросы эти сыпались практически без остановки каждый день, следуя уже испытанному порядку.

— А какой поезд быстрее — «Голубой Питер» или «Летучий шотландец»?

— Ну-у... право, не знаю. Пожалуй, «Питер».

Затем следовал вопрос похитрее:

— А экспресс быстрее гоночного автомобиля?

— Да как сказать... Надо подумать. Наверное, гоночный автомобиль быстрее.

Джимми внезапно менял направление.

— А хозяин на той ферме очень большой, правда?

— Очень.

— Больше мистера Робинсона?

Начиналась его любимая игра в «больших людей», и я прекрасно знал, чем она кончится, но честно подавал требуемые реплики.

— Конечно.

— Больше мистера Лиминга?

— Несомненно.

— Больше мистера Керкли?

— Еще бы!

Джимми поглядел на меня искоса, и я понял, что он сейчас пустит в ход два своих козыря.

— Больше, чем газовщик?

Великан, являвшийся в Скелдейл-Хаус снимать показания газовых счетчиков, покорил воображение моего сына, и я должен был внимательно обдумать ответ.

— Ну-у... Знаешь ли, мне кажется, он все-таки больше.

— А! Только...— Тут у Джимми лукаво вздернулся уголок рта.— Мистера Такрея он тоже больше?

Это был нокаут. Кто мог быть больше мистера Такрея, взиравшего сверху вниз на всех обитателей Дарроуби с высоты своих шести футов семи дюймов?

Я покорно пожал плечами:

— Нет. Должен сознаться, что мистер Такрей больше.

В дни молотьбы соседние фермеры часто объединяли силы, так как на току требовалось человек десять: один управлял молотилкой, другой закладывал в нее снопики, несколько человек подносили их из стога, а остальные уносили мешки с зерном, связывали и складывали солому. Недостаток рабочих рук и высокая цена ржи во время второй мировой войны привели к тому, что все больше фермеров находили экономически выгодным приобрести комбайн.

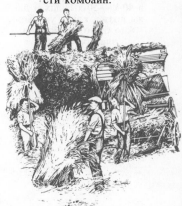

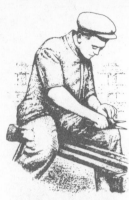

ОВЕЧЬИ НОЖНИЦЫ
Начало июля — время стрижки овец. К этому времени спутанное руно уже приподнято над кожей животного новой растущей шерстью. Ножницы стригаля легко режут эту шерсть при условии, что они остры. Поэтому в июне кузнецы обычно заняты изготовлением новых ножниц и заточкой старых на круглом точильном камне. На больших фермах, нанимавших стригалей со стороны, лезвия этих ножниц с заостренными концами затачивал на оселке специальный человек прямо во время стрижки. Лезвия не сходились вместе, поворачиваясь на штифте, как у обычных ножниц, а были укреплены на дугообразной ручке, точно каминные щипцы. В йоркширских холмах ручными ножницами пользовались до появления там электричества в 40-х — 50-х годах и даже позже, когда уже можно было перейти на электричество.

Джимми просиял и победно кивнул. Потом начал что-то напевать, барабаня пальцами по приборной доске. Вскоре стало ясно, что он запутался и никак не может вспомнить, как там дальше. Терпение не входило в число его добродетелей: он начинал, снова путался, снова начинал, и было видно, что гневной вспышки не избежать.

После того как мы спустились по крутому склону в деревушку и очередная порция «там-ти, там-ти» резко оборвалась, Джимми воинственно повернулся ко мне.

— Знаешь,— сердито буркнул он,— надоело мне это хуже горькой редьки!

— Ну что ж, старик, очень жаль.— Я призадумался.— Ты же, по-моему, поешь «Лиллибурлеро».— И я быстро напел мотив.

— Ага! — Джимми хлопнул себя по коленям, несколько раз во все горло пропел мелодию и пришел в такое отличное настроение, что высказал свое, видимо, довольно давнее желание:

— Папа! Ты мне сапоги не купишь?

— Сапоги? Так ты же в сапогах.— И я кивнул на резиновые сапожки, в которые Хелен всегда его обряжала перед визитом на ферму.

Он печально поглядел на них, а потом сказал:

— Я знаю. Только я хочу такие сапоги, как у фермеров.

Я растерялся. Что тут было ответить?

— Видишь ли, Джим, маленькие мальчики в таких сапогах не ходят. Вот когда ты подрастешь, то, может быть...

— Так они мне сейчас нужны,— произнес он горестно.— Мне нужны настоящие сапоги!

Я решил, что это случайный каприз, но он продолжал вести планомерную кампанию день за днем, с невыразимым отвращением глядя на резиновые сапожки, когда Хелен натягивала их ему на ноги, и скорбно опуская плечи, чтобы показать, насколько мало подобная обувь подходит такому мужчине, как он.

В конце концов как-то вечером, уложив его спать, мы обсудили положение.

— Подбитых сапог его размера вообще, наверное, не бывает,— сказал я.

Хелен покачала головой:

— Думаю, что нет. Но на всякий случай я погляжу.

Вскоре выяснилось, что Джимми был отнюдь не единственным малышом, мечтавшим о таких сапогах: неделю спустя моя жена вернулась домой, порозовевшая от оживления, и показала мне пару крохотных фермерских сапог — никогда в жизни мне не доводилось видеть ничего подобного.

Я невольно расхохотался: такие миниатюрные и такие настоящие, верные в каждой детальке они были! Толстые подошвы на гвоздях, солидные голенища и вертикальный ряд металлических дырочек для шнурков.

Джимми, увидев их, не засмеялся. Он взял их в руки с благоговением, а когда надел, в его манере держаться произошла разительная перемена. Бойкий коренастый мальчуган, он расхаживал в своих плисовых гетрах и новых сапожках, точно все тут принадлежало ему. Он притоптывал, стучал каблуками, плечи расправил как мог шире, а в его «э-э-эй» слышались властные ноты.

Озорником я Джимми не назвал бы, и, уж конечно, в нем не было ни жестокости, ни страсти к бессмысленным разрушениям, однако сидел в нем бесенок, как, по-моему, и положено мальчишкам. Ему нравилось поступать по-своему, и он любил меня дразнить, хотя, вероятно, сам того не сознавал.

Если я говорил: «Этого не трогай!», он старался держаться от указанного предмета подальше, но позже слегка проводил по нему кончиками пальцев. Назвать его непослушным в подобном случае было все-таки нельзя, и тем не менее он доказывал себе и нам свою независимость.

Так, он не упускал случая воспользоваться моментом, если я оказывался в стесненном положении. Вот, например, в тот день, когда мистер Гарретт привел свою овчарку. Пес сильно хромал. Я водворил его на стол, и тут в окне, выходившем в залитый солнцем сад, возникла круглая головенка.

Я ничего против не имел: Джимми часто наблюдал, как я работал с мелкими животными, и мне даже показалось немного странным, что он не прибежал в операционную.

Далеко не всегда легко установить, почему собака охромела, но на этот раз я обнаружил причину почти мгновенно. Когда мои пальцы слегка сжали внешнюю подушечку левой лапы, пес дернулся, а на черной поверхности проступила капелька лимфы.

— У него тут сидит какая-то заноза, мистер Гарретт,— сказал я.— Возможно, колючка. Сейчас я сделаю местную анестезию и доберусь до нее.

Я начал наполнять шприц и вдруг заметил в углу окна коленку. «Нет, Джимми, конечно, не станет карабкаться по глицинии!» — успокоил я себя, подавляя раздражение. Забава была опасной, и я строго-настрого запретил ему лазить по стеблям этого красивого растения, обвившего дом со стороны сада. Хотя у земли стебли были толщиной в ногу взрослого мужчины, выше, поднимаясь к окошку ванной и дальше к черепичной крыше, они становились совсем тонкими.

Ну конечно, он себе ничего такого не позволит! И я сделал укол в лапу. Современные анестезирующие средства действуют стремительно, и уже на второй минуте пес не ощутил ни малейшей боли, когда я сжал пострадавшую лапу.

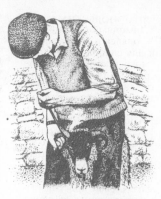

ТАВРО НА РОГАХ
Овцы, пасущиеся на вересковых пустошах, знают свои пастбища и редко уходят от стада. Но если овца все-таки прибьется к чужому стаду или ее украдут, владелец сумеет доказать, что это его животное, только если на нем есть метка. Одно время тавро выжигали на морде — шерсть в этом месте становилась белой, однако гораздо чаще ставили клеймо на рога. У каждой фермы метка своя, и, если владельцы меняются, метка остается прежней.

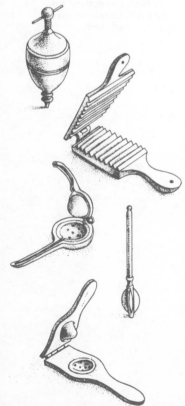

— Поднимите его ногу и крепко ее держите,— распорядился я, беря скальпель.

Мистер Гарретт кивнул и озабоченно поджал губы. Он вообще был человеком серьезным и явно глубоко переживал за своего четвероногого друга. Едва я занес скальпель над роковой капелькой, его глаза тревожно прищурились.

А я радостно сосредоточился. Если я обнаружу и уберу занозу, пес сразу же забудет про недавние страдания. Такие операции я проделывал несчетное число раз, и при всей своей легкости они приносили большое удовлетворение.

Кончиком лезвия я сделал крохотный разрез в плотной ткани подушечки, и... из окна на меня упала тень. Я поднял глаза. Джимми! В другом углу окна. Только теперь — его мордашка, ухмыляющаяся за стеклом по пути к крыше.

Поросенок! Влез-таки на глицинию, когда я только и могу, что метнуть в него свирепый взгляд. Я углубил надрез, нажал, но из ранки ничего не появилось. Мне не хотелось ее расширять, однако другого выхода не оставалось. Я провел скальпелем под прямым углом к первому надрезу и тут уголком глаза заметил две маленькие ноги, болтающиеся у верхнего края окна. Я попытался заняться своим делом, но ноги покачивались и брыкались, совершенно очевидно в пику мне. Наконец они скрылись из виду, что могло означать лишь одно: Джимми не спускался, а карабкался выше по все более ненадежным стеблям. Я углубил разрез и осушил его тампоном.

Ага! Что-то там есть... Но как же глубоко засела эта дрянь! Видимо, колючка переломилась и остался один только кончик. С охотничьим азартом я протянул руку за пинцетом... и тут в окне опять возникла голова, но теперь подбородком вверх.

Господи! Он же висит, зацепившись ногами! Физиономия меж тем ухмылялась до ушей. Из уважения к клиенту я до сих пор старательно не замечал этой пантомимы за окном, но всему есть мера! Подскочив к окну, я гневно погрозил кулаком. По-видимому, мое бешенство смутило верхолаза — во всяком случае, физиономия тотчас исчезла, и я различил царапанье подошв по стене снаружи, явно поднимавшихся все выше.

Утешение ниже среднего. Стебель там мог не выдержать веса и такого малыша... Я заставил себя вернуться к столу.

— Извините, мистер Гарретт,— сказал я.— Подержите ногу еще, будьте добры.

Он сухо улыбнулся, и я погрузил пинцет в ранку. Кончики задели что-то твердое. Я сжал их, осторожно потянул и — как чудесно! — извлек острый, влажно поблескивающий обломок колючки. Уф-ф!

Одна из тех победных минут, которые скрашивают жизнь ветеринара,— я улыбнулся мистеру Гарретту, поглаживая пса по голове, и тут снаружи послышался треск. Затем донесся вопль отчаянного ужаса, за стеклом мелькнула маленькая фигурка, и раздался глухой удар о землю.

Я бросил пинцет, выскочил в коридор и через боковую дверь вылетел в сад. Джимми уже успел сесть среди мальв, и от облегчения я даже забыл рассердиться.

— Больно ушибся?— еле выговорил я, но он помотал головой.

Я поднял его, поставил на ноги. Действительно, он как будто остался цел и невредим. Я тщательно его ощупал, не обнаружил никаких повреждений и отвел в дом, приказав:

— Беги-ка к маме!

А сам вернулся в операционную.

Вероятно, я был очень бледен, потому что мистер Гарретт испуганно спросил:

— Он не расшибся?

— Нет-нет. По-видимому, все обошлось. Прошу прощения, что я убежал. Мне следовало бы...

Мистер Гарретт погладил меня ладонью по плечу.

— Ну что вы, мистер Хэрриот! У меня же у самого есть дети.— И тут он произнес слова, навеки запечатлевшиеся в моем сердце:— Чтоб быть родителем, нужно иметь железные нервы.

За чаем я наблюдал, как мой сын, кончив уписывать яичницу на поджаренном хлебце, принялся щедро намазывать солидный ломоть сливовым джемом. Ну слава богу, его выходка обошлась без печальных последствий, но прочесть ему нотацию я был обязан.

— Вот что, молодой человек,— начал я,— ты ведешь себя очень плохо. Сколько раз я повторял тебе, чтобы ты не смел лазить по глицинии...

Джимми вгрызся в хлеб с джемом, глядя на меня без тени раскаяния или смущения. Бесспорно, в моей натуре есть что-то от старой наседки, и за многие годы они с Рози — моей дочкой,— когда она достаточно подросла, прекрасно это уловили и завели обескураживающую привычку непочтительно квохтать в ответ на мои заботливые наставления. И тогда за чаем я понял, что Джимми никакими самыми убедительными тирадами не пронять.

— Если ты и дальше будешь так шалить,— продолжал я,— то я не стану брать тебя с собой на фермы. Придется мне найти другого мальчика в помощники.

Он перестал жевать, и я старался уловить, как подействовали мои слова на маленького человечка, которому позже предстояло вырасти в ветеринарного врача, до которого я во всех отношениях не мог и рукой дотянуться. Как тридцать пять лет спустя выразился мой однокашник по ветеринарному колледжу, суховатый шотландец, предпочитавший говорить без обиня-

379

ков: «Просто черт знает, насколько он лучше своего папаши!».

Хлеб с джемом шлепнулся на тарелку.

— Другого мальчика?—переспросил Джимми.

— Вот именно. Шалунов я с собой брать не могу. И мне придется поискать кого-нибудь другого.

Джимми погрузился в раздумье, потом пожал плечами, видимо решив отнестись к моим словам философски, и снова взял надкусанный ломоть. Но внезапно невозмутимость его покинула, он поперхнулся и поглядел на меня круглыми от испуга глазами.

— И ты...— произнес он дрожащим голоском,— ты отдашь ему мои сапоги?

3

Мое первое кесарево сечение

— Это Хемингуэй сказал, верно?

Норман Бомонт покачал головой:

— Нет! Скотт Фицджеральд.

Я не стал спорить. Норман редко ошибался в таких вещах. Собственно, это и было в нем особенно привлекательным.

Мне очень нравилось, когда студенты ветеринарных колледжей проходили у нас практику. Они приносили, они подавали, они открывали ворота и скрашивали долгие поездки. Взамен они много узнавали от нас во время этих автомобильных бесед и получали бесценный практический опыт в избранной профессии.

Однако после войны мои отношения с младшими практикантами заметно изменились. Я обнаружил, что узнаю от них не меньше, чем они от меня.

Разумеется, причина заключалась в том, что ветеринария как наука сделала огромный прыжок вперед. Вдруг стало ясно, что мы не просто коновалы, и внезапно открылась совершенно новая область работы с мелкими животными. Да и в сельской практике появились передовые хирургические методики, а потому студенты оказывались в более выгодном положении, так как знакомились с ними в современных клиниках и операционных.

Писались новые учебники, превращавшие в музейные экспонаты мои зачитанные до дыр справочники, в которых все давалось в сопоставлении с лошадьми. Я и сам был еще молод, но многие переполнявшие мой мозг знания, предмет моей недавней гордости, стремительно утрачивали значение. Флегмона венчика, нагноение холки, заковка, ламинит, шпат—все они отошли куда-то на задний план.

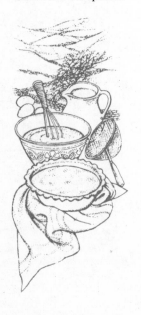

Норман Бомонт учился на последнем курсе и был истинным кладезем сведений, из которого я готов был черпать без конца. Но кроме ветеринарии нас объединяла любовь к книгам и чтению.

Когда мы оставляли профессиональные темы, разговор обычно переходил на литературу, и общество Нормана приносило мне много радости, а расстояния от фермы до фермы, казалось, стали гораздо короче.

Он был на редкость обаятелен, а манера держаться, не по годам солидная, смягчалась мягким юмором. В двадцать два года он явно обещал обрести немалую внушительность. Это впечатление усиливалось и чуть-чуть грушевидным телосложением, и упрямым желанием обязательно курить трубку.

С трубкой у него что-то не ладилось, но я не сомневался, что он преодолеет все трудности. Я словно видел, каким он будет через двадцать лет: дородный отец семейства покуривает наконец-то покорившуюся ему трубку у топящегося камина в окружении жены и детей. Прекрасный, надежный человек, преуспевающий специалист.

Мимо мелькали каменные стенки, а я опять заговорил о новых операциях.

— Так в университетских клиниках коровам правда делают кесарево сечение?

— Господи, ну конечно! — Норман выразительно взмахнул рукой и поднес спичку к трубке. — Чик-чик, и готово! Самая обычная операция. — Его слова прозвучали бы весомее, если бы их сопроводил клуб сизого дыма. Но он так плотно умял табак в чашечке, что ему не удалось затянуться, как он ни втягивал щеки и ни выпучивал глаза.

— Нет, вы даже не понимаете, какой вы счастливчик, — сказал я. — Подумать только, сколько часов я пролежал на полу в коровниках из-за неправильного положения плода! Производил разъятия, надрывался, чтобы повернуть голову или добраться до ножек. Нет, наверняка я укоротил себе жизнь. А умей я, так от скольких хлопот избавился бы благодаря простенькой операции! Но, собственно, как ее делают?

Студент снисходительно улыбнулся моему невежеству.

— В сущности, пустяки. — Он снова запалил трубку, прижал табак пальцем и, обжегшись, охнул. Отчаянно помотав головой, он вернулся к теме. — И вроде бы никаких осложнений. Занимает около часа и не требует особых усилий.

— Заманчиво! — Я грустно кивнул. — Пожалуй, я родился слишком рано. И с овцами, наверное, тоже?

— Ну конечно, — небрежно ответил Норман. — Овцы, коровы, свиньи — каждый день то те, то другие. И никаких проблем. Проще, чем с собакой.

— Что же, везет вам, молодым. Насмотревшись, самому потом делать куда легче.

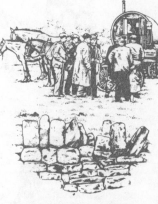

ЛИГЕПСКАЯ КОНСКАЯ ЯРМАРКА
Более 800 лет, с тех пор как Генрих I даровал на нее разрешение, проводилась лигепская конская ярмарка у перекрестка старинных трактов под Лидсом. Теперь она проводится в день Св. Варфоломея (24 августа) и 17 сентября, но вплоть до XVIII века торговля шла все три недели между этими датами. Она все еще остается популярной конской ярмаркой в Йоркшире. Пока лошади были главным транспортным средством, барышники пригоняли своих лошадей на место ярмарки за несколько дней до ее начала.
Среди барышников обычно было много цыган, которые занимались и занимаются выращиванием лошадей на продажу.

— Справедливо! — Студент поднял ладони. — Но, собственно, большинство отелов обходятся без кесарева сечения, а потому я всегда рад занести еще одно в свою сводную тетрадь.

Я кивнул. Сводная тетрадь Нормана заслуживала уважения — толстый том в плотном переплете, куда записывались все сколько-нибудь интересные сведения под заголовками, тщательно выписанными красными чернилами. Экзаменаторы всегда обращали большое внимание на эти конспекты, и Норман был вправе рассчитывать, что его тетрадь сыграет самую положительную роль на выпускных экзаменах.

Было последнее августовское воскресенье, за которым следует традиционный свободный понедельник, и рыночная площадь в Дарроуби весь день кишела туристами и просто любителями длинных прогулок. Всякий раз, лавируя между туристскими автобусами, я с завистью поглядывал на оживленные толпы. Так мало людей вынуждено работать и в праздники!

Под вечер я высадил нашего практиканта у его квартиры и поехал в Скелдейл-Хаус выпить чаю. Я еще не допил чашки, когда Хелен встала на телефонный звонок.

— Мистер Бушелл из Сикамор-Хауса, — сказала она. — У него корова телится.

— Черт бы ее побрал! А я-то размечтался, что мы хоть вечер проведем вместе! — Я поставил чашку. — Скажи ему, Хелен, что сейчас приеду, будь так добра. — И улыбнулся. — Ну хотя бы Норман обрадуется. Он только что говорил, что ему нужен материал для его тетради.

Я не ошибся. Когда я заехал за ним, он даже руки потер от удовольствия и всю дорогу оживленно болтал.

— Я как раз читал стихи, — сообщил он. — Люблю поэзию. Всегда найдется что-то прямо о тебе, о твоей жизни. Ну точно по заказу, я ведь жду чего-нибудь особенного! «В душе у человека всегда надежда правит!»

— Александр Поп, «Опыт о человеке», — буркнул я, не испытывая в отличие от Нормана ни малейшего радостного предвкушения. С отелами никогда наперед не угадаешь.

— Ловко! — студент засмеялся. — Вас не поймаешь!

Мы въехали в ворота фермы.

— С вашей легкой руки и меня на стихи потянуло, — сказал я. — Прямо на языке вертится. «Оставь надежду всяк, сюда входящий!»

— Данте, естественно! «Ад». Но откуда такой пессимизм? — Он ободряюще потрепал меня по плечу, а я достал резиновые сапоги.

Фермер проводил нас в коровник, и из стойла с соломенной подстилки на нас тревожно посмотрела маленькая корова. На доске у нее над головой было написано мелом «Белла».

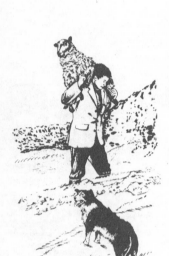

СПАСЕНИЕ ОВЦЫ ИЗ СНЕЖНОГО ЗАНОСА
Овцы, пасущиеся на вересковых пустошах, настолько закалены, что их не надо на зиму загонять в овчарню поближе к ферме. Густое руно предохраняет их от морозов, они способны несколько дней голодать без дурных последствий и даже в глубине сугроба не погибают, потому что там есть воздух. Опасность приходит с оттепелью. Вода заливает овец под снегом, длинная шерсть на ногах и брюхе смерзается и делается такой тяжелой, что животное не может двигаться. Фермер относит беспомощную овцу в укрытие или заранее отгоняет туда небольшую отару, чтобы облегчить доставку им корма.

— Крупной ее не назовешь, мистер Бушелл,— сказал я.

— А?—Он вопросительно оглянулся на меня, и я вспомнил, что он туговат на ухо.

— Маловата она!—гаркнул я.

Фермер пожал плечами:

— Это уж так. С первым теленком ей трудно пришлось. А доилась потом хорошо.

Снимая рубашку и намыливая руки по плечи, я разглядывал роженицу. Узкий таз мне очень не понравился, и я мысленно вознес молитву всех ветеринаров — пусть хоть теленок будет крохотным!

Фермер ткнул носком сапога в рыжеватый бок, чтобы заставить корову встать.

— Ничем ее не поднимешь, мистер Хэрриот,— сказал он.—С утра пыхтит, и силенок, думается, у нее уже нет никаких.

Эти слова мне тоже очень не понравились. Если корова долго тужится без всяких результатов, значит, что-то очень неладно. Да и вид у нее был совсем измученный. Голова поникла, веки устало опустились.

Ну что же, если она не встает, значит, придется мне лечь. Когда моя обнаженная грудь уперлась в булыжники, я подумал, что время их ничуть не умягчило. Но тут я ввел руку и забыл про все остальное. Тазовое отверстие оказалось злодейски узким, а за ним... У меня похолодело внутри. Два гигантских копытца, и опирается на них великанья морда с подрагивающими ноздрями. Дальше можно было и не ощупывать, но, напрягшись, я продвинул руку еще дюйма на два и ощутил под пальцами выпуклый лоб, загнанный в узкое пространство, словно пробка в бутылку. Я начал извлекать руку, и мою ладонь вдруг лизнул шершавый язык.

Сидя на корточках, я задрал голову:

— Там слоненок, не иначе, мистер Бушелл.

— А?

Я повысил голос:

— Теленок огромный, и протиснуться наружу он не может.

— Значит, резать будете?

— Боюсь, что нет. Теленок живой, а к тому же ничего не получилось бы. Просто нет места, чтобы работать.

— Да-а...—протянул мистер Бушелл.—А ведь доится она хорошо. Не хочется ее под нож-то.

Я вполне разделял его чувства. Самая мысль о таком исходе была мне глубоко отвратительна. Но... но ведь горизонты распахнулись, и уже занялась новая заря! Это был решающий, исторический миг. Я повернулся к студенту:

— Никуда не денешься, Норман! Идеальные показания для кесарева сечения. Как удачно, что вы тут. Будете мной руководить.

От волнения у меня даже дух захватило, и я не обра-

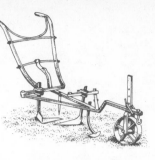

ПРОПАЛЫВАТЕЛЬ
Этот узкий одноколесный пропалыватель двигался между рядами подрастающих колосьев, картофеля или брюквы, запряженный одной лошадью и направляемый за две ручки сзади. Конструкции были разными, но многие включали изогнутое лезвие впереди, рыхлившее почву, и два заостренных лезвия, скользивших под самой ее поверхностью и вырывавших чертополох и другие сорняки.

383

тил внимания на явную тревогу в глазах студента.

Вскочив на ноги, я вцепился мистеру Бушеллу в руку.

— Мистер Бушелл, я хочу сделать вашей корове кесарево сечение.

— Чего, чего?

— Кесарево сечение. Вскрыть ее и извлечь теленка хирургическим способом.

— Через бок его вытащить, так что ли? Ну как у баб бывает?

— Совершенно верно.

— Ну-ну! — Брови фермера полезли вверх.— А я и не знал, что и с коровами так можно.

— Теперь можно,— убежденно сказал я.— За последние несколько лет мы далеко ушли.

Он медленно провел ладонью по губам:

— Уж и не знаю. Она же наверняка сдохнет, если вы в ней дырищу вырежете. Так, может, все-таки лучше к мяснику? Хоть что-то за нее получу, а что-то, как ни гляди, лучше, чем ничего, я так думаю.

Я почувствовал, что у меня отнимают мой звездный час.

— Но ведь она совсем худая и маленькая! Ну сколько вам за нее дадут, если пустить ее на мясо? А так мы можем получить от нее живого теленка!

Я нарушил одно из своих самых священных правил: никогда не уламывать клиента, чтобы он поступил по-моему. Но мною овладело какое-то безумие. Мистер Бушелл молча уставился на меня, а потом все с тем же выражением неторопливо кивнул:

— Ну ладно. Так что вам надо-то?

— Два ведра теплой воды, мыло, полотенца, и, если можно, я прокипячу у вас на кухне кое-какие инструменты.

Фермер направился к дому, а я хлопнул Нормана по плечу.

— Все удивительно удачно складывается. Света достаточно, теленок жив, и мы его спасем, а мистер Бушелл, к счастью, плохо слышит и не заметит, если я буду задавать вам вполголоса вопросы по ходу операции.

Норман промолчал, и я попросил его составить из тючков соломы столик под наши инструменты и разбросать солому вокруг коровы, пока я буду кипятить эти инструменты в кастрюле на кухонной плите.

Вскоре все было готово. Шприцы, шовный материал, скальпели, ножницы, состав для местной анестезии и вата заняли свои места на тючках, застеленных чистым полотенцем. Я подлил антисептического средства в воду и сказал фермеру:

— Мы положим ее на бок, а вы держите голову. Она так измучена, что не будет особенно сопротивляться.

Мы с Норманом уперлись Белле в плечо, и она покорно опрокинулась на бок. Фермер прижал ее шею коленом. Я ткнул Нормана локтем и шепнул, глядя на широкое пространство рыжей шкуры передо мной:

— Где делать разрез?

Норман кашлянул.

— Э... Вот, примерно...—Он неопределенно повел рукой.

Я кивнул.

— Там, где мы оперируем рубец, а? Но только чуть ниже, верно?

Я принялся состригать волосы широкой полосой на протяжении фута. Чтобы извлечь теленка, отверстие понадобится порядочное! Затем я быстро анестезировал операционное поле.

Теперь мы в подобных случаях ограничиваемся местной анестезией, и, пока длится операция, корова спокойно лежит на боку, а то даже и стоит. Она просто ничего не чувствует. Однако кое-какими своими сединами я обязан двум-трем норовистым коровам, которые в самый разгар операции вдруг вскакивали и бросались прочь, а я мчался рядом, стараясь не допустить, чтобы их внутренние органы вывалились наружу.

Но все это еще мне предстояло. А в этот, первый, раз у меня ничего подобного и в мыслях не было. Я рассек кожу, мышечный слой, брюшину, и в разрез выпучилось нечто бело-розовое.

Я потыкал пальцем и ощутил внутри что-то твердое. Неужели теленок?

— Что это?—прошипел я.

— Э?—Норман, стоявший на коленях рядом со мной, нервно подпрыгнул.—Я не понял...

— Ну, это! Рубец или матка? По положению тут вполне может быть матка.

Студент судорожно сглотнул.

— Да... да... матка. Конечно, она.

— Отлично.—Я даже улыбнулся от облегчения и смело сделал разрез. Из-под скальпеля выполз плотный ком пережеванной травы, с шумом вырвались газы и брызнула бурая жидкость.

— Черт!—взвыл я.—Это же рубец! Господи боже ты мой!—Грязный вал перекатился в брюшную полость и скрылся из виду. Я не сумел сдержать стона.— Что это за штучки, Норман, черт вас дери?

Я почувствовал, что он трясется, как в ознобе.

— Да пошевеливайтесь же!—рявкнул я.—Давайте иглу. Живей, живей!

Норман вскочил, кинулся к импровизированному столику, вернулся и трясущимися пальцами подал мне иглу с длинным шлейфом кетгута. Я молча зашил разрез, который сделал не в том органе. Во рту у меня пересохло. Потом мы вдвоем схватили ватные тампоны, чтобы убрать содержимое желудка из брюшной полости, но значительная его часть уже стекла туда, куда мы не могли добраться. Массированное загрязнение!

25—932

КЕТГУТ
Раны и хирургические
разрезы внутри тела ве-
теринар обычно зашивал
кетгутом, который изго-
товлялся из овечьих
и лошадиных кишок. Ко-
жа сшивалась шелком
или обработанным ло-
шадиным волосом. Кет-
гут хранился в стеклян-
ных банках с завинчи-
вающейся крышкой — по
три катушки в банке,
для стерильности напол-
ненной спиртом. В про-
бке имелись три отвер-
стия, сквозь которые вы-
тягивалась нить. С появ-
лением искусственного
шовного материала кет-
гут вышел из
употребления.

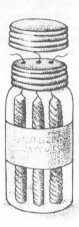

Когда мы сделали все, что было в наших силах, я выпрямился, посмотрел на студента и с трудом прохрипел:

— Я думал, вы эти операции знаете как свои пять пальцев.

— В клинике их делают довольно часто...

Глаза у него были испуганные.

Я ответил ему свирепым взглядом.

— Вы-то сколько кесаревых сечений видели?

— Ну... э... по правде сказать, одно.

— Одно! А рассуждали, как специалист. Но пусть и одно, что-то ведь вы же должны о них знать?

— Дело в том...— Колени Нормана заерзали по булыжнику.— Видите ли... Я сидел в самом заднем ряду.

Мне удалось придать своему хрипу саркастический оттенок:

— А-а! Так что толком ничего не разглядели? Так?

— Почти.— Он уныло поник головой.

— Щенок! — шепнул я злобно.— Дает указания, а сам ни черта не знает. Да ты понимаешь, что убил эту прекрасную корову? Перитонит ей обеспечен, и она сдохнет. Единственно, что мы еще можем,— это извлечь теленка живым.— Я заставил себя отвести взгляд от его растерянного лица.— Ну давай продолжать.

Если не считать моего первого вскрика, весь разговор велся пианиссимо, и мистер Бушелл только вопросительно на нас поглядывал.

Я улыбнулся ему — ободряющей улыбкой, как мне хотелось верить,— и повернулся к корове. Извлечь теленка живым! Легко сказать, но вот сделать? Мне скоро стало ясно, что извлечь его даже мертвым — задача чудовищная. Я погрузил руку поглубже под, как мне теперь было известно, рубцовый отдел желудка и наткнулся на гладкий мышечный орган, лежащий на брюшной стенке. В нем находилось что-то огромное, твердое и неподвижное, точно мешок с углем.

Я продолжал исследование и нащупал характерные очертания заплюсны, упершейся в скользкую стенку. Да, бесспорно, теленок, но как же до него далеко!

Я вытащил руку и вновь уставился на Нормана.

— Но из вашего заднего ряда,— осведомился я со жгучей иронией,— вы все-таки, может быть, изволили заметить, что делают дальше?

— Дальше? А, да-да! — Он облизнул губы, и я вдруг обнаружил, что лоб у него весь в бисеринках пота.— Необходимо экстрагировать матку.

— Экстрагировать?! Приподнять к разрезу, что ли?

— Да-да.

— Господи! Да это никакому геркулесу не под силу! Мне ее ни на йоту не удалось сдвинуть. Вот сами попробуйте!

Студент, который разделся и намылился одновременно со мной, покорно запустил руку в разрез, и минуту я любовался, как он натужно багровеет. Потом он смущенно кивнул.

— Вы правы. Ни в какую.

— Остается одно! — Я схватил скальпель. — Сделаю разрез у заплюсны и ухвачу за нее.

Орудовать скальпелем вслепую, погрузив руку по плечо в темные коровьи недра и высунув язык от напряжения, — что может быть кошмарнее? Меня леденила мысль, как бы ненароком не полоснуть по чему-нибудь жизненно важному, но, к счастью, примериваясь к бугру над заплюсной, я лишь раз-другой порезал собственные пальцы. И несколько секунд спустя уже ухватил волосатую ногу. Уф-ф! Все-таки зацепка.

Осторожно, дюйм за дюймом, я расширил разрез. Ну авось, он теперь достаточно широк. Но когда работаешь на ощупь, никакой уверенности быть не может. В том-то и весь ужас.

Однако мне не терпелось извлечь теленка на свет. Отложив скальпель, я вновь взялся за ногу, попробовал ее приподнять и тут же убедился, что с кошмарами еще далеко не покончено. Тяжелым теленок оказался неимоверно, и, чтобы его вытащить, требовались очень мощные руки. Теперь в таких случаях у меня всегда рядом наготове какой-нибудь дюжий парень, раздетый, с обеззараженной по плечо рукой, но тогда в моем распоряжении был только Норман.

— Давайте же! — пропыхтел я. — Попробуем вместе.

Мне удалось отогнуть заплюсну так, что мы могли оба разом ухватить ногу над копытцем, но все равно приподнять эту тяжесть к разрезу в коже стоило нам дикого напряжения.

Стиснув зубы, мучительно кряхтя, мы тянули, тянули, пока я наконец не сумел взяться за другую заднюю ногу. Но и тогда теленок не сдвинулся с места. От обычного трудного отела отличие было лишь одно: тянули мы его через разрез в боку. И когда, откинувшись, задыхаясь и потея, мы собрались с последними силами, меня охватило чувство, знакомое всем ветеринарам. Ну зачем, зачем, зачем мне понадобилось делать эту жуткую операцию? Я от всего сердца, от всей души сожалел, что воспротивился намерению мистера Бушелла прибегнуть к услугам мясника. Ехал бы я сейчас тихо-мирно по очередному вызову, а не надрывался бы тут до кровавого пота. Но даже хуже физических мук было жгучее сознание, что я совершенно не знаю, чего ждать дальше.

Тем не менее теленок мало-помалу поддавался нашим усилиям. Вот из разреза появился хвост, затем немыслимо массивная грудная клетка, а затем на одном рывке — плечи и голова.

Мы с Норманом плюхнулись на булыжник, теленок скатился нам на колени, и словно солнечный луч оза-

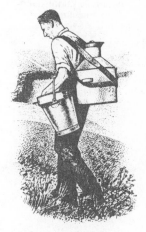

ЗАПЛЕЧНЫЙ МОЛОЧНЫЙ БИДОН
Когда коровы выдаивались на лугу вручную, дояр отправлялся на пастбище с подойником — это было проще, чем пригонять стадо на ферму. Надоенное молоко он сливал в жестяной заплечный бидон с вогнутым боком, чтобы тот удобнее прилегал к спине. Бидоны эти делались разных размеров, и выбирать следовало такой, который наполнялся бы под самую крышку, чтобы молоко в нем при переноске не плескалось.

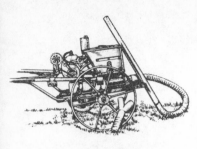

рил кромешный мрак: он отфыркивался и тряс головой.

— Ну прямо великан! — воскликнул фермер. — Да
и боек.

Я кивнул.

— Очень, очень крупный. Таких крупных мне редко
доводилось видеть. — Я ощупал новорожденного. —
Ну, конечно, бычок. Обычным путем ему бы ни за что
не протиснуться.

И тут же мое внимание вновь сосредоточилось на
корове. Куда, во имя всего святого, девалась матка?
Исчезла без следа. Я вновь принялся отчаянно шарить
в брюшной полости. Мои пальцы тотчас запутались
в клубке плаценты. О черт, самое ей место среди кишок!
Плаценту я вытащил, бросил на пол, но матки все равно не нащупал. На одно пронзительное мгновение
я представил себе, что будет, если я так и не сумею ее
нащупать. Но тут мои пальцы задели рваный край над-
реза.

Насколько это было возможно, я приподнял матку
к свету, и у меня екнуло сердце: разрез для такого
огромного теленка оказался все-таки маловат и по
стенке в сторону шейки змеился длиннющий разрыв,
конца которого не было видно.

— Иглу! — Норман сунул мне в пальцы новую
иглу. — Стяните края раны, — буркнул я и начал шить.

Шил я как мог быстро, и все шло отлично, пока я видел, что делаю. Но затем начались муки. Норман как-
то умудрялся сводить края незримой раны, а я слепо
тыкал иглой, вонзая ее то в его пальцы, то в собственные. И тут, к моему вящему отчаянию, возникло совсем уж нежданное осложнение.

Теленок встал на ноги и, пошатываясь, сделал первые шажки. Меня всегда умиляло, как быстро такие новорожденные начинают проявлять самостоятельность,
но в данном случае она была явно излишней.

Ища вымя, по зову еще не объясненного инстинкта,
теленок тыкался мордочкой в бок коровы, время от
времени попадая головой в зияющую там дыру.

— Назад ему приспичило забраться, не иначе, — с
широкой ухмылкой объявил мистер Бушелл. — Ну
боек! Вот уж боек!

Это излюбленное йоркширское определение вполне
отвечало случаю. Я шил, прищурив глаза, стискивая
зубы, и то и дело отталкивал локтем влажный нос. Но
теленок не унимался, и с тоскливой покорностью судьбе я замечал, как всякий раз он добавлял к содержимо-
му брюшной полости все новые и новые порции соло-
минок и грязи с пола.

— Вы только поглядите, — охнул я. — Как будто
там и без того мусора мало!

Норман ничего не ответил. Челюсть у него отвисла,
по забрызганному кровью лицу струился пот, но он
продолжал сводить края невидимой раны. И в его не-

подвижном взгляде я прочел нарастающее сомнение: не свалял ли он большого дурака, решив стать ветеринаром?

В дальнейшие подробности я предпочту не вдаваться. Зачем терзать себя воспоминаниями? Достаточно сказать, что по истечении вечности я зашил разрыв матки до места, куда доставали мои руки, затем мы очистили брюшную полость, насколько это было возможно, и засыпали там все антисептическим порошком. Отражая непрерывные атаки теленка, я сшил мышцы и кожу, и наконец операция завершилась.

Мы с Норманом поднялись на ноги медленно-медленно, точно два дряхлых старца. Еще дольше я распрямлял спину, следя, как студент нежно растирает свою поясницу. Затем мы приступили к долгой процедуре соскабливания и смывания запекшейся на нашей коже крови и грязи.

Мистер Бушелл покинул свой пост у коровьей головы и оглядел длинный ряд стежков на выстриженной полосе кожи.

— Аккуратная работка, — одобрительно сказал он. — И теленок преотличный.

Да, хоть это-то было верно. Бычок успел обсохнуть и выглядел красавчиком. Туловище чуть покачивалось на неверных ногах, широко расставленные глаза взирали на мир с кротким любопытством. Но о том, что прятала «аккуратная работка», мне страшно было и подумать.

Антибиотики все еще не поступили в широкое употребление, но и в любом случае я знал, что положение коровы безнадежно. Только для успокоения совести я вручил фермеру сульфаниламидные порошки — давать ей трижды в день. И поторопился убраться с фермы.

Некоторое время мы ехали молча. Потом я остановил машину под деревом и упал лбом на баранку.

— Черт! — простонал я. — Словно в дерьме весь обмазался! — Норман только застонал в ответ, и я продолжал: — Нет, вы когда-нибудь видели такую операцию? Солома, грязь, содержимое рубца в брюшной полости бедолаги! Знаете, о чем я под конец думал? Вспоминал старинный анекдот про хирурга, который забыл шляпу в животе пациента. То же самое, только похуже.

— Угу, — придушенно шепнул студент. — И все по моей вине.

— Вовсе нет, — возразил я. — Я сам натворил бог знает чего и начал сваливать на вас, потому что был в панике. Я наорал на вас и должен извиниться.

— Да что вы! Право же... мне...

— В любом случае, Норман, — перебил я, — от души вас благодарю. Вы мне очень помогли. Работали как одержимый, и без вас у меня вообще ничего бы не получилось. Давайте-ка выпьем пивка.

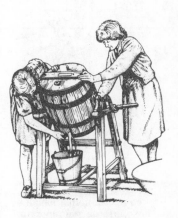

СЛИВАНИЕ ПАХТЫ
Время, требовавшееся на сбивание масла, зависело от температуры. В прохладную погоду на это могли уйти часы. Когда масло образовывало плотный комок, оставшуюся жидкость — пахту — сливали, а масло пропускали сквозь каток, отжимая остатки пахты, которую фермерша употребляла для готовки, например в тесто для лепешек.

389

Мы удалились в тихий уголок деревенского трактира, озаренный косыми лучами заходящего солнца, и припали к нашим кружкам. Мы оба совсем вымотались, и нас мучила жажда.

Первым молчание нарушил Норман.

— Как вам кажется, есть у коровы шанс выкарабкаться?

Я уставился на свои порезанные, исколотые пальцы.

— Нет, Норман. Перитонита не избежать. А к тому же, почти наверное, в матке осталась порядочная дыра.— И я хлопнул себя по лбу, прогоняя мучительное воспоминание.

Никаких сомнений, что больше Беллу живой я не увижу, быть не могло, но болезненное любопытство погнало меня утром к телефону. Протянула она хоть сколько? Или нет?

Гудки в трубке раздавались невыносимо долго, но наконец мистер Бушелл подошел к телефону.

— А, мистер Хэрриот? Белла? Да, встала и начала есть.— В голосе у него не слышалось ни малейшего удивления.

Миновало несколько секунд, прежде чем до меня дошел смысл его слов.

— А как она выглядит? Понурой? Тревожной?

— Да нет. Бодрая такая. Полную кормушку сена очистила, а я с нее надоил два галлона.

Будто сквозь сон я услышал его вопрос:

— А когда вы приедете швы снимать?

— Швы?.. Ах, да! — Я с трудом взял себя в руки.— Через две недели, мистер Бушелл. Через две недели.

После ужасов нашего первого визита на ферму я был рад, что Норман сопровождал меня, когда я приехал туда снимать швы. Рубец выглядел совершенно нормально, и, пока я щелкал ножницами, Белла продолжала безмятежно жевать жвачку. В соседнем стойле прыгал и брыкался теленок. Но я не удержался и спросил:

— И по ней ничего видно не было, мистер Бушелл?

— Да нет.— Фермер покачал головой.— Такая же была, как всегда. Не хуже и не лучше. Словно бы и не ее резали.

Вот так я провел мое первое кесарево сечение. С течением времени Белла принесла еще восемь телят без всяких осложнений и посторонней помощи. Чудо, в которое мне и сейчас трудно поверить.

Но тогда мы с Норманом, естественно, этого знать не могли. И ликовали просто от огромного облегчения, на которое не смели и надеяться.

Когда мы выехали за ворота, я покосился на улыбающееся лицо студента.

— Ну вот, Норман,— сказал я.— Теперь вы знаете, что такое ветеринарная практика. Жутких переживаний хватает, но зато вас ждут и чудесные сюрпризы. Я много раз слышал, что брюшина у коров не легко поддае-

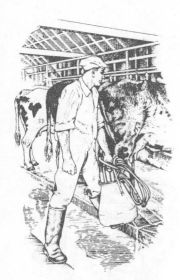

МАШИННАЯ ДОЙКА
К 40-м годам коровник во время дойки начал походить на мастерскую: ни табуретов, ни дояров, ни подойников, а только доильный аппарат, обеспечивавший гигиеничное выдаивание «в бидон». Каждый надетый на сосок стакан отсылал молоко прямо в закрытый контейнер. На фермах в холмах до 1945 года по большей части обходились без электричества, но доильный аппарат приводился в действие и бензиновыми двигателями.

тся инфекции, и, слава богу, убедился теперь в этом на опыте.

— Нет, это просто волшебство какое-то,— пробормотал он задумчиво.— Не знаю, как выразить, что я чувствую. В голову так и лезут цитаты вроде: «Пока есть жизнь, есть и надежда».

— Совершенно верно,— ответил я.— Джон Гей, э? «Больной и ангел»?

Норман захлопал в ладоши.

— Отлично.

— Ну-ка, ну-ка...— Я на секунду задумался.— А вот, например: «То славная была победа».

— В точку! Роберт Саути, «Бленхеймская битва».

Я кивнул:

— Она самая.

— Ну а это: «В крапиве опасности мы рвем цветок спасенья».

— Великолепно! — отозвался я.— Шекспир, «Генрих Пятый».

— А вот и нет. «Генрих Четвертый».

Я хотел было заспорить, но Норман предостерегающе поднял ладонь:

— И не возражайте. Я прав. На этот раз я действительно знаю, о чем говорю.

4

Пьем за здоровье моей дочери

— Хелен, тебе нехорошо?

Я с тревогой взглянул на жену, которой словно бы никак не удавалось принять удобную позу. Мы с ней сидели на довольно дорогих местах в бротонском кинотеатре «Ла Скала», и во мне нарастало убеждение, что занесло нас сюда совершенно напрасно.

Свои сомнения я высказал еще утром:

— Конечно, Хелен, это наш день отдыха, но не думаешь ли ты, что будет благоразумнее далеко от дома не уезжать: как-никак твое время подошло.

— Нет, не думаю! — Хелен даже засмеялась при мысли, что мы вдруг откажемся от поездки в кино. И я ее понимал. Эти вечера давали нам необходимую передышку в нашей хлопотной жизни. Я спасался в кино от телефона, грязи, резиновых сапог, и Хелен тоже вырывалась из своего беличьего колеса: какое, например, блаженство съесть обед, который тебе подают и который приготовила не ты, а кто-то другой.

— Нет, но все-таки,— не отступал я.— А вдруг возьмет да и начнется? И нечего смеяться! Неужто ты хочешь, чтобы наш второй ребенок родился в магазине Смита или в машине на заднем сиденье?

ОТДЕЛЕНИЕ ЯГНЯТ
ОТ МАТОК
Когда пастуху требуется отделить ягнят от маток (чтобы дать им особый корм или собрать для отправки на рынок), стадо загоняют в узкий проход между стенкой и переносными решетками с навесной калиткой в конце. Животные движутся по проходу гуськом, и пастух перекидывает калитку то в одну сторону, то в другую, пропуская ягнят в загон, а маток вынуждая проходить с другой ее стороны на луг.

391

Я вообще очень тревожился. Конечно, не как в те дни, когда вот-вот должен был родиться Джимми. Тогда я готовился стать военным летчиком и впал в совершенную прострацию, заметно поубавив в весе — отнюдь не только из-за интенсивных физических нагрузок. Над волнением будущих отцов принято подтрунивать, но я ничего смешного тут не нахожу. Словно бы я сам ожидал ребенка: последнее время я постоянно трепыхался и глаз с Хелен не спускал, что очень ее забавляло. Я меньше всего йог, а за предыдущие двое суток напряжение стало почти невыносимым.

Но утром Хелен настояла на своем. Она не желала лишаться своего дня отдыха из-за каких-то пустяков, и вот теперь мы сидели в «Ла Скала», и Хамфри Богарт тщетно пытался завладеть моим вниманием, а волнение мое все росло и росло, потому что моя жена продолжала ерзать на сиденье и порой вопросительно проводила ладонью по животу.

Я снова покосился на нее, и тут она вся дернулась, легонько застонав. Я сразу взмок — даже прежде, чем она наклонилась ко мне и шепнула:

— Джим, лучше уйдем.

Спотыкаясь в полутьме о вытянутые ноги, я в панике вел ее вверх по наклонному проходу, не сомневаясь, что все будет кончено, прежде чем мы доберемся до капельдинерши, чей фонарик светился в глубине зала.

Ах, с каким облегчением я вышел на улицу и увидел на расстоянии десятка шагов нашу маленькую машину! Мы тронулись, и я словно впервые заметил, как она трясется, подпрыгивает и гремит. В первый и последний раз в жизни я пожалел, что езжу не на «роллс-ройсе».

Двадцать пять миль до Дарроуби мы преодолели не менее чем за столетие. Хелен сидела возле меня очень тихо, лишь изредка закрывая глаза и судорожно вздыхая, а мое сердце выбивало дробь о ребра. Когда мы въехали в наш городок, я повернул направо. Хелен удивленно на меня посмотрела:

— Куда ты едешь?

— К сестре Браун, а куда же?

— Какой ты глупый! Еще рано.

— Но... А ты откуда знаешь?

— Знаю — и все! — Хелен засмеялась. — Я ведь уже родила тебе сына, или ты забыл? Едем домой.

Вне себя от дурных предчувствий, я повернул к Скелдейл-Хаусу и только поражался спокойствию Хелен, пока мы поднимались по лестнице.

Так продолжалось, и когда мы легли. Она несомненно испытывала боль, но стойко ее переносила и принимала неизбежное с такой безмятежной твердостью, какой я в себе не находил и в помине.

Вероятно, я все-таки незаметно задремал, потому что было уже шесть утра, когда Хелен подергала меня за плечо.

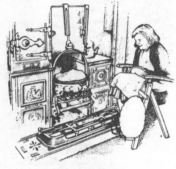

ИЗДЕЛИЯ
ИЗ ОВСЯНОЙ МУКИ
На севере Йоркшира в каждой кухне имелся деревянный ларь или ящик, наполненный овсяной мукой, из которой варят кашу или выпекают овсяный хлебец. Последний изготовлялся по разным рецептам, однако первоначально его всегда пекли на пластине местного сланца или железном противне, подвешенном над огнем. Позднее такие пластины нередко встраивались в очаг. Испеченный хлебец клали подсохнуть на деревянный табурет или полку. Потом его жарили с грудинкой или крошили в суп. Либо ели еще теплым, намазав маслом или патокой.

— Пора, Джим,—сказала она деловито.

Я слетел с кровати, словно ее опрокинули, кое-как оделся и закричал через лестничную площадку тете Люси, тетке Хелен, которая гостила у нас в ожидании этого события:

— Мы едем!

Из-за двери донесся ее голос:

— Хорошо. За Джимми я послежу.

Когда я вернулся в спальню, Хелен неторопливо одевалась.

— Джим, достань из шкафа чемоданчик,— попросила она.

Я открыл шкаф.

— Чемоданчик?

— Ну да. Вон тот. Там мои ночные рубашки, зубная щетка, распашонки и вообще все, что мне может понадобиться. Неси его в машину.

Стиснув зубы, чтобы не застонать, я отнес чемоданчик в машину. В прошлый раз все это происходило в дни войны и без меня—к моему большому сожалению. Однако теперь я вдруг поймал себя на трусливой мыслишке, что, пожалуй, предпочел бы оказаться сейчас где-то совсем в другом месте.

Раннее майское утро было чудесным, воздух полнился той свежестью наступающего дня, которая так часто успокаивала мое раздражение, когда я отправлялся по вызову ни свет ни заря, но нынче я вел машину, ничего вокруг не замечая.

Ехать нам было всего полмили, и через две-три минуты я уже затормозил перед Гринсайдским родильным домом. Название звучало солидно, если не величественно, однако было это лишь скромное жилище миссис Браун, дипломированной медицинской сестры, где в двух спальнях на втором этаже появлялась на свет значительная часть молодого поколения Дарроуби и его окрестностей.

Я постучал и толкнул дверь. Сестра Браун ласково мне улыбнулась, обняла Хелен за плечи и увела ее наверх. А я остался стоять в кухне, испытывая тоскливое ощущение одиночества и беспомощности, в которое ворвался бодрый голос:

— А, Джим! Утро-то какое!

Клифф, супруг сестры Браун, сидел за завтраком и поздоровался со мной небрежно, словно мы случайно встретились на улице. На его губах играла обычная добродушная улыбка, а я ожидал, что он сейчас вскочит, схватит меня за руку и произнесет что-то утешительное.

Однако он продолжал с аппетитом уничтожать яичницу с салом, сосиски и помидоры, наваленные грудой на его тарелке, и я сообразил, что изнывающие от тревоги мужья—зрелище для него самое привычное.

— Да... да... Клифф,—ответил я.—День, думаю, будет жаркий.

ОВСЯНЫЕ ЛЕПЕШКИ

В йоркширских холмах в каждой местности существовал свой рецепт изготовления овсяных хлебцев и лепешек.

Если в тесто подбавлялись дрожжи, получался ноздреватый хлеб; из муки, просто смешанной с водой с добавлением небольшого количества жира, выпекались хрустящие рассыпчатые лепешки.

Чтобы приготовить такие лепешки, распустите шарик топленого сала или жира величиной с грецкий орех в 2 столовых ложках горячей воды и вылейте его в 120 г овсяной муки среднего помола, уже смешанной с щепоткой соли. Замесите тесто в колобок, потом разомните его ладонью в лепешку около 0,3 см толщиной. Если же тесто очень рассыпчатое, разделите его на несколько лепешек поменьше. Осторожно переложите их на горячий противень или в слегка смазанную жиром сковороду и выпекайте несколько минут.

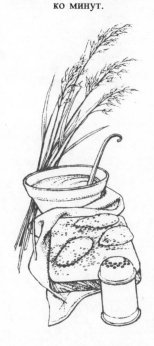

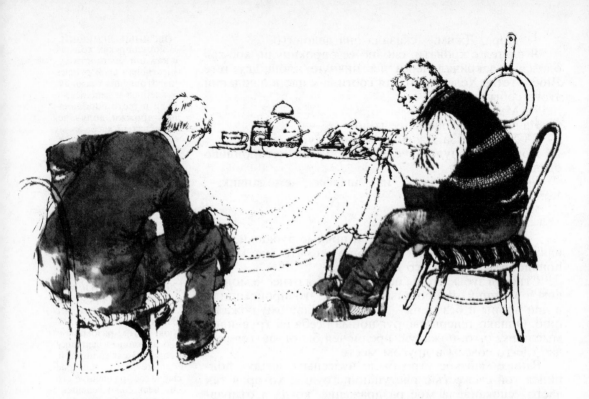

*Я сообразил, что изны-
вающие от тревоги му-
жья — зрелище для него
самое привычное.*

Он рассеянно кивнул, отодвинул очищенную тарелку к пустой миске со следами овсянки и принялся за
хлеб с мармеладом. Сестра Браун, которая славилась
не только как повитуха, но и как кулинарка, судя по всему, ревностно заботилась, чтобы ее муж, очень крупный мужчина, шофер грузовика, не упал в голодный
обморок с утра пораньше.

Я глядел, как он обстоятельно накладывает толстый слой мармелада на краюшку, и с замиранием
сердца прислушивался к поскрипыванию половиц
у себя над головой. Что происходит там, в спальне?

Видимо, заметив, что я принадлежу к типу наиболее
беспокойных мужей, Клифф отложил краюшку и озарил меня особенно широкой улыбкой. Он был очень
милым человеком, одним из самых приятных в нашем
городке.

— Да не берите к сердцу,— сказал он мягко.— Все
будет как надо.

Его слова слегка меня ободрили, во всяком случае,
у меня достало духа сбежать. В те дни никто и помы-
слить не мог, чтобы муж присутствовал при родах с начала до конца, и, хотя нынче это вошло в моду, я не
перестаю поражаться бесстрашию молодого поколения. Уж Хэрриота пришлось бы на носилках унести задолго до развязки!

Зигфрид, войдя в приемную, сказал мне озабоченно:
— Вам лучше остаться тут, Джеймс. Я съезжу по
всем вызовам. Только успокойтесь. Все будет отлично.

394

Но как тут успокоиться? Я на собственном опыте убедился, что человек, готовящийся вот-вот стать отцом, действительно без конца расхаживает по комнате взад-вперед, взад-вперед. Правда, я добавил собственный штрих, обнаружив, что внимательно читаю газету, держа ее вверх ногами.

Было около одиннадцати, когда раздался долгожданный звонок. Звонил мой врач и добрый друг Гарри Аллинсон. Он обычно не говорил, а весело вопил, и одно его присутствие в комнате больного помогало лучше всякого лекарства. А уж нынче утром его голос показался мне слаще всякой музыки.

— Сестренка для Джимми! — И он басисто захохотал.

— Спасибо, Гарри. Просто чудесно. Огромное спасибо. Ну замечательно.— Несколько секунд я простоял, прижимая трубку к груди. Потом повесил ее, на заплетающихся ногах побрел в гостиную и рухнул в кресло, чтобы привести нервы в порядок.

И тут же вскочил. По-моему, мне уже приходилось упоминать, что вообще я очень благоразумный, уравновешенный человек, но временами на меня находит. И теперь я решил немедленно ехать к сестре Браун.

В те времена мужей сразу же после родов не очень привечали. Я это хорошо знал, так как поторопился увидеть Джимми, и прием мне был оказан самый холодный. Но все-таки я поехал.

Когда я ворвался в царство сестры Браун, она встретила меня без обычной улыбки.

— Вы опять, а?— осведомилась она с некоторым раздражением.— Я же вам еще тогда объяснила, что нам нужно время, чтобы выкупать младенца, но вы, конечно, мимо ушей пропустили!

Я виновато понурился, и она смягчилась.

— Ну хорошо, раз уж вы здесь, идемте.

Лицо Хелен было таким же раскрасневшимся и усталым, каким оно мне запомнилось в тот раз. Я поцеловал ее с бесконечным облегчением. Мы молча улыбнулись друг другу. И я повернулся к колыбели возле кровати.

Сестра Браун, сурово сжав губы, буравила меня глазами. В тот раз Джимми настолько меня напугал, что я смертельно ее оскорбил, спросив, почему он такой страшненький. Что-нибудь не так? Если и теперь я позволю себе подобное, мне останется лишь уповать на Бога. Не буду входить в подробности, но личико новорожденной было каким-то мятым, багровым, оплывшим, и меня прошил озноб, как и при первом взгляде на Джимми.

Я покосился на сестру Браун. Она явно только и ждала, чтобы я позволил себе тот или иной уничижительный отзыв. Ее добродушное лицо грозно хмурилось. Одно мое неверное слово — и я получу хороший пинок. Так, во всяком случае, мне показалось.

— Прелесть,— произнес я дрожащим голосом.—
Ну просто прелесть!

— Вот и ладно! — Видимо, она уже достаточно на
меня насмотрелась.— А теперь уходите.

Она быстро выпроводила меня на лестницу, а внизу,
открывая дверь, просверлила взглядом. Эта веселая
миниатюрная женщина читала во мне, как в открытой
книге. Она заговорила медленно и внятно, словно втол-
ковывала самую простую истину недоумку:

— Девочка... очень... красивая... здоровенькая...
и крепенькая,— сказала она и захлопнула дверь.

Чудесная женщина! Как мне стало легко на душе!
Садясь за руль, я уже не сомневался, что так оно и есть.
И теперь, много лет спустя, глядя на моего красавца
сына и красавицу дочку, я поражаюсь собственному
идиотизму.

В приемной меня уже ждал вызов на ферму высоко
в холмах, и поездка туда обернулась счастливым сном.
Все мои тревоги остались позади, и вся природа словно
ликовала вместе со мной. Было девятое мая 1947 года,
начиналось самое дивное лето из всех, какие я помню.
Сияло солнце, машину овевал легкий ветерок, принося
благоухание холмов вокруг — еле уловимое нежное дыхание колокольчиков, первоцветов и фиалок, рассыпан-
ных повсюду в траве и под деревьями.

Сделав все необходимое, я оставил свою пациентку
и пошел в сопровождении Сэма по моей любимой
тропке к обрыву. Я смотрел на лоскутное одеяло равнины, купающейся в солнечном мареве, на молодые побеги папоротника, стройно тянущиеся к небу, такие зеленые на фоне бурых прошлогодних листьев. Всюду
победно возвещала о себе новая, юная жизнь. А внизу,
в Дарроуби, лежала в колыбели моя новорожденная
дочка!

Мы решили назвать ее Розмари. Чудесное имя,
и оно мне по-прежнему очень нравится. Но продержа-
лось оно недолго, почти сразу же сократившись в Рози,
и, хотя я дважды пытался воспротивиться, верх
остался за всеми прочими, так что нынче в Дарроуби ее
называют не иначе, как доктор Рози.

А тогда, девятого мая, на краю обрыва я вдруг спохватился и вместо того, чтобы по блаженной привычке
разлечься на пружинящем вереске, кинулся назад,
в Скелдейл-Хаус, и принялся обзванивать друзей и знакомых, сообщая им радостную новость. Все меня горячо поздравляли, а Тристан сразу взял быка за рога.

— Новорожденных полагается обмывать, Джим,—
произнес он внушительно.

Я был готов на все.

— Ну конечно, конечно! Когда тебя ждать?

— Буду в семь,— произнес он твердо, и я понял, что
он будет ровно в семь.

И, естественно, Тристан занялся организацией
празднества. Мы сидели в гостиной Скелдейл-Хауса

вчетвером — Зигфрид, Тристан, Алекс Тейлор и я. Алекс — мой друг с четырех лет: мы с ним познакомились в приготовительном классе, а когда он демобилизовался после пяти лет службы в западно-африканских пустынях и в Италии, то приехал погостить у нас с Хелен в Дарроуби и так пленился здешней жизнью, что начал изучать основы сельского хозяйства в надежде стать управляющим. В этот вечер я ему особенно обрадовался.

Постукивая пальцами по подлокотнику, Тристан рассуждал вслух:

— Конечно, мы бы пошли в «Гуртовщики», но сегодня там кто-то уже что-то празднует в большой компании... А нам нужно тихое, уютное местечко. Хм, «Святой Георгий и дракон»? Пиво там первоклассное, но они не очень-то следят за своими трубами, и бывает, что оно отдает кислятиной. Ах да! «Скрещенные ключи»! Шотландское пиво, превосходный портер. А «Заяц и фазан»? Светлое пиво там, конечно, так себе, но темное! — Он помолчал.— Можно бы заглянуть и в «Лорда Нельсона». Эль там всегда хорош, не говоря уж...

— Погоди, Трис,— перебил я.— Когда я под вечер был у Хелен, Клифф спросил, нельзя ли ему отпраздновать с нами. А раз так, то почему бы не отправиться в его любимый трактир? Как-никак девочка родилась у него в доме!

Тристан сощурился.

— А конкретно?

— В «Черного коня».

— М-м-да-а...— Тристан обратил на меня задумчивый взор и сложил кончики пальцев.— Торгуют от «Расселла и Рангема». Недурная пивоварня. И пропускал я в «Черном коне» весьма и весьма приятные кружечки. Но я заметил, что ореховый привкус становится слабее в зависимости от температуры. А сегодня было жарко,— и он с тревогой взглянул в окно.— Так не лучше ли...

— Ах, боже ты мой! — Зигфрид вскочил на ноги.— Это все-таки пиво, а не чувствительные химические реактивы!

Тристан онемело поглядел на него с глубочайшей укоризной, но его брат уже повернулся ко мне.

— Прекрасно придумали, Джеймс. Забираем Клиффа и отправляемся в «Черного коня». Приятное, тихое местечко!

И действительно, когда мы вошли туда, я сразу почувствовал, что ничего лучше и вообразить было нельзя. Косые лучи заходящего солнца золотили выщербленные дубовые столы и скамьи с высокими спинками, на которых расположились два-три завсегдатая. Никакой новомодной мишуры и блеска, но мебель, простоявшая в этом зальце более ста лет, придавала ему удивительно безмятежный вид. Именно то, что требовалось на этот раз.

397

Зигфрид поднял кружку:

— Джеймс, да будет мне разрешено первым пожелать Розмари долгой жизни, здоровья и счастья!

— Спасибо, Зигфрид,— сказал я и с умилением посмотрел, как следом за ним подняли кружки все остальные. Да, я был среди друзей!

Клифф с обычной своей сияющей улыбкой обернулся к хозяину.

— Редж,— произнес он благоговейно,— а оно все лучше становится. Все лучше!

Редж скромно поклонился, и Клифф объявил:

— Право слово, Джим, нет у меня друзей дороже мистера Расселла и мистера Рангема. Люди что надо!

Все засмеялись, а Зигфрид похлопал меня по плечу.

— Ну, мне пора, Джеймс. Повеселитесь. Не могу выразить, как я за вас рад!

Я не стал его удерживать. На фермах в любую минуту может случиться непредвиденное, и кто-то должен нести вахту в приемной. А это был мой праздник.

Все шло чудесно. Мы с Алексом вспоминали наше детство в Глазго. Тристан рассказывал занимательные истории о наших холостяцких днях в Скелдейл-Хаусе, а Клифф светил нам своей широкой улыбкой.

Меня же переполняла любовь к ближним. Вскоре мне надоело копаться в набитом бумажнике — днем я специально завернул в банк,— и я вручил его хозяину.

— Наливайте прямо отсюда, Редж,— распорядился я.

— Будь по-вашему, мистер Хэрриот,— ответил он, не моргнув и глазом.— Так оно проще выйдет.

И вышло куда проще. Люди, почти или вовсе мне не знакомые, то и дело поднимали кружки за здоровье моей дочери, и мне оставалось только благодарно кивать и улыбаться в ответ.

Не успел я оглянуться, как Редж предупредил, что пора закрывать, и я расстроился. Неужели так скоро — и уже все? Я подошел к хозяину.

— Нам домой еще рано, Редж.

— Вы же знаете, так по закону положено, мистер Хэрриот,— ответил он с легкой иронией.

— Но ведь сегодня вечер особый, верно?

— Пожалуй...— он поколебался.— Давайте так: я запру двери, а потом спустимся в погреб и пропустим кружечку-другую на дорожку.

Я обнял его за плечи.

— Чудесная мысль, Редж! Пошли вниз.

Мы спустились по ступенькам в погреб, зажгли свет, закрыли за собой крышку и расположились среди бочек и ящиков. Я оглядел компанию. Она несколько увеличилась с начала празднования — к исходному ядру добавились два молодых фермера, бакалейщик и служащий управления водными ресурсами. Всех нас связывала теплейшая дружба.

И вообще в погребе было очень уютно. Например,

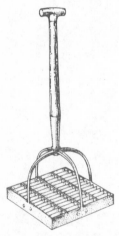

ОБРАБОТКА ЯЧМЕНЯ
Перед обмолотом ячменя необходимо убрать ости — жесткие «усы», растущие на колосе между зернами. Для этого используется сбивалка. Этой ручной сбивалкой, которая употреблялась до того, как очищающее устройство было введено прямо в молотилку, били по куче ячменных колосьев, пока ости не отваливались. Их изготовляли местные кузнецы. Они состояли из деревянной рукоятки и железной насадки из параллельных полос на расстоянии 2,5—5 см друг от друга. Длина такой полосы равнялась 30—45 см.

никто не беспокоил хозяина, а прямо шел к бочке и открывал кран.

— В бумажнике еще что-нибудь есть, Редж?! — крикнул я.

— Битком набито. Не волнуйтесь, наливайте себе на здоровье.

Мы наливали, и веселье не убывало. Было уже за полночь, когда на наружную дверь обрушились тяжелые удары. Редж прислушался и вылез из погреба. Он скоро вернулся, но прежде в дыру просунулись ноги в синих форменных брюках, а затем мундир, испитое лицо и каска полицейского Хьюберта Гула.

Он обвел нас меланхоличным взглядом, и последняя искра веселости угасла.

— Поздновато пьете, а? — безразличным тоном осведомился он.

— Как сказать, — Тристан испустил заразительный смешок. — Случай ведь особый, мистер Гул. У мистера Хэрриота супруга утром разрешилась дочерью.

— А? — Аскетическая физиономия над костлявыми плечами повернулась к моему другу. — Но, по-моему, мистер Уилки не обращался с просьбой о продлении часов торговли ввиду этих чрезвычайных обстоятельств.

Возможно, это была шутка, хотя мистер Гул шутить не любил и не умел. В городе он слыл суровым служакой, который никогда ни на йоту не отступал от правил и инструкций. Во время его дежурства никто с наступлением темноты не рисковал выезжать на велосипеде с неисправным фонариком. А уж за нарушение часов торговли питейными заведениями он карал беспощадно. Он ведь пел в церковном хоре, хранил свою репутацию незапятнанной, принимал деятельное участие в различных благотворительных начинаниях и всегда поступал правильно. Непонятно, почему на шестом десятке он все еще оставался простым деревенским полицейским.

Тристан нашелся мгновенно.

— Ха-ха-ха! Отлично сказано. Но ведь все получилось само собой. Под влиянием минуты, как говорится.

— Называйте, как хотите, но закон вы нарушили, и вам это отлично известно. — Мистер Гул расстегнул грудной карман и извлек записную книжку. — Ваши фамилии?

Я сидел на перевернутом ящике и при этих словах прижал колени к груди. Какой финал блаженного вечера! В городке редко случались интересные происшествия, и «Дарроуби энд Хултон таймс», конечно, раздует сенсацию. В каком я предстану свете и все мои друзья тоже? А бедняга Редж, жмущийся в уголке, он-то поплатится больше всех — и по моей вине.

Однако Тристан еще не выкинул белого флага.

— Мистер Гул, — произнес он ледяным тоном. — Вы меня огорчили.

— А?

— Я сказал, что очень огорчен. Я полагал, что в подобных обстоятельствах вы займете иную позицию.

Полицейский и бровью не повел. Он взял карандаш.

— Я, мистер Фарнон, нахожусь при исполнении служебных обязанностей и соблюдаю свой долг. Начнем с вас.— Он аккуратно записал первую фамилию и посмотрел на Тристана.— Адрес, будьте добры.

— Мне кажется,— сказал Тристан, словно не слыша,— про Джули вы напрочь забыли?

— А при чем тут Джули? — Лошадиное лицо в первый раз чуть оживилось. Упомянув любимого йоркшир-терьера мистера Гула, Тристан-таки отыскал щелочку в его броне.

— Насколько мне помнится,— продолжал Тристан,— мистер Хэрриот просидел с Джули чуть ли не всю ночь, когда она щенилась. И без него вы наверняка бы потеряли не только щенят, но и Джули. Да, конечно, было это несколько лет назад, но я все отлично помню!

— То само по себе, а это само по себе. Я же вам объяснил, что выполняю свои обязанности.— И он обернулся к служащему управления водными ресурсами.

Тристан бросился в новую атаку.

— Верно, но ведь вы все-таки могли бы выпить с нами в такой вечер, когда мистер Хэрриот во второй раз стал отцом. В некотором смысле повод ведь тот же.

Мистер Гул опустил карандаш, и его лицо смягчилось.

— Джули и теперь молодцом.

— Да, я знаю,— заметил я.— Для своего возраста она в поразительной форме.

— А одного из тех щенков я себе оставил.

— Знаю. Вы же меня к нему пару раз вызывали.

— Верно... верно...— Он приподнял полу мундира, сунул руку в брючный карман, извлек большие часы и воззрился на циферблат.— Что ж, я, собственно, уже с дежурства сменился. И могу с вами выпить. Только прежде в участок позвоню.

— Отлично! — Тристан прыгнул к бочке и наполнил кружку до краев.

Вернувшись в погреб, мистер Гул торжественно поднял ее:

— Желаю малютке всего наилучшего! — И сделал огромный глоток.

— Благодарю вас, мистер Гул,— сказал я.— Вы очень любезны.

Он сел на нижнюю ступеньку, каску положил на ящик и снова припал к кружке.

— Надеюсь, обе они чувствуют себя хорошо?

— Да, прекрасно. Еще кружечку?

Поразительно, как скоро он забыл про записную книжку, и ко всем нам вернулось веселое настроение.

— Ух и жарища тут,— некоторое время спустя объ-

СНОПОВЯЗАЛКА
Жатки, в которые запрягались лошади, появились в йоркширских холмах около 1890 года. Некоторые имели две передачи — нижнюю, чтобы срезать колосья, и верхнюю, чтобы косить траву. За такими жатками должны были идти работники и вязать снопы. Но лет через десять-двадцать к ним добавили сноповязальный механизм. Мелкий фермер мог арендовать жатку примерно за фунт в день у более богатого, имевшего собственную. Двое-трое мелких фермеров иногда покупали жатку в складчину в общее пользование. К 40-м годам фермеры сменили лошадей на тракторы.

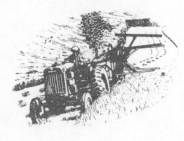

явил мистер Гул и снял мундир. Этот символический жест смел последние барьеры.

Однако прошло еще два часа, но никто толком не опьянел. За исключением мистера Гула, блюстителя закона и порядка. Мы много смеялись, вспоминали всякие случаи и просто пребывали в чудесном расположении духа, но он стадия за стадией переходил в состояние глубокого опьянения.

Сначала он пожелал, чтобы его называли просто по имени без всяких там «мистеров», затем впал в слезливую сентиментальность и рассыпался в восторгах по поводу чуда рождения как у людей, так и у собак, но заключительная стадия оказалась более грозной — он стал задирист.

— Джим, выпьешь еще! — Был это не вопрос, но требование: долговязая фигура, слегка покачиваясь, наклонилась над краном и подставила под него кружку.

— Нет, спасибо, Хьюберт, — ответил я. — С меня хватит. Я ведь начал много раньше!

Он замигал, направил пенную струю в собственную кружку и сказал:

— Тогда ты подлый предатель, Джим. А я подлых предателей на дух не терплю...

— Уж извини, Хьюберт, — я изобразил покаянную улыбку, — но с меня хватит, да и вообще половина третьего. Пора по домам.

Я, видимо, выразил общее мнение, потому что остальные дружно поднялись и направились к лестнице.

— По домам? Это как же так — по домам? — Он испепелил меня негодующим взглядом. — Что это с тобой? Время еще детское! — И он возмущенно запил эту сентенцию большим глотком пива. — Сам приглашаешь человека выпить и сию же минуту — по домам? Нехорошо, Джим!

К нему бочком подскочил Редж Уилки, источая ласковую благожелательность, обрести которую можно, лишь в течение тридцати лет выпроваживая заартачившихся клиентов.

— Ну, ну, Хьюберт! Мы отлично посидели, все тебе были рады, а теперь пора баиньки. Где твой мундир-то?

Полицейский что-то сердито бурчал, но мы облачили его в мундир, нахлобучили ему на голову каску, и он покорно позволил нам втащить его по лестнице в темный зал. На улице мы водворили его на заднее сиденье моей машины между Тристаном и Алексом, а Клифф сел рядом со мной.

Редж подал мне в окошко бумажник, исхудавший до полного истощения, и мы покатили по спящей улочке к рыночной площади, где в полной пустоте под фонарем маячили две одинокие фигуры. С екнувшим сердцем я узнал инспектора Боулса и сержанта Рострона, наше полицейское начальство. Они стояли, стройные, подтянутые, и, заложив руки за спину, пронзительно

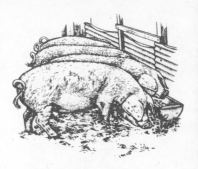

ЛАНДРАСЫ
Эта датская порода свиней была ввезена в Англию из Швеции в конце 40-х годов и приобрела большую популярность у свиноводов, так как дает прекрасный бекон.

401

оглядывали все вокруг. Да уж, эти никому спуску не дадут!

От внезапного вопля за спиной я чуть не врезался в ближайшую витрину. Хьюберт их тоже увидел!

— Сукин сын, Рострон! — взвыл он. — Я его, подлюгу, ненавижу. Столько лет надо мной измывается, так я ему сейчас все выложу, что о нем думаю!

Послышалась возня, пискнуло опускаемое стекло, и полицейский Гул громовым голосом начал свою инвективу:

— Ах ты, сукина подлюга...

Меня оледенили страшные предчувствия.

— Заткните ему рот! — крикнул я. — Ради бога, заткните...

Но мои друзья меня предвосхитили, и тирада Хьюберта внезапно оборвалась: они сдернули его на пол и навалились сверху. Когда мы поравнялись с роковой парой, Тристан уже плотно сидел у него на голове, и снизу доносилось лишь неясное пыхтение.

Инспектор с улыбкой кивнул мне, а сержант дружески откозырял. Не надо было пополнять ряды ясновидцев, чтобы прочитать их мысли: мистер Хэрриот возвращается с еще одного ночного вызова. Этот молодой ветеринар работает не за страх, а за совесть.

Но позади меня на полу извивался их сослуживец, и мне полегчало, только когда мы свернули за угол. Впрочем, за эту минуту воинственность Хьюберта поугасла, и он перешел в стадию сонливости. Когда мы его высадили, он мирно и даже довольно твердой походкой направился через палисадник к своей двери.

В Скелдейл-Хаусе я вошел в спальню. До чего пустой и холодной показалась мне эта комната без Хелен! Даже широкая кровать, комод, шкаф и туалетный столик выглядели какими-то незнакомыми и чужими. Я приоткрыл дверь длинного узкого помещения — гардеробной в дни славы Скелдейл-Хауса. В наши холостые годы там спал Тристан, а теперь это была комната Джимми, и его кроватка стояла точно на том же месте, где в свое время красовалось ложе моего старого друга.

Я поглядел на своего сына, как прежде не раз смотрел на спящего Тристана. Меня всегда поражала ангельская безмятежность его лица во сне, однако даже он не мог бы соперничать со спящим малышом.

Я перевел взгляд с Джимми на угол комнаты, где уже стояла колыбель, предназначенная для Рози.

Скоро, подумал я, их тут будет двое. Как я разбогател!

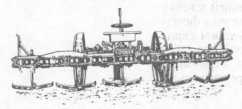

402

5

Рози на краю гибели

ИМБИРНЫЕ ПРЯНИКИ
Патока, сушеные фрукты и имбирь чаще всего использовались йоркширскими хозяйками, когда они пекли что-нибудь сладкое к чаю. Для имбирных пряников употреблялись все три этих ингредиента. Чтобы испечь имбирные пряники, растопите в кастрюле 250 г патоки или сиропа с 50 г тростникового сахара и 50 г топленого сала. Вылейте все это на 0,5 кг муки, смешанной с 3 чайными ложками молотого имбиря и полчайной ложки молотого кориандра, тмина и корицы. Замесите тесто. Пока оно еще мягкое, отрывайте куски и плотно укладывайте в формочки, изображающие людей и животных. Выложите на смазанные противни, воткните изюминки или пуговицы на месте глаз. Выпекайте 20 минут при температуре 180° С.

— «Сердце я отдал свое в беззаботные руки!» — звенел тоненький голосок Рози, пока я осторожно вел машину по изрытому колеями проселку. Теперь мои часы за рулем скрашивало пение.

Ехал я перевязать рану на спине коровы и слушал с огромным удовольствием. Мало-помалу до моего сознания дошло, что свершилось еще одно чудо: вновь со мной на вызов едет мой ребенок! Когда Джимми поступил в школу, мне очень не хватало его общества в машине, однако я и вообразить не мог, что все повторится, но уже с Рози.

Следить, как твои собственные дети впервые знакомятся с четвероногими обитателями ферм, наблюдать их растущую любовь и интерес к окружающей природе, слушать детскую болтовню, не способную надоесть, разделять веселье и смех, скрашивающие трудности и заботы каждого дня,— все это мне было даровано дважды.

Ну а что до пения, так все началось с покупки радиолы. Музыка всегда значила для меня очень много, и мой проигрыватель доставлял мне немало счастливых минут. Однако я мечтал обзавестись чем-нибудь получше, чтобы прекрасные оркестры, игра и пение моих любимых исполнителей звучали точнее и естественнее. В те времена о стереосистемах и прочих современных новинках, революционизировавших мир записанной музыки, еще никто не грезил. Пределом желаний была хорошая радиола.

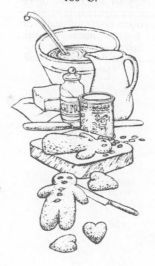

После долгого мучительного изучения каталогов разных фирм, наслушавшись всевозможных советов и рекомендаций, я сократил список вожделенных моделей до трех и, чтобы сделать окончательный выбор, попросил доставить их в Скелдейл-Хаус, прослушал на каждой начало бетховенского Скрипичного концерта, потом повторил пробы еще несколько раз, несомненно доведя представителя радиомагазина до белого каления. Зато я убедился, что должен купить «Мэрфи» и только «Мэрфи». Великолепный футляр, изящные ножки, а главное — звучание! На полной мощности — ни малейшего смазывания! Я был совершенно очарован, но в бочке меда имелась своя ложка дегтя: стоило это чудо девяносто фунтов с лишним, деньги в 1950 году колоссальные.

— Хелен,— сказал я, когда мы установили покупку в гостиной.— Надо последить, чтобы дети к ней не прикасались. Пусть ставят пластинки на старый проигрыватель, но к «Мэрфи» их допускать нельзя.

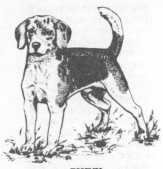

БИГЛЬ

Бигли появились в Британии задолго до того, когда туда пришли римляне. И до XVII века короли, принцы, вельможи и простолюдины, отправляясь охотиться на зайцев пешком, брали с собой свору биглей. У Елизаветы I были карликовые бигли. Когда же в XVIII веке в моду вошла конная травля лисиц, биглей сменили фоксхаунды. Однако теперь бигли снова в милости, правда просто как друзья дома. Они обладают приятным характером и большой выносливостью, позволяющей брать их в долгие прогулки по пересеченной местности.

Какая наивность! На следующий же день, вернувшись, я еще в коридоре был оглушен хоровым припевом к «Призрачным всадникам» Бинга Кросби, неистовавшим на обороте «Беззаботных рук» во всю силу, на какую был способен «Мэрфи».

Я приоткрыл дверь гостиной и заглянул в щелку. «Призрачные всадники» окончились, Рози пухлыми ручонками сняла пластинку, уложила в конверт, потряхивая косичками, промаршировала к шкафчику с пластинками, поставила Бинга Кросби на место и извлекла новую пластинку. На полпути к радиоле я ее перехватил.

— А на этой что? — спросил я.

— «Пряничный человечек», — ответила она.

Я посмотрел на наклейку. Действительно! Но как она узнала? Детских пластинок у меня была уйма, и многие выглядели абсолютно одинаково. Тот же цвет, та же группировка слов, а Рози в свои три года читать еще не умела.

Она опытным движением поставила пластинку на круг и запустила ее. Я прослушал «Пряничного человечка» до конца, а Рози выбрала еще одну пластинку.

Я посмотрел через ее плечо:

— А это какая?

— «Петя и волк».

Так оно и оказалось. Мне некуда было торопиться, и около часа Рози продолжала ублажать меня одной пластинкой за другой. Вскоре выяснилось, что из песен Бинга Кросби, чьим верным поклонником я был и остаюсь по сей день, она всем предпочитала «Беззаботные руки».

К исходу часа я пришел к выводу, что пытаться разлучить Рози с «Мэрфи» — бесполезно. Если она не уезжала со мной, то принималась слушать пластинки. Радиола стала ее любимой игрушкой. Но все оказалось к лучшему: ни малейшего вреда моей дорогой покупке она не причинила, зато, сопровождая меня, распевала самые любимые свои песни, не ошибаясь ни в едином слове, ни в единой ноте. И мне искренне нравилось ее пение. А «Беззаботные руки» скоро заняли особое место и в моем сердце.

Дорогу на эту ферму в трех местах преграждали ворота. Едва мы подъехали к первым, как пение оборвалось. Наступил звездный час моей дочурки. Чуть я затормозил, как она спрыгнула на землю, гордо зашагала к воротам и отворила их. Относилась она к этой своей обязанности с величайшей серьезностью, и маленькое личико сосредоточенно хмурилось, пока я благополучно не проехал в проем. Когда она вновь уселась рядом с Сэмом, я погладил ее по коленке.

— Спасибо, радость моя, — сказал я. — Ты мне всегда очень помогаешь.

Она промолчала, но порозовела и надулась важностью. Ведь она знала, что похвалил я ее от души —

необходимость самому открывать ворота всегда меня угнетала.

Вторые и третьи ворота мы одолели тем же манером и въехали во двор фермы. Хозяин, мистер Биннс, запер корову в старом коровнике с продольным проходом, упиравшимся в стену.

Заглянув в стойло, я не без дурных предчувствий обнаружил, что моя пациентка принадлежит к галловейской породе: черная масть, косматая челка падает на угрюмые глаза. Перехватив мой взгляд, корова наклонила голову и захлестала хвостом.

— А что, привязать ее вы не могли, мистер Биннс? — спросил я.

Он помотал головой:

— У меня для них места не хватает, и эта почти все время пасется на пустошах.

Оно и видно! Назвать ее домашним животным язык не поворачивался. Я посмотрел на Рози. Обычно я сажал ее в кормушку на сено или на перегородку, чтобы она могла посмотреть, как я работаю. Но галловейская корова была малоподходящим для нее обществом.

— Рози, — сказал я, — тут мне негде тебя посадить. Пойди в конец коридора и подожди там в сторонке.

Мы вошли в стойло, и корова начала приплясывать, явно пытаясь вскарабкаться на стенку. Я был приятно удивлен, когда фермеру удалось набросить на нее веревку. Он попятился в угол.

— А вы сумеете ее удержать? — спросил я с сомнением.

— Уж постараюсь, — пропыхтел мистер Биннс. — А эта штука у нее вон там на спине.

Редкий случай! Большой вскрывшийся абсцесс почти у основания хвоста. А хвост все хлестал и хлестал из стороны в сторону — верный признак дурного норова у быков и коров.

Я осторожно провел пальцами по вздутию, и задняя нога, словно подчиняясь врожденному рефлексу, брыкнула меня, косо скользнув по бедру. Я этого ожидал и продолжал исследование.

— И давно он у нее?

Фермер врыл каблуки в пол и судорожно стиснул веревку.

— Да месяца с два. То прорвется, то опять вздуется. Я всякий раз думал, что уже все, но конца что-то не видать. А причина в чем?

— Не знаю, мистер Биннс. Наверное, она каким-то образом поранилась, и в рану попала инфекция. Ну а отток тут очень плохой. Мне придется удалить много омертвевшей ткани, иначе заживление вообще не начнется.

Я перегнулся через перегородку.

— Рози, пожалуйста, принеси мне ножницы, вату и бутылку с перекисью.

Крохотная фигурка помчалась к машине и скоро

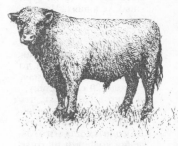

БЫЧОК ГАЛЛОВЕЙСКОЙ ПОРОДЫ
Этот выносливый крупный рогатый скот, легко взбирающийся по крутым склонам, был выведен в горах на юго-западе Шотландии и прекрасно чувствует себя в холмистых местностях с прохладным климатом.

Под косматой черной или бурой шерстью, не пропускающей воду, густой подшерсток надежно хранит тепло тела. Растут галловеи медленно, но живут и дают потомство более 15 лет.

Лучше всего они чувствуют себя не на злаковом корме, а когда пасутся на высоких лугах. Они способны существовать на подножном корме летом и зимой. Многие фермеры в йоркширских холмах особенно ценили галловеев за те свойства, которые появляются у их телят, полученных от скрещивания с быками других пород, в частности с шортгорнами.

405

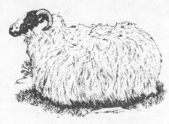

ОВЦА ПОРОДЫ
РАФФЕЛЛ
Высокие каменистые
склоны Пеннин — родина
раффеллских овец, крот-
ких и в то же время до-
статочно бойких и лов-
ких, чтобы самим нахо-
дить корм в таких суро-
вых условиях. Черно-
белую морду увенчивают
толстые, загибающиеся
книзу рога и у баранов,
и у овец. Шерсть белая,
ниспадающая почти до
самой земли и прямая,
около 20 см в длину,
а руно весит 2,5 кг, что
для горных овец очень
много. Шерсть грубая,
но годится для изготов-
ления ковров и плотных
шерстяных тканей.

вернулась со всем, что мне требовалось.

— Черт подери! — сказал фермер, с удивлением за ней следивший. — А девчушка хорошо разбирается, что у вас там где.

— О да, — ответил я с улыбкой. — Не стану утверждать, что она может отыскать в багажнике любую вещь, но то, чем я часто пользуюсь, знает как свои пять пальцев.

Я наклонился через перегородку, Рози вручила мне ножницы, вату и бутылку, а потом послушно отошла в дальний конец прохода.

Ну, приступим. Я срезал, скоблил, протирал. Впрочем, ткань была некротизирована очень глубоко и чувствовать корова ничего не могла, хотя задняя нога продолжала каждые несколько секунд задевать мое бедро. Есть животные, которые не терпят никакого насилия над собой, и эта корова принадлежала к ним.

Наконец я очистил довольно широкий участок и начал обрабатывать его перекисью водорода. Я очень верю в антисептические свойства этого старинного средства (во всяком случае, когда гноя много) и с удовлетворением наблюдал, как перекись пузырилась на коже. Однако корове подобное ощущение, видимо, пришлось не по вкусу. Она неожиданно взвилась в воздух, вырвала веревку из рук фермера, отбросила меня в сторону и ринулась к двери.

Дверь была закрыта, но так обветшала, что корова с громким треском проскочила сквозь нее, даже не убавив прыти. Когда мохнатое чудовище вылетело в проход, я с отчаянием подумал: «Влево! Влево, поверни!», но, к моему ужасу, она повернула вправо, поскребла копытами по булыжнику и ринулась в тупик, где стояла моя дочурка.

Наступила чуть ли не самая страшная минута в моей жизни. Подбегая к проломленной двери, я услышал, как тихий голосок произнес: «Мама!». Нет, она даже не вскрикнула — ничего, кроме этого тихого «мама». Выскочив в проход, я увидел, что Рози прижалась спиной к поперечной стене, а корова неподвижно стоит перед ней на расстоянии двух шагов.

Услышав мой топот, корова оглянулась, затем развернулась, почти не сходя с места, и галопом пронеслась мимо меня во двор.

Подхватывая Рози на руки, я весь трясся. Ведь корова так легко могла... В голове у меня вихрем кружились бессвязные мысли. Почему Рози сказала «мама»? Ведь прежде я ни разу не слышал, чтобы она произнесла это слово. Хелен была для нее «мамочка» и «ма-а!». И почему она словно бы даже не испугалась? Но ответов я не искал, испытывая только невероятную благодарность судьбе. Как испытываю ее и теперь, когда вижу этот проход.

На обратном пути мне припомнилось, как с Джимми во время одной из его поездок со мной случилось почти то же самое. Правда, не столь страшное, потому что он играл в проходе перед открытой дверью, выходившей на луга, и не оказался в ловушке, когда корова, которую я осматривал, вырвалась и побежала в его сторону. Я ничего не успел увидеть, услышал только пронзительное «а-а-а!». Однако, когда я выбежал из стойла, Джимми, к величайшему моему облегчению, мчался через луг к машине, а корова рысила в противоположном направлении.

Реакция Джимми была типичной для него, потому что, попадая в тяжелое положение, он сразу же громкими воплями оповещал всех об этом. Когда доктор Аллинсон приезжал сделать ему прививку, он, не успев еще увидеть шприца, уже отчаянно выл: «Ой-ой-ой! Больно будет, ой-ой-ой!». А добрый доктор, родственная душа, гремел в ответ: «И будет! И будет! О-о-о! А-а-а!». Зато нашего дантиста Джимми сумел-таки перепугать насмерть. По-видимому, его потребность вопить выдерживала и общую анестезию. Долгий дрожащий стон, который мой сын испустил, уже вдохнув газ, вверг бедного врача почти в панику.

На обратном пути Рози старательно открывала ворота за воротами, а когда мы миновали третьи, вопросительно посмотрела на меня. Я понял: ей ужасно хотелось поиграть в ее любимую игру. Она обожала, чтобы ей задавали вопросы, как Джимми обожал засыпать вопросами меня.

Я повиновался этому сигналу и начал:

— Назови мне шесть голубых и синих цветов.

Рози разрумянилась от удовольствия, уж их-то она знала!

— Колокольчик лесной, колокольчик раскидистый, василек, незабудка, вероника, фиалка.

— Умница! А теперь... ну-ка, шесть птиц!

И опять румянец, и быстрый ответ:

— Сорока, кроншнеп, дрозд, ржанка, овсянка, грач.

— Замечательно! Ну, а теперь назови мне шесть красных цветов...

И так далее и тому подобное, день за днем, с бесконечными вариациями. Тогда я толком не понимал, какой я счастливец. Работал я буквально круглые сутки и тем не менее много времени проводил со своими детьми. Столько мужчин с таким усердием трудятся во имя семейного очага, что практически не видят своих детей. А какой же тогда это семейный очаг? Слава богу, у меня все сложилось иначе.

И Джимми, и Рози, пока не подошли их школьные годы, чуть ли не целые дни проводили со мной на фермах. А Рози, всегда очень заботливо меня опекавшая, по мере приближения ее первого школьного дня начала относиться ко мне прямо-таки по-матерински. Она действительно не в силах была понять, как я сумею обойтись без нее и, когда ей исполнилось пять, постоянно из-за этого тревожилась.

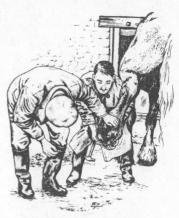

ОСМОТР ЛОШАДИНЫХ НОГ

В дни, когда лошади были главной тягловой силой на фермах, ветеринары занимались ими в первую очередь. Особого внимания требовали их ноги. На рисунке фермер показывает ветеринару больное место, возможно какой-нибудь гнойник, и держит наготове молоток, чтобы снять подкову, после чего ветеринар сам проведет осмотр и примет необходимые меры.

— Папа,—говорила она с глубокой серьезностью,— вот я пойду в школу, как же ты останешься без меня? И ворота открывать, и доставать лекарства из багажника — и все самому. Тебе же будет очень трудно.

Я старался ее разуверить, гладил по голове и повторял:

— Конечно, Рози, я знаю. Мне очень будет тебя не хватать, но как-нибудь я справлюсь.

И в ответ всегда солнечный взгляд, улыбка облегчения, утешающие слова:

— Ну ничего, папа, я ведь буду ездить с тобой каждую субботу и каждое воскресенье. Значит, ты сможешь немножко отдохнуть.

Пожалуй, только естественно, что мои дети, наблюдая с самого раннего возраста работу ветеринара, замечая, какую радость дает она мне, выбрали себе профессию сразу и безоговорочно: они будут ветеринарами!

Намерение Джимми я мог только одобрить. Он был крепким, закаленным мальчуганом, и, конечно, тяготы нашей практики покажутся ему пустяками, но мне была нестерпима мысль, что мою дочурку будут лягать, бодать, сбивать с ног, топтать, не говоря уж о навозной жиже и прочих прелестях. В те дни ведь не было металлических станков, чтобы удерживать буйствующих гигантов, зато в немалых количествах еще держались рабочие лошади, а именно они постоянно отправляли ветеринаров в больницу то со сломанной ногой, то со сломанными ребрами. Рози твердо решила, что практиковать она будет в сельских краях, а уж такая жизнь, на мой взгляд, годилась только для мужчин. Короче говоря, я убеждал ее, убеждал, пока не переубедил. Поступив наперекор и своей природе, и своим принципам.

Как отец я никогда не стремился обязательно поставить на своем и был глубоко убежден, что детям полезней всего следовать своим наклонностям. Но, когда Рози стала долговязым подростком, я не скупился на самые прозрачные намеки и даже прибегал к откровенно нечестным приемам, старательно подбирая для ее назидания случаи пострашнее и процедуры погрязнее. В конце концов она решила, что будет лечить людей.

А теперь, когда я вижу, сколько девушек учатся в ветеринарных колледжах, и вспоминаю, как отлично работали у нас две молоденькие практикантки, я начинаю сомневаться, правильно ли я поступил.

Однако Рози — хороший доктор и счастлива, а родители никогда не бывают уверены, что поступали правильно, какие бы наилучшие побуждения ими тогда ни руководили.

Впрочем, все это было еще в далеком будущем, а пока на обратном пути с фермы мистера Биннса моя трехлетняя дочка, примостившись рядом, уже вновь с чувством выводила первый куплет своей самой любимой песни: «Беззаботные руки швыряют на ветер мечты!».

408

6

Шахтерское средство

Раз ветеринар, так ему и отдыхать не положено? — сердито думал я, гоня машину по шоссе к деревне Гилторп. Воскресенье, восемь часов вечера, а я еду за десять миль к собаке, которая, как сообщила мне снявшая трубку Хелен, болеет уже больше недели. Все утро я работал, днем отправился в холмы с детьми и их друзьями — такой обычай мы завели давно и в течение этих еженедельных экскурсий успели исследовать почти все живописные уголки нашего края. Джимми с приятелями задал высокий темп, и на особенно крутых склонах я сажал Рози к себе на закорки. Вечером после чая я купал детей, читал им вслух, укладывал в постель, предвкушая, как удобно расположусь с газетой, включу радио...

А теперь вот щурюсь сквозь ветровое стекло на шоссе и стенки, которые вижу изо дня в день, изо дня в день... Улицы Дарроуби, когда я тронулся в путь, уже совсем опустели, дома с плотно задернутыми занавесками уютно светились в сгустившихся сумерках, вызывая в воображении уютные кресла, раскуренные трубки, топящиеся камины. Затем впереди замерцали огоньки ферм на склонах, и я тотчас представил себе, как их хозяева спокойно дремлют, положив ноги на стол.

И ни единой встречной машины! Один Хэрриот куда-то тащится в темноте.

Когда я остановился перед серыми каменными домиками в дальнем конце деревни, то совсем уже захлебывался жалостью к себе. «Миссис Канделл, номер 4» — записала Хелен на клочке бумаги. Открывая калитку и шагая через крохотный палисадник, я прикидывал, что мне сказать. Прошлый опыт успел меня убедить, что нет ни малейшего смысла давать понять клиенту, что меня вовсе не обязательно вызывать в самые непотребные часы. Разумеется, они меня даже не услышат и дальше будут поступать точно так же, но я хотя бы душу отведу.

Нет, без малейшей грубости или резкости я вежливо и твердо объясню, что ветеринары тоже люди и воскресные вечера любят проводить у семейного очага, что, естественно, мы готовы сразу броситься на помощь в случае необходимости, но возражаем против того, чтобы нас бесцеремонно вытаскивали из дома навестить животное, которое уже неделю болеет.

Почти отшлифовав эту речь, я постучал, и дверь мне открыла невысокая женщина средних лет.

— Добрый вечер, миссис Канделл, — произнес я сурово.

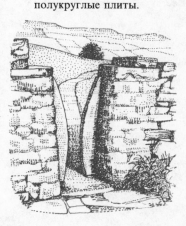

ДЕКОРАТИВНЫЙ ПЕРЕЛАЗ
Мастер, выкладывавший каменную стенку, проявлял немалую изобретательность, делая перелазы. Мощеную дорожку, ведущую к Хосу, украшали весьма элегантным перелазом: в укрепленный строительным раствором проем в стенке вертикально вставлены две полукруглые плиты.

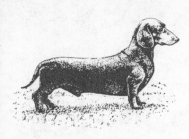

— Вы ведь мистер Хэрриот? — Она робко улыбнулась. — Мы незнакомы, но я вас видела в Дарроуби в базарные дни. Так входите же.

Дверь вела прямо в жилую комнату, небольшую, с низким потолком. Я увидел старенькую мебель, несколько картин в позолоченных, давно потемневших рамках и занавеску, отгораживающую дальний угол комнаты.

Миссис Канделл ее отдернула. На узкой кровати лежал мужчина, худой как скелет. Желтоватое лицо, глубокие провалы глаз.

— Это Рон, мой муж, — весело сказала она, а Рон улыбнулся и приподнял костлявую руку со стеганого одеяла в приветственном жесте.

— А это Герман, ваш больной. — Ее палец указал на маленькую таксу, которая сидела возле кровати.

— Герман?

— Да. Мы решили, что такой немецкой колбаске лучше имени не найти.

Муж и жена дружно засмеялись.

— Ну конечно, — сказал я. — Прекрасное имя. Просто вылитый Герман.

Такса посмотрела на меня очень приветливо. Я нагнулся, погладил ей голову, и мои пальцы облизал розовый язычок. Я еще раз погладил глянцевитую шерстку.

— Вид у него прекрасный. Так что его беспокоит?

— Чувствует он себя вроде бы неплохо, — ответила миссис Канделл. — Ест хорошо, веселый, но только с ногами у него что-то неладно. Почти неделю. Ну, мы особого значения не придавали, а вот нынче вечером он свалился на пол и встать не смог.

Хм-м. Да, он ведь даже не попытался встать, когда я его погладил. Я подсунул ладонь таксе под живот и осторожно поставил ее на лапы.

— Ну-ка, малыш, — сказал я, — пройдись немножко. Ну-ка, Герман, ну-ка...

Песик сделал несколько неуверенных шажков, все больше виляя задом, и снова сел.

— У него со спиной неладно? — спросила миссис Канделл. — На передние лапы он вроде бы твердо наступает.

— Прямо как я, — произнес Рон мягким хрипловатым голосом, но с улыбкой. Жена засмеялась и погладила руку, лежащую на одеяле.

Я поднял песика на колени.

— Да, безусловно, у него что-то со спиной. — Я начал ощупывать бугорки позвонков, внимательно следя, не почувствует ли Герман боли.

— Он что, ушибся? — спросила миссис Канделл. — Может, его кто-нибудь ударил? Одного мы его на улицу не выпускаем, но иногда он все-таки выбирается за калитку.

— Травма, конечно, не исключена, — ответил я. — Но есть и другие причины...

410

Еще бы! Десятки самых неприятных возможностей. Нет, мне решительно не нравился его вид. Решительно. Этот синдром, если речь идет о собаках, меня всегда пугает.

— Но что вы, правда, думаете? — настойчиво сказала она. — Мне же надо знать.

— Ну, травма могла вызвать кровоизлияние, сотрясение, отек, и они теперь воздействуют на спинной мозг. Не исключена даже трещина в позвонке, хотя мне это представляется маловероятным.

— А другие причины?

— Их полно. Опухоли, костные разрастания, абсцессы, смещение дисков — да мало ли еще что может давить на спинной мозг!

— Диски?

— Ну да. Маленькие хрящевые прокладки между позвонками. У собак с длинным туловищем, как у Германа, они иногда сдвигаются в спинномозговой канал. Собственно говоря, именно это я и подозреваю.

Снова с кровати донесся хрипловатый голос Рона:

— А прогноз какой, мистер Хэрриот?

В том-то и вопрос! Полное выздоровление или неизлечимый паралич?

— Судить еще рано, — ответил я вслух. — Пока сделаю ему инъекцию, оставлю таблетки, и посмотрим, как он будет себя чувствовать через несколько дней.

Я сделал инъекцию обезболивающего с антибиотиками и отсыпал в коробочку салициловых таблеток. Стероидов в то время в нашем распоряжении не было. Ничего больше сделать я не мог.

— Вот что, мистер Хэрриот, — приветливо сказала миссис Канделл, — Рон всегда в это время выпивает бутылочку пивка. Так, может, вы посидите с ним?

— Ну-у... вы очень любезны, но мне не хотелось бы вторгаться...

— Да что вы! Мы очень рады.

Она налила в два стакана коричневый эль, приподняла своего мужа на подушке и села возле кровати.

— Мы из Южного Йоркшира, мистер Хэрриот.

Я кивнул, успев заметить чуть-чуть иную манеру произносить слова.

— Сюда мы перебрались восемь лет назад. После несчастного случая с Роном.

— Какого?

— Я шахтером был, — ответил Рон. — На меня кровля обрушилась, спину перебило, печень изуродовало, ну и еще всякие внутренние повреждения. Только я еще везунчик: двоих моих товарищей насмерть завалило. — Он отпил из стакана. — Выжить я выжил, однако доктор говорит, что ходить я никогда не буду.

— Мне страшно жаль...

— Да бросьте! — перебил меня хрипловатый голос. — Я свои плюсы считаю, а не минусы. И мне есть,

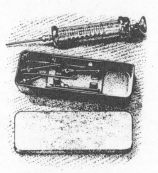

ВЕТЕРИНАРНЫЙ НАБОР ДЛЯ ШПРИЦА
Отправляясь по вызовам, ветеринар брал с собой металлический футляр для шприца с набором игл. Металлические и стеклянные части шприца позволяли кипятить его для стерилизации. Обычно ветеринар захватывал два-три шприца разных размеров, уже стерилизованные. Ему приходилось менять иглы по нескольку раз, прежде чем он успевал вернуться к себе для новой стерилизации. В 50-х годах появились пластмассовые шприцы. Они не требовали особой осторожности, так как не разбивались. Теперь отпала и необходимость в стерилизации — стерилизованный шприц вынимается из фабричной упаковки, используется один раз и выбрасывается.

411

за что судьбу благодарить. Боли я почти никакой не чувствую, и жена у меня — лучшая в мире.

Миссис Канделл засмеялась.

— Не слушайте вы его. А я рада, что мы в Гилторпе поселились. Мы все его отпуска в здешних холмах проводили. Оба мы любили ноги поразмять как следует. И до того чудесно было уехать от труб и дымища! Там окно спальни у нас выходило на кирпичную стену, а тут Рон на десять миль кругом видит.

— Да-да, — пробормотал я, — дом у вас чудесно расположен.

Деревушка прилепилась на широком уступе над обрывом, и из их окна открывалась панорама зеленых склонов, уходящих вниз к реке и поднимающихся к вересковым вершинам по ту ее сторону. Сколько раз любовался я этим видом! Как манили меня зеленые тропинки, убегающие вверх! Но Рон Канделл уже никогда не откликнется на их зов.

— И с Германом мы хорошо придумали. Прежде хозяйка уедет в Дарроуби за покупками, ну и чувствуешь себя вроде бы одиноко, а теперь — ни-ни. Когда собака рядом, какое же тут одиночество?

— Вы совершенно правы, — сказал я с улыбкой. — Кстати, сколько ему лет?

— Шесть, — ответил Рон. — Самый у них цветущий возраст, верно, малыш? — Он опустил руку и погладил шелковистые уши.

Из их окна открывалась панорама зеленых склонов, уходящих вниз к реке.

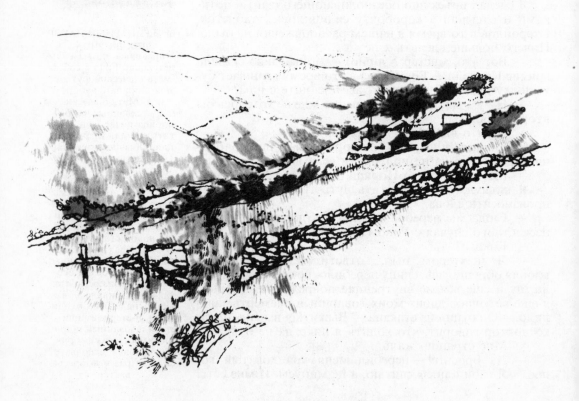

— Видимо, здесь его любимое место?

— Да, всегда у изголовья сидит. А подумаешь, так и странно. Ведь гулять его хозяйка водит, и кормит тоже она, только дома он от меня ни на шаг не отходит. Корзинка его вон там стоит, но чуть руку опустишь, а он уже тут как тут. На своем, значит, законном месте.

Я это много раз замечал: собаки инвалидов, да и не только собаки, всегда стараются держаться рядом с ними, словно сознательно берут на себя роль опоры и утешителей.

Я допил пиво и встал. Рон поглядел на меня с подушки.

— А я свой подольше растяну! — Он поглядел на стакан, еще полный наполовину. — Бывало, с ребятами я и по шесть пинт выдувал, а только знаете — удовольствия мне от одной вот этой бутылки ничуть не меньше. Странно, как все оборачивается-то.

Жена наклонилась к нему с притворной строгостью:

— Да уж, грехов за тобой много водилось, но теперь ты почище иного праведника стал, правда?

И она засмеялась. По-видимому, это была давняя семейная шутка.

— Спасибо за угощение, миссис Канделл. Я заеду посмотреть Германа во вторник.

На пороге я помахал Рону. Его жена положила руку мне на плечо:

— Спасибо, мистер Хэрриот, что вы сразу приехали. Нам очень не хотелось вас в воскресный вечер тревожить. Но, понимаете, малыша только сейчас ноги слушаться перестали.

— Ну что вы! И не думайте даже. Мне было очень приятно...

Развернувшись на темном шоссе, я вдруг понял, что не покривил душой. Не пробыл я в их доме и двух минут, как мое мелочное раздражение исчезло без следа и мне стало невыносимо стыдно. Если уж этот прикованный к постели человек находит за что благодарить судьбу, я-то какое право имею ворчать? Ведь у меня есть все! Если бы еще можно было не тревожиться за его таксу! Симптомы Германа ничего хорошего не сулили, но я знал, что обязан его вылечить. Категорически обязан.

Во вторник никаких перемен в его состоянии не произошло; может быть, оно даже чуть ухудшилось.

— Пожалуй, я заберу его с собой, чтобы сделать рентгеновский снимок, миссис Канделл, — сказал я. — Лечение ему словно бы никакой пользы не принесло.

В машине Герман свернулся на коленях у Рози и добродушно позволял гладить себя, сколько ей хотелось.

Когда я поместил его под наш новоприобретенный рентгеновский аппарат, ни анестезировать, ни усыплять его не потребовалось: задняя половина туловища

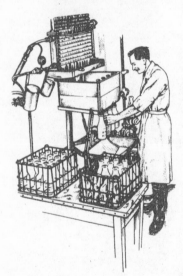

оставалась неподвижной. Слишком уж неподвижной, на мой взгляд.

Я не специалист-рентгенолог, но все-таки сумел определить, что все позвонки целы. Костных выростов я тоже не обнаружил. Но мне показалось, что расстояние между парой позвонков чуть уже, чем между остальными. Да, видимо, сместился диск.

В те времена про ламинэктомию * еще слыхом не слыхивали, так что мне оставалось только продолжать начатый курс лечения и надеяться.

К концу недели надежда заметно угасла. К салицилатам я добавил проверенные временем старые стимулирующие средства вроде тинктуры стрихнина, но в субботу Герман уже не мог сам подняться с пола. Я придавил пальцы на задних лапах и почувствовал легкое рефлекторное подергивание — тем не менее во мне росла горькая уверенность, что полный паралич задних конечностей уже не за горами.

Неделю спустя я с грустью собственными глазами увидел, как мой прогноз подтвердился самым классическим образом. Когда я переступил канделловский порог, Герман встретил меня весело и приветливо — но беспомощно волоча по коврику задние ноги.

— Здравствуйте, мистер Хэрриот.— Миссис Канделл улыбнулась мне бледной улыбкой и посмотрела на песика, застывшего в лягушачьей позе.— Как он вам сегодня?

Я нагнулся и проверил рефлексы. Ничего. И беспомощно пожал плечами, не зная, что сказать. Я поглядел на Рона, на его руки, как всегда, вытянутые поверх одеяла.

— Доброе утро, Рон,— произнес я как мог бодрее, но он не отозвался, а продолжал, отвернувшись, смотреть в окно. Я подошел к кровати. Глаза Рона были неподвижно устремлены на великолепную картину холмов, пустошей, белеющих в утреннем свете каменистых отмелей у речки, на линии стенок, расчерчивающие зеленый фон. Лицо его ничего не выражало. Он словно не замечал моего присутствия.

Я вернулся к его жене. В жизни мне не было так скверно.

— Он сердится на меня? — шепнул я.

— Нет, нет. Все из-за этого! — Она протянула мне газету.— Очень он расстроился.

Я посмотрел. И увидел большую фотографию: такса, как две капли воды похожая на Германа и тоже парализованная. Но только задняя часть ее туловища покоилась на четырехколесной тележке. Если верить фотографии, песик весело играл со своей хозяйкой. И вообще, если бы не эти колесики, вид у него был бы вполне нормальный и счастливый.

* Вскрытие позвоночного канала путем удаления остистых отростков и дужек позвонков.

На шорох газеты Рон быстро повернул голову:

— Что вы об этом думаете, мистер Хэрриот? По-вашему, так и надо?

— Ну-у... право, Рон, не знаю. Мне не очень нравится, но, вероятно, эта дама считает по-другому.

— Оно, конечно,— хриплый голос дрожал.— Да я-то не хочу, чтобы Герман вот так...— Рука соскользнула с кровати, пальцы затанцевали по ковру, но песик остался лежать возле двери.— Он безнадежен, мистер Хэрриот, а? Совсем безнадежен?

— Ну, с самого начала ничего хорошего ждать было нельзя,— пробормотал я.— Очень тяжелое заболевание. Мне очень жаль...

— Да не виню я вас! Вы сделали что могли. Вот как ветеринар для этой собаки на снимке. Но толку нет, верно? Что же теперь? Усыпить его надо?

— Нет, Рон, про это пока не думайте. Иногда через долгое время такие параличи проходят сами собой. Надо подождать. Сейчас я никак не могу сказать, что надежды нет вовсе.— Помолчав, я обернулся к миссис Канделл.— Но тут есть свои трудности. В частности, отправление естественных надобностей. Для этого вам придется выносить его в сад. Слегка нажимая под животом, вы поможете ему помочиться. Научитесь вы этому быстро, я не сомневаюсь.

— Ну конечно! — ответила она.— Буду делать все что надо. Была бы надежда!

— А она есть, уверяю вас.

На обратном пути я не мог отделаться от мысли, что надежда эта очень невелика. Действительно, паралич иногда проходит сам собой, но ведь у Германа — крайне тяжелая форма. Закусив губу, я с суеверным ужасом подумал, что мои визиты к Канделлам приобретают оттенок фантастического кошмара. Парализованный человек и парализованная собака. И почему эта фотография была напечатана именно сейчас? Каждому ветеринару знакомо чувство, будто судьба работает против него. И пусть машину заливал яркий солнечный свет, на душе у меня было черно.

Тем не менее я продолжал заглядывать туда каждые несколько дней. Иногда я приезжал вечером с двумя бутылками темного эля и выпивал их с Роном. И муж, и жена встречали меня с неизменной приветливостью, но Герману лучше не становилось. По-прежнему при виде меня песик волочил по коврику парализованные лапы, и, хотя он сам возвращался на свой пост у кровати хозяина и всовывал нос в опущенную руку, я начинал смиряться с тем, что недалек день, когда рука опустится и не найдет Германа.

Однажды, войдя к ним, я ощутил весьма неприятный запах, показавшийся мне знакомым. Я потянул носом, Канделлы виновато переглянулись, и Рон после некоторой паузы сказал:

КРЫШКИ ДЛЯ МОЛОЧНЫХ БУТЫЛОК
До 60-х годов крышки для молочных бутылок делались из вощеного картона, который затем сменила фольга. Картонный диск плотно вставлялся в широкое горло бутылки. В центре его был перфорированный круг, который продавливался пальцем, когда бутылку надо было открыть. На крышке обычно печатались название фермы, реклама торговца или еще что-либо.

415

— Я тут Герману одно лекарство даю. Вонючее — поискать, но для собак, говорят, полезное.

— Ах так?

— Ну...— Его пальцы смущенно пощипывали одеяло.— Билл Ноукс мне посоветовал. Один мой друг... Мы с ним вместе в забое работали. Так он на той неделе навестить меня приезжал. Он левреток держит, Билл то есть. И про собак много чего знает. Ну и прислал мне для Германа эту микстуру.

Миссис Канделл достала из шкафчика обыкновенную бутылку и неловко подала ее мне. Я вытащил пробку, и в ноздри мне ударил такой смрад, что память моя сразу прочистилась. Асафетида! Ну, конечно! Излюбленный ингредиент довоенных шарлатанских снадобий, да и теперь попадается на полках в аптеках и в чуланах тех, кто предпочитает лечить своих животных по собственному усмотрению.

Сам я в жизни ее не прописывал, но считалось, что она помогает лошадям от колик и собакам при расстройстве пищеварения. По моему твердому мнению, популярность асафетиды покоилась исключительно на убеждении, что столь вонючее средство не может не обладать магическими свойствами. И уж, во всяком случае, Герману она никак помочь не могла. Заткнув бутылку, я сказал:

— Так вы ее ему даете?

Рон кивнул.

— Три раза в день. Он, правда, нос воротит, но Билл Ноукс очень в эту микстуру верит. Сотни собак с ее помощью вылечил.

Проваленные глаза глядели на меня с немой мольбой.

— Ну и прекрасно, Рон,— сказал я.— Продолжайте. Будем надеяться, что она поможет.

Я знал, что вреда от асафетиды не будет, а раз мое собственное лечение результатов не дало, никакого права становиться в позу оскорбленного достоинства у меня не было. А главное, эти двое милых людей воспряли духом, и я не собирался отнимать у них даже такое утешение.

Миссис Канделл облегченно улыбнулась, из глаз Рона исчезло нервное напряжение.

— Будто камень с плеч,— сказал он.— Я рад, мистер Хэрриот, что вы не обиделись. И ведь я сам малыша пою. Все-таки занятие.

Примерно через неделю после этого разговора я проезжал через Гилторп и завернул к Канделлам.

— Как вы нынче, Рон?

— Лучше не бывает, мистер Хэрриот.— Он всегда отвечал так, но на этот раз его лицо вспыхнуло оживлением. Он протянул руку, подхватил Германа и положил на одеяло.— Вы только поглядите!

Рон зажал заднюю лапку в пальцах, и нога очень слабо, но дернулась! Торопясь схватить другую лапку,

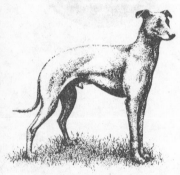

УИППЕТ
Когда в начале нашего века гонки собак за выпускаемыми перед ними зайцами или кроликами были сочтены слишком жестокой забавой, владельцы гончих начали устраивать состязания своих собак на быстроту. Стремительный старт уиппетов вскоре сделал их популярными участниками собачьих бегов. Уиппет способен пробежать в первые шесть секунд 100 м. Особенно часто уиппетов держали шахтеры. Эта поджарая, словно вся настороженная собака очень привязчива и ласкова.

416

я чуть было не повалился ничком на кровать. Да, несомненно!

— Господи, Рон! — ахнул я. — Рефлексы восстанавливаются!

Он засмеялся своим тихим хрипловатым смехом:

— Значит, микстура Билла Ноукса подействовала, а?

Во мне забушевало возмущение, порожденное профессиональным стыдом и раненым самолюбием. Но длилось это секунду.

— Да, Рон, — сказал я. — Подействовала. Несомненно.

— Значит, Герман выздоровеет? Совсем? — Он не отрывал взгляда от моего лица.

— Пока еще рано делать окончательные выводы. Но похоже на то.

Прошло еще несколько недель, прежде чем песик обрел полную свободу движений, и, разумеется, был это типичнейший случай спонтанного выздоровления, в котором асафетида не сыграла ни малейшей роли, как, впрочем, и все мои усилия. Даже теперь, тридцать лет спустя, когда я лечу эти загадочные параличи стероидами, антибиотиками широкого спектра, а иногда коллоидным раствором кальция, то постоянно задаю себе вопрос: а сколько их полностью прошло бы и без моего вмешательства? Очень и очень порядочный процент, как мне кажется.

Хоть и грустно, но, располагая самыми современными средствами, мы все же терпим неудачи, а потому каждое выздоровление я встречаю с большим облегчением.

Но чувство, которое охватило меня при виде весело прыгающего Германа, просто не поддается описанию. И последний визит в серый домик ярко запечатлелся в моей памяти. По случайному совпадению приехал я туда в девятом часу вечера, как и в первый раз. Когда миссис Канделл открыла мне дверь, песик радостно кинулся поздороваться со мной и сразу вернулся на свой пост.

— Великолепно! — сказал я. — Таким галопом не всякая скаковая лошадь похвастает.

Рон опустил руку и потрепал глянцевитые уши.

— Что хорошо, то хорошо. Но, черт, и намучились же мы!

— Ну мне пора! — Я нагнулся, чтобы погладить Германа на прощание. — Просто на обратном пути домой хотел еще раз удостовериться, что все в порядке. Больше мне его смотреть нет надобности.

— Э-эй! — перебил Рон. — Не торопитесь так. Время-то выпить со мной бутылочку пивка у вас найдется!

Я сел возле кровати, миссис Канделл дала нам стаканы и придвинула свой стул ближе к мужу. Все было совершенно так, как в первый вечер. Я налил себе пива

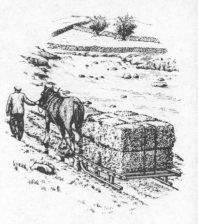

НОВАЯ РОЛЬ САНЕЙ
Даже в 1955 году, когда сельскохозяйственные машины стали на фермах настолько привычными, что и мелкий фермер пользовался сеновязалкой, для прежнего инвентаря находилось свое применение. Тючки, перевязанные машиной, лошадь без всякого усилия везет на санях с металлическими полозьями по грязному проселку на берегу Уорфа.

и поглядел на них. Их лица излучали дружескую приветливость, и мне оставалось только удивляться: ведь моя роль в исцелении Германа была самой жалкой.

Они не могли не видеть, что я только беспомощно толок воду в ступе, и наверняка были убеждены, что все было бы потеряно, если бы вовремя не подоспел старый приятель Рона и в мгновение ока не навел полный порядок.

В лучшем случае они относились ко мне как к симпатичному неумехе, и никакие объяснения и заверения ничего изменить не могли. Но как ни уязвлена была моя гордость, меня это совершенно не трогало. Ведь я стал свидетелем того, как трагедия обрела счастливый конец, и любые попытки оправдать себя выглядели бы на редкость мелочными. И про себя я твердо решил, что ничем не нарушу картины их полного торжества.

Я поднес было стакан ко рту, но миссис Канделл меня остановила:

— Вы ведь больше пока к нам приезжать не будете, мистер Хэрриот,— сказала она,— так, по-моему, надо бы нам произнести какой-нибудь тост.

— Согласен,— сказал я.— За что бы нам выпить? А!— Я поднял стакан.— За здоровье Билла Ноукса!

7

Обряд обеспечения плодовитости

Бык в шелковом котелке!

Вот одна из ехидных острот, рожденных искусственным осеменением (ИО), когда оно только-только появилось в послевоенные годы. А ведь ИО — замечательный шаг вперед. Пока не была введена регистрация производителей, фермеры случали своих коров с первыми попавшимися быками. Ведь корова, чтобы давать молоко, волей-неволей должна прежде произвести на свет теленка, хозяина же в первую очередь заботило молоко. Но, к сожалению, потомство таких беспородных отцов очень часто оказывалось хилым и во всех отношениях неудачным.

ИО знаменовало дальнейший прогресс. Благодаря ему один элитный бык обеспечивает потомство множеству коров, владельцам которых приобрести в собственность такого чемпиона было бы не по карману. Это великолепно! Вот уже много лет я наблюдаю, как неисчислимые тысячи породистых телок и бычков заполняют загоны английских ферм, и сердце у меня в груди переполняется ликованием.

Впрочем, все это — отвлеченные рассуждения. Личное же мое приобщение к ИО оказалось кратким и печальным.

ЭЙЛСБЕРИЙСКИЕ УТКИ
Утки несутся дольше, чем куры, и быстрее нагуливают мясо. К тому же они практически никогда не болеют и в отличие от кур не пытаются улететь. Даже пруд для них не обязателен при условии, что в их распоряжении будет большое корыто с водой. Они любят проводить время в тени фруктовых садов. Там они склевывают насекомых, улиток и слизней, пощипывают траву, не говоря уж о том, что им можно скармливать все остатки дневных трапез. Однако утки очень нервны — при небрежном обращении перестают нестись и жиреть,— и фермерши по традиции предпочитали держать кур. Эйлсберийская утка, самая вкусная английская утка, уже в возрасте двух с половиной месяцев достигает веса около 2,5 кг и готова для стола. Она крупна и округла на вид. Мясо у нее светлое и душистое. Оперение белое, клюв розоватый, лапы оранжевые.

На заре этого нововведения ветеринары-практики не сомневались, что будут теперь метаться с фермы на ферму, от коровы к корове, и нам с Зигфридом не терпелось приступить к делу. Мы незамедлительно приобрели искусственную вагину (ИВ) — цилиндр из твердой вулканизированной резины восемнадцати дюймов длиной с прокладкой из латекса. Цилиндр был снабжен краником, чтобы наливать в него теплую воду и создавать естественную температуру коровьего организма. К одному концу ИВ резиновыми кольцами крепился конус из латекса, завершавшийся стеклянным стаканом для приема спермы.

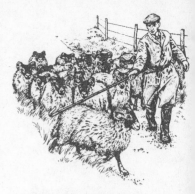

Аппарат этот можно было применять и для ее проверки. Именно так я и получил свое боевое крещение.

Уолли Хартли купил молодого айрширского быка у хозяина большой молочной фермы и пожелал проверить его плодовитость новым способом. Он позвонил мне, и я с восторгом ухватился за возможность испробовать наше последнее приобретение.

На ферме я нагрел воду до температуры крови, налил ее в цилиндр и закрепил на нем конус со стаканом. Ну, все готово. Теперь к делу!

Корова, готовая к случке, уже ждала посреди просторного стойла, открывавшегося прямо во двор, и фермер повел к ней быка.

— Хоть росту он и небольшого, — сказал мистер Хартли, — но ухо с ним надо держать востро. Баловник, одно слово. Еще ни разу коровы не крыл, а уж ему не терпится.

Я оглядел быка. Нет, крупным его действительно не назовешь, но глаза подлые, а рога крутые и острые, как айрширу и положено. Ну да процедура из самых простых. Правда, вживе мне ее наблюдать не довелось, но я пролистал руководство и никаких осложнений не предвидел.

Просто надо выждать, пока бык начнет садку, и тогда направить эрецированный половой член в ИВ. После чего, согласно руководству, наивный бык выбросит сперму в стакан. Сущий пустяк, как меня уверяли очень многие.

Я вошел внутрь и скомандовал:
— Впустите его, Уолли!

Бык рысцой вбежал в стойло, и корова, привязанная за морду к кольцу в стене, спокойно позволила себя обнюхать. Быку она, видно, понравилась — во всяком случае, он скоро занял позицию позади нее, исполненный приятного нетерпения.

Наступила решающая секунда. Встаньте справа от быка, рекомендовало руководство, а все остальное — проще простого.

С поразительной быстротой молодой бык вскинул передние ноги на корову и напрягся. С требуемой молниеносностью я ухватил появившийся из препуция половой член и уже собрался направить его в ИВ, как бык

419

стремительно встал на все четыре ноги и оскорбленно повернулся ко мне. Он смерил меня возмущенным взглядом, словно не веря собственным глазам, и в его выражении нельзя было обнаружить ни малейшего намека на благодушие. Затем он словно бы вспомнил про свои неотложные обязанности и вновь пленился коровой.

Его передние ноги взлетели ей на спину, я ухватил, хотел направить, и вновь, прервав свое занятие, он с грохотом опустил передние копыта на пол. На этот раз к оскорбленному достоинству в его глазах добавилась ярость. Он фыркнул, наклонил в мою сторону острые пики рогов, проволок передней ногой пучок соломы по полу и пригвоздил меня к месту долгим оценивающим взглядом, недвусмысленно предупреждавшим: «Только попробуй еще раз, приятель, и ты свое получишь!».

В моем мозгу успели запечатлеться все мельчайшие детали этой живой картины: терпеливо стоящая корова, разметанная соломенная подстилка и над нижней половиной двери — лицо фермера, с интересом ожидающего продолжения.

Сам я такого нетерпения не испытывал. Что-то мешало мне дышать нормально, а язык никак не желал отлипнуть от нёба.

Наконец бык, в последний раз предостерегающе воззрившись на меня, вернулся к первоначальной идее и вновь взгромоздился на корову. Я сглотнул, торопливо нагнулся и, едва тонкий красный орган появился из препуция, стиснул его и попытался нахлобучить на него ИВ.

На сей раз бык не стал тратить времени зря: спорхнув с коровы, он наклонил голову и ринулся на меня.

Вот тут и обнаружилась вся мера моей глупости: от большого ума я встал так, что он находился между мной и дверью. За спиной у меня был темный глухой угол стойла. Я оказался в ловушке!

К счастью, на правой руке у меня болталась ИВ, и я умудрился ударить атакующего быка снизу вверх по морде. Обрушь я ИВ ему на лоб, он ничего бы не заметил, и один зловещий рог — если не оба — прозондировал бы мои внутренности. Однако чувствительное соприкосновение его носа с твердым резиновым цилиндром вынудило быка затормозить, а пока он моргал, соображая, как начать новую атаку, я в паническом исступлении принялся молотить его моим единственным оружием.

С тех пор меня не раз интриговал абстрактный вопрос: уникален ли я или еще какому-нибудь ветеринару довелось-таки отбиваться от разъяренного быка подобным способом? Но в любом случае ИВ не слишком приспособлена для целей обороны, и вскоре она начала рассыпаться на составные части. Сначала мимо уха потрясенного фермера просвистел стеклянный стакан, затем конус задел по касательной бок коровы, которая уже безмятежно жевала жвачку, не обращая ни малейшего внимания на разыгравшуюся рядом с ней трагедию.

Удары я перемежал выпадами, достойными чемпиона по фехтованию, но выбраться из угла мне никак не удавалось. Однако оставшийся в моих руках жалкий цилиндр, хотя и не мог причинить быку значительной боли, тем не менее вызвал у него большое недоумение. Да, он поматывал головой и наставлял на меня рога, но словно бы не собирался немедленно повторить стремительную атаку, удовлетворившись пока тем, что зажал меня в тесном пространстве.

Но я знал, что долго такое положение не продлится. Он явно решил посчитаться со мной, и я уже ощутил его рога в своих внутренностях, когда он немного попятился и вновь ринулся вперед, опустив голову.

Я встретил его ударом от груди, и это меня спасло: резинка, удерживавшая внутреннюю камеру, соскочила, и ему в глаза хлестнула волна теплой воды.

Бык остановился как вкопанный и, по-моему, решил, что игра не стоит свеч. Такого двуногого он еще не встречал. Сначала я позволил себе возмутительные фамильярности, когда он пытался выполнить свою законную обязанность, потом лупил его по морде резиновой штукой и в заключение обдал водой. Явно я ему опротивел.

Пока он размышлял, я проскользнул у него под боком, распахнул дверь и выскочил во двор.

Фермер сочувственно наблюдал, как я отдуваюсь.

— Черт-те что за работка, это ваше ИО, а, мистер Хэрриот?

— Да, Уолли, не без того,— ответил я, еле ворочая языком.

— И всегда так?

— Э... э... нет, Уолли.— Я с грустью обозрел останки моей ИВ.— Такой уж исключительный случай. Я... По-моему, чтобы взять пробу у этого быка, нам следует обратиться к специалисту.

Фермер потер ухо, слегка задетое стаканом.

— Ладно, мистер Хэрриот. Дайте мне знать, когда соберетесь. Все-таки есть на что посмотреть!

Его заключительная фраза отнюдь не пролила целительного бальзама на мое уязвленное самолюбие. Я постыдно отбыл с фермы не солоно хлебавши. Нынче все ветеринары чуть не каждый день играючи берут такие пробы. А я... Да что же это такое?

Вернувшись домой, я позвонил в консультационный пункт. Хорошо, обещали мне, завтра в десять утра меня на ферме встретит опытный консультант.

Когда утром я добрался туда, консультант уже расхаживал по двору. Что-то очень знакомое почудилось мне в небрежной походке и облаках сигаретного дыма у него над головой. Он обернулся, и я с радостным

СГРЕБАНИЕ ОВСА
Деревянными граблями работник прижимает к колену охапку скошенного овса, чтобы завязать снопик. Овес шел на корм лошадям и рогатому скоту, а овсяная мука находила широкое использование на кухне. Мелкий фермер косил овес, а потом увязывал его в снопики. Если рабочих рук хватало, вязальщик шел прямо за косцом.

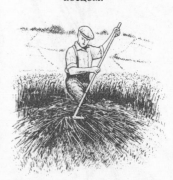

421

облегчением убедился, что это действительно Тристан. Слава богу, хотя бы не опозорюсь перед посторонним человеком!

Его широкая ухмылка подействовала на меня, как лучшее тонизирующее средство.

— Привет, Джим! Как дела?

— Отлично,— ответил я.— Вот только с этой пробой у меня что-то не ладится. Ты, конечно, каждый день их берешь, но я вчера сильно осрамился.

— Неужели? — Он сделал глубокую затяжку.— Валяй рассказывай, пока мистер Хартли не вернулся с поля.

Мы вошли в злополучное стойло, и я приступил к моему печальному повествованию.

Не успел я начать, как у Тристана отвисла челюсть.

— Что-о? Ты просто впустил быка сюда, ничем не стеснив его свободы?

— Да.

— Джим, ты последний из идиотов. Радуйся, что жив остался. Во-первых, эту манипуляцию всегда производи на открытом месте, во-вторых, быка необходимо удерживать шестом или за кольцо в носу. Я всегда стараюсь подобрать двух-трех помощников.— Он смерил меня недоумевающим взглядом, закурил очередную сигарету и потребовал: — Ну а дальше?

По мере того как я говорил, лицо Тристана начало меняться. Губы задергались, подбородок задрожал, из груди вырвалось невнятное хихиканье:

— Я не ослышался? Ты так прямо его и ухватил?

— Ну... да...

— О Господи! — Тристан привалился к стене, корчась от смеха. Когда его немножко отпустило, он поглядел на меня с мягким сожалением:

— Джим, старина! Чтобы направлять, руку кладут только на препуций!

Я криво улыбнулся.

— Знаю. Вчера вечером я перечел брошюрку и понял, что сажал ошибку на ошибку...

— Ну ничего,— перебил он.— Продолжай свою повесть. Ты пробудил во мне странное любопытство.

Последующие минуты произвели на моего коллегу сокрушительное действие. Я описывал, как бык ринулся на меня, а Тристан с воплями все больше и больше обмякал и в конце концов повис, как тряпичная кукла, на нижней половине двери, вяло болтая руками. По щекам у него катились слезы, он невнятно всхлипывал.

— Ты... вон в том углу... отбивался от быка! Крушил его по морде ИВ... а она разлетелась на части! — Он достал носовой платок.— Джим, ради всего святого, замолчи. Не то ты меня доконаешь.

Он утер глаза, выпрямился, но я заметил, что колени у него подгибаются.

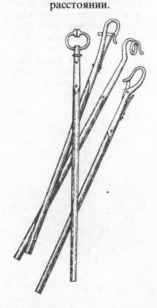

БЫЧЬЕ ВОДИЛО
Большинству быков в нос вставляют кольцо, чтобы их можно было вести. На ферме в кольцо продергивают веревку, но племенных быков да и любых быков на выставках выводят за водило — деревянную метровую палку с металлическим крюком, защелкой или спиралью на конце. Употребляются и щипцы, однако без длинной ручки труднее удерживать голову быка на безопасном расстоянии.

422

Пошатываясь, Тристан сделал несколько шагов навстречу идущему через двор фермеру.

— А, мистер Хартли! Доброе утро,—сказал он.— Ну, можно начинать.

И принялся деловито распоряжаться. Вчерашняя корова еще была в охоте и несколько минут спустя уже стояла во дворе, крепко привязанная к столбу. По ее бокам расположились двое работников.

— Чтобы не вывернулась из-под быка,—объяснил мне Тристан и, обернувшись к фермеру, вручил ему ИВ.—Налейте сюда, пожалуйста, теплой воды и покрепче закрутите кран.

Фермер зарысил к дому, а когда вернулся, третий работник уже вывел быка. На сей раз моего противника надежно удерживала веревка, продетая в кольцо в носу.

Да, Тристан, бесспорно, организовал все очень четко.

Быку и теперь явно не терпелось, как накануне выразился его хозяин. Едва увидев корову, он устремился к ней, точно воплощение плотской страсти. Тристан еле успел схватить ИВ, а он уже взбирался на корову.

Должен признаться, мой коллега действовал с неимоверной быстротой: нагнулся, положил ладонь на препуций и надел ИВ. «Вот, значит, как это делается! — подумал я уныло.—До чего же просто!»

Меня пронзил стыд, и в ту же секунду бык высунул язык, испустил протяжный гневный рев, отпрыгнул назад, подальше от ИВ, и начал выделывать курбеты, натягивая веревку и обиженно мыча.

— Что за дьявол?..—Тристан с недоумением посмотрел на мечущееся животное и рассеянно сунул палец в ИВ.—Господи! Да это же кипяток!

Уолли Хартли кивнул:

— Ага! Чайник как раз закипал, ну я и налил.

Тристан вцепился пятерней в волосы и застонал.

— Только этого не хватало!—шепнул он мне.— Всегда проверяю температуру термометром, а тут заболтался с тобой, ну и молодчик так рвался вперед, что у меня из головы вылетело. Кипяток! Не удивительно, что бедняга запрыгал как ошпаренный.

Бык тем временем умолк и принялся обнюхивать корову, посматривая на нее с опаской и уважением. «Вот это темперамент!»—говорил его взгляд.

— Ну, попробуем еще раз!—Тристан решительно зашагал к дому.—Только уж воду я налью сам.

Вскоре все вернулось на круги своя. Тристан изготовился. Бык, видимо нисколько не охлажденный недавним конфузом, прямо рвался в бой. Представить себе, что думает животное, не так-то просто, и я решил, что, быть может, он терзается, вспоминая вчерашнее фиаско и удар, только что нанесенный его гордости и спокойствию духа. Тем не менее, судя по его выражению, он намеревался обслужить свою красавицу, даже если бы весь ад с цепи сорвался.

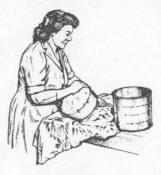

ФОРМОВКА
СЫРНОГО СГУСТКА
Сгусток, образованный подмешиванием сычужного фермента в нагретое молоко, подвешивался в хлопчатобумажной тряпке в молочной, чтобы стекла жидкость, а затем крошился в выстланную такой же тряпкой форму. Крышка формы слегка спрессовывала кусочки собственной тяжестью. Часов через шесть содержимое формы вываливалось на чистую тряпку и снова укладывалось в форму, где оставлялось под большим давлением на несколько часов или на ночь.

И словно в подтверждение, бык неукротимо рванулся вперед. Тристан успел-таки ошалело надеть ИВ на мелькнувший мимо член, но бык, не устояв на ногах, въехал под корову на спине.

ИВ вырвалась из рук Тристана и взмыла в небо. Мистер Хартли, разинув рот, следил, как она описала изящную параболу и шлепнулась на груду соломы в дальнем углу двора.

Бык кое-как поднялся, а Тристан неторопливо направился к соломе. Стакан удержался на цилиндре, и мой друг поднес его к глазам.

— Гм... да,— промурлыкал он.— Три кубика. Отличная проба.

Фермер, пыхтя, подбежал к нему.

— У вас, значит, получилось что надо?

— Да,—небрежно уронил Тристан.— Именно то, что требовалось.

Фермер даже головой помотал.

— Черт! И хитрая же штука!

— Ну-у, иногда случаются некоторые осложнения,—Тристан снисходительно пожал плечами.— Бывает, бывает. Сейчас принесу из машины мой микроскоп и проверю пробу.

Времени на это потребовалось немного, и вскоре мы уже расположились на кухне, попивая чай.

Поставив чашку на стол, мой коллега взял масляную лепешку.

— Отличным вы производителем обзавелись, мистер Хартли.

Фермер даже руки потер от удовольствия.

— Вот и расчудесно. Я за него порядком отвалил, ну и приятно слышать, что не зазря.— Он поглядел на Тристана с нескрываемым восхищением.—Замечательно вы это проделали, уж так я вам благодарен!

Я молча прихлебывал чай, раздумывая, что миновавшие годы ровным счетом ничего не изменили. Почему этот стакан хлопнулся на мягкую подстилку из соломы? А потому что Тристан всегда выходил сухим из воды.

8

Концерт учеников музыкальной школы

В течение многих лет мне вновь и вновь вспоминалось мудрое изречение мистера Гарретта: «Чтобы быть родителем, надо иметь железные нервы!». Однако тот показательный концерт учеников мисс Ливингстон по классу фортепьяно потребовал бы нервов из сверхтвердого сплава.

Мисс Ливингстон, пятидесятилетняя очень симпатичная дама с приятным мягким голосом давала в Дарроуби уроки музыки не одному поколению юных дарований и ежегодно устраивала концерт в местном зале, дабы продемонстрировать успехи своих учеников в возрасте от шести до примерно шестнадцати лет, и зал при методистской церкви неизменно переполняли гордые родители и их добрые знакомые.

В тот год, о котором пойдет речь, Джимми было девять и он готовился к торжественному дню, не слишком утомляясь.

В маленьких городках все друг друга знают, и пока ряды заполнялись, шел нерырывный обмен дружескими приветствиями, кивками и улыбками. Мне досталось крайнее место у центрального прохода, Хелен села справа от меня, а по ту сторону узкого свободного пространства я увидел Джеффа Уорда, скотника старого Уилли Ричардсона. Он сидел, вытянувшись в струнку, чинно положив руки на колени. Темный праздничный пиджак, казалось, вот-вот лопнет по швам на напряженных мускулистых плечах. Обветренное крупное лицо было отдраено до блеска, а непокорная шевелюра гладко прилизана — на бриллиантин Джефф явно не поскупился.

— Здравствуйте, Джефф,— сказал я.— Кто-то из ваших младших выступает?

Он поглядел на меня и улыбнулся во весь рот:

— А, мистер Хэрриот! Ага. Наша Маргарет. У нее на пианино хорошо получается, вот только бы сумела лицом в грязь не ударить.

— Что вы, Джефф! Мисс Ливингстон — превосходная учительница, и Маргарет, конечно, сыграет отлично.

Он кивнул и отвернулся к сцене. Концерт начался.

Первыми играли крохотные мальчики в коротких штанишках и девчушки в пышных платьицах с оборками. Ножки в носочках болтались высоко над педалями.

Мисс Ливингстон стояла поблизости, готовая сразу же прийти на помощь в трудную минуту, но слушатели лишь снисходительно улыбались их мелким ошибкам, разражаясь по завершении каждой пьески громовыми аплодисментами.

Однако я заметил, что, когда очередь дошла до учеников чуть постарше и пьесы стали сложнее, вокруг начало нарастать напряжение. Ошибки уже не вызывали улыбок. Вот Дженни Ньюкомб, дочка зеленщика, сбилась раз, другой, наклонила голову, словно собираясь заплакать, и зал замер в тревожном безмолвии. Да и сам я стиснул зубы и сжал кулаки так, что ногти вонзились в ладонь. Однако Дженни совладала с собой, снова бойко заиграла, и я, расслабившись, поймал себя на мысли, что мы здесь — не просто родители, пришедшие послушать, как их дети играют перед публикой, но братья и сестры во страдании.

По ступенькам на сцену вскарабкалась Маргарет Уорд, и ее отец превратился в каменного истукана. Уголком глаза я видел, с какой силой мозолистые пальцы Джеффа сжимают колени.

Маргарет играла очень мило, пока не дошла до довольно сложного аккорда, и тут нам в уши ударил режущий диссонанс. Она поняла, что сбилась, попробовала еще раз, и еще раз, и еще... вздергивая голову от тщетных усилий.

— Нет, деточка, до и ми,—ласково поправила мисс Ливингстон, и Маргарет опять ударила по клавишам — изо всех сил и не по тем.

Господи, она совсем запуталась! — охнул я про себя и вдруг заметил, что сердце у меня бешено колотится, а мышцы просто судорога сводит.

«Тьфу, подумаешь!» — говорило каждое его движение.

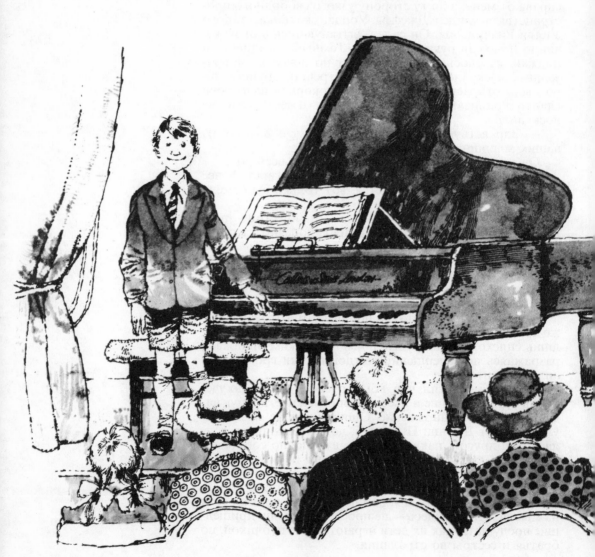

Я покосился на Джеффа. Побледнеть при таком цвете лица невозможно, но его лоб и щеки пошли жуткими пятнами, а ноги конвульсивно подергивались. Видимо, он почувствовал мой взгляд, потому что обратил на меня полные муки глаза и изобразил жалкое подобие улыбки. Его жена вся вытянулась вперед с полуоткрытым ртом.

Пока Маргарет рылась в клавишах, переполненный зал застыл в мертвой тишине. Казалось, прошла вечность, прежде чем девочка взяла правильный аккорд и отбарабанила остальное без единой дополнительной ошибки. Хотя слушатели облегченно перевели дух и громко захлопали — больше от облегчения, чем от восторга, я всем своим существом понял, что этот маленький эпизод обошелся нам очень дорого.

Во всяком случае, я погрузился в какой-то тягостный транс и тупо следил, как на табурете одна маленькая фигурка сменяет другую. Но сбоев больше не было. А затем подошел черед Джимми.

Бесспорно, нервничали не только все родители, но и большинство исполнителей, однако к моему сыну это не относилось. Он беззаботно поднялся на сцену, только что не насвистывая сквозь зубы, а к роялю прошествовал с некоторой заносчивостью. «Тьфу, подумаешь!» — говорило каждое его движение.

Я же при его появлении окостенел. Ладони вспотели, в горле поднялся тяжелый ком. Конечно, я пытался себя пристыдить. Но тщетно. Что я чувствовал, то чувствовал.

Играл Джимми «Танец мельника» — название это будет гореть в моем мозгу до смертного часа. Естественно, веселый бойкий мотив я знал наизусть до последнего звука. Джимми заиграл с большим подъемом, вскидывая руки и встряхивая головой, как Артур Рубинштейн в зените своей славы.

Примерно на середине «Танца мельника» быстрый темп сменяется с энергичного «та-рум-тум-тидл-идл-ом-пом-пом» на медлительные «та-а-рум, та-а-рум, та-а-рум», а затем устремляется дальше пре-

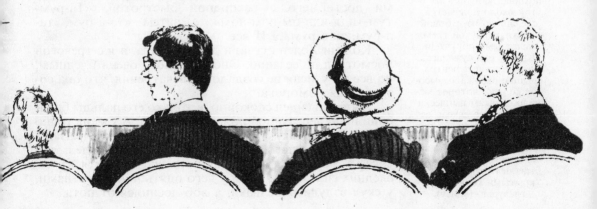

жним карьером. Композитор тут весьма искусно внес разнообразие в вещицу.

Джимми лихо проскакал первую половину, замедлился на таких мне знакомых «та-а-рум, та-а-рум, та-а-рум» и... Я ожидал, что он рванет дальше во весь опор, но его руки замерли, глаза несколько секунд пристально вглядывались в клавиши, а затем он снова проиграл медленные такты и снова остановился.

Сердце у меня подпрыгнуло и ухнуло куда-то в пятки. Давай же, миленький, давай! Ты же знаешь вторую половину! Сколько раз я ее слышал! Моя безмолвная мольба была пронизана черным отчаянием. Но Джимми, казалось, ничуть не был обескуражен. Он поглядел на клавиши с легким недоумением и почесал подбородок.

Вибрирующую тишину нарушил нежный голос мисс Ливингстон:

— Лучше начни сначала, Джимми.

— Ага! — бодро откликнулся мой сын и вновь с неколебимой уверенностью заиграл «Танец мельника», а я, зажмурившись, ждал приближения рокового перехода. «Та-рум-тум-тидл-идл-ом-пом-пом, та-а-рум, та-а-рум...» И тишина. На этот раз Джимми вытянул губы, положил ладони на колени и наклонился над клавиатурой, словно полоски слоновой кости что-то от него прятали. Ни смущения, ни паники — только легкое недоумение.

Тишину в зале можно было резать ножом, и, конечно, грохочущие удары моего сердца слышали все вокруг. Я почувствовал, как дрожит колено Хелен рядом с моим. Я знал, что еще немного — и мы не выдержим.

Голос мисс Ливингстон был нежнее зефира, не то я, наверное, взвыл бы:

— Джимми, деточка, не начать ли нам еще раз сначала?

— А? Хорошо.

И он вновь взял ураганный темп, полный огня и неистовства. К этому времени остальные родители уже знали первую половину «Танца мельника» не хуже меня, и мы все вместе ждали грозного перехода. Джимми достиг его с рекордной быстротой. «Та-рум-тум-тидл-идл-ом-пом-пом», а затем «та-а-рум, та-а-рум, та-а-рум...» И все.

Колени Хелен стучали друг о друга, и я с тревогой посмотрел на ее лицо. Оно оказалось очень бледным, но все же у меня не создалось впечатления, что она созрела для обморока.

Джимми сидел спокойно, и только его пальцы барабанили по деревянной полосе у клавиш. А у меня точно стягивали удавку на горле. Выпученными глазами я безнадежно посмотрел по сторонам и увидел, что Джефф Уорд по ту сторону прохода держится из последних сил. Лоб и щеки у него опять пошли пятнами, у скул вздулись желваки, а лоб лоснился от пота.

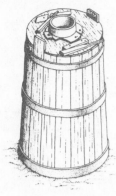

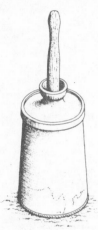

ПЛУНЖЕРНЫЕ МАСЛОБОЙКИ

Из всех стадий изготовления масла самым физически тяжелым было сбивание. Ранний тип маслобойки (вверху) напоминал кадушку высотой около полуметра, сделанную из дубовой клепки, стянутой тремя железными обручами.

Кверху она сужалась, а отверстие в центре крышки окружало высокое кольцо, которое мешало сливкам выплескиваться, когда сквозь отверстие вверх-вниз ходила перфорированная сбивалка. Маслобойки такой же конструкции иногда бывали глиняными, покрытыми коричневой глазурью (внизу).

Напряжение достигло предела, и вновь жуткую атмосферу слегка разрядил голос мисс Ливингстон.

— Ну ничего, Джимми, детка,— сказала она.— Пойди пока на свое место и немножко отдохни.

Мой сын встал с табурета, пересек сцену, спустился по ступенькам и сел во втором ряду среди своих товарищей.

Я тяжело откинулся на спинку. Ну что же, малыш осрамился. И как! Хотя он словно бы не очень расстроился, я был твердо убежден, что его грызет стыд: ведь только он один застрял на середине.

На меня накатила волна липкой горечи. Многие родители оборачивались и слали нам с Хелен кривые улыбки дружеского сочувствия, но легче мне не становилось. Я почти не слышал продолжения концерта. А жаль. Потому что старшие ученики играли очень неплохо. Ноктюрны Шопена сменились сонатами Моцарта, и у меня осталось смутное воспоминание, что какой-то высокий юноша как будто бы сыграл экспромт Шуберта. Прекрасный концерт, прекрасные исполнители — все, кроме бедняги Джимми, единственного, кто не сумел доиграть до конца.

В заключение мисс Ливингстон подошла к краю сцены:

— Я хотела бы поблагодарить вас, уважаемые дамы и господа, за теплый прием, который вы оказали моим ученикам. Надеюсь, вы получили не меньше удовольствия, чем мы сами.

Опять раздались аплодисменты, заскрипели отодвигаемые стулья, и я тоже встал, чувствуя себя довольно муторно.

— Ну как, Хелен, поедем? — спросил я, и моя жена кивнула в ответ. Лицо ее было застывшей скорбной маской.

Но мисс Ливингстон еще не кончила.

— Прошу вас, уважаемые дамы и господа, немного подождать.— Она подняла ладонь.— Тут есть один молодой человек, который, я знаю, мог бы сыграть гораздо лучше. И мне было бы грустно уйти домой, не предоставив ему еще одной возможности показать, на что он способен! Джимми! — Она наклонилась над первым рядом.— Джимми, может быть... может быть, ты попробуешь еще раз?

Мы с Хелен обменялись взглядом, полным холодного ужаса, а по залу разнесся бодрый голос нашего сына:

— Ага! Попробую.

Я не поверил своим ушам. Вновь поджариваться на медленном огне? Да ни за что! Но, увы! Слушатели покорно опустились на свои места, а знакомая маленькая фигурка взбежала по ступенькам и промаршировала к роялю.

Откуда-то из неизмеримого далека до меня долетел голос мисс Ливингстон:

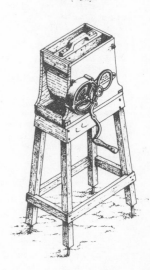

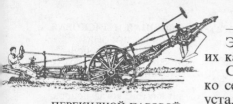

— Джимми сыграет «Танец мельника»!

Этих сведений она могла бы нам и не сообщать. Мы их как-то уже усвоили.

Словно в кошмаре, я опустился на свой стул. Несколько секунд тому назад я ощущал только неимоверную усталость, но теперь меня свела такая судорога напряжения, какой я еще ни разу не испытывал. Джимми поднял руки над клавишами, и по залу словно прокатился невидимый девятый вал.

Малыш начал как обычно — с полной беззаботностью, а я конвульсивно заглатывал воздух, чтобы перетерпеть роковой миг, который приближался с беспощадной быстротой. Я же знал, что он снова остановится. И знал, что в то же мгновение рухну без чувств на пол.

Смотреть по сторонам у меня не хватало духа. Собственно, я крепко зажмурился. Но музыку слышал — так ясно, так четко... «Тарум-тум-тидл-идл-ом-пом-пом, та-а-рум, та-а-рум, та-а-рум...» Нескончаемая пауза, и вдруг: «Тидл-идл-ом-пом, тидл-идл-ом-пом» — Джимми залихватски понесся дальше.

Не сбавляя темпа, он проиграл вторую половину, но я, весь во власти несказанного облегчения, продолжал жмуриться. Глаза у меня открылись, только когда он добрался до финала, известного мне назубок. Ах, как Джимми завершил «Танец мельника»! Голова наклонена, пальцы бьют по клавишам, последний громовой аккорд, и правая рука взлетает над клавиатурой, а потом повисает вдоль табурета, как у заправского пианиста.

Вряд ли зал при методистской церкви когда-либо прежде был свидетелем подобной овации. Рукоплескания, вопли одобрения, а Джимми, естественно, не мог оставить без внимания такое признание своего таланта. Все прочие дети сходили со сцены, храня полную невозмутимость. Все, но не мой сын.

Не веря глазам, я смотрел, как он встает с табурета, направляется к краю сцены, одну руку прижимает к животу, другую закладывает за спину, выдвигает ногу и отвешивает одной стороне зала поклон с изяществом придворного восемнадцатого века, затем меняет местами руки, выдвигает другую ногу и кланяется в сторону второй половины зала.

Овация перешла во всеобщий хохот, который провожал его, пока он скромно спускался по ступенькам. Зал продолжал смеяться, и когда мы направились к двери. Там мы столкнулись с мисс Мульон, содержавшей школу, куда ходил Джимми. Она утирала глаза.

— Боже мой! — еле выговорила она. — Как Джимми умеет вовремя внести шутливую ноту!

Машину я вел очень медленно, по-прежнему ощущая противную слабость в руках и ногах. Лицо Хелен утратило мертвенную бледность, но морщинки усталости у рта и вокруг глаз еще не разгладились. Она молча смотрела на темную улицу за ветровым стеклом.

Джимми раскинулся во всю длину на заднем сиденье и болтал ногами в воздухе, насвистывая обрывки мелодий, которые раздавались на концерте.

— Мам! Пап!—воскликнул он в обычной своей отрывистой манере.—Я люблю музыку!

Я поглядел на него в зеркало заднего вида:

— Отлично, сынок, отлично. Мы тоже ее любим.

Внезапно он скатился с сиденья и просунул свою мордашку между нами.

— А знаете, почему я ее так люблю?

Я покачал головой.

— А потому!—воскликнул он в телячьем восторге.—Я только сегодня понял. Потому что от нее так спокойно делается!

9

Зигфрид смотрит в будущее

Воскресное июньское утро, я мою руки на кухне Мэтта Кларка. Сияет солнце, порывистый ветер гуляет по склонам, и мне в окно четко видны все складки на них, все лощины, все скользящие по ним тени облаков.

Я оглянулся через плечо на белоснежную голову бабушки Кларк, склоненную над вязанием. Радио на комоде было настроено на утреннюю церковную службу, старушка вдруг оторвалась от своего занятия и несколько мгновений внимательно слушала проповедь, а потом снова деловито защелкала спицами.

Бабушка Кларк приближалась к своему девяностолетию и всегда носила черные платья, а шею закутывала черным шарфиком. Она вступала в жизнь, когда фермерам приходилось очень туго, и весь свой долгий век без устали трудилась не только в доме, но и на полях.

Я потянулся за полотенцем, и тут в кухню вошел фермер с Рози.

— Папочка, а мистер Кларк мне показал цыпляток!—сообщила она.

Старушка снова оторвалась от вязания.

— Это ваша дочка, мистер Хэрриот?

— Да, миссис Кларк, это Рози.

— Да, конечно же! Я ведь ее уже видела, и не один раз.—Она отложила работу, тяжело поднялась с кресла, прошаркала к буфету, достала яркую жестянку и извлекла из нее шоколадку.

— Сколько же тебе теперь лет, Рози?—спросила она, вручая шоколадку.

— Спасибо! Мне шесть лет,—ответила моя дочка.

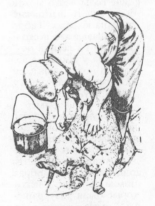

ОТЛУЧЕНИЕ ОТ МАТЕРИНСКОГО ВЫМЕНИ
Ягнята иногда не торопятся отказаться от материнского молока и перейти на подножный корм, но их необходимо отлучить от матки, иначе прервется нормальный цикл размножения. Чтобы ягненок перестал сосать, можно запечатать соски его матери смесью дегтя и смолы, наложенной на квадрат толстой бумаги, которую удобно прижать куском влажного торфа.

431

Старушка посмотрела сверху вниз на улыбающееся личико, на крепкие ножки в сандалиях и погладила натруженной рукой румяную щечку.

— Умница, деточка,—сказала она и заковыляла к своему креслу. Йоркширские старики не склонны к излияниям чувств, и эта мимолетная ласка показалась мне благословением. Старушка тем временем снова защелкала спицами.

— А как ваш сынок? Как Джимми?—спросила она.

— Спасибо, хорошо. Ему уже десять, и сегодня он ушел гулять с приятелями.

— Десять, э? Десять и шесть... Десять и шесть...— На секунду ее мысли словно унеслись куда-то далеко, но потом она снова поглядела на меня.—Может, вы этого и не знаете, мистер Хэрриот, да только сейчас— лучшее время в вашей жизни.

— Вы так думаете?

— Чего же тут думать? Если кругом тебя твои дети и ты видишь, как они растут, лучше в жизни ничего не бывает. Оно так для всех. Да только одни про это вовсе не знают, а другие спохватываются, когда уже поздно. Время-то не ждет.

— По-моему, миссис Кларк, я это всегда понимал, хотя особенно и не задумывался.

— Верно, верно, молодой человек.—Она одарила меня лукавой улыбкой.—Ведь вы никогда без сына или дочки не приезжаете!

На обратном пути слова старушки продолжали звучать в моих ушах. Вспоминаются они мне и теперь, когда мы с Хелен собираемся отпраздновать рубиновую свадьбу—сорокалетие нашего брака. Жизнь нам улыбалась и продолжает улыбаться. Нам очень повезло, и мы прожили много счастливых лет, но, думаю, самыми счастливыми были те, которые назвала бабушка Кларк, и Хелен со мной согласна.

А в то июньское утро, вернувшись в Скелдейл-Хаус, я застал там Зигфрида, пополнявшего запас медикаментов в багажнике своей машины. Ему помогали его дети, Алан и Дженет, которых он, как и я, обычно брал с собой.

— Ну, на ближайшие дни хватит,—объявил он, захлопывая крышку багажника и улыбаясь мне.—Пока нет вызовов, Джеймс, давайте прогуляемся по саду.

Дети помчались вперед, а мы неторопливо вышли следом за ними в длинный сад позади дома, где солнечные лучи попадали в плен старинной высокой кирпичной ограды и ветер, разбиваясь об нее, только шелестел верхушками яблонь. На лужайке Зигфрид улегся в траву, опершись на локоть, а я сел рядом. Мой партнер сорвал стебелек и задумчиво его пожевал.

— А акацию все-таки жаль,—пробормотал он.

Я взглянул на него с удивлением. Сколько лет прошло с тех пор, как буря повалила красивое дерево, осенявшее лужайку!

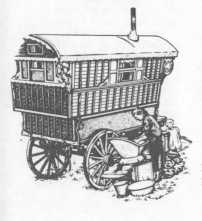

— Да, конечно. Она была такой чудесной... А помните,— продолжал я,— как я заснул под ней в тот день, когда приехал сюда по вашему объявлению? Собственно, мы познакомились на этом самом месте.

Зигфрид рассмеялся.

— Конечно, помню! — Он поглядел вокруг на ограду, кирпичу и каменной облицовке которой время давно уже придало благородный цвет, на альпийскую горку и розовые кусты, на детей, играющих у старого курятника в глубине.— Честное слово, Джеймс, нам с того дня немало довелось пережить вместе! Как говорится, с тех пор много воды утекло...

Мы помолчали, а в моей памяти воскресли невзгоды и радости тех лет. Сам того не заметив, я откинулся в траву и закрыл глаза. Лицо мне щекотали солнечные лучи, среди цветов гудели пчелы, грачи горланили на вершинах вязов, окаймлявших двор...

Откуда-то издалека донесся голос моего партнера:

— Э-эй! Опять вы за старое? Ждете, чтобы я вас снова разбудил?

Я присел, сонно мигая.

— Черт! Извините, Зигфрид. Но мне в пять утра пришлось поехать на опорос, вот меня и разморило.

— Ну что же,— заметил он с улыбкой.— Значит, нынче вечером обойдетесь без своей снотворной книги.

— Да, конечно,— засмеялся я.— Сегодня она мне не понадобится.

Ни Зигфрид, ни я бессонницей особенно не страдали. Но на тот редкий случай, когда сон никак не приходил, мы обзавелись каждый своей книгой. Моей были «Братья Карамазовы», великий роман, но усыплявший меня именами действующих лиц. Не успевал я открыть его, как эти имена начинали меня убаюкивать. «Алексей Федорович Карамазов был третьим сыном Федора Павловича Карамазова». А к тому времени, когда я добирался до Григория Васильевича Кутузова, Ефима Петровича Поленова и прочих, сон уже уносил меня на легких крыльях.

Зигфрид держал у себя на тумбочке монографию по физиологии глаза. Один абзац неизменно погружал его в дремоту. Как-то он показал его мне: «Первая ресничная мышца соединена с ресничным телом и, сокращаясь, тянет ресничное тело вперед, тем самым вызывая ослабление связки хрусталика, тогда как вторая ресничная мышца, представляющая собой кольцевую мышцу, вросшую в ресничное тело, сокращаясь, приближает ресничное тело к хрусталику». Дальше этого ему пробраться не удавалось.

— Нет,— ответил я, протирая глаза и переворачиваясь на бок.— Нынче мне снотворное не понадобится! Да, кстати, сегодня я был у Мэтта Кларка...— И я рассказал про свой разговор с бабушкой Кларк.

Зигфрид сорвал травинку и сунул ее между зубов.

Проходила она в основном под открытым небом возле дома на колесах. Мужчины делали деревянные вешалки, а женщины — бумажные цветы и стряпали еду. Семья кочевала с одной конской ярмарки на другую. Пока мужчины заключали сделки на ярмарке, женщины переходили от дома к дому, предлагая вешалки и цветы, а также гадая желающим.

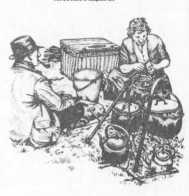

— Она мудрая старушка и видела на своем веку все. Если она права, нам с вами в будущем ни о чем не придется жалеть, потому что мы оба не расставались с нашими детьми, пока они росли.

Мною вновь овладела дремота, но Зигфрид разбудил меня, объяснив:

— Знаете, Джеймс, ведь то же самое относится и к нашей работе. И тут мы опять-таки живем в счастливое время.

— Вы так думаете?

— Безусловно! Вспомните о всех послевоенных новшествах! Медикаменты и методики, которые нам и не грезились. У нас появилась возможность лечить животных куда лучше, и фермеры это отлично понимают. Вы заметили, как в базарные дни они набиваются в приемную, чтобы попросить совета. Они теперь куда больше уважают науку и знают, что, обратившись к ветеринару, много выгадывают.

— Правда,— согласился я.— Бесспорно, мы сейчас нарасхват. Ну и министерской работы хватает.

— Да, все кипит. Хотите держать пари, Джеймс, что именно сейчас наша профессия переживает свой расцвет?

Я помолчал, а потом ответил:

— Возможно, вы правы. Но в таком случае нас ожидает увядание?

— Да нет, конечно! Просто одно новое будет сменяться другим. Мне часто кажется, что мы только-только начинаем. Например, работу с мелкими животными.— Зигфрид погрозил мне изжеванным стебельком. В его глазах вспыхнул энтузиазм, всегда заражавший и меня.— Поверьте, Джеймс, впереди нас ждут замечательные дни!

Мы помолчали, а в моей памяти воскресли невзгоды и радости тех лет.

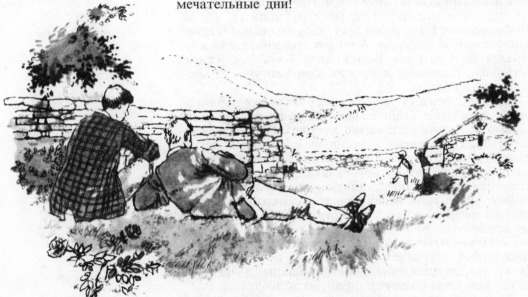

Предметно-именной указатель

Источники иллюстраций

Some of the artwork in this book is based on photographs in Life and Tradition in the Yorkshire Dales, by Marie Hartley and Joan Ingilby, published by J. M. Dent and Sons Ltd.

Where no specific acknowledgment is given, artwork was supplied by:
David Baird, Leonora Box, Ray Burrows, Tony Graham, Robert Micklewright, Gilly Newman, Annette Robinson or Eric Robson. All text illustrations by Victor Ambrus, Drawings on title page and pages 11, 137, 259 and 361 by Robert Micklewright.

Work commissioned by the Reader's Digest is in italics.

9 Artist Iain Stuart. 12 The British Veterinary Association/Eileen Tweedy. 40 Eileen Tweedy. 44 The Daily Telegraph/Eileen Tweedy.
71 University of Reading, Institute of Agricultural History and Museum of English Rural Life.
111 by permission of IPC Business Press Ltd/Eileen Tweedy. By courtesy of Farmer's Weekly/Eileen Tweedy.
129 Reproduced with the kind permission of the Yorkshire Evening Post/Eileen Tweedy.
319 University of Reading, Institute of Agricultural History and Museum of English Rural Life.
356 Eileen Tweedy.

Содержание

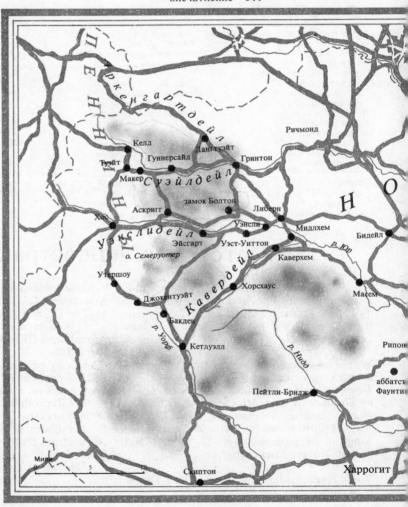

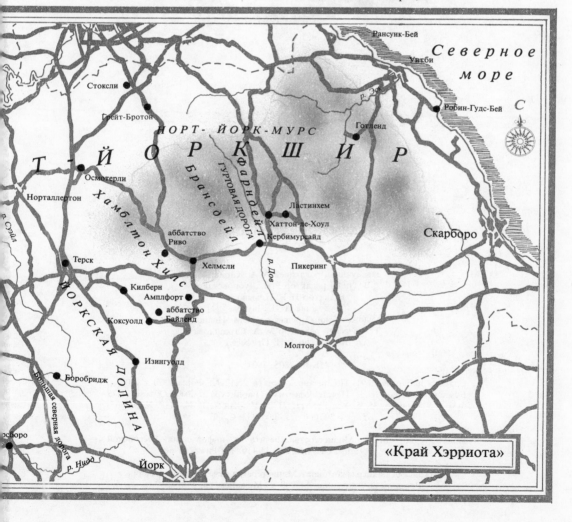

«Край Хэрриота»

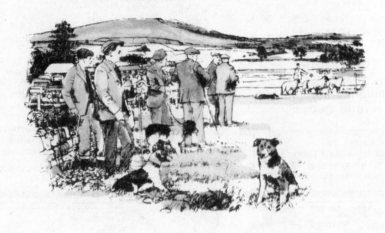

Литературно-художественное издание

Джеймс Хэрриот

ИЗ ВОСПОМИНАНИЙ
СЕЛЬСКОГО ВЕТЕРИНАРА
ТОМ 1, 2

Заведующий редакцией А. А. Кирюшкин
Ведущий редактор Р. В. Дубровская
Редактор И. Б. Ильченко
Художник А. И. Чаузов
Художественный редактор Н. М. Иванов
Технический редактор М. А. Страшнова
Корректор Т. И. Стифеева

ИБ № 7805, 7807

Сдано в набор 09.10.91. Подписано к печати 25.12.92. Формат $70 \times 100 \, ^1/_{16}$.
Бумага офсетная № 1. Печать офсетная. Гарнитура таймс. Объем 13,75
бум. л. Усл. печ. л. 35,75. Усл. кр.-отт. 73,78. Уч.-изд. л. 36,44. Изд. № 9/7905.
Тираж 200 000 экз. Зак. 932. С 097.

Издательство «Мир» Министерства печати и информации Российской
Федерации. 129820, ГСП, Москва, И-110, 1-й Рижский пер., 2.

Можайский полиграфкомбинат Министерства печати и информации
Российской Федерации. 143200, г. Можайск, ул. Мира, 93.